中医临床护理学

主　编　陈祖琨　潘　琼

副主编　李地新　王文义　董伟英

吉林大学出版社

图书在版编目(CIP)数据

中医临床护理学 / 陈祖琨主编. -- 长春:吉林大
学出版社,2015.5
ISBN 978 - 7 - 5677 - 3782 - 2

Ⅰ.①中… Ⅱ.①陈… Ⅲ.①中医学 - 护理学 - 医学
院校 - 教材 Ⅳ.①R248

中国版本图书馆 CIP 数据核字(2015)第 108608 号

书　　名:中医临床护理学
作　　者:陈祖琨　主编

责任编辑:吴亚杰　责任校对:曲楠　　　　　　封面设计:三 A 文化
吉林大学出版社出版、发行　　　　　　　　北京俊林印刷有限公司　印刷
开本:787 × 1092　毫米　1/16　　　　　　　2017 年 5 月　第 2 版
印张:27.5　字数:545 千字　　　　　　　　2017 年 5 月　第 1 次印刷
ISBN 978 - 7 - 5677 - 3782 - 2　　　　　　　　定价:55.80 元

社址:长春市明德路 501 号　邮编:130021
发行部电话:0431 - 89580026/28/29
网址:http://www.jlup.com.cn
E - mail:jlup@ mail. jlu. edu. cn

前　言

　　中医临床护理学是在中医理论体系指导下，应用整体观念的理念、辨证施护的方法、传统的护理技术，系统阐述临床各科病证的预防、保健、康复和护理的一门学科。中医临床护理学作为全国高等中医药院校护理学专业本科层次中开设的必修课程，是临床护理学科的主干课程，在中医护理学中占有极其重要的位置。

　　本教材是以中医学理论为指导，运用中医临床思维方法，突出中医护理学整体护理和辨证施护的思想，研究并阐明疾病的病因、病机、诊断、辨证施护规律，注重预防保健、养生康复，运用独特的中医传统护理技术，汲取现代护理学之长，对中医临床常见病证实施护理。从临床实际运用出发，融会中医临床护理基础理论、基础知识和基本技能，以健康为中心，以病证为经，以证型为纬，以整体护理和辨证施护为核心，对中医临床护理学进行系统的阐述。既传承了祖国医学的学术思想和护理经验，又汲取了现代护理学在理论和实践方面的新成就、新技术、新进展，同时突出了临床护理学科的特点，能更科学、更系统、更全面地服务于人类，充分体现了医疗卫生服务的世界性趋势。

　　本教材依照临床分科实际，以科为章，以脏腑病证为节，以疾病为单元，以辨证分型为核心，以辨证施护为重点，突出中医临床护理的系统性、实用性。教材共七章，第一章为绪论，首先对中医护理学的基本特点、基本原则、护理内容、护理技术进行系统、简要的阐述，以突显中医护理的特性。其余六章分别介绍了中医内、外、妇产、儿、眼、耳鼻喉等临床各科常见病证的护理。在每章中，通过对每一临床学科及系统的内容与范围、病因病机及证候特征、护理要点的简述，以及各科常见病的概述、历史沿革、病因病机、诊断及鉴别诊断、辨证施护、健康指导的阐述，以体现运用中医学认识论认识临床疾病的特点，运用中医基本理论、基本知识和基本技能对病人实施护理的目的。本教材具有三个方面的新意：一是彰显中医临床护理学的精髓——辨证施护。将辨证施护作为独立内容，由辨证要点、一般护理、分型护治构成，确保辨证施护的完整性，强调中医护理临床思维、实践能力和创新能力的培养。二是护理专业特点鲜明。护理学是一门应用性学科，有很强的专业性和实用性。中医护理辨证的最终目的是施护，即中医护理措施的实施，故编著时以护理观念和中医护理措施贯穿全书，每章节均有护理要点概述，归纳各科及各系统中医护理的规律和特点；每个病证有一般护理简述，对此病护理的一般要求做介绍；每个证型从环境要求、起居护理、情志护理、饮食护理、给药护理、对症处理、病情观察等方面重点阐述中医辨证施护的内容、具体措施、临床应用。完整详细的护理措施便于指导临床护理工作的正确开展。三是突出中医特色。每个临床学科均设置了"内容与范围"、"病因病机述要"、"护理要点"栏目，内科的各个系统均设置了"证候与特征"、"病机述要"、"护理要点"栏目，临床各科每个病证均设置了"历史沿革"等栏目，通过对中医知识的拓展及中医临床护理规律的归纳总结，让学生了解中医临床护理学的研究与发展，以启发对中医临床护理的研究及实践。故本书有很强的专业性和实用性，适合高等中医药院校护理专业学生使用，对指导临床中医护理工作的开展具有一定的价值。

本教材编写分工：第一章、第七章及附录由陈祖琨编写；第二章由潘琼编写；第三章、第六章由李地新编写；第四章由董伟英编写；第五章由王文义编写；最后由陈祖琨审稿定稿。

在本教材编写过程中，参考了相关著作和教材，在此一并表示感谢。本教材在编写中难免有疏漏错误之处，恳请读者批评指正。

编　者

目　录

第一章 绪 论

中医临床护理学是以中医学理论为指导，运用中医临床思维方法，突出中医护理学整体护理和辨证施护的思想，研究并阐明疾病的病因、病机、诊断、辨证施护规律，注重预防保健、养生康复，运用独特的护理技术，汲取现代护理学之长，以中医护理程序为框架，对中医常见病证实施护理的一门应用学科。

中医临床护理学在整体观念的指导下，强调整体护理，突出辨证施护，围绕着整体护理和辨证施护采取的生活起居护理、情志护理、饮食护理、给药护理及独特的护理技能等护理措施，形成了中医临床护理学体系。在中医临床护理学的绪论中，重点介绍中医护理的基本特点、基本原则和中医基本护理、护理技术，以便于学习、掌握、运用中医临床护理学，提高中医临床护理质量。

第一节 中医护理的基本特点

一、整体观念

所谓整体，就是事物本身所存在的统一性、完整性和联系性。中医学的整体观念既重视人体自身的统一性和完整性，又强调人和自然环境、社会环境之间是相互影响，且为不可分割的整体。这一思想贯穿到生理、病理、辨证和护理等各个方面。

人体是一个有机整体，具体体现在三个方面：

一是人体结构的整体性。人体脏腑器官在结构上是相互关联、不可分割的，每一个器官都是机体整体的一个组成部分。

二是人体生命基本物质的同一性。精、气、血、津、液都是组成各脏腑器官，并维持其功能活动的基本物质，这些物质分布并运行于全身，以维持机体统一的功能活动。

三是人体功能活动的联系性。形体结构和生命基本物质的统一性，决定了功能活动的统一性。机体整体统一性的形成，是以五脏为中心，配合六腑，通过经络系统"内联脏腑，外络肢节"的作用实现的。五脏构成整个人体五个系统的中心，通过经络系统，把六腑、五体、五官、九窍、四肢百骸等全身组织器官有机地联系起来，构成一个表里相联、上下沟通、密切联系、协调共济、井然有序的统一整体，并通过精、气、血、津液的作用来完成机体统一的功能活动。

人与自然界具有统一性。人类生活在自然界中，自然界存在着人类赖以生存的必要条件。大自然中的阳光、空气、水、生物圈等，构成了人类生存、繁衍的理想环境。自然界的变化，必然直接或间接影响着人体的生理活动。所以，人体内的生理活动与自然环境之间存在着既对立又统一的整体关系，这就是中医学强调的"人与天地相应"的观点。人与天地相应，不是消极的、被动的，而是积极的、主动的。人类不仅能主动地适应自然，更能主动地改造自然，和自然作斗争，从而提高健康水平，减少疾病。

人与社会环境具有统一性。社会性是人的特征之一，社会环境不同，可造成个人身心功能与体质的差异。一般来说，良好的社会环境，有力的社会支持，融洽的人际关系，可使人精神振奋，勇于进取，有利于身心健康；而不利的社会环境，可使人精神压抑、紧张或恐惧，从而影响身心健康。政治、经济、文化、宗教、法律、婚姻、人际关系等社会因素，都可以影响人体的各种生理、心理活动和病理变化，人体必须进行自我调节，与之相适应，才能维持生命活动的稳定、有序、平衡和协调，这就是人与社会环境的统一性。

二、辨证施护

所谓辨证，就是将四诊（望、闻、问、切）所收集的资料（主要包括症状、体征和病史），通过分析、综合，辨清疾病的原因、性质、部位及邪正关系，概括、判断为某种性质的证。所谓施护，则是根据辨证的结果，确定相应的护理方法，采取护理措施，指导生活起居护理、情志护理、饮食护理、给药护理，实施针灸、推拿按摩、气功导引等中医护理技术。辨证施护就是从整体观出发，通过望、闻、问、切四诊收集患者有关疾病发生、发展的资料，进行整理、分析、综合，辨明病因、病机和病位，判断为何种性质的证，从而制订相应的护理计划，落实护理措施的过程。辨证是决定护理的前提和依据，施护是辨证的目的。同时，通过施护的效果可以检验辨证的正确与否。辨证和施护，在护理过程中是相互联系不可分割的两个方面，是理论联系实践的具体体现。

证与症、病概念不同。"症"即症状和体征，是疾病的具体表现，如咳嗽、头痛、失眠等。"病"是对疾病全过程特点的高度概括性命名，如感冒、胸痹、消渴等。"证"是机体在疾病发展过程中的某一阶段的病理概括，如感冒所表现的风寒证、风热证等；由于它包括了病变的部位、原因、性质及邪正关系，因而比症状更全面、更深刻，从而也更正确地揭示了疾病的本质。中医认识和护理病人，是既辨病又辨证的过程。辨证着眼于证的分辨，如见一初起发热、恶寒、头身痛、脉浮的病人，初步印象为感冒病。但由于致病因素和机体反应性不同，又常表现有风寒感冒和风热感冒不同的证，只有把感冒病所表现的"证"是风寒证还是风热证辨别清楚，才能确定施护的方法。如属风寒感冒，根据"寒者热之"的护理原则，应采用室温偏暖，中药热服，药后饮热饮料，以助药力，盖衣被使其周身微微汗出，食生姜、葱白等辛散之品等辛温解表之护法。若属风热感冒，根据"热者寒之"的护理原则，应采用室温偏低，使病人感到凉爽舒适，减轻心烦、口干之不适感，中药温服，食薄荷、芫荽等辛散之品等辛凉解表之护法。

第二节　中医护理的基本原则

中医护理原则是以中医整体观和辨证的基本理论为指导，以四诊所收集的主观、客观资料为依据，对护理对象进行全面的综合分析，根据护理对象不同的病证制订出各种不同的护理法则。护理原则是治则在护理学中的延伸，用以指导辨证施护，制订出具体的护理措施。治则是治疗疾病的法则，是用以指导治疗方法的原则。因此，护理要符合治则的要求，根据治则常用的护理原则包括"预防为主""护病求本""扶正祛邪""标本缓急""同病异护、异病同护""三因制宜"等护理原则。

一、预防为主

所谓预防，是指采取一定的措施，防止疾病的发生与发展，以维护人体的健康状态。中医学对疾病的预防非常重视，早在《素问·四气调神大论》中就强调"圣人不治已病治未病，不治已乱治未乱"，较为明确地反映了防重于治的思想。治未病包括两个方面：未病先防和既病防变。所谓未病先防，是在疾病发生之前的预防；所谓既病防变，是在疾病发生以后应早期诊断、早期治疗，以防止疾病的发展和传变，使病人早日痊愈。而护理工作在预防中占有重要的地位。

（一）未病先防

护理工作应立足未病先防，即在未病之时，做好预防工作，防止疾病的发生。疾病的发生关系到正邪两个方面：正气不足是疾病发生的根本原因，邪气是发病的重要条件。因此，未病先防应从以下两方面着手：

1.增强体质，增强正气

《素问·遗篇·刺法论》说："正气存内，邪不可干。"正气强，则抗病力强；正气弱，抗病力亦弱。正气的盛衰与先天禀赋有关，但与后天的饮食、锻炼、精神情志等因素也有着密切的关系。故应注意从先、后天两方面采取措施，预防疾病的发生。护理内容包括养生保精、情志调理、饮食调理、起居调理及药物调理等。

（1）注意先天，养生保精。

肾中精气的盛衰与人体的生长发育及衰老程度有着直接的关系。肾精充足，则小儿生长发育旺盛，体健少病；先天禀赋不足，肾精亏虚，则表现为生长发育迟缓，体弱多病等。故父母要重视护肾保精，优生优育。另一方面，肾的精气充足，则精神旺盛，身体健康，寿命延长；反之，则精神疲惫，体弱多病，寿命短夭。注意先天，护肾保精，应节制房事，根据体质进行食疗保肾和药物调补，以使精气充盛，身体健康。

（2）重视后天，全面调护。

调摄情志，锻炼形体。中医护理学认为，情志活动与人体的生理、病理变化有密切关系，突然、强烈的或反复、持续的精神刺激可使人体气机逆乱，气血阴阳失调或使正气内夺，抗病能力降低而发病。而心情舒畅，精神愉快，则气机调畅，气血平和，正气充足，机体康健。故《素问·上古天真论》说："恬淡虚无，真气从之，精神内守，病安从来。"同时，中医护理学认为，经常锻炼身体，能够增强体质，提高抗病能力，促进健康。据此，创立了"导引""吐纳""五禽戏""八段锦""太极拳"等健身方法。身体锻炼时，应运动适度，因人而异，循序渐进，持之以恒；动静结合，动以养形，静以养神，形神兼备。

调理饮食，顾护脾胃。脾胃为后天之本，气血生化之源，要注意调理饮食，提倡"饮食有节"。"节"指节度与节制，是要求饮食要有规律，即定时定量，不过饥过饱，不过冷过热，不暴饮暴食，食物种类与调配合理，不偏嗜等。若饮食不节或不足，则影响脾胃化生气血的功能，致气血生化乏源，抗病能力下降，产生诸多疾病。

起居有常，劳逸适度。起居有常，合理作息，就能保养神气，使人体精神充沛，保持身心健康。若生活没有规律，过劳或过逸，皆可使气血失调或耗损，疾病由此而发生。故《素问·宣明五气篇》有"五劳所伤"之说，即"久视伤血，久卧伤气，久坐伤肉，久立伤骨，久行伤筋"。

2.顺应四时，避邪防害

病邪是导致疾病发生的重要原因。未病先防除了要增强体质、提高机体的抗病能力外，还应注意预防邪气的侵害。避邪防病提倡"虚邪贼风，避之有时"，对"五疫之至，皆相染易"应"避其毒气"。要顺应四季气候变化，如应注意冬天防寒保暖，夏天防暑降温；在反常气候或遇到传染病流行时，更要避之有时；注意患者的消毒隔离，以避其传染。

此外，药物预防及人工免疫也是防止病邪侵害的重要方法。早在16世纪中期，我国就发明了人痘接种法预防天花，成为世界医学"人工免疫法"的先驱。药物能增强机体体质，提高抗邪能力，预防某些疾病的发生。在《素问·遗篇·刺法论》中，有用"小金丹"等方法来预防传染病的记载。近年来，应用中药预防疾病越来越受到人们的重视。如用板蓝根、大青叶等预防感冒，用大蒜预防肠道疾病，用茵陈、山栀预防肝炎等。

（二）既病防变

既病防变是在发生疾病以后要早期诊断、早期治疗，防止疾病的发展与传变。护理工作的重点是观察病情变化，给予适宜的护理措施。

1.早期诊治

疾病初期，病情较轻，正气未衰，较易治愈，应积极治疗。如治疗不及时，病邪就会由表入里，疾病也会由轻而重。护理人员要加强观察，通过对病人出现的症状、体征及其有关情况的综合分析，为疾病的早期诊断、病人的及时治疗提供可靠的依据，并采取适当的护理措施，防止疾病的发展。

2. 控制传变

所谓控制传变，是指根据不同疾病的传变途径与发展规律，诊断疾病发展过程中可能出现病情加重的趋势和已经发生的先兆症状，采取措施先安未受邪之地，以防止疾病的进一步发展和传变。如《金匮要略》所言："见肝之病，知肝传脾，当先实脾。"说明肝病未及脾时，在治疗和护理上要注意调理脾胃，给予一些健脾之品，以振中土，使脾气旺盛不受邪侵，则可防止肝病传脾。

二、护病求本

护病求本就是在护理病人时必须从复杂多变的疾病现象中去分析、归纳疾病的本质所在，针对疾病的本质进行护理，这是辨证施护的根本原则。在一般情况下，多数疾病的临床表现与它的本质是一致的，但也有些疾病出现某些和本质相矛盾甚至相反的临床表现，即在证候上出现假象。因此，针对疾病的现象（包括假象）而言，就有正护与反护的不同。

（一）正护

正护是逆其证候性质而护的一种常用护理原则，又称逆护法。如寒邪所致的寒证，其病的现象和本质均为寒，在护理上应采用保暖，室温宜高，最好住向阳病室，使病人感到温暖舒适有生机；中药应温热服；饮食可选性温的牛、羊肉等食物，忌生冷性凉食品等"寒者热之"的护法。而热证病人，则应采取与上述护法相反的原则，即所谓"热者寒之""寒者热之"的护理法则。同样，如"虚则补之"，取补虚护理法，"实则泻之"取攻下护理法，均为正护法。

（二）反护

反护是顺从疾病假象而护的一种护理方法，在疾病的临床表现和它的本质不相一致的情况下使用。主要有"热因热用""寒因寒用""塞因塞用""通因通用"等护理方法。

1. 热因热用

热因热用是指用温热法护理临床表现为假热证候的病证的方法。如《伤寒论》："少阴病下利清谷，里寒外热，手足厥逆，脉微欲绝，身反不恶寒，其人面色赤。"下利清谷，手足厥逆，乃阳虚寒盛之象；格阳于外，则见反不恶寒，面色赤，此谓"戴阳症"，其本质为阳虚寒盛的真寒假热证。护理上应顺从其假象，采取"热因热用"的护则，用温热法治其真寒，假热便自然消失，给予温热药物，注意保暖等。

2. 寒因寒用

寒因寒用是指用寒凉法护理临床表现为假寒证候的病证的方法。如热厥证，因阳盛于内，格阴于外，出现四肢厥冷、脉沉的症状，很似寒证，但同时又有壮热心烦、口渴喜冷饮，小便短赤，大便干结等热象，其本质为里热盛极的真热假寒证。护理上应顺从其假象，采取"寒因寒用"的护则，用寒凉法治其真热，假寒便自然消失，给予寒性药物煎汤凉服，饮用清凉饮料，穿衣宜稍少，室温宜偏凉等。

3. 塞因塞用

塞因塞用是指用补塞法护理具有虚性闭塞症状的病证的方法。如脾虚病人，出现脘腹胀满，时胀时减，不拒按，纳呆，舌质淡，脉虚无力等症状；虽有脘腹胀满的实证表现，而无水湿、食积留滞之症。其本质上是气虚致实的真虚假实证。护理上应顺从其假象，采取"塞因塞用"的护则，用补益法治其真虚，给予补益的药物及食物等，使脾气健运则腹胀自消。

4. 通因通用

通因通用是指用通利法护理具有实性通泻症状的病证的方法。如食滞出现腹泻，泻下不畅，热结旁流；其腹泻非脾虚的表现，其本质上是积滞伤食的真实假虚证。护理上应顺从其假象，采取"通因通用"的护则，用消、导、泻、下法以去其滞，不能用止泻药，应控制饮食，并给予消食、通便、润肠的食物及药物等。

以上诸反护法，主要是针对疾病所反映于外的现象或症状而言，虽然与正护相反，且具体措施各有不同，但都是针对疾病所反映的本质而采取的护理法则。

另外，在给药护理上的反佐法，前人也往往将其列为反治的范畴。服药方法上的反佐法，是汤药内服的反佐法，指疾病发展到阴阳格拒的严重阶段，对大寒、大热证的治疗如果单纯以热治其真寒、以寒治其真热，常常会发生药物下咽即吐的格拒现象，治疗效果往往不佳。故在服药方法上，采用反佐给药护理方法，以起到诱导作用。如热证用寒凉药治疗，采用温服的方法；寒证用温热药治疗，采用凉服的方法。可见，反佐法与反护法在概念内涵上是不同的。

三、扶正祛邪

疾病的过程，从邪正关系来说，是正气与邪气相争的过程。不论何种疾病，尽管有千变万化的临床表现，但总不外乎邪正斗争的形式，即"邪正相搏"。邪胜于正病进，正胜于邪病退。《内经》强调"正气存内，邪不可干""邪之所凑，其气必虚"，说明中医认识到疾病的发生，以正气内虚为根本，以病邪外侵为条件。因此，护理的根本目标就是要改变正邪双方力量的对比，扶助正气，祛除邪气，促进疾病朝好的方向转化。

（一）扶正

扶正即扶助正气，就是使用扶助正气的各种治疗与护理手段，如药物、气功、药膳、食物、锻炼、针灸等方法增强体质，提高机体的抗邪能力，从而驱除邪气，以达到战胜疾病、预防疾病目的的一种方法。适用于以正虚为主要矛盾的病证，采用"虚则补之"的法则。对气虚、血虚、阴虚、阳虚的患者，可分别采用益气、养血、滋阴、壮阳的方法。如阳虚患者多怕冷，护理时应加衣、避风寒，尽量安排在阳面病房，食温热之品等。

（二）祛邪

祛邪即祛除邪气，就是采用祛除邪气的治疗和护理手段，使邪去正复的方法。适用于以邪实为主而正气未衰的实性病证，采用"实则泻之"的法则。由于病人感受的邪气种类不同，病变的部位有别等，采用的祛邪方法也因之而异。常用方法有发汗法、涌吐法、攻下法、清热法、解毒法、利湿法、祛痰法、消食法、化瘀法等。如邪在表，护理时应温热服发汗解表药，服药后卧床盖被并饮热饮（热开水或稀粥），以助药力；汗出后及时擦汗或更衣；饮食宜清淡，忌酸性和生冷食物等。

要正确运用扶正祛邪法则，必须细致观察正邪盛衰和相互消长的情况，根据正邪矛盾的主次轻重，分别予以扶正或祛邪的护理措施。但还应从正邪关系中，区别出或先扶正后祛邪，或先祛邪后扶正，或扶正与祛邪同时进行等不同。扶正祛邪同时进行的方法，适用于正虚邪实的病证，但要分清是以正虚为主，还是以邪实为主，假如正虚较严重者，即以扶正为主，兼顾祛邪；若以邪实较严重者，即以祛邪为主，兼顾扶正，应以"扶正不留邪、祛邪不伤正"为原则。中医护理要掌握好扶正与祛邪法则，决定各种相应的护理原则和具体操作方法，以取得与治疗相辅相成的作用。

四、标本缓急

标即指现象，本即指本质。"标"与"本"是相对而言的，用以说明病变过程中各种矛盾的主次关系。一般而言，本是疾病的主要矛盾，标是疾病的次要矛盾。在不同情况下，标与本有着不同的含义，并随疾病发展变化的具体情况而定。如以正邪而言，正气为本，邪气为标；以病因和症状而论，病因为本，症状为标；以病变部位来分，内脏为本，体表为标；以发病先后来说，旧病、原发病为本，新病、继发病为标。

临床上病情千变万化，只有充分收集疾病各方面的信息，并在中医基础理论的指导下，进行综合分析，才能准确地判断疾病的标本情况，找出疾病的根本原因，并针对其"本"确立恰当护理方法。如同为发热症状，可有外感、内伤的不同，而内伤发热又可由气郁、瘀血、气虚、血虚、阴虚等多种原因所致，因而护理方法各不相同。掌握疾病的标本，就能分清主次，抓住护理的关键，有利于从复杂的疾病矛盾中找出和处理其主要矛盾或矛盾的主要方面。这是因为，在复杂多变的病证中，有标本主次的不同。所以，在护理上应了解疾病的全过程，进行综合分析，才能透过现象看到本质，抓住护理的关键，采取"急则护标""缓则护本"及"标本同护"的护理原则。

（一）急则护标

急则护标是指标病危急的情况下，若不及时护理其标病，患者会有很大痛苦，甚至危及患者生命，或影响本病的总体护理，故采取先护标病的方法。例如，对于大出血的患者，无论何种原因引起的出血，均应首先采取止血的紧急措施，即先止血以护标。待止血之后，病情稳定，再寻找和消除出血原因，以护本。一般临床遇到属标病危急的类似问题时，都采用急则护标的方法。急则护标的最终目的，是为了创造护本的条件，更好地护本。

（二）缓则护本

缓则护本是指在病情缓和，暂无危急症状的情况下，针对疾病的根本护理的方法。如虚劳内伤的气虚发热，发热是标，气虚是本，在发热不甚、症状不急时，护理上不应用一般的降温法治其标，而应采用益气护本法，给予相应的饮食调护、给药护理、情志护理、体育锻炼等，使气虚平复，发热症状就可缓解。因标病根源于本病，本病得治，标病自然会随之而除。

在临床上，"缓则护本"与"急则护标"是相对而言的，应根据疾病的主次矛盾变化而变化。

（三）标本同护

标病本病同时俱急，在时间、条件上又不允许单一护标或单一护本时，可采取标本同护法，以提高疗效，缩短病程。如肾不纳气的喘证，症见：喘促日久，动则喘甚，呼多吸少，气不得续，形瘦神疲，跗肿，汗出肢冷，面青唇紫，舌淡苔白或黑润，脉微细或沉弱。病之本为肾气虚，病之标为肺失肃降，两者俱急，可采取益肾纳气与肃肺平喘同时并举的护理方法，给予病人绝对卧床休息，取半坐卧位或端坐位，保暖防寒，中药汤剂久煎，空腹或饭前温服，益气补肾低盐饮食，忌蟹、虾等发物等护理，而达到标本护治的目的。

总之，由于病证的变化有轻重缓急、先后主次之不同，在辨证施护中，要分清标与本，抓住主要矛盾，从而决定标本护法的先后与缓急、单治与同治，以便及时合理地进行护理。

五、同病异护、异病同护

"同病异护"和"异病同护"是中医护病的两大方法，体现了中医辨证施护的特点。中医护病，有其独特之处，不着眼于病的异同，而着眼于证的区别。证是机体在疾病发展过程中的某一阶段的病理概括；它包括了病变的部位、原因、性质，以及邪正关系，反映出疾病发展过程中某一阶段的病理变化的本质，因而它比症状更全面、更深刻、更正确地揭示了疾病的本质。相同的证，可用相同的护理方法；不同的证，则用不同的护理方法。中医的一种病包括几种不同的证；同时，不同的病在其发展过程中可以出现同一种证。中医护理应在辨证施护原则的指导下，采用"同病异护"和"异病同护"的方法来处理。

（一）同病异护

在一般情况下，相同的病，应该用相同的护法。但由于病因、发病的时间、地区以及病人机体反应性不同，或疾病处在不同的发展阶段，同一种病可出现不同的证候，从而护法亦各异。如感冒，因感受不同邪气，有风寒感冒与风热感冒的不同，故要用不同的方法护理。风寒感冒因感受风寒之邪所致，护理应采用辛温解表的方法，宜室温偏暖，中药热服，药后饮热饮，以助药力，盖衣被使其周身微微汗出，食生姜、葱白等辛散之品等。而风热感冒因感受风热之邪所致，护理应采用辛凉解表的方法，宜室内通风凉爽，中药温服，多食蔬菜水果等。可见，同是感冒病，由于其证候不同，护理的方法也不一样。

（二）异病同护

在一般情况下，异病异症应该用不同的护法。但有时几种不同的病，在其发展变化的过程中出现了同一证候，也可以用同一种护理方法，这就是"异病同护"。如脱肛、子宫脱垂、内伤发热是三种疾病，但它们均为中气不足证候时，都可用补中益气的方法来进行护理，给予安排温暖向阳的房间，注意休息，防止受寒，食甘温补气之品，空腹热服健脾益气之剂等，从而达到补益中气之效。可见，虽然疾病不同，但是证候相同，护理的方法也相同。

六、三因制宜

因：根据；制：制订；宜：适宜的原则、措施。三因制宜是指因时、因地、因人制宜的原则，即根据时令气候、地理环境及病人体质强弱、年龄、性别、情志、饮食嗜好等不同，制订出适宜的护理方案。由于季节气候、地域环境，以及病人个体的性别、年龄、体质、生活习惯等因素，对于疾病的发生、发展、变化与转归，都存在着不同程度的影响。护理上要考虑这些具体因素，区别对待。要学会全面看问题，除了掌握一般护理原则外，还要根据具体情况进行具体分析，掌握每一位患者每一种疾病的特性，要知常达变，灵活运用。

（一）因时制宜

四时气候变化，对人体生理、病理有一定影响，而反常的气候则更是诱发疾病的重要条件。根据不同季节气候特点来确定护理的原则，称为因时制宜。如夏季气候炎热，腠理疏泄，对患风寒感冒者不能过用辛温，以免过汗而亡阳伤津；护理时要注意观察出汗情况，服解表剂不宜过多、过久，中病即止，多饮水等。冬季气候寒冷，腠理密固，对患风寒感冒者，可用重剂辛温药，使风寒之邪从汗而解；护理时要注意保暖防风，室温宜偏暖，解表剂热服，服药后饮热饮、覆盖被，以助汗出等。

因时制宜，还应注意昼夜间的阴阳寒温变化。一般疾病都是昼轻夜重，此因夜间阴盛阳衰，人体抗病功能减弱，从而使病邪乘机侵害机体。在护理病人时，应尤其注意夜间的病情变化。另外，有些慢性疾病常常在气候剧变或季节交换的时候发作或加重，如哮喘、痹证、中风等。护理时则应在气候出现变化或季节交换之前采取预防措施，防止疾病发作或加重。

（二）因地制宜

不同地区，有不同的地理特点，其环境、气候、生活习俗、生活条件等各不相同，因而人的生理活动和病理变化的特点也不尽相同。因此，运用地理环境与生活习惯的特点来确定临床护理的原则，称因地制宜。如西北地高气寒，病多风寒，护理上要多用辛温之法，慎用寒凉之法。东南地低温热多雨，病多温热、湿热，护理上要多用清凉与化湿法，慎用温热助湿之法。

（三）因人制宜

根据患者的年龄、性别、职业、生活习性、体质强弱、文化修养以及精神状态的特点，采取不同的护理方法，称为因人制宜。如对素体阳虚患者，应注意避寒保暖，予以滋补温热食物，忌食生冷之品；素体阴虚而内热之体，居室要清凉，通风要良好，给予养阴生津食物，忌食辛辣香燥之品。胖人多湿，易生痰，应给予健脾燥湿食物，忌食油腻甜食；瘦人多血虚，应给予血肉有情之品，忌食燥火伤津食物。在药量上，成人用量大于儿童；在同一条件下，不同体质的人患同样疾病，男、女、老、少用量也不尽相同。老年人脏腑功能减退，气血衰少，患病多虚证或虚实夹杂，应注意扶正补虚；有实邪须攻者，药量亦需慎重，以免伤正。小儿生机旺盛，但脏腑娇嫩，气血未充，易寒易热，易虚易实，病情变化较快，故治疗小儿病，忌投峻攻，慎用补益，药量宜轻。此即所谓"老人慎泄，小孩慎补"。强壮的人，耐受攻伐，泻实清热，用药量宜稍大；虚弱之体，不耐攻伐，清热泻实，药量宜稍轻。而妇女有经、带、孕、产、乳的生理与病理变化。在护理中都应予以注意。如妊娠期，当慎用或禁用峻下、破血、滑利、走窜和有毒药品；产后疾病要考虑气血亏虚及恶露等情况。

三因制宜的三个环节是密切相关而不可分割的，因时、因地制宜强调了护理不但要看到人，还要看到天时地理的关系。因人制宜强调了不应孤立地只看病证，还应重视不同人体的不同特征。三因制宜的原则充分体现了中医学的整体观念，反映了辨证施护在实际应用中的原则性和灵活性。因此，在临床护理中，只有全面、系统地看问题，具体情况做具体分析，因时、因地、因人制宜，确定正确的护理原则和方法，才能取得理想的效果。

第三节　中医基本护理

中医基本护理包括生活起居护理、饮食护理、情志护理、给药护理、病情观察。这些护理措施实施恰当与否，直接影响疾病的转归与预后。

一、生活起居护理

生活起居护理是对患者生活起居方面进行科学的安排和合理的照料。其目的是保养和恢复患者的正气，调整机体阴阳平衡，促进疾病的治疗与康复。

（一）顺应四时，平衡阴阳

季节的交替对人的生理活动变化有一定的影响，人体要按照不同季节特点进行适时的调整，护理中遵循"春夏养阳，秋冬养阴"的原则，才能防止疾病的发生，保持身体的健康。

春季阳气升发，应该晚睡早起，适度运动，补充机体的阳气。春季气候容易出现乍暖乍寒的情况，加之人体腠理开始变得疏松，对外邪的抵抗力有所减弱，不可骤减冬装，即所谓的"春捂"。

夏季阳气旺盛，阳气易于发泄，阴气相对不足，应"夜卧早起，无厌于日"，适当安排午睡，消除疲劳。由于夏季气温高、湿度大，要注意防暑降温，着较薄宽松、吸汗衣物，勤洗勤换，避免穿汗湿的衣物。高温使人体出汗较多，腠理开泄，不能过度贪凉，睡眠时不可用风扇直吹。

秋季阳气由疏泄转向收敛，阴阳的代谢主要向阳消阴长过渡，应早卧早起。及时增减衣物，防止着凉；衣被要逐渐添加，有意识地"秋冻"，使人逐渐适应向寒冷季节的转换。

冬季阴寒盛极，阳气闭藏，应"早卧晚起"，以免扰动阳气，保证充足的睡眠，利于阳气的潜藏、阴精的积蓄。要及时加衣物，防寒保暖，护阳固精。

（二）调摄环境，慎避外邪

春防风，夏防暑，长夏防湿，秋防燥，冬防寒。注意居室通风良好和阳光充足，保持安静，注意环保，防止有害化学、物理、粉尘及噪声等污染，为患者创造良好的治疗及护理环境。

1.病室通风整洁

居室内应经常通风，根据季节、患者的疾病，决定每日通风的次数和时间。夜间卧室不可有直吹床的穿堂风；感受风邪等的患者通风要避免直接当风。居室内应保持整洁、安静，减少噪声。室内布置应简单、整齐，易于清洁消毒。地面、家具、用品等应每日清洁。

2.病室光线适度

居室应采光良好，充足的自然光线对室内起到杀菌消毒的作用，且使人感到心情愉悦。但针对某些特殊疾病应作适当的调节，如热症、肝阳上亢的患者，居室光线宜暗；风湿痹症等疾病的患者，居室光线应充足。

3.病室温湿适宜

居室内应保持适宜的温度和湿度。室内一般以 18～22℃为宜，老年人和小孩以23～24℃为宜。寒证和阳虚的患者畏寒，室温应稍高，热证和阴虚的患者燥热，室温宜稍低。室内湿度以 50%～60% 为宜，阴虚和燥证者湿度可稍高，阳虚和湿证者湿度应偏低。

（三）起居有常，劳逸适度

起居有常主要是指起卧作息和日常生活中的各个方面都有一定的规律，并合乎自然界和人体的生理常度。劳逸适度是指在病情允许的情况下，患者要保持适度的活动与休息，做到动静结合，形劳而不倦。

要因人、因病制订不同的作息时间。上午，组织器官的生理活动最旺盛，是安排治疗和护理的最佳时机。中午，应安排适当的午睡，以养阳气。傍晚，组织器官生理功能随之低下，敛气养神准备入睡。成人一般每日睡眠不应少于7h，患者更应增加睡眠和休息时间。若睡眠不足，易耗伤正气；但睡眠时间过长，又会使人倦怠。因此，要制订合理的睡眠计划，保证睡眠质量，恢复精力和体力。适当活动，可使经络通畅，关节滑利，气血营卫调和，增强体质和抗邪能力。

二、情志护理

所谓情志，是指喜、怒、忧、思、悲、恐、惊，简称七情。情志护理是指以中医基础理论为指导，以良好的护患关系为桥梁，应用科学的方法，改善和消除患者不良情绪状态，从而达到预防和治疗疾病目的的一种护理方法。

人的情志状态，对疾病的发生、发展与治疗都有很大的影响，任何疾病在情志上都会有不同的改变。不同的情志变化又可直接引起各脏腑功能失调，从而导致病情加重。如《灵枢·寿夭刚柔》所说："忧恐愤怒伤气，气伤脏，乃病脏。"

（一）情志护理的基本原则

1. 诚挚体贴

病人的情志状态与健康人不同，多有恐惧、紧张、苦闷、悲哀等不良情绪，此时迫切需要家人或医护人员的关心和照顾。医护人员一定要以诚恳热情的态度去关心体贴、安慰同情病人的病痛，使病人感受到温暖、亲切和舒适，安心接受治疗和护理，促使疾病尽快痊愈。如果遇到对治疗缺乏信心而终日忧心忡忡的病人，可安置与性格开朗，对治疗充满信心的或治疗效果理想的病人在一起，以相互开导、启发和影响，可去忧解烦，增强其信心。

2. 因人施护

病人来自社会各个方面，各人的性格、年龄、爱好、生活习惯、经济情况和病证都不同，病人的情绪状态也大相径庭。因此，在对病人进行情志护理过程中，要找出导致病人出现不良情志的原因，如情感、动机、精神状态、性格、思想、应对能力和应激水平等方面，针对原因，有的放矢，因人施护。

3. 避免刺激

安静的环境不但能使病人心情愉快和身体舒适，还能使病人睡眠充足和饮食增加，有利于恢复健康。故《素问·痹论》言："静则神藏，躁则消亡。"某些体质虚或患癫狂等病的病人听到一点响声就会心惊肉跳，坐立不安，甚至四肢发抖，全身冷汗。有的病人熟睡中，半夜风起，门窗声响，也会使他突然从梦中惊醒或惊叫。因此，护士在工作中要尽量做到"四轻"，即走路轻、关门轻、说话轻、操作轻，以保持病室内的安静，避免病人受到不必要的恶性刺激。

（二）情志护理的方法

情志护理的方法有多种，可根据患者的具体病情选择合适的方法，以取得较好的效果。

1. 说理开导法

说理开导法是通过正面的说理疏导，了解病人的心理状态，帮助其消除不良心理因素，从而使病人能自觉地调摄情志，提高战胜疾病的信心，积极配合治疗，使机体早日康复的一种情志护理方法。《灵枢·师传》指出："人之情，莫不恶死而乐生，告之以其败，语之以其善，导之以其所便，开之以其所苦，虽有无道之人，恶有不听者乎。"说理开导，要因人而异，有的放矢，生动活泼，耐心细致，用实事求是的方法为病人分析病情，启发病人自我分析来解除或缓解其心理压力，调整情绪，从而达到治愈情志疾患的目的。护理人员在进行说理开导时，必须得到病人的信赖，态度要真诚、热情，对病人要有同情心和责任感，对病人的隐私要注意保密，才能达到通过说理开导，晓之以理、喻之以例、明之以法，从而起到改变病人精神及身体状况的目的。

2. 移情易性法

移情易性法是通过一定的方法和措施转移或改变人的情绪和注意力，以摆脱不良情绪的一种情志护理方法。有些人患病后，往往将注意力集中在疾病上面，整天围绕着疾病胡思乱想，陷入苦闷、烦恼和忧愁之中。对于这类病人，应分散病人对疾病的注意力，解除思想顾虑，使其思想焦点转移他处。移情易性的方法很多，如言语诱导移情法、琴棋书画移情法、运动移情法等，要根据不同病人的心理、环境等采取不同的措施。

3. 顺情从欲法

顺情从欲法是指顺从患者的意念、情欲，满足患者的心理需要，以解除患者因情志意愿不遂所致病证的一种情志护理方法。病人在患病过程中，情绪多有反常。对此，先顺其情、从其意，有助于心身健康。对于患者心理上的欲望，应分析对待。若是合理的，条件又允许，应尽量满足其所求或所恶，或对其想法表示同情、理解和支持。但对那些胡思乱想，淫欲邪念，放纵无稽等错误的、不切实际的欲望，不能纵容迁就，而应采用善意的、诚恳的说服教育等方法处理。

4. 释疑解惑法

释疑解惑法是指根据患者存在的心理疑虑，通过一定的方法，解除患者对事物的误解、疑惑，从而促进健康恢复的一种情志护理方法。有些患者患病后，常常产生各种各样的疑惑或猜测，或小病疑大，或轻病疑重，或久病疑死，最终疑虑成疾，使无病之躯真的疑出一场大病。对于这类患者，医护人员要耐心向他们解释病情，宣传有关疾病的知识，解除患者不必要的疑虑，千万不可搪塞，以免他们更加怀疑。

5. 宣泄解郁法

宣泄解郁法是让患者把抑郁于胸中的不良情绪宣达、发泄出去，从而尽快恢复正常情志活动，维系愉悦平和心境的一种情志护理方法。多用于精神状态忧郁和感到压抑的病人，护士应鼓励患者通过发泄、哭诉等方式，充分宣泄内心深处的心理矛盾和痛苦，将忧郁、悲伤等不良情绪宣泄出来，达到释情开怀、摆脱苦恼、身心舒畅、恢复心理平衡的目的。常用的发泄解郁法有挥泪痛哭法、倾诉苦衷法、"模拟"发泄法等。

6. 以情胜情法

以情胜情法是指有意识地采用一种情志抑制另一种情志，达到淡化甚至消除不良情志，保持良好的精神状态的一种情志护理方法。五行模式的以情胜情法，是中医学独特的情志治疗护理方法，为历代医家广为运用。中医名家张子和指出："悲可以治怒，以怆恻苦楚之言感之。喜可以治悲，以谑浪亵狎之言娱之。恐可以治喜，以迫遽死亡之言怖之。怒可以治思，以污辱欺罔之言触之。思可以治恐，以虑彼忘此之言夺之。"常用以情胜情法有激怒疗法、喜乐疗法、悲哀疗法、惊恐疗法、思虑疗法等。但在具体运用时，要掌握患者对情感刺激的敏感程度，选择适当的方法，避免太过。

（三）预防七情致病

以中医形神理论和藏象五志论为基础，喜、怒、忧、思、悲、恐、惊七情概括了复杂情感过程的基本状态，是情绪、情感等心理活动的外在表现。要预防七情致病，就必须保持心情舒畅，精神乐观，避免七情过激。

1. 保持乐观情绪

情绪乐观，心胸宽广，性格开朗，精神愉快，可使营卫流通，气血和畅，生机旺盛，身心健康。《证治百问》中指出："人之性情最喜畅快，形神最宜焕发，如此刻刻有长春之性，时时有长生之情，不惟却病，可以永年。"人们只要保持健康、乐观的人生态度，就可以远离疾病，延年益寿。要想保持乐观的情绪，首先要培养开朗的性格，心胸宽广，精神才能愉快。其次要善于化解烦恼和忧愁，解脱的方法有：①退步思量，减轻烦恼。这实际是一种自我安慰的方法，对于减轻烦恼具有积极的作用。②吐露宣泄，消除烦恼。借助于他人的疏导，把心里的郁闷宣泄出来，达到调畅气机的作用。

2. 避免七情过极

"七情"在正常情况下，是人体精神活动的外在表现。如果外界社会、家庭、环境的各种精神刺激程度过重或持续时间过长，造成情志的过度兴奋和抑制时，则为七情过极。七情过极，会造成人体的阴阳失调，气血不和，经脉阻塞，脏腑功能紊乱而发生疾病，不同的情志变化，对内脏又有不同影响，喜伤心，忧伤肺，怒伤肝，思伤脾，恐伤肾。反之，内脏变化也可引起情志的变化。《素问·举痛论》云："百病生于气也。怒则气上，喜则气缓，悲则气消，恐则气下，思则气结，惊则气乱。"说明不同情志变化对人体气机活动的影响是不相同的，所以导致的症状亦不同。

喜、怒为七情之首，喜贵于调和，然而，过度的喜又会伤神耗气，使心神涣散，神不守舍。怒是致病的魁首，对人体健康危害极大。人藉气以充身，发怒则伤气而伤身。所以，前人在养生防病中，总结了戒怒与制怒的基本方法。一是以理制怒，即以理性克服情志上的冲动，使怒气不至过极。正如《老老恒言·燕居》所说："虽事值可怒，当思事与身孰重，一转念间，可以涣然冰释。"二是以"耐"养性，即要有豁达的胸怀、高尚的情操、良好的涵养，遇事能够忍耐而不急躁化怒。但在怒已生而又不可遏之时，应当及时发泄和吐露，以免郁遏而生疾。

忧郁、伤悲是对人体有害的另一种情绪。它能够损神伤气，削弱机体的抗病能力，从而导致病邪侵入。因此，在日常生活工作中，要注意培养和保持开朗的性格和乐观的精神，用乐观战胜忧伤的情绪。

思虑是七情之一，适度的思能够强心健脑，而过度的思虑，不但会耗伤心神，而且会导致脾胃功能失调。《类修要诀·养生要诀》提出："少思虑以养其神。"即告诫人们思虑劳心必须有节，不可过度。节思的方法有：一要讲究科学用脑，控制用脑时间，用运动调剂心神和脑力；二是以理制思，切实减少不必要的思虑。

惊恐对人体也有较大的危害。惊则气乱，恐则气下，惊恐可以导致心神失宁，肾气不固。大惊猝恐对人体的危害更大，可使人体的气机逆乱，气血失常，阴阳散败，从而发生大病，甚至危及生命。由此可见，惊恐是情志致病的重要因素之一，在养生防病中应当注意预防和避免。防惊杜恐的方法，一是有意识地锻炼自己，培养勇敢、坚强的性格，以预防惊恐致病；二是避免接触易导致惊恐的因素和环境，以杜绝惊恐的发生。

三、饮食护理

饮食护理是在中医药理论的指导下，根据患者病情需要，给予适宜的饮食，预防或治疗疾病的一种方法。合理的饮食是人体五脏六腑、四肢百骸得以濡养的源泉；饮食不当则可使人体正气虚弱，抵抗力下降，导致多种疾病的发生。《黄帝内经》曰："谷盛气盛，谷虚气虚，此其常也。反此者，病。"

（一）食物的性味与功效

1. 食物的四性

食物的四性即食物的寒、热、温、凉四种不同的性质。此外，还有一种寒热性质不太明显，称其为平性。

（1）寒性食物。具有清热泻火、解毒等作用，适用于气候炎热的夏季和阳热体质之人，以及热毒深重的里实热证。不适用于阳气不足、脾胃虚弱的患者。代表食物：苦瓜、绿豆、苦菜、白萝卜、冬瓜、西瓜等。

（2）热性食物。具有益火助阳、温中散寒的作用，适用于寒冷季节、阳虚体质、阴寒内盛的实寒证患者。阴虚者及热证的患者忌用。代表食物：生姜、辣椒、葱、韭菜、芥菜、大蒜、桂圆、鳝鱼、羊肉等。

（3）温性食物。具有温中补气、散寒暖胃的作用，适用于虚寒证或较轻的实寒证患者。凡热证及阴虚有火者慎用。代表食物：鸡肉、牛肉、石榴、樱桃、大枣、胡桃仁、蚕豆、莲子等。

（4）凉性食物。具有清热、养阴的作用，适用于发热、痈肿及咽喉肿痛等里热证。阳虚、脾虚的患者慎用。代表食物：李子、芹菜、豆腐、小米、芋头、柑、梨、枇杷、鸭蛋、兔肉等。

（5）平性食物。没有明显的偏性，为日常食用及病人调养的基本食物。代表食物：大豆、玉米、花生、大米、糯米、黄豆、黑豆、苹果等。

2. 食物的五味

食物具有辛、甘、酸、苦、咸五种不同的味。

（1）辛味食物。具有发散、行气、行血、通经脉的作用，适用于外感、脾胃瘀滞、气血瘀滞等证。但多食易助火伤津，耗散阳气，凡气虚、失血等证应慎用。代表食物：葱、姜、花椒、辣椒、胡椒、酒、芫荽等。

（2）甘味食物。具有和中、补益、缓急、解痉的功效，适用于痉挛疼痛、脏腑不和等证。过多食用甘味食物，会出现脾胃气滞、食欲不振等病症。代表食物：蜂蜜、大枣、山药、丝瓜、竹笋、土豆、南瓜、扁豆、冬瓜、黄瓜、豆腐、木耳、罗汉果、荔枝、红枣、黑芝麻、牛肉等。

（3）酸味食物。具有收敛、固涩的作用，可用于久泻、久痢、尿频等症。过多食用酸味食物，会出现脾胃功能失调等症。代表食物：醋、山楂、乌梅、木瓜、柑、橙子、柠檬、杏、番茄、石榴、柿子等。

（4）苦味食物。具有泄热坚阴、燥湿的功效，可用于热证、湿热证等。脾胃虚弱者应少食或禁食。代表食物：苦瓜、青菜、慈菇、绿茶、杏仁、白果等。

（5）咸味食物。具有软坚、散结、润下的作用，用于治疗瘰疬、痰核、痞块、热结便秘、阴血亏虚之病症。过度嗜咸，易伤肾气。代表食物：海带、紫菜、海蜇、海参、田螺、猪血、海虾等。

（二）饮食护理的原则

1. 饮食有节

饮食要有一定的规律，有节制，定时定量，不可过饥过饱。《素问·痹论》指出："饮食自倍，肠胃乃伤。"饮食护理中还要保证食物新鲜，干净卫生，忌生冷、不洁之物。

2. 谨和五味

谨和五味就是指根据人体生理需要，合理调配饮食，适度摄取营养，以此滋养人体的脏腑气血，是益寿延年的基本原则。五味过偏会导致一些疾病的产生：偏食生冷寒凉的食物易损伤脾胃之阳气，可能出现腹痛、泄泻；偏食辛温燥热的食物可致胃肠燥热，出现便秘等证。

3. 三因制宜

三因制宜即因人、因时、因地制宜。

根据个人的体质情况进行饮食护理。小儿脏腑娇嫩，脾胃虚弱。因此，提供给小儿的饮食须能满足小儿的营养需要，又要与其消化功能相适应。体胖者多痰湿，饮食宜清淡，多食蔬菜、水果，忌食肥甘厚腻、助湿生痰之物；体瘦者多阴虚，宜滋阴生津之品，多食蜂蜜、大枣、山药、黑芝麻等，忌食辛辣燥火食物。

根据四时季节气候变化进行饮食护理。春季阳气升发，脾胃之气变弱，肝胆之气变旺；饮食应清润平淡，以养脾气；宜食豆类、蔬菜等，不宜食油腻辛辣、耗伤阳气之物。夏季阳气亢盛，暑热夹湿，脾胃受困，食欲不振；食以甘寒，少油为宜，忌贪食生冷。秋季万物收敛，燥气袭人，极易伤肺；饮食以护阴防燥、生津润肺为宜，如百合、梨、银耳等。冬季阳气潜藏，寒邪易袭；饮食宜温补，忌生冷寒凉，如羊肉、狗肉、荔枝、桂圆等。

生活在不同地理环境，人们受不同气候类型的影响，需要有针对性地对其生活习惯和体质进行饮食护理。如云贵川湘居处山区，气候潮湿寒冷，居民易感受寒湿，故喜食辛辣之品；西北高原地区，气候寒冷干燥，居民易受寒伤燥，宜食温阳散寒、生津润燥之品。

4. 辨证施食

中医学认为，疾病发生发展的全过程是呈动态变化的，一种疾病可随病因、体质、年龄、气候、地域等因素的变化表现出不同的证。所谓辨证施食，即指根据不同的病证来选配食物。如里热证，可选用具有清热生津作用的寒凉性食物，如大麦、西瓜、绿豆等；里寒证，可选用具有温中祛寒作用的温热性食物，如葱、韭菜、姜、蒜、辣椒等。针对一种疾病在临床表现出的多种不同的证，选择食物时亦有差别。如泄泻病，属湿热内蕴证，宜食马齿苋、葛根等；属食积中焦证，宜食山楂、萝卜等；属脾胃虚弱证，宜食山药、大枣、芡实、薏仁等；属肾阳虚衰证，宜食羊肉、狗肉等血肉有情之品。辨证施食能调节机体的脏腑功能，平衡阴阳，促进内环境趋向平衡、稳定，是饮食调护的重要原则。

四、给药护理

中药是中医治疗疾病最主要的手段。清代徐灵胎指出："方虽中病，而服之不得法，非特乏功，反而有害。"在临床工作中，给药护理是护理工作中的重点，直接影响医疗、护理质量。因此，必须正确掌握中药给药的方法、时间、注意事项等。

（一）给药时间

1. 给药时间应与人体内部活动的节律相一致

中医学认为，人体内部活动有很强的时间节律性。如《素问·生气通天论》中说："平旦人气生，日中阳气隆，日西而阳气已虚，气门乃闭。"故阳药用于阳长时，阴药用于阴长时。升药用在升时，降药用于降时。如选用扶阳益气、温中散寒、行气和血、消肿散结等方药时，应在早晨或上午服用，以借天时阳旺，人体阳气随之充盛之势扶阳抑阴，而祛除病邪。同理，在选用滋阴补血、收敛固涩、重镇安神、定惊熄风、清热解毒等方药时，宜在傍晚或午后阴长之时服用。

2.给药时间按疾病的部位确定

《神农本草经》记载："病在胸膈以上者，先食而后服药；病在心腹以下，先服药而后食之；病在四肢血脉者，宜空腹而在旦；病在骨髓者，宜饱满而在夜。"这就指出了疾病部位不同，服药时间也应有别，以提高药物疗效。

（二）给药方法

服用汤剂，一般一日一剂，分2~3次等量分服。对老人、小儿和服药有困难者，也可采用少量多次或浓煎后服用。急危重症，一次顿服，以取其量大力峻、快速起效之功。咽喉疾病给药可不拘时，多次频服，缓缓咽下，使药液能与病变部位充分接触。健胃药应在饭前服用，易被胃肠吸收；消食导滞药则在饭后服，以达开胃、导滞之功效；驱虫药宜空腹服，使药物直达虫体。

（三）服药温度

服药温度是指服用中药汤剂的温度或服药时开水温度，分为热服、温服、凉服。

1.热服

是将刚煎好的药液趁热服下或中成药用热水送服的方法。解表药要热服以助药力，增强发汗效果；寒证用热药，宜热服，属"寒者热之"之法；真热假寒证用寒药时，应热服，属"寒药热服""治热以寒，温而行之"之法，以减少病人服药格拒。一般理气、活血、补益剂等均应热服，以提高疗效。

2.温服

是将煎好的汤剂或送药的水等放温后再服用的方法。一般汤剂均采用温服。

3.凉服

将煎好的汤剂放冷后服下或中成药用凉开水送服的方法。热证用寒药，宜凉服，属"热者寒之"之法；真寒假热证用热药，应凉服，属"热药凉服""治寒以热，凉而行之"之法。一般收敛、止血、清热剂等均应凉服，以增强药效。

（四）服药后护理

服药后应注意休息，观察有无不良反应。观察药物效果和反应，如服解表药后，应给病人喝些热粥或热饮，以助药力。冬令感冒还需稍盖衣被，让其周身微汗出。服涌吐药后，要观察呕吐物的性质、量和次数；服泻下药后，应观察泻下次数，大便性质、量等。服排石汤要观察二便情况，检查有无结石排出等。对服用逐水药或剧毒药时，应事先向病人或家属交待注意事项和可能发生的反应，服药后要观察腹泻、腹痛、恶心呕吐等不良反应。

五、病情观察

病情观察是指医护人员在临床工作中运用四诊的方法收集患者的病情资料，通过辨证的方法分析归纳，了解疾病的病因、病机、病性和病位，对病情作出判断的过程。病情观察是护士的基本职责，也是护理工作的一项重要内容，它贯穿于整个护理过程，及时、准确的病情观察可为诊断、治疗、护理疾病和预防并发症提供依据。

（一）病情观察的目的

1. 为制订护理计划提供依据

通过观察疾病的临床表现，综合分析、判断病证类型及其病因、病位和病性，制订护理计划，为实施护理措施提供依据。

2. 判断疾病的转归及预后

对患者的症状和体征进行动态的观察，可判断疾病的转归和预后。舌苔、脉象由异常趋向正常，表示病情好转，反之则为病情加重。

3. 及早发现危重证候和并发症

通过细致入微的观察，及时、准确地掌握或预见病情变化，可为危重患者的抢救赢得时间。如患者血压忽高忽低、体温骤升骤降、呼吸时快时慢，常为正气虚衰的表现；高热患者突然出现体温骤降、面色苍白、大汗淋漓、脉微欲绝为亡阳证候。

4. 了解治疗效果和用药反应

如服解表药后的周身微微汗出，常为表解之象；服攻下剂后的腹泻，表明已达釜底抽薪之良效；服解表药后大汗淋漓，表明可能气随汗脱；服攻下剂后泻下不止，表明可能伤津耗气。

（二）病情观察的方法

1. 运用四诊方法观察病情

望、闻、问、切是中医收集病情资料的基本方法：望诊是运用视觉对全身及局部的神、色、形、态及排出物等进行观察，以了解病情的方法；闻诊是通过听病人的语言、呼吸等声音及嗅病人呕吐物、排泄物的气味以了解病情的方法；问诊是通过询问病人或陪诊者以了解病情的方法；切诊是通过切脉和触按病人身体的相关部位以了解病情的方法。护士运用四诊的方法收集病情资料，进行有目的的病情观察和分析，是正确辨证施护的前提和依据。

2. 运用辨证方法分析病情

通过四诊所获得的病情资料，运用各种辨证的方法进行分析，进一步判断与确定疾病的性质、部位等，为辨证施护及制订护理计划提供依据。临床常用的辨证方法包括八纲辨证、脏腑辨证、卫气营血辨证、气血津液辨证、三焦辨证、经络辨证等。

（三）病情观察的内容

1. 一般状况

包括神色形态、头面、五官、四肢、皮肤、体温、脉搏、血压、呼吸、睡眠、饮食、排泄物、体重、大小便、妇女经带等。如神色的改变常能反映机体正气的盛衰，对疾病的治疗和预后判断有重要意义。

2. 主要症状与体征

全面、详细地了解主要症状与体征出现的时间、部位、性质、诱发因素及伴随症状等。对症状、体征的观察和描述要准确、客观，并注意动态观察。如观察腹水患者腹水增减情况，可采用称体重、量腹围的方法。

3. 舌象

观察舌象能迅速、客观地反映正气的盛衰、辨别病邪的深浅、区分病邪的性质、推断病情的进展，是判断疾病转归和预后的重要依据。舌质红润为气血旺盛，舌质淡白为气血虚衰。舌苔薄白而润是胃气旺盛，舌光无苔为胃气衰败或胃阴枯竭。苔薄多为疾病初期，病邪较浅，病位在表；苔厚则病邪入里，病位较深。

4. 脉象

脉象能反映全身脏腑功能、气血、阴阳的生理、病理信息，可为辨证施护提供重要依据。通过诊脉可以了解病位的深浅、疾病的性质、脏腑功能的强弱，推断疾病的发展与转归，为治疗、护理指明方向。如浮脉主表，沉脉主里，迟脉多主寒证，数脉多主热证，洪脉多为邪实，脉细多主正虚，芤脉多见于失血，脉微欲绝则为阳气衰微的表现等。在一般情况下，病、脉、证是相符的，但也可能出现不相符的特殊情况。

第四节 中医护理技术

中医护理技术是以中医基础理论为指导，将中医传统治疗方法应用于护理工作中，具有独特疗效的一种护理技能操作。中医护理技术是中医护理学的重要组成部分，具有器具简单、操作方便、适用范围广、疗效快、经济适用、患者易接受等特点。常用的中医护理技术有艾条灸法、耳穴压籽法、穴位注射法、中药敷贴法、拔罐法、刮痧法、中药保留灌肠法、中药泡脚疗法等。

一、艾条灸法

艾条灸法是用纯净的艾绒（或加入中药）卷成圆柱形的艾卷，点燃后在穴位表面熏烤的一种治疗方法。

（一）适应证和禁忌证

1. 适应证

适用于慢性虚弱性疾病以及风寒湿邪为患的病症，如消化不良、失眠、关节痛和痛经、胎位不正、风寒湿痹、痿证和虚寒证等。

2. 禁忌证

凡属实热证或阴虚发热者，不宜施灸；颜面部、大血管处、孕妇腹部及腰骶部不宜施灸。

（二）物品准备

治疗盘、艾条、火柴、弯盘、小口瓶，必要时备浴巾、屏风等。

（三）操作方法

1. 艾灸方法

（1）温和灸。点燃并手持艾条，将点燃的一端在距离施灸穴位皮肤 2~3cm 处进行熏灸，以局部有温热感而无灼热为宜。每处灸 5~15 分钟，至局部皮肤发红为度。多用于治疗慢性病。

（2）雀啄灸。点燃并手持艾条，将点燃的一端在距离施灸穴位 2~5cm 之间，如同鸟雀啄食般，一上一下不停地摆动，反复熏灸，一般每处 5 分钟左右。多用于治疗急性病。

（3）回旋灸。点燃并手持艾条，将点燃的一端在距离施灸穴位约 3cm 进行左右来回旋转移动，进行反复熏灸，一般可灸 20~30 分钟。多用于治疗风湿痹痛。

2. 艾灸的应用

备齐用物，携至床旁，做好解释，核对医嘱。取合理体位，暴露施灸部位，注意保暖。施灸部位宜先上后下，先灸头顶、胸背，后灸腹部、四肢。

（四）注意事项

（1）及时拍去燃烧后的艾灰，防止艾灰脱落灼伤皮肤或烧毁衣物。

（2）施灸后局部皮肤出现微红灼热，属于正常现象。如灸后出现小水疱时，无需处理，可自行吸收。如水疱较大时，可用无菌注射器从下缘抽去疱内液体，涂以紫草油或黄连膏并覆盖消毒纱布，保持干燥，防止感染。

二、耳穴压籽法

耳穴压籽定义修改为："耳穴压籽法又称耳穴压豆法，是用胶布将表面光滑近以圆球状或椭圆状的中药王不留行籽或小磁珠等准确地粘贴于耳穴处，并给予适度的揉、按、捏、压，使其产生酸、麻、胀、痛等刺激感应，以达到治疗目的的一种外治疗法。"

（一）适应证和禁忌证

1. 适应证

适用于内、妇产、儿、外、五官等多种急、慢性病症。

2.禁忌证

（1）严重器质性疾病。

（2）外耳有湿疹、溃疡、冻疮破溃。

（3）妊娠妇女、有习惯性流产史者宜慎用。

（二）物品准备

治疗盘、药籽（如王不留行籽等）或磁珠、皮肤消毒液、棉签、镊子、探棒、胶布、弯盘等。

（三）操作方法

进行耳穴探查，找出阳性反应点，并结合病情，确定主、辅穴位。皮肤消毒后，左手手指托持耳廓，右手用镊子夹取割好的方块胶布，中心粘上准备好的药籽或磁珠，对准穴位紧贴压其上，并轻轻揉按1~2分钟。每次以贴压5~7穴为宜，每日按压3~5次，隔1~3d换1次，两组穴位交替贴压。两耳交替或同时贴用。

（四）注意事项

（1）使用中应防止胶布潮湿和污染，以免引起皮肤炎症，个别对胶布过敏患者慎用。

（2）耳廓皮肤有炎症、冻疮者不宜采用。耳穴应轮流选用。更换耳穴时，应将胶布痕迹清洗干净。

（3）对过度饥饿、疲劳、精神高度紧张、年老体弱者及孕妇按压宜轻，急性疼痛性病症的患者宜重手法刺激，习惯性流产者慎用。

三、穴位注射法

穴位注射法是用注射器的针头代替针具刺入人体穴位，在得气后注入药液，将针刺及药物对穴位的渗透刺激作用和药物的药理作用结合在一起，发挥综合效能，达到治疗疾病的一种治疗方法。具体包括穴位注入空气、穴位注入血液（自血疗法）、穴位注入药液（水针疗法）等。

（一）适应证和禁忌证

1.适应证

适用范围较广，凡是针灸的适应证大部分都可用本法治疗。

2.禁忌证

病人疲乏、饥饿或精神高度紧张，皮肤有感染（溃疡）、瘢痕或肿瘤的部位，有出血倾向及高度水肿者禁用。

（二）物品准备

治疗盘、药液、无菌注射器及针头、砂轮、皮肤消毒液、镊子、棉签等，必要时备浴巾、屏风等物。

（三）操作方法

（1）确定注射部位。协助患者取合理体位。

（2）选择大小合适的注射器和针头，按无菌原则抽吸药液。

（3）准确定位需要注射的穴位，测试患者局部感觉及反应，常规消毒注射部位局部皮肤。

（4）术者手持注射器（排除空气），另一手绷紧皮肤，针尖对准穴位迅速刺入皮下，然后用针刺手法将针身刺至一定深度，并上下提插，得气后若回抽无血，然后将药液缓慢注入。如所用药量较多，可于推入部分药液后，将针头稍微提起后再注入余药。

（5）药液注射完毕后拔出针头，用无菌棉签轻按针孔片刻，以防出血，并注意观察用药反应。

（6）操作完毕，协助患者衣着，安排舒适体位，整理床单位。

（四）注意事项

（1）严格执行"三查八对"及无菌操作规程，注意药物的配伍禁忌。

（2）有毒副作用或刺激性较强的药物不宜做穴位注射。凡能引起过敏反应的药物，必须先皮试，结果为阴性者，方可使用。

（3）推注药液时，急性病，体强者可用较强刺激，推液可快；慢性病，体弱者宜用较轻刺激，推液可慢；一般疾病，可用中等刺激，推液也以中等速度。如所用药液较多时，可由深至浅，边推药液边退针，同时观察病情。

（4）孕妇的下腹部、腰骶部和三阴交、合谷穴等，不宜用穴位注射法。年老、体弱者，选穴宜少，药液剂量应酌减。

（5）药液不可注入血管、关节腔、脊髓腔、胸腔内，以免造成不良后果。

四、中药敷贴法

中药敷贴法是将新鲜中药切碎、捣烂，或将中药研成细末，加适量赋形剂调成糊状后，敷布于患处或经穴部位，以达到舒筋活络、祛瘀生新、消肿止痛、清热解毒、拔毒排脓作用的一种治疗方法。

（一）适应证和禁忌证

1.适应证

适用于外科疮疡、跌打损伤、烫伤、肠痈等病证；或内科的哮喘、肺痈、面瘫、头痛等病证；或儿科的时行感冒、发热、咳嗽、痄腮等病证；或妇科带下病等病症。

2.禁忌证

患者眼部、唇部等处慎用；药物过敏或皮肤易起丘疹、水疱的患者应慎用。

（二）物品准备

治疗盘、摊制好的敷药或研好的中药粉、弯盘、生理盐水、棉球、镊子、治疗碗、纱布、胶布或绷带，必要时备毛毯、屏风。

（三）操作方法

（1）对医嘱，备齐用物，携至床旁，做好核对解释，取得合作。

（2）协助患者取合适体位，暴露敷药部位，注意保暖和遮挡。

（3）首次敷药者，必要时用生理盐水棉球清洁局部皮肤；更换敷料者，取下原敷料，用生理盐水棉球擦洗皮肤上的药迹，观察疮面情况及敷药效果。

（4）将摊制好的敷药或研好的新鲜草药准确地敷于患处，以纱布覆盖，胶布固定或用绷带包扎，防止药物受热后溢出而污染衣被。固定或包扎要求美观，松紧度适宜。

（5）敷药完毕，协助患者着衣，安排舒适体位，整理床单位，有针对性地进行健康教育。

（四）注意事项

（1）敷药摊制的厚薄要均匀，一般以 0.2～0.3cm 为宜，大小适宜，固定松紧适宜。太薄药力不够，效果差；太厚则浪费药物，且受热后溢出，污染衣被。

（2）对初起有脓头或成脓阶段的肿疡，宜中间留空隙，围敷四周，使邪有出路。

（3）乳痈敷药时，可在敷料上剪孔或剪一缺口，使乳头露出，以免乳汁溢出污染敷料及衣被。

（4）敷药面积应大于患处，超过肿块 1～2cm，并保持一定的湿度。如药物较干时，应用所需的药汁、酒、醋、水等进行湿润。夏天如以蜂蜜、饴糖作赋形剂时，应加少量苯甲酸钠，防止发酵变质，影响疗效。

（5）观察局部及全身情况，敷药后，若出现红疹、瘙痒、水疱等过敏现象时，及时停止使用，并报告医师，配合处理。

（6）局部皮肤有破溃感染、皮肤病者忌包敷中药。

五、拔罐法

拔罐法是一种以罐为工具，借助热力排除其中的空气，造成负压，使罐吸附于施术部位，造成局部充血或瘀血现象，以达到防治疾病目的的一种治疗方法。

（一）适应证和禁忌证

1.适应证

适用范围较为广泛，如风湿痹痛、各种神经麻痹，以及一些急慢性疼痛，如腹痛、腰背痛、痛经、头痛等均可应用；还可用于感冒、咳嗽、哮喘、消化不良、胃脘痛、眩晕等脏腑功能紊乱方面的病症。此外，如丹毒、红丝疔、毒蛇咬伤、疮疡初起未溃等外科疾病亦可用拔罐法。

2. 禁忌证

拔罐疗法的禁忌证：心脏病、血液病、皮肤病及皮肤损伤者、精神病或神经质的人、肺结核及各种传染病、各种骨折、极度衰弱、过度疲劳、孕妇、妇女月经期、过饱、过饥、过渴、醉酒等，均应慎用或禁用拔罐疗法。

（二）物品准备

治疗盘、95%的酒精棉球、直血管钳、玻璃罐、竹罐或负压吸引罐、火柴（打火机）、弯盘、凡士林或按摩乳、棉签、皮肤消毒液、无菌持物镊、干棉球等。

（三）操作方法

1. 拔罐方法

（1）火罐法

闪火法：用镊子或止血钳夹住95%的酒精棉球，点燃后在罐内绕一圈后，立即退出，然后速将罐扣在施术部位。

投火法：将酒精棉球或纸片点燃后投入罐内，迅速将罐扣在施术部位。此法适用于侧面横位拔罐。

贴棉法：将酒精棉球贴在罐壁内中部，点燃后迅速扣在施术部位。

（2）水罐法：煮锅内加水或加水后放入中药包，将竹罐投入锅内煮5～10分钟，用长镊子将罐夹出，罐口朝下，迅速用湿毛巾紧扣罐口，再立即将罐扣在应拔部位上，留罐10～20分钟。观察水罐吸附情况，如患者感到过紧、疼痛或烫痛，应立即起罐。

（3）负压吸引法：选定穴位后将玻璃罩口按扣在局部皮肤上，连续抽气数次，吸牢后可留置20～30分钟。在留置过程中，可从玻璃罩外观察皮肤呈现稍微红肿或有细小出血点，若无其他变化和不适，可增加负压，继续留置10分钟左右起罐。

2. 拔罐法的应用

（1）留罐：拔罐后留置10～15分钟，使局部皮肤充血。起罐时，以一手指按压罐口皮肤，使空气进入罐内，罐体即可取下。

（2）走罐：在施术部位和罐口涂上一层凡士林或按摩乳，将罐拔好后，用手握住，向上下或左右往返推移，直至皮肤充血为止。适用于脊背、腰臀、大腿等肌肉丰厚、面积较大的部位。

（3）闪罐：将罐拔住后立即起下，反复多次地拔住、起下，直至皮肤潮红、充血或瘀血即可。

（4）针罐：此法是将针刺与拔罐相结合的一种方法。在针刺得气留针时，将罐拔在以针为中心的部位上，留罐与针5～10分钟，然后起罐起针。

（四）注意事项

（1）冬季拔罐注意保暖，留罐时盖好衣被。

（2）拔罐时应采取合适的体位，使之舒适持久。同时，尽量选择肌肉丰厚的部位拔罐。骨骼凹凸不平和毛发较多处不宜拔罐。皮肤有过敏、水肿、溃疡、肿瘤、大血管处及孕妇腰骶部、腹部均不宜拔罐。

（3）根据部位不同。选择大小合适的罐，并检查罐口周围是否光滑，有无裂痕。

（4）拔罐时动作要稳、准、快，起罐时切勿强拉。

（5）拔出脓血者，应清除干净，并在局部覆盖敷料或外敷药物。火罐要清洗、消毒后再用。

（6）防止烫伤，如局部出现较大的水疱，需用无菌注射器沿水疱下缘抽出疱内液体，涂以紫草油或黄连膏并用无菌纱布覆盖。

六、刮痧法

刮痧法是用边缘钝滑的器具，如牛角刮板、瓷匙、玉石、砭石等物，在体表一定部位反复刮动，至皮下出现红紫瘀斑，以达到疏通腠理的作用，使脏腑秽浊之气通达于外，促使周身气血流畅，逐邪外出的一种治病的方法。

（一）适应证和禁忌证

1.适应证
适用于内、外、妇、儿等各科疾病的治疗，也可用于美容和日常保健等方面。
2.禁忌证
（1）急性传染病，急腹症，重症心脑血管病。
（2）消瘦，体弱，下肢静脉曲张，有出血倾向，有皮损者。
（3）妇女经期或妊娠期禁用，空腹者慎用。

（二）物品准备

治疗盘、刮具（牛角刮板、瓷匙等）、治疗碗（内盛少量清水或润滑油）、擦纸，必要时备浴巾、屏风等物。

（三）操作方法

（1）确定刮痧部位。
（2）协助患者取合理体位，暴露刮痧部位，注意保暖及隐私保护。
（3）检查刮具边缘是否光滑、有无破损，以免划破皮肤。
（4）用刮痧介质蘸湿刮具，在确定的刮痧部位从上至下、由内向外刮擦，方向单一，刮痧板与皮肤呈45～90度。当刮具干涩时，需及时蘸湿再刮，直至皮下出现微红色或紫色痧点为宜。
（5）在刮治过程中，用力均匀，注意保暖。随时询问病人有无不适，观察病情及局部皮肤颜色变化，及时调节手法力度。
（6）刮痧完毕，清洁局部皮肤，协助患者整理衣物及床单位，安置舒适卧位。

（四）注意事项

（1）操作时，病室温度应适宜，避免直吹风，刮痧部位注意保暖，以防复感风寒使病情加重。

（2）刮痧操作时，注意保持患者体位舒适，必要时屏风遮挡，注意保护隐私。

（3）刮痧时要单一方向，不宜来回刮，用力要均匀，以患者能耐受为宜，勿损伤皮肤。

（4）刮痧过程中，要随时观察病情变化。发现异常，应立即停刮，报告医生，配合处理。

（5）刮痧当日勿洗澡，在痧退后方可进行下一步刮痧操作。

（6）使用后的刮具应消毒备用，避免交叉感染。

（7）刮痧后，嘱患者饮食宜清淡，忌生冷油腻之品。

七、中药保留灌肠法

中药保留灌肠法是将中药煎剂自肛门灌入，保留在直肠或结肠内，通过肠黏膜吸收，达到治疗疾病目的的一种治疗方法。

（一）适应证和禁忌证

1.适应证

适用于内科的肠道疾病，如慢性痢疾、结肠炎、便秘、高热持续不退等；妇科的盆腔炎、盆腔肿块等病症。

2.禁忌证

肛门、直肠、结肠术后的病人，大便失禁患者，均不宜做中药保留灌肠。

（二）物品准备

治疗盘、滤好的中药煎剂200mL（放入量杯中）、灌肠器（一次性输液装置一套）、消毒肛管（细、粗各一根）、弯盘、血管钳、棉签、胶布、卫生纸、橡皮布、治疗巾或一次性中单、水温计、石蜡油、剪刀、便器、输液架，必要时备屏风。

（三）操作方法

（1）协助病人脱裤至膝并取左侧卧位，屈膝成80度角，臀部靠近床沿，用小枕抬高10cm，铺橡皮单、治疗巾于臀下，盖被，注意保暖。

（2）挂灌肠瓶，开包取弯盘放于治疗盘中，润滑肛管前端15～20cm后放在弯盘中，备胶布于治疗盘边缘，拿弯盘、卫生纸放于床旁。排气，连接肛管，排少许药液后夹紧，管子理顺，置于臀下、腰部下。垫纸分开臀部显露肛门，轻插肛管入直肠15～20cm（指导深呼吸、哈气），松制水夹，使药液缓缓流入，调滴数（68～80滴每分钟），固定肛管，观察病人反应、药液滴入情况。

（3）夹紧制水夹，撕胶布，用卫生纸包住肛管，血管钳夹肛管缓慢拔出置于弯盘中，分离肛管，按揉肛门。

（4）助病人平卧、穿裤（臀下枕头1小时后撤）、盖被，整理床单元，交代注意事项，嘱休息1小时后再排便。开窗，撤屏风。整理用物，擦盘、车，洗手。

（四）注意事项

（1）灌肠前，应了解病人病情和病变部位，以便选择适当的卧位及插管深度（慢性痢疾应选择左侧卧位，阿米巴痢疾病变在回盲部应先右侧卧位）。

（2）灌肠前需排尿、排便，一般选择晚睡前灌为宜。

（3）药液应过滤，温度保持在39～41℃，量不超过200mL。

（4）保持压力适量（液面离肛门＜25～30cm），液体流速缓慢，插管深度适宜（15～20cm），肛管以细为宜。

（5）操作中，严密观察病情，注意腹部保暖。

八、中药泡脚疗法

中药泡脚疗法是将中药煎汤，放于腿浴器内，浸泡双下肢，通过水温熏洗刺激下肢的多个穴位、经络，以疏通腠理、流畅气血、活血化瘀、消肿止痛、祛风除湿，调节人体气血、平衡阴阳而达到治疗目的的一种治疗方法。

（一）适应证和禁忌证

1.适应证

适用于周围血管疾病、周围神经病变、骨质增生、骨性关节炎、中风后遗症、风湿性关节炎、皮肤瘙痒、筋骨疼痛等病症。

2.禁忌证

有出血症状的患者，皮肤有炎症或破损、血压过高、体温超过38.5℃、活动性结核病、安装心脏起搏器者禁用。

（二）物品准备

足浴桶或中药足浴治疗仪、插线板、毛毯或大毛巾、小毛巾、中药煎剂、量杯、足浴袋、开水瓶。

（三）操作方法

将一次性浴足袋套在足浴盆中，将中药倒入，加清水调节水温至36～46℃；协助患者脱鞋、袜，卷裤脚于膝上，患者取舒适坐位，将双足缓缓放入足浴盆中，适应温度后取大毛巾盖于患者大腿上，指导并协助患者轻轻按摩足部，观察患者有无不适反映，20～30分钟后，治疗结束，收大毛巾，协助患者从足浴盆中提出双足，用毛巾擦干，穿袜、鞋，放下裤脚，扶患者回到床上休息。护理人员携所有用物回治疗室处理。

（四）注意事项

（1）注意保暖，治疗中避风。
（2）皮肤感觉迟钝者，温度不宜过高，以防烫伤。
（3）泡脚后出现皮肤过敏、脱皮、水疱等现象，应暂停治疗。
（4）高血压患者治疗结束后 30 分钟测量血压。
（5）袋应一人一袋，避免混用，以防交叉感染。

第二章　中医内科护理

第一节　中医内科护理概论

一、内容与范围

中医内科护理学是运用中医学基础理论和中医临床思维方法,研究并阐明内科疾病的病因、病机、诊断、辨证施护规律及预防、康复等问题的一门临床护理学科。中医内科护理学是一门临床专业课,是临床护理学科的主干课程,是临床护理诸学科的基础,它继承了历代医家的学术思想和医疗护理经验,同时又汲取了现代中医内科护理在理论和实践方面的新成就、新技术、新进展,在中医临床护理学体系中占有极其重要的地位。

内科疾病的范围很广,可分为外感病和内伤病两大类。一般说来,外感病主要指《伤寒论》及《温病学》所说的伤寒、温病等病证,它们主要按六经、卫气营血和三焦的生理、病理指导辨证论治;内伤病包括《金匮要略》与后世内科专著记述的脏腑经络疾病和气血津液疾病等,它们主要是以脏腑、经络、气血津液的生理、病理指导辨证论治。外感病与内伤病,两者既有区别又有联系,外感病容易感受外邪,而内伤病由邪气稽留或余邪未尽,迁延日久则可进一步造成内伤。随着学科专业的形成和发展,原来属于中医内科学范畴的外感病如伤寒、温病等病证已成为独立的学科。本教材所讨论的内容以内伤病为主,涉及少数外感病。具体分为肺系病证、心脑病证、脾胃肠病证、肝胆病证、肾膀胱病证、气血津液病证、经络肢体病证七大类。每一类病证下均提纲挈领地简述该类病证共同的主要证候及特征、病因病机、护理要点。病证选择有代表性的临床常见病、多发病进行编写,每个疾病编写内容包括概念、历史沿革、病因病机、诊断与鉴别诊断、辨证施护、健康指导等,以便达到学习掌握较为全面和系统的中医内科护理学基本理论、基本知识和基本技能的目的。

二、病因病机述要

内科疾病的发生是六淫之邪、疫疠之气、饮食失调、情志所伤等致病因素作用于人体，导致人体脏腑、阴阳、气血、津液的功能失调。疾病的发生与否以及发生的形式等，取决于正气与邪气的盛衰以及邪正相互作用的结果，即正能胜邪，病邪难以侵入，机体的阴阳平衡得以保持，则不发病，若病一般也很轻浅，易于康复，此即《素问》所谓"正气存内，邪不可干"。正不胜邪，病邪乘虚而入，机体的阴阳平衡遭到破坏，疾病由此而生，此即《素问》所说"邪之所凑，其气必虚"。此外，内科疾病的发病往往也受到下列因素的影响或制约。

一是体质的影响。个体体质的特殊性，往往导致对某种致病因素或疾病的易感性。临床上常可见到肥人多痰湿，善病胸痹、中风；瘦人多火热，易患痨嗽、便秘；年迈肾衰之人，易患腰痛、耳鸣；阳气素虚者，易患寒证；阴气素衰者，易患热证。而个体体质的差异性，往往导致对某种疾病发展变化的多变性，从而影响疾病发展变化的趋势。正气较强之人感受寒邪，可出现发热、头痛、恶寒等御邪于肌表的太阳证；而阳气素虚之人感受寒邪，则出现不发热但恶寒、四肢逆冷、下利清谷的邪陷三阴证。

二是情志的影响。情志是机体对外界刺激的客观反应，因情志变化是以脏腑的功能活动为基础，过于激烈的、持久的情志活动往往引起脏腑功能紊乱而发病。暴发性的情志刺激如暴怒、暴喜、暴忧、暴恐，可以造成气血突然逆乱，常可引起眩晕、心痛、中风等病证的发生；如忧思不解常致气结不行、脾气不运、胃气不降，而出现噎膈、呕吐、郁病、胆胀等病证。

三是生活行为习惯的影响。良好的行为习惯是健康的重要保证。《素问·上古天真论》云："食饮有节，起居有常，不妄作劳，故能形与神俱，而尽终其天年。"但是，不良的行为习惯或生活方式是内科病证发病的重要影响因素。例如，嗜食肥甘厚味，加上贪逸少动，容易发生胸痹、心痛病证；饮食不规律或长时间工作劳累，就容易发生胁痛、胃脘痛等病证；过度纵欲或性生活不洁，可导致阳痿、淋证的发生。

四是时间的影响。内科病证的发生及其演变，与年、季、月、日、时的阴阳盛衰消长变化和五行生克规律有着一定的内在联系。按运气学说的观点，每年运气的太过或不及影响着病证的发生。四季气候主令不同，每季的常见病也不一样。春季多风，气温转暖，多发风病、热病；夏季炎热多雨，多病湿热、泻痢；秋季多燥，气温转凉，多发燥病、咳喘；冬季寒冷，多病肾虚、痹病。有些疾病则有特殊的变化规律，如哮喘发作的时间多在寅时；寅为肺经主时，此时足厥阴之气交于手太阴肺经，又为少阴肾经对应时，肺肾气虚，阳不能制阴，故哮喘患者多在寅时发作或病情加重。

五是地域的影响。不同地域的自然环境可使某些病证的发生率有所不同。如我国北方气候寒冷，痹病、哮喘等病证多发；南方气候炎热多雨，湿热病、温病多见。

六是病邪的影响。具体包括：

第一，影响病证属性。除少数由于先天因素和因虚致病外，邪气是绝大多数内科病证发生的重要条件，有时甚至是决定因素，而且邪气还影响所发病证的病理属性。一般来说，阳邪易致实热证，阴邪易致虚寒证。湿热致病，常以热证为多，寒证较少；寒邪致病，常以寒证为多，至于化热则大多数需要经历一定的过程。

第二，影响发病形式。一般感受风、燥、暑、热、疫疬之邪，或食物中毒，或强烈的精神情志刺激，往往可使气血顿生逆乱，故发病较急；而饮食失调、情志抑郁、劳倦过度等，大多是逐渐引起脏腑气血失和，所以一般发病较缓慢；外感寒湿之邪，因其性质属阴而沉滞，故发病也多缓慢。可见病邪对于发病的形式有重要影响。

第三，影响发病部位。不同的病邪致病，其首发病位各不相同。六淫之邪多从皮毛、口鼻而入，其发病多在肌表；情志致病、饮食所伤，发病多在气血和脏腑。《灵枢·百病始生》云："清湿袭虚，则病起于下；风雨袭虚，则病起于上……忧思伤心，重寒伤肺，忿怒伤肝。"说明邪气对发病的部位有重要影响。

三、护理要点

（一）环境要求

良好的养病环境，安静、整洁、舒适的病室，适合的温湿度和新鲜的空气，都有利于患者的身心健康，有利于患者安心治疗。病室环境中温湿度的设置应根据病证寒热性质的不同而调整，如寒证和阳虚患者的病室最好向阳，或适当提高室内温度，以利于改善其畏寒怕风的情况；热证和阴虚患者的病室最好在阴面，或适当降低室内温度，以利于减轻其喜凉而恶热的症状。环境通风，消除室内秽浊之气，保持空气清新，实施湿式清扫，防止灰尘飞扬，对肺系病证患者、时行疾病的患者以及神志昏迷的患者尤为重要。心悸、胸痹、失眠、高热患者的病室要保持室内安静，避免噪声干扰。惊风患者要避免强光和噪声等的刺激，减少诱发机会。危重症患者应该安置在监护室或抢救室内，以便于观察病情变化和及时实施抢救。感受疫毒之邪而具有传染性的患者应该安置在传染病房，以防传染他人。

（二）起居护理

随着气候的变化，及时加减衣被。指导病人春季防风、夏季防暑、长夏防湿、秋季防燥、冬季防寒，以免病中复感外邪。急性病证需卧床休息，以静为主；慢性病证，多静养，或适当活动。中风后遗症、痿证、痹病以及骨骼筋脉的损伤等引起行动不便的患者，应加设床档，提供脚踏板和拐杖，甚至扶助行走，防止其跌倒；注意大小便的护理，有利于防止褥疮等并发症的发生。

（三）情志护理

注意观察了解患者的情志变化，掌握其心理状态，设法防止和消除不良情绪的影响，使患者处于治疗中的最佳心理状态，以利于疾病的康复。真诚体贴，因人施护，避免刺激，是情志护理的基本原则。情志护理的方法包括说理开导法、释疑解惑法、移情易性法、以情胜情法和顺情从欲法等。新入院的患者由于对病情和治疗方法的不了解，加之对医院环境的不适应，多会有恐惧之感；慢性疾病患者因长期受病痛的折磨或由于失去生活自理能力，精神压力非常大，常常消极悲观；危重疾病患者往往会对治疗缺乏信心，出现忧虑和悲观情绪。护士必须用爱心为患者服务，同情理解患者，耐心开导患者，仔细解释病情及治疗情况，积极鼓励患者，设法消除患者的紧张、恐惧、忧虑等不良情志因素；做好病人的亲属工作，取得他们的密切配合；帮助患者树立战胜疾病的信心，保持良好的精神状态，积极配合治疗，提高治疗效果，最终达到身心的康复。

（四）饮食护理

对患者进行饮食调养的指导，对预防疾病、提高疗效、促进早日康复有着十分重要的意义。饮食调养包括饮食适量，软硬冷热相宜，定时进餐，不偏嗜，注意饮食卫生；还应辨证选择饮食，即所谓"辨证施食"。一般寒证宜温、热证宜凉，阳虚宜厚味温补、阴虚宜淡薄滋养。葱、姜、韭菜、蒜、辣椒等，性味辛热，少食可健脾通阳，常用于寒证的胃痛、腹痛、泄泻等病证；各种水果瓜类，性味多偏寒凉，且多有清热解渴的功能，对温病热盛津伤者，尤为适宜。选择饮食还应注意某些食品的医疗作用。以豆类为例，赤豆有利水消肿的作用，绿豆有清热解暑的效能，扁豆能健脾除湿，黑豆能养肝明目。以瓜果而言，梨长于生津润肺，香蕉、柿子则可润肠通便，西瓜为清暑之妙品。以水产食品来说，海参、甲鱼偏于滋阴，鲫鱼、鲤鱼偏于温养，海带则有软坚散结之功。感寒宜食姜、葱，痢疾宜食大蒜，食积可用山楂，便秘常用蜂蜜。其他如羊肝用于雀目，猪胰用于消渴，百合、山药用于肺痨，莲子、苡米、红枣用于脾虚泄泻，均可作为医疗的辅佐。饮食禁忌对临床治疗也十分重要，如水肿、鼓胀要少盐甚或忌盐，黄疸要忌食油腻，温病高热忌食辛辣荤腥，脾虚泄泻忌食生冷瓜果，肺痨、肺痈忌食燥热食品等。此外，尚需考虑药物与食品的关系，如服用参类补品，应忌食萝卜，服用中药一般均要忌饮茶等。

（五）给药护理

给药护理是要促使药物到达病所，发挥药效。注意煎药的方法是提高药效不可缺少的环节。一般解表药宜用武火急煎，以更好地保存其发散之性；补益药、难溶于水的矿物药要久煎或先煎，使其有效成分充分析出；对于用量极小的贵重药物宜用冲服，不适宜与群药同煎，以防止贵重药物药效降低。分2～3次服；急重病人应随煎随服，以保证用药的及时有效。根据病变的部位和性质不同，可采用灵活的给药时间和方式：通常病在胸膈以上者，如眩晕、头痛、目疾、咽痛等宜在饭后服药；病在胸膈以下，如胃、肝、肾等脏器病患，宜饭前服用药物；补益药宜空腹服用；对于神志不清或由于其他原因不能口服的患者，宜采用鼻饲给药的方法；安眠药宜睡前服用；病位在肠可以采用保留灌肠给药方法；病变在体表皮肤者可以采用药物熏洗的方法。服药温度的高低、药后的护理措施同样影响药物的效果。一般解表祛寒药宜偏热服，服后还要覆盖衣被，或进热粥，以助汗出，使邪气从表而解；治疗寒证的药物宜热服，治疗热证的药物宜凉服；对于有泻下或是逐水作用的药物，在应用后要观察效果，取得效果后要适可而止，不必尽剂，以免损伤人体正气。

（六）病情观察

护士通过病情观察，可以及时、准确地了解患者的各种情况，判断病情的轻重，分析病邪侵犯的部位、病证的寒热属性和虚实变化，了解治疗效果和用药后的反应，及时发现危重症、并发症，有效地捕捉病情发展的迹象，为采取正确有效的护理措施提供可靠的信息和依据。病情观察要求全面、细致、准确，同时还要排除各种干扰。观察的重点内容包括神色、精神状态、体温、脉搏、呼吸、血压、大小便、睡眠、饮食等。中医尤其注重观察神色的变化，因神色变化常常能反映人体正气的盛衰。正气尚存，邪气虽盛也能驱邪外出而获痊愈，若正气虚衰，即便是病邪轻微，也难康复。因此，观察神色在判断预后上有较大的意义。临床上，病情观察是护士日常工作中的一项重要内容，也是其采取正确护理措施，防止病情恶化，预防并发症，促进患者早日康复的根本保证。

第二节 肺系病证

肺居胸中，上连气道、喉咙，开窍于鼻，以上合称肺系。肺主气，司呼吸，开窍于鼻，外合皮毛，与大肠互为表里。肺又主宣发肃降，通调水道。故肺系病变主要反映在呼吸功能活动减退，水液代谢输布失常及卫外功能失职等方面。肺系病证多以气机升降失常的证候为主，其常见的证候有肺气亏虚、阴津亏耗、寒邪犯肺、邪热乘肺、痰浊阻肺等。肺系常见病证有感冒、咳嗽、哮病、喘证、肺痨等。

【证候与特征】

1. 肺气亏虚

主要脉症：咳喘无力，咳痰清稀，少气短息，语声低怯，神疲体倦，面色少华，恶风自汗，易于感冒，舌淡苔白，脉虚弱。

证候特征：以肺气不足和卫气不固的症状为主，兼见一般的气虚症状。本证以咳喘无力、少气短息、语声低怯、神疲体倦、恶风自汗为特征。

2. 阴津亏耗

主要脉症：干咳无痰，或痰少而黏，咽干口燥，五心烦热，潮热盗汗，形体消瘦，或颧红，声音嘶哑，痰中夹血，舌质红，苔少，脉细数。

证候特征：以阴虚内热，耗灼肺津的症状为主，兼见一般阴虚的症状。本证以干咳无痰或痰少而黏、潮热盗汗为特征。

3. 风寒犯肺

主要脉症：咳嗽，痰清色白，鼻塞，流清涕，恶寒发热，喉痒，身痛，苔薄白，脉浮紧。

证候特征：以寒邪束肺，肺气失宣的症状为主，兼见恶寒发热等风寒表症。本证以咳嗽、痰清色白、恶寒发热为特征。

4.邪热乘肺

主要脉症：咳嗽，痰稠色黄，咽喉疼痛，或有鼻塞流浊涕，恶风身热，苔薄黄，脉浮数。

证候特征：以风热犯肺，肺失清肃的症状为主，兼见恶风身热等风热表症。本证以咳嗽、痰稠色黄、咽喉疼痛、恶风身热为特征。

5.痰浊阻肺

主要脉症：咳嗽，痰多黏稠，胸满憋闷，气息急促，痰鸣，甚至倚息不能平卧，苔白腻或白滑，脉滑或濡滑。

证候特征：以痰湿和饮邪伏肺的症状为主。本证以咳喘、痰多黏稠为特征。

【病机述要】

肺主气，主宣发肃降。若肺气为邪气壅闭，宣降失司，则表现为咳嗽，甚则喘息。肺朝百脉，助心主治节。若肺气不利，治节失常，血脉不利，可见咳血、紫绀、心悸、胸闷等症。肺有通调水道，下输膀胱的功能。若肺气不降，通调失职，可导致水液潴留，而发为水肿或小便不利。肺与大肠相表里，大肠传导糟粕的功能与肺气肃降有关。若肺气不降，可见大便秘结等症。现将肺系主要病证的基本病机阐述如下：

1.肺气亏虚

劳伤过度，病后元气未复；或久咳久喘耗伤肺气；或因气之生化不足，以致肺主气的功能减弱。

2.阴津亏耗

痨虫袭肺，久咳久喘，气血亏损，以致肺阴不足，虚热内生，耗灼肺津。

3.风邪犯肺

外感风寒，侵袭肺卫，肺气不宣。

4.邪热乘肺

可因风热上受，或寒郁化热，邪热蕴肺，痰热内积，肺失清肃。

5.痰浊阻肺

素有痰疾，又感寒邪，或外感寒湿，聚而为痰；或脾阳不足，聚湿成痰，上干于肺。

【护理要点】

1.环境要求

病室空气清新流通，温湿度适宜，避免尘埃和烟雾刺激。哮病患者病室避免种植可能诱发和加重症状的花草；枕头被褥不宜用羽绒制品。肺痨患者做好隔离，并注意自我保护。

2.起居护理

注意气候变化，做好防寒保暖，避免受凉感冒。急性起病、病情严重者宜卧床休息，气急喘促者取半卧位或坐位，并给予吸氧。防止过度疲劳，慢性疾病病情稳定者，根据情况适当锻炼。重病痰多者取坐位或侧卧位，小儿及重病意识不清者仰卧并将头偏向一侧，谨防窒息。汗出较多者及时更换衣被。氧气导管、湿化瓶应勤更换消毒，防止交叉感染。长期卧床者应防止褥疮发生。

3. 情志护理

久病患者给予精神鼓励，情绪不宁者给予安慰和疏导，保持情绪舒畅。

4. 饮食护理

忌辛辣刺激、过咸、肥甘厚味食物，戒烟酒。哮病患者禁食某些可能诱发哮病发作的食物。痰饮患者适量限制饮水量。

5. 给药护理

慎用镇静剂，禁用吗啡类可致呼吸抑制的药物。服用含麻黄的汤药后，应观察心率、血压等变化。

6. 对症护理

保持气道通畅，咳嗽无力，咯痰困难时协助拍背翻身，以助排痰，必要时给予吸痰。哮喘暴发，呼吸困难者，给予平喘气雾吸入。

7. 病情观察

密切关注疾病变化情况并作详细记录，关注咳喘的发作和加重时间，咳喘声性质，痰液颜色、质地、量等变化，及时发现危、急、重症状。哮病大发作或持续状态时，谨防喘脱。

一、感冒

感冒是感受风邪，邪犯卫表而导致的常见外感疾病，临床表现以鼻塞、流涕、喷嚏、咳嗽、头痛、恶寒、发热、全身不适等为其特征。

本病一年四季均可发生，尤以春冬两季为多见。病情有轻重之不同，病情轻者多为感受当令之气，称为伤风或冒风、冒寒；病情重者多为感受非时之邪，称为重伤风。如感受时行疫毒，具有较强的传染性，在一个时期内广泛流行、病情类似者，称为时行感冒。若正气虚弱，易感外邪，导致感冒反复发作者，称为虚体感冒。

凡普通感冒（伤风）、流行性感冒（时行感冒）及其他上呼吸道感染而表现感冒特征者，均可参照本病证进行护理。

【历史沿革】

早在《内经》中已认识到，感冒主要是外感风邪所致。《素问·骨空论》说："风者，百病之始也……风从外入，令人振寒，汗出头痛，身重恶寒。"汉代张仲景《伤寒论·辨太阳病脉证并治》论述太阳病时，以桂枝汤治表虚证，以麻黄汤治表实证，提示感冒风寒有虚实的不同，为感冒的辨证治疗奠定了基础。感冒之名，首见于北宋《仁斋直指方·诸风》篇。元《丹溪心法·伤风》提出："伤风属肺者多，宜辛温或辛凉之剂散之。"明确本病病位在肺，治疗应分辛温、辛凉两大法则。及至明清，多将感冒与伤风互称，并对虚人感冒有进一步的认识，提出扶正达邪的治疗原则。至于时行感冒，隋代巢元方《诸病源候论·时气病诸候》中即已提示其属"时行病"之类，具有较强的传染性："时行病者，是春时应暖而反寒，夏时应热而反冷，秋时应凉而反热，冬时应寒而反温，此非其时而有其气，是以一岁之中，病无长少，率相近似者，此则时行之气也。"即与时行感冒密切相关。至清代，不少医家进一步认识到本病之发生与感受时行之气相关。林佩琴在《类证治裁·伤风》中，明确提出了"时行感冒"之名。徐灵胎《医学源流论·伤风难治论》说："凡人偶感风寒，头痛发热，咳嗽涕出，俗语谓之伤风……乃时行之杂感也。"指出感冒乃属触冒时气所致。

【病因病机】

（一）病因

感冒是由于六淫、时行疫毒侵袭人体而致病。

1.风为主因，兼夹他邪

以风邪为主因。由于风为六淫之首，流动于四时之中，故外感为病，常以风为先导。但在不同季节，常与其他当令之时气相合而伤人，而表现出不同证候。如深秋及冬季多见风寒，春季多属风热，夏季则多夹暑湿，秋季多见燥气，梅雨季节又多夹湿邪。因冬春季节气候多变，故临床以此两季发病率为高，且以风寒、风热两者多见。

2.非时之邪

如四时六气反常，太过或不及而伤人，即所谓非时之邪，则更易引起发病，一般较感受当令之气为重。

3.时行疫毒

时行疫毒是指具有传染性的天时暴厉之气。多因四时之令不正，使之流行人间。其以发病快，病情重，有广泛的流行性且不限于季节为致病特点。

（二）病机

外邪侵袭人体能否发病，关键在于卫气的强弱，同时与感邪的轻重有关。《灵枢·百病始生》曰："风雨寒热不得虚，邪不能独伤人。"若卫外功能减弱，肺卫调节疏懈，外邪乘袭卫表，即可致病。如气候突变，冷热失常，六淫时邪猖獗，卫外之气失于调节应变，即每见本病的发生率升高。或因生活起居不当，寒温失调以及过度疲劳，以致腠理疏松，营卫失和，外邪侵袭为病。若体质虚弱，卫表不固，稍有不慎，则易见虚体感邪。如肺经素有痰热，或痰湿内蕴，肺卫调节功能低下，则易感受外邪，说明在禀赋素质失调的情况下，最易内外相引而发病。素体阳虚者易受风寒，阴虚者易受风热、燥热，痰湿之体易受外湿。正如清代李用粹《证治汇补·伤风》篇说："肺家素有痰热，复受风邪束缚，内火不得疏泄，谓之寒暄。此表里两因之实证也。有平昔元气虚弱，表腠疏松，略有不慎，即显风证者，此表里两因之虚证也。"

外邪侵犯肺卫的途径有两个，或从口鼻而入，或从皮毛入侵。风性轻扬，为病多犯上焦。故《素问·太阴阳明论》篇说："伤于风者，上先受之。"肺处胸中，位于上焦，主呼吸，气道为出入升降的通路，喉为其系，开窍于鼻，外合皮毛，职司卫外，为人身之藩篱。所以，外邪从口鼻、皮毛入侵，肺卫就首当其冲，感邪之后，立即出现卫表不和及上焦肺系症状。因病邪在表、在外，故尤以卫表不和为主。

由于四时六气不同，以及体质的差异，故临床表现有风寒、风热、暑湿三证。若感受风寒湿邪，则皮毛闭塞，邪郁于肺，肺气失宣；感受风热暑燥，则皮毛疏泄不畅，邪热犯肺，肺失清肃。如感受时行疫毒则病情多重，甚或有变生他病者。在病程中且可见寒与热的转化或错杂。

一般而言，感冒预后多良好，病程较短而易愈，如因感冒诱发其他宿疾而使病情恶化者，其预后又当别论。对老年、婴幼儿、体弱患者以及时感重症，必须加以重视，防止发生传变，或同时夹杂其他疾病。

【诊断与鉴别诊断】

（一）诊断

1. 症状

鼻塞、流涕、喷嚏、咽痒、咽痛、周身酸楚不适、恶风或恶寒，或有发热等。由于风邪有夹暑、夹湿、夹燥的不同，还可见相关症状。时行感冒多呈流行性，在同一时期发病人数剧增，且病证相似，多突然起病，恶寒、发热（多为高热）、周身酸痛、疲乏无力，病情一般较普通感冒为重。普通感冒一般不传变，时行感冒少数可传变入里，变生他病。四季皆可发病，而以冬、春两季为多。病程一般 3～7 天。

2. 辅助检查

病毒性感染血常规见白细胞总数正常或偏低，中性粒细胞减少，淋巴细胞相对增多。细菌感染有白细胞计数与中性粒细胞增多和核左移现象。

（二）鉴别诊断

1. 感冒与风温

本病与诸多温病早期症状相类似，尤其是风热感冒与风温初起颇为相似。风温病势急骤，寒战发热甚至高热，汗出后热虽暂降，但脉数不静，身热旋即复起，出现咳嗽、胸痛，头痛较剧，甚至出现神志昏迷、惊厥、谵妄等传变入里的证候。而感冒发热一般不高或不发热，病势轻，不传变，服解表药后，多能汗出热退，脉静身凉，病程短，预后良好。

2. 普通感冒与时行感冒

普通感冒病情较轻，全身症状不重，少有传变。在气候变化时发病率可以升高，但无明显流行特点。若感冒 1 周以上不愈，发热不退或反见加重，应考虑感冒继发他病，传变入里。时行感冒病情较重，发病急，全身症状显著，可以发生传变，化热入里，继发或合并他病，具有广泛的传染性、流行性。

【辨证施护】

（一）辨证要点

感冒若病邪在肺卫，辨证属表实证，但应根据证情，辨别普通感冒与时行感冒。

普通感冒还应区别风寒、风热和暑湿兼夹之证。另外，还需注意虚体感冒者的特殊性。体虚之人，卫外不固，感受外邪，常缠绵难愈，或反复不已，其病邪属性仍不外四时六淫。阳气虚者，感邪多从寒化，且易感受风寒之邪；阴血虚者，感邪多从热化、燥化，且易感受燥热之邪。临床表现肺卫不和与正虚症状并见。

（二）一般护理

（1）病室应安静、整洁，保持空气清新，阳光充足，定时开窗通风换气，做好空气消毒。开窗通风时，应给患者加衣被，避免因空气对流复感风邪。时行感冒患者应注意呼吸道隔离，室内空气要每日消毒 1~2 次，患者擦拭口鼻分泌物的用品不可随意丢弃，痰盂等用具亦应每日消毒。

（2）感冒患者应保证充分的休息和睡眠，以尽快恢复体力，驱邪外出。病轻者要避免过重的体力劳动和剧烈的运动锻炼；病重、体虚者要绝对卧床休息，以免增加机体消耗，降低抵抗力，加重病情。根据气候变化随时增减衣被，以免复感外邪。如汗出较多者，宜及时用干毛巾擦净，换干爽的衣服、被褥。感冒期间，洗澡要慎重，应避免再受风寒，使病情加重或复杂。

（3）保持心情舒畅，乐观开朗，有助于增强正气，祛邪外达。如患者情绪低沉，应积极给予安慰和鼓励。

（4）多喝水以补充津液、以助汗源。因脾胃运化功能降低，饮食应清淡、易消化，以稀饭、面条、馒头等半流质或软食为主，多食新鲜蔬菜及多汁水果，如西瓜、梨、葡萄等。适当根据患者的口味进行调制，以增强食欲。禁忌辛辣、肥腻、煎炸食物，戒烟酒。体虚感冒过食补品有恋邪之弊，应以营养丰富、易消化、温凉之性适宜为原则。

（5）解表药多为辛散轻扬之品，有效成分易挥发，不宜久煎。服药后，以遍身微汗出为佳，过汗则伤正。如汗出热退、身凉脉静，可不必尽剂；如汗出过多，要停药，并根据情况及时处理。服发汗解表药后，忌服酸醋生冷之品，以免收涩，有碍解表发汗。服解表药后，腠理疏松，易受外邪侵袭，故应嘱患者不要汗出当风，以免再次受邪。

（6）发热且有恶寒者，不采用凉敷或冰敷降温，避免腠理闭塞，汗不易出而留邪。高热而恶寒不明显者可用温水擦浴，亦可针灸退热。温水擦浴的水温宜在 32~34℃，擦浴前先放冰袋于头部，放热水袋于足部，重点擦腋窝、腹股沟、腘窝、手足心等处，不宜擦胸前区、腹部、后项。若高热持续不退，要警惕热极生风。

鼻塞不通可推按鼻的两侧至鼻根，指压或针刺迎香穴。

头身疼痛可予按摩疗法。从印堂开始，向上沿前额发际推至头维、太阳，配合按印堂、鱼腰、太阳、百会等穴；沿膀胱经从头顶推至风池、大椎两侧；然后按、揉大椎、曲池，配合拿肩井、揉合谷。连续拍击背部两侧膀胱经，以皮肤微红为度。

保持口腔清洁，用银花甘草液漱口，每日 3 次。

（7）观察症状表现、分泌物（鼻涕）的性状及汗出情况、发热类型、程度及变化。定时测量体温，尤其是要观察服解表药后的体温、汗出情况。感冒多为低热或中等度发热，若高热持续不退，要注意有无神志异常、颈项强直、皮肤及巩膜黄染、乳蛾肿大等。若双目凝视、牙关紧闭、两手握固，常是惊风的先兆；若表现为嗜睡、表情淡漠等为神昏的先兆。感冒患者可见呼吸增快，脉搏亦应随体温升高而相应增加。但若出现呼吸困难，喘息气急，甚则面唇青紫，脉搏与体温不相应或脉象与病情不相符，应及时报告医生。

（三）分型护治

1.风寒束表证

临床表现：恶寒重，发热轻，无汗，头痛，肢节酸疼，鼻塞声重，或鼻痒喷嚏，时流清涕，咽痒，咳嗽，咯痰稀薄色白，口不渴或渴喜热饮，舌苔薄白而润，脉浮或浮紧。

护治原则：辛温解表。

代表方剂：荆防败毒散（《外科理例》）加减。

护理措施：

①环境要求。病室应空气清新，阳光充足，室温可稍高。

②起居护理。保证充分的休息和睡眠，注意防寒保暖。

③情志护理。安慰病人，解释病情，使其精神愉快，心情开朗。

④饮食护理。饮食应清淡，可佐用生姜、葱白、芫荽等辛味发散之品，以助药力散寒祛邪。多喝热水或热稀粥。可用葱白3~7个洗净，生姜3~5片煮水适量饮用，或饮生姜红糖水。

⑤给药护理。中药汤剂不宜久煎，宜热服，服药后加盖衣被，取微汗，以助药力驱邪外出。不要汗出当风，以免再次受邪。

⑥对症护理。配合医生做好针灸、推拿治疗，取大椎、曲池、风池、合谷等穴，用泻法，并可加灸。

2.风热犯表证

临床表现：身热较重，微恶风，汗出不畅，头胀痛，面红赤，咳嗽，痰多稠或黄，咽干口渴，或咽喉乳蛾红肿疼痛，鼻涕黄浊，舌苔薄白微黄，舌边尖红，脉浮数。

护治原则：辛凉解表。

代表方剂：银翘散（《温病条辨》）加减。

护理措施：

①环境要求。病室应定时开窗通风换气，室温可稍低，湿度应适中。

②起居护理。根据气候变化随时增减衣被，以免复感外邪。

③情志护理。保持精神愉快，心情开朗。

④饮食护理。饮食应清凉解热之物，多食黄瓜、番茄、白菜等；多喝温开水或清

凉饮料，可服薄荷汤、绿豆汤、菊花茶、鲜芦根汤、西瓜汁等。

⑤给药护理。中药汤剂不宜久煎，宜温服，服药后加盖衣被，取微汗，以助药力驱邪外出。不要汗出当风，以免再次受邪。

⑥对症护理。配合医生做好针灸、推拿治疗，穴选大椎、曲池、尺泽、鱼际、外关等，用泻法，可刺十宣放血。

3.暑湿伤表证

临床表现：身热，微恶风，汗少，肢体酸重或疼痛，头昏重胀痛，咳嗽咳痰，鼻流浊涕，心烦口渴，或口中黏腻，口渴不多饮，胸脘痞闷，恶心，腹胀，大便或溏，小便短赤，舌苔薄黄而腻，脉濡数。

护治原则：清暑祛湿解表。

代表方剂：新加香薷饮（《温病条辨》）加减。

护理措施：

①环境要求。病室应空气流通，阳光充足，适当降低室内温度与湿度。

②起居护理。注意休息，保证充分的睡眠。

③情志护理。保持心情舒畅。

④饮食护理。避免过食生冷及甜品，可用鲜藿香、佩兰开水冲泡代茶饮以化湿解暑，也可食用绿豆粥、薏苡仁粥等，使湿邪从小便而除。

⑤给药护理。中药汤剂宜温服，服药后加盖衣被，取微汗，以助药力驱邪外出。

⑥对症护理。配合医生做好针灸、推拿治疗。可用拧挤疗法，施术部位取印堂、太阳、颈部等处。亦可配合刮痧，部位取背部两侧夹脊及膀胱经、胸胁处、肘窝、腘窝等。

4.气虚感冒

临床表现：恶寒较甚，发热，无汗，头身酸楚疼痛，咳嗽，痰白，咯痰无力，平素神倦体弱，少气懒言，反复易感，舌淡苔白，脉浮而无力。

护治原则：益气解表。

代表方剂：参苏饮（《太平惠民和剂局方》）加减。

护理措施：

①环境要求。病室应阳光充足，室温可稍高。

②起居护理。绝对卧床休息，保证充足的休息和睡眠，以尽快恢复体力，驱邪外出；注意防寒保暖。

③情志护理。安慰病人，解释病情，使其精神愉快，心情开朗。

④饮食护理。饮食宜选用益气的食物，如牛奶、山药粥、黄芪大枣粥（生黄芪30g，党参30g，甘草15g，粳米100g，大枣10枚。生黄芪、党参、甘草浓煎取汁；用粳米、大枣同煮，待粥成后，兑入药汁调匀，早晚服食）等，以健脾补气。

⑤给药护理。中药汤剂宜热服，服药后可饮热稀粥，益胃气、养津液，以助汗出。不要汗出当风，以免再次受邪。

5.阴虚感冒

临床表现：身热，微恶风寒，出汗少，头昏，心烦，口干，干咳少痰，舌红少苔，脉细数。

护治原则：滋阴解表。

代表方剂：葳蕤汤（《通俗伤寒论》）加减。

护理措施：

①环境要求。保持空气清新，室温可稍低，湿度应适宜。

②起居护理。卧床休息，以尽快恢复体力，驱邪外出。

③情志护理。解释病情，安慰病人。

④饮食护理。饮食应清凉，食用豆腐、银耳、海参等性凉滋阴之品。

⑤给药护理。中药汤剂宜温服。

【健康指导】

（1）注意室内外环境卫生和个人卫生，保持空气新鲜，并有充足的阳光照射。在感冒流行季节，可用食醋熏蒸法进行空气消毒，每日或隔日1次，可预防时行感冒。还要养成经常洗手，不随地吐痰，不直接对人咳嗽、打喷嚏等良好的个人卫生习惯。

（2）加强锻炼，增强体质，提高机体抵抗力。经常到户外活动，参加体育锻炼。但要做到劳逸结合，避免过度疲劳。患感冒期间，要注意适当休息，尽快恢复体力。

（3）注意自身防护，冬春季注意防寒保暖，夏季不可贪凉露宿，避免淋雨，劳动或运动后汗出要及时穿衣避风。

（4）患感冒时，多饮水，饮食宜清淡，忌油腻、辛辣、煎炸之物。虚人进补要慎重，不可误补或过补留邪。

（5）感冒流行期间，尽量少去公共场所，外出时应戴口罩。家中谢绝流感患者探视、来访，防止交叉感染。

（6）易患感冒者，坚持按摩迎香、太阳、风池等穴；或从夏天开始进行冷水锻炼（冷水洗面、洗头或洗澡）等，有助于增强御邪能力。

（7）感冒为常见的外感病证，虽病轻浅，但治护失宜可变生他病或使宿疾加重，故当积极防治。

二、咳嗽

咳嗽是因邪客肺系或脏腑功能失调，肺失宣降，肺气上逆作声，咯吐痰液而言，为肺系疾病的主要证候之一。有声无痰为咳，有痰无声为嗽，一般多为痰声并见，难以截然分开，故以咳嗽并称。

咳嗽既是独立性的病证，又是肺系多种疾病的一个症状。本节所论重点是以咳嗽为主要表现的一类疾病，如现代医学中上呼吸道感染、急慢性支气管炎、部分支气管扩张症、慢性咽炎、肺炎等可参考本病辨证施护。其他疾病兼见咳嗽者，需参阅有关章节辨证求因，进行处理。

【历史沿革】

《内经》对咳嗽早有详尽论述，对咳嗽的成因、症状、证候分类、病理转归及治疗等问题做了较系统的论述。如《素问·宣明五气》篇说："五气所病……肺为咳。"指出咳嗽病证的病位在肺。对咳嗽病因的认识，《素问·咳论》篇指出，咳嗽系由"皮毛先受邪气，邪气以从其合也"，"五脏六腑，皆令人咳，非独肺也"。五脏六腑之咳"皆聚于胃，关于肺"，说明外邪犯肺可以致咳，其他脏腑受邪，功能失调而影响于肺者亦可致咳，咳嗽不只限于肺，也不离乎肺，并依据咳嗽的不同表现，将其分为肺、肝、心、脾、肾、胃、大肠、小肠、胆、膀胱、三焦诸咳，认为五脏之咳，日久不愈，则以脏腑表里关系相传于六腑，从而确立了以脏腑分类的方法，为后世医家对咳嗽病证的研究奠定了理论基础。隋代巢元方《诸病源候论·咳嗽候》有十咳之称，除五脏咳外，尚有风咳、寒咳、胆咳、厥阴咳等，虽然体现了辨证思想，但名目繁多，临床难以掌握。明代张景岳执简驭繁，将咳嗽分为外感、内伤两大类。《景岳全书·咳嗽》篇指出："咳嗽一证，窃见诸家立论太繁，皆不得其要，多致后人临证莫知所从，所以治难得效。以余观之，则咳嗽之要，止惟二证。何为二证？一曰外感，一曰内伤而尽之矣……但于二者之中当辨阴阳，当分虚实耳。"至此，咳嗽的辨证分类渐趋成熟，切合临床实用。咳嗽的治法方药历代均有论述，如汉代张仲景治虚火咳逆的麦门冬汤，至今仍为临床所应用。后世在张仲景的基础上，对咳嗽的治法方药提出了许多新的见解。如《景岳全书·咳嗽》提出了外感咳嗽宜"辛温发散"为主，内伤咳嗽宜"甘平养阴"为主的治疗原则，丰富了辨证论治的内容。虞抟《医学正传》中强调治咳必须重视调畅气机，认为"欲治咳嗽者，当以治痰为先"，补充了咳嗽的治疗内容。清喻昌《医门法律》论述了燥的病机及其伤肺为病而致咳嗽的证治，创立温润、凉润治咳之法；针对新久咳嗽治疗中常见的问题，提出"凡邪盛咳频，断不可用劫涩药。咳久势衰，其势不锐，方可涩之"等六条治咳之禁。这些论述，堪为治疗咳嗽的基本规律，至今对临床仍有参考价值。

【病因病机】

（一）病因

咳嗽的病因有外感、内伤两大类。外感咳嗽为六淫外邪侵袭肺系；内伤咳嗽为脏腑功能失调，内邪干肺。不论邪从外入，或自内而发，均可引起肺失宣肃，迫气上逆作咳。

1. 外感六淫

外感咳嗽多因天气冷热失常，气候突变，人体未能适应，卫外功能减退或失调，六淫之邪，从口鼻或皮毛而入，侵袭肺系，或因吸入烟尘、异味气体，而致肺气壅遏不宣，清肃之令失常，使痰液滋生，阻塞气道，影响肺气之出入，引起咳嗽。由于四时主气不同，因而人体所感受的致病外邪亦有区别。风为六淫之首，其他外邪多随风邪侵袭人体，所以外感咳嗽常以风为先导，或夹寒，或夹热，或夹燥，表现为风寒、风热、风燥相合为病。张景岳曾倡"六气皆令人咳，风寒为主"，认为以风邪夹寒者居多。

2. 内邪干肺

内伤咳嗽总由脏腑功能失调、内邪干肺所致，可分为它脏病变涉及于肺和肺脏自病两端。它脏及肺由于饮食不当，过食肥厚辛辣之品，嗜好烟酒，熏灼肺胃；或脾失健运，痰湿内生，上渍于肺，乃生咳嗽；或由情志不遂，郁怒伤肝，肝失条达，气机不畅，日久气郁化火，因肝脉布胁而上注于肺，故气火循经犯肺，发为咳嗽。肺脏自病者，常因肺系疾病迁延不愈，肺脏虚弱，阴伤气耗，肺的主气功能失常，以致肃降无权，肺气上逆作咳。此外，"肺为气之主，肾为气之根"。肾精亏损，不能助肺吸气亦可导致咳嗽。

（二）病机

咳嗽的病变脏腑在肺，与肝、脾有关，久则及肾。主要病机为邪犯于肺，肺失宣肃，肺气上逆。因肺主气，司呼吸，上连气道、喉咙，开窍于鼻，外合皮毛，内为五脏华盖，其气贯百脉而通它脏，不耐寒热，称为"娇脏"，易受内外之邪侵袭而致宣肃失司。肺脏为了祛除病邪外达，以致肺气上逆，冲激声门而发为咳嗽。

外感咳嗽属于邪实，为六淫外邪犯肺，肺气壅遏不畅所致。因于风寒者，肺失宣肃，津液凝滞；因于风热者，肺气不清，炼液为痰；因于风燥者，燥邪灼津生痰，肺气失于润降，则发为咳嗽。若外邪未能及时解散，还可发生演变转化，如风寒久郁化热，风热灼津化燥，肺热蒸液为痰等。

内伤咳嗽，多由脏腑功能失调，内邪上干于肺所致。病理因素主要为"痰"与"火"。而痰有寒热之别，火有虚实之分。痰火可互为因果，痰可郁而化火，火能炼液灼津为痰。内伤咳嗽常反复发作，迁延日久，脏气多虚，故属邪实与正虚并见。虚实之间尚有先后主次的不同。它脏有病而及肺者，多因实致虚。肺脏自病者，多因虚致实。

外感咳嗽与内伤咳嗽可相互为病。外感咳嗽如迁延失治，邪伤肺气，更易反复感邪，而致咳嗽频作，肺脏益伤，逐渐转为内伤咳嗽。内伤咳嗽，肺脏有病，卫外不强，易受外邪引发或加重，在气候转冷时尤为明显。久则肺脏虚弱，阴伤气耗，由实转虚。

影响本病转归及预后的因素较多，一般而言，外感咳嗽其病尚浅而易治，但燥与湿二者较为缠绵。因湿邪困脾，久则脾虚而致积湿生痰，转为内伤之痰湿咳嗽。燥伤肺津，久则肺阴亏耗，成为内伤阴虚肺燥之咳嗽。内伤咳嗽多呈慢性反复发作过程，其病较深，治疗难取速效。痰湿咳嗽之部分老年患者，由于反复病久，肺脾两伤，可出现痰从寒化为饮，病延及肾的转归，表现为"寒饮伏肺"或"肺气虚寒"证候，成为痰饮咳喘。至于肺阴亏虚咳嗽，虽然初起轻微，但如延误失治，则往往逐渐加重，成为劳损。部分患者病情逐渐加重，甚至累及于心，最终导致肺、脾、肾诸脏皆虚，痰浊、水饮、气滞、血瘀互结而演变成为肺胀。

【诊断与鉴别诊断】

（一）诊断

1. 症状

咳逆有声，或伴咽痒咳痰。

外感咳嗽，起病急，病程短，可伴有寒热等外感表证。

内伤咳嗽，起病缓，病程长，有较长的咳嗽病史，多兼脏腑亏损的症状。

2. 辅助检查

可做血常规、血沉、痰培养、胸透、胸部 X 射线等相关检查，以协助诊断。急性期查血白细胞总数和中性粒细胞增高。两肺听诊可闻及呼吸音增粗，或伴有干湿性啰音。肺部 X 射线检查，正常或肺纹理增粗。

（二）鉴别诊断

1. 咳嗽与肺痨

两者均有咳嗽，肺痨是感染"痨虫"而致的慢性传染性消耗性疾病，常同时出现咯血、胸痛、潮热、盗汗，身体逐渐消瘦等症状，结合血沉、结核菌素试验、细菌培养、痰液涂片以及 X 射线检查，可作出鉴别。

2. 咳嗽与肺胀

肺胀具有咳、喘、哮等病症长期不愈，反复发作的病史，在咳嗽的同时并有胸部胀满如塞，喘咳、心慌、烦躁等，日久可见面目晦暗、唇舌紫绀、颜面及四肢浮肿等症，且病程缠绵，久治不愈。必要时，结合 X 射线等实验室检查协助鉴别。

3. 咳嗽与哮证及喘证

哮证及喘证虽然也会兼有咳嗽，但各以哮喘为其主要临床表现。哮证主要表现为呼吸不利，喉间痰鸣气喘，反复发作，常有过敏史或家族史。喘证主要表现为呼吸急促，张口抬肩，鼻翼扇动，甚则不能平卧。

4. 咳嗽与肺痈

肺痈病证临床亦有咳嗽吐痰症状，但其主要以发热、胸痛、咯吐大量腥臭脓血或浊痰为特征，结合白细胞总数及中性粒细胞数增高、痰培养有致病菌和 X 射线检查等阳性发现可作出鉴别。

【辨证施护】

（一）辨证要点

咳嗽当辨外感、内伤及辨证候虚实。外感咳嗽以风寒、风热为主，一般均属邪实，多为新病，起病急，病程短，常伴恶寒、发热、头痛等表证。内伤咳嗽多为虚实夹杂，本虚标实，多为久病，常反复发作，病程长，可伴它脏见证。其中，痰湿、痰热、肝火多为邪实正虚，阴津亏耗则属正虚或虚中夹实。

（二）一般护理

（1）保持室内空气洁净、新鲜，经常开窗通风，禁止吸烟，防止灰尘及特殊气味的刺激。

（2）避免肥甘油腻，忌辛辣刺激咽喉之物，如辣椒、胡椒、烟、酒等。

（3）咯痰困难者，要经常协助翻身拍背，以利于排痰；或给予雾化吸入，稀释痰液，易于排出，必要时予以吸痰。

（4）注意观察病人咳嗽的时间、程度，咳声情况，痰液的性状、颜色和数量等。

（三）分型护治

1.外感咳嗽

（1）风寒袭肺证

临床表现：咳嗽声重有力，气促，咽痒，咯痰稀薄色白，常伴鼻塞，流清涕，头痛，肢体酸楚，或见恶寒发热，无汗等表证，舌苔薄白，脉浮或浮紧。

护治原则：疏风散寒，宣肺止咳。

代表方剂：三拗汤（《太平惠民和剂局方》）合止嗽散（《医学心悟》）加减。

护理措施：

①环境要求。病室应温暖向阳，防止受凉，避免直接吹风。

②起居护理。避免劳倦过度，损伤正气。注意保暖，及时增减衣被，勿汗出当风。

③情志护理。保持精神愉快，心情开朗。

④饮食护理。饮食宜清淡，可适当进食葱白、生姜、藿香、紫苏叶等辛温发散之品，以助祛邪。忌生冷瓜果、冰制饮料，可配食葱白姜豉汤、姜豉饴糖饮。酸涩的食物不利于散邪，应当避免食用，如醋、山楂、乌梅等。

⑤给药护理。汤药不宜久煎，以免发散之品药效降低。中药汤剂宜热服，服药后加盖衣被或同时进食热饮，以助药力，注意观察出汗情况，只宜遍身微微汗出即可。

⑥对症护理。咳嗽较重者，可协助医生做针灸治疗，针刺肺腧、列缺、天突、丰隆、肾腧等穴。咳嗽有痰者要及时排出，病重痰多者宜侧卧，定时更换体位，咯痰困难者要协助排痰，如翻身、拍背，必要时予以吸痰。痰液黏稠者，可用超声雾化法稀释痰液，使其便于排出。

（2）风热犯肺证

临床表现：咳嗽频剧，气粗或咳声嘶哑，喉燥咽痛，咯痰不爽，痰黏稠或稠黄，咳时汗出，常伴黄涕，口渴，头痛，肢体酸楚，或见微恶风寒，身热等表证，舌苔薄黄，脉浮数或浮滑。

护治原则：疏风清热，宣肺止咳。

代表方剂：桑菊饮（《温病条辨》）加减。

护理措施：

①环境要求。病室宜凉爽，要经常开窗通风，但应避免直接吹风。

②起居护理。衣被适中，不宜过暖。

③情志护理。安慰病人，使其精神愉快，心情开朗。

④饮食护理。宜食辛凉之品，以疏风清热。可食白萝卜汤、薄荷汤、菊花茶、梨、枇杷等。忌辛热助火的食物，亦应避免食用酸涩之物。

⑤给药护理。中药汤剂不宜久煎，宜温服。

⑥对症护理。便秘者可给予通便栓剂，如甘油栓、开塞露；必要时给予轻泻剂，如番泻叶泡茶饮或大黄粉5g冲服。咳嗽较剧者可遵医嘱给服止咳枇杷露，针刺大椎、曲池、丰隆、肺腧等穴。

（3）风燥伤肺证

临床表现：干咳作呛，咽喉干痛，口鼻干燥，无痰或痰少而黏，不易咯出，或痰中带有血丝，初起或伴鼻塞、头痛微寒、身热等表证，舌质红干而少津，苔薄白或黄，脉浮数。

护治原则：疏风清肺，润燥止咳。

代表方剂：桑杏汤（《温病条辨》）加减。

护理措施：

①环境要求。病室宜凉爽，湿度宜稍高。

②起居护理。适当休息，避免劳倦过度损伤正气。

③情志护理。安慰病人，解释病情。

④饮食护理。宜食清凉润肺之品，忌温燥、煎炸之品。可配食梨粥、玉竹粥、藕粥等，多食黄瓜、番茄、油菜等多汁蔬菜及梨、枇杷等新鲜水果。可用川贝炖梨以清热润肺化痰。

⑤给药护理。中药汤剂不宜久煎，宜凉服，少量多次服用，也可将汤药雾化吸入。

⑥对症护理。痰中带血者可用鲜小蓟或白茅根煎汤代茶；干咳无痰，或痰少难咯出者，可用梨炖白蜜服用。咳嗽较剧者可遵医嘱，给服川贝枇杷露或养阴清肺膏。

2.内伤咳嗽

（1）痰湿蕴肺证

临床表现：咳嗽反复发作，咳声重浊，痰多易咯，黏腻或稠厚成块，因痰而嗽，痰出咳平，痰色白或灰色，每于早晨或食后则咳甚痰多，进甘甜油腻食物加重，伴胸闷，脘痞，呕恶，食少，体倦，大便时溏，舌苔白腻，脉濡滑。

护治原则：燥湿化痰，理气止咳。

代表方剂：二陈平胃散（《太平惠民和剂局方》）合三子养亲汤（《韩氏医通》）加减。

护理措施：

①环境要求。病室湿度相对偏低，通风向阳。

②起居护理。痰多者宜侧卧，定时更换体位，以利痰液引流排出。给予雾化吸入，稀释痰液，易于排出，必要时予以吸痰。及时清理痰液，消毒痰具。

③情志护理。解释病情，开导安慰病人，解除病人顾虑。

④饮食护理。饮食有节，避免肥甘油腻、生冷、糯米、甜食等滞腻脾胃之品，可

食健脾利湿化痰的食物，如薏苡仁、扁豆。可配食薏米粥、山药粥、橘红糕等以助健脾化痰。可用陈皮、炙甘草煎水代茶饮用，以理气化痰。

⑤给药护理。中药汤剂宜温服。

（2）痰热郁肺证

临床表现：咳嗽，气促声粗，或喉中有痰声，痰多质黏厚或稠黄，不易咯出，或有热腥味，或咯血痰，胸胁胀满，咳时引痛，面赤，或有身热，口干欲饮水，舌质红，苔黄腻，脉滑数。

护治原则：清热肃肺，豁痰止咳。

代表方剂：清金化痰汤（《统旨方》）加减。

护理措施：

①环境要求。病室温度要偏低。

②起居护理。咯痰困难者，要经常协助翻身拍背，以利于排痰；或遵医嘱给予药物雾化吸入，湿润气道，稀释痰液，以易于排出。

③情志护理。开导安慰病人，解除病人顾虑，使其精神愉快，安心治疗。

④饮食护理。宜食寒凉之物，如食竹笋、豆芽、甘蔗等；忌辛热之品，如大葱、肉桂等。可食枇杷叶粥、鲜芦根粥、海带汤等，以助清热化痰。

⑤给药护理。中药汤剂宜凉服。

⑥对症护理。痰多者应注意排痰，可服竹沥水、川贝粉等以化痰清热。痰中带血者，可给予鲜芦根15g，煎汤送服三七粉2~3g，以清肺宁络止血。咳甚者可给橘红丸。

⑦病情观察。年老久病者要预防厥脱证。凡痰不易咯出，体温骤降，汗出，尿少，头昏，心悸，嗜睡，四肢不温者，应及时报告医师进行处理。

（3）肝火犯肺证

临床表现：上气咳逆阵作，咳时面赤，咽干口苦，常感痰滞咽喉，咯吐不爽，痰如絮条或量少质黏，胸胁胀痛，咳时引痛，症状可随情绪波动而增减，舌红或舌边红，舌苔薄黄少津，脉弦数。

护治原则：清肺泻肝，顺气降火。

代表方剂：黛蛤散（《中药成方配本》）合泻白散（《小儿药证直诀》）加减。

护理措施：

①环境要求。病室温度要偏低，相对湿度要偏高。

②起居护理。避免灰尘及特殊气味的刺激。

③情志护理。疏导病人，使其精神愉快，心情开朗。避免情绪波动，防止忧郁伤肺，加重病情。

④饮食护理。可选用疏肝泻火的食物，如芹菜、香菇、柑橘等，忌油炸、香燥之品。可用佛手、桑白皮、山栀子煎水服，以泻肝火滋养肺阴，减轻咳嗽。

⑤给药护理。中药汤剂宜凉服。

（4）肺阴亏耗证

临床表现：干咳，咳声短促，痰少黏白，或痰中带血丝，或声音逐渐嘶哑，口干咽燥，或午后潮热，手足心热，颧红，夜寐盗汗，日渐消瘦，神疲，舌质红，少苔，脉细数。

护治原则：滋阴润肺，化痰止咳。

代表方剂：沙参麦冬汤（《温病条辨》）加减。

护理措施：

①环境要求。保持室内空气洁净、新鲜，病室温度宜偏低，相对湿度可偏高。要经常开窗通风，但应避免直接吹风。

②起居护理。适当休息，避免劳倦过度损伤正气，可适当户外活动，呼吸新鲜空气，使肺气宣达。

③情志护理。安慰病人，解释病情，使其精神愉快，心情开朗。

④饮食护理。宜甘寒之品，如豆浆、百合、麦冬、甲鱼等。可食红枣泥阿胶粥、银耳百合粥（百合 50g，莲子 30g，糯米 100g，红糖少许。将鲜百合冲洗干净，逐瓣掰开。放入沸水锅内，略汆后捞出，再用冷水浸泡半小时。粳米淘洗干净，用冷水浸泡半小时，捞出沥干水分。锅中加入约 1 000mL 冷水，将粳米放入，用旺火烧沸。下入百合，改用小火熬煮成粥。粥内下入冰糖调匀，再稍焖片刻，即可盛起食用）、饮天参菊花茶、麦冬桑叶茶等，以养阴润肺生津止咳。

⑤给药护理。中药汤剂宜温服。

【健康指导】

（1）顺应四时气候变化，及时增减衣物，调节室内温湿度，防止外邪侵袭。

（2）重视锻炼身体，根据自身体质适当选择活动项目，如散步、呼吸操、太极拳、气功等，应持之以恒、循序渐进，以逐渐增强正气，提高抗病能力。平素易于感冒者可进行耐寒锻炼，坚持冷水浴。

（3）改善生活环境，创造洁净的生活和工作环境，消除烟尘及有害气体的危害。

（4）注意起居有常，劳逸结合，调节情志，保持心情舒畅，避免急躁易怒，促进身心健康。

（5）注意饮食调护，饮食有节，避免过食辛辣煎炸、肥甘油腻之物，忌烟酒。

（6）养成良好的卫生习惯，如不随地吐痰、咳嗽或打喷嚏时用纸巾遮挡等。小儿应按时接种疫苗，顿咳流行时避免与患儿接触。

三、哮病

哮病是一种发作性的痰鸣气喘疾患。发病时喉中有哮鸣声，呼吸气促困难，甚则喘息不能平卧。本病所论哮病，是指发作性的痰鸣、气喘疾病，属于痰饮病的"伏饮"证。西医学的支气管哮喘、喘息性支气管炎、急性肺部过敏性疾患所致的哮喘，均可参考本病辨证施护。

【历史沿革】

《内经》虽无哮病之名，但有"喘鸣""哮吼"之类的记载，与本病的发作特点相似。如《素问·阴阳别论》所说之"阴争于内，阳扰于外，魄汗未藏，四逆而起，起则熏肺，使人喘鸣"即包括哮病症状在内。汉代张仲景《金匮要略》曰："咳而上气，喉中水鸡声，射干麻黄汤主之。"这就不仅具体描述了本病发作时的典型症状，提出了治疗方药，而且从病理上将其归属于痰饮病中的"伏饮"证。同时指出，"膈上病痰，满喘咳吐，发则寒热，背痛腰疼，目泣自出，其人振振身瞤剧，必有伏饮"，描述了哮证发作的典型症状。《诸病源候论》除沿用《金匮要略》"上气"病名外，又称作"呷嗽"。直至元代朱丹溪才首创"哮喘"病名，阐明病机专主于痰，提出"未发以扶正气为主，既发以攻邪气为急"的治疗原则，不仅把本病从笼统的"喘鸣""上气"中分离出来，成为一个独立的病名，而且确定了本病的施治要领。明代虞抟的《医学正传》进一步对哮与喘做了明确的区别，指出"哮以声响言，喘以气息言"。后世医家鉴于哮必兼喘，故一般通称"哮喘"，为与喘证区分，故定名为"哮病"。

【病因病机】

哮病的发生为宿痰内伏于肺，每因外感、饮食、情志、劳倦等诱因引动而触发，以致痰壅气道，肺气宣降功能失常，气道挛急，发为哮喘。

1. 外邪侵袭

外感风寒或风热之邪，失于表散，邪蕴于肺，壅阻肺气，气不布津，聚液生痰。如《临证指南医案·哮》说："若夫哮证，亦由初感外邪，失于表散，邪伏于里，留于肺腧。"或吸入风媒花粉、烟尘、异味气体等，影响肺气的宣降，以致津液凝聚，痰浊内生而致哮。

2. 饮食不当

贪食生冷，寒饮内停，或嗜食酸咸甘肥，积痰蒸热，或进食海腥擅发之物，以致脾失健运，饮食不归正化，痰浊内生，上干于肺，壅塞气道，而致哮。由于个体素质的差异，对不同食物致病的敏感性亦有区别。《医碥·哮喘》曰："哮者……得之食味酸咸太过，渗透气管，痰入结聚，一遇风寒，气郁痰壅即发。"故又有"食哮""鱼腥哮""卤哮""糖哮""醋哮"等名。

3. 体虚病后

素质不强，或病后体弱，如幼年患麻疹、百日咳，或反复感冒、咳嗽日久等，易受邪侵，以致肺气不足，阳虚阴盛，气不化津，痰饮内生，或阴虚阳盛，热蒸液聚，痰热胶固，均可致哮。一般而言，素质不强者多以肾为主，而病后所致者多以肺脾为主。

哮病是一种缠绵难愈，反复发作的疾病。病理因素以痰为主，人体津液不归正化，凝聚而成痰，如伏藏于肺，则成为发病的潜在"夙根"，因各种诱因如气候、饮食、情志、劳累等诱发，其中尤以气候变化为主。发作时的基本病理变化为"伏痰"遇感引触，痰随气升，气因痰阻，痰阻气闭，以邪实为主。若病因于寒，素体阳虚，痰从寒化，属寒痰为患，则发为冷哮；病因于热，素体阳盛，痰从热化，属痰热为患，则发为热哮；如"痰热内郁，风寒外束"引起发作者，可以表现为外寒内热的寒包热哮；痰浊伏肺，肺气壅实，风邪触发者，则表现为风痰哮；反复发作，正气耗伤或素体肺肾不足者，可表现为虚哮。若长期反复发作，寒痰伤及脾肾之阳，热痰耗灼肺肾之阴，则可从实转虚，在平时表现出肺、脾、肾等脏气虚弱的证候。肺肾两虚而痰浊又盛者，严重时心阳亦同时受累，甚至发生喘脱危候。

【诊断与鉴别诊断】

（一）诊断

1. 症状

发时常多突然，可见鼻痒、喷嚏、咳嗽、胸闷等先兆。喉中有明显哮鸣声，呼吸困难，张口抬肩，不能平卧，甚至面色苍白，唇甲青紫，约数分钟、数小时后缓解。平时可一如常人，或稍感疲劳、纳差。但病程日久，反复发作，导致正气亏虚，可常有轻度哮鸣，甚至在大发作时持续难以平卧，出现喘脱。

2. 体征

两肺可闻及哮鸣音，或伴有湿啰音。

3. 病史

呈反复发作性。多与先天禀赋有关，家族中可有哮病史。常由气候突变、饮食不当、情志失调、劳累等诱发。

4. 辅助检查

血常规检查可见嗜酸性粒细胞增高，如并发感染可有白细胞总数增高，中性粒细胞比例增高。痰涂片中见嗜酸性粒细胞。胸部 X 射线检查，发作时可见两肺透亮度增加，呈过度充气状态。并发呼吸道感染可见肺纹理增加及炎性浸润阴影。

（二）鉴别诊断

1. 哮病与喘证

哮病和喘证都有呼吸急促的表现。哮指声响言，喉中哮鸣有声，是一种反复发作的独立性疾病；喘指气息言，为呼吸气促困难，是多种肺系急慢性疾病的一个症状。哮必兼喘，但喘未必兼哮，而哮病久延也可发展成为痰喘。

2. 哮病与支饮

支饮亦可表现痰鸣气喘的症状，大多由于慢性咳嗽经久不愈，逐渐加重而成，病情时轻时重，发作与间歇的界限不清，以咳嗽和气喘为主；与哮病之间歇发作，突然起病，迅速缓解，喉中哮鸣声重而咳轻，或不咳，两者有明显的差别。

【辨证施护】

（一）辨证要点

哮病为邪实正虚之证，发作时以邪实为主，分为寒、热、寒包热、风痰、虚哮五类。辨证时，要注意是否兼有表证。而未发作时以正虚为主，应辨肺、脾、肾三脏阴阳之偏虚。若久发正虚，虚实错杂者，当按病程新久及全身症状辨别其主次。

（二）一般护理

（1）保持室内空气新鲜，温湿度适宜。避免接触花粉、动物皮毛等致敏物及烟尘异味刺激。

（2）哮喘发作时，应绝对卧床休息，可取半坐位或端坐位，持续低流量吸氧，缓解后可适当下床活动。在缓解期中，应循序渐进地加强锻炼身体，提高抗病能力。

（3）保持呼吸道通畅，及时清除口鼻腔分泌物；痰多不易咳出时，可轻拍背部以助排痰。无力咯吐者，协助体位引流，翻身拍背排痰，或予以吸痰。

（4）哮病给药在发作前2h为宜。服用含麻黄的汤药后，要注意观察患者心率、血压的变化及汗出情况。一旦发现有喷嚏、咳嗽等先兆症状，应立即给药以制止发作。为快速发挥药效，可选择气雾剂对准口鼻喷用。用敷贴法减少或控制哮病发作时，应注意观察敷贴部位皮肤有无红肿痒痛等反应。

（5）哮病为一反复发作的慢性疾病，患者常悲观失望、情绪低落，要多予以关心、安慰，说明情绪与发病的关系，解除思想负担，缓解紧张情绪，树立治疗信心。在哮病缓解期，要注意调养性情，忌急躁易怒、忧愁、郁闷，宜乐观、豁达、宽容。

（6）哮病患者尤其要注意饮食宜忌，防止因饮食不当而引发。根据体质的特异性，禁食曾诱发哮喘的食物，勿过食生冷、辛辣、肥腻、海腥等。饮食不宜过饱，以免损伤脾胃，不得康复。不宜过咸、过甜，以防止刺激呼吸道产生咳嗽等症。戒烟酒。可常食柑橘、海带、白萝卜、竹笋等具有化痰作用的果蔬，也可用橘皮泡水代茶饮用。口干者，应鼓励其多饮水及食用鸭梨、西瓜等多汁的新鲜水果。

（7）发热的患者要定时测体温，每日2~4次，并观察服药后体温变化。仔细观察患者发病诱因及发作时的特征。观察伴随症状及分泌物性质。观察病情变化，如哮喘持续发作或痰阻气道咯吐不利，见胸部憋闷如窒、汗出肢冷、面青唇紫、烦躁不安或神昏嗜睡、脉大无根等，要立即报告医生救治。

（三）分型护治

1.发作期

（1）冷哮证

临床表现：喉中哮鸣如水鸡声，喘憋气逆，呼吸急促，胸脘满闷如塞，咳不甚，痰少咯吐不爽，色白而多泡沫，口不渴或渴喜热饮，形寒肢冷，天冷或受寒易发，面色青晦，舌苔白滑，脉弦紧或浮紧。

护治原则：宣肺散寒，化痰平喘。

代表方剂：射干麻黄汤（《金匮要略》）或小青龙汤（《伤寒论》）加减。

护理措施：

①环境要求。病室宜阳光充足，偏温暖。

②起居护理。哮喘发作时可取半坐位或端坐位，注意胸背部保暖。

③情志护理。向患者耐心解释病情，解除思想负担，配合治疗。

④饮食护理。饮食宜温不宜凉，可用豆豉、葱白、生姜等辛温之品以助散寒。可食干姜粥（干姜1~3g，高良姜3~5g，粳米100g。先煎干姜、高良姜，取汁去渣，再入粳米同煮为粥）、杏苏莱菔粥（杏仁10g，苏子10g，苏叶6g，莱菔子10g，大米50g，油、盐各少许。先将杏仁、苏子、莱菔子入煲共煎，取汁去渣，药汁加入大米煮粥，粥将成时加入苏叶，包好洗净，再煮数分钟，去苏叶，加油、盐调味即可）、黄芪乳鸽粥（原料：乳鸽、黄芪、枸杞、火腿、姜片、盐。做法：先将乳鸽洗净后斩块，火腿切片，黄芪、枸杞用清水冲洗干净；乳鸽和清水一起放入锅里烧开后煮2分钟，捞出冲洗干净；将焯过的乳鸽、黄芪片、火腿片、姜片一起放入锅里，加入足量清水烧开；转微火慢炖，使锅里的汤呈似滚非滚状；40分钟后加入枸杞，继续炖10分钟后加盐调味即可）。

⑤给药护理。中药汤剂宜热服。服用含麻黄的汤药后，要注意观察病情，若患者心率增快、血压升高和汗出过多时，应立即报告医生。

⑥对症护理。重症患者可用洋金花叶放在纸卷中点燃，作吸入剂，或协助医生做好针灸治疗，宜针刺大椎、肺腧、膻中、天突、丰隆等穴。

（2）热哮证

临床表现：喉中痰鸣如吼，气粗息涌，胸高胁胀，咳呛阵作，咯痰色黄或白，痰浊稠厚，排吐不利，口苦，口渴喜饮，汗出，面赤，或有身热，或好发于夏季，舌质红，苔黄腻，脉滑数或弦滑。

护治原则：清热宣肺，化痰定喘。

代表方剂：定喘汤（《摄生众妙方》）或越脾加半夏汤（《金匮要略》）加减。

护理措施：

①环境要求。病室宜凉爽通风。

②起居护理。哮喘发作时，应绝对卧床休息，可取半坐位或端坐位。

③情志护理。关心、安慰患者，缓解患者紧张情绪，树立治疗信心。

④饮食护理。饮食宜凉性饮食，但不可过食生冷，可服食李子、枇杷、柚子等，以清热化痰。禁食辣椒、胡椒、肉桂等辛辣燥热之品。可食牛肺萝卜汤（牛肺300g，大白萝卜750g。牛肺、萝卜洗净切块，入锅加水、盐、姜适量，炖汤食用）、胡桃杏仁米粥（胡桃仁15g，杏仁15g，粳米50g。先将杏仁水研滤汁，取汁和胡桃仁、粳米共煮粥。粥成后，以蜂蜜淡调，空腹服用，每日1~2次）等。多饮水，以补充失水，助痰排出。

⑤给药护理。中药汤剂宜偏凉服。

⑥对症护理。痰多黏稠难咯者，鼓励经常翻身；轻轻拍打其背部，以助排痰；也可遵医嘱，予竹沥水口服或用竹沥油进行雾化吸入。注意口腔卫生，可用生理盐水或菊花、薄荷等泡水漱口。注意观察病情，见咯痰不利、神志恍惚、烦躁或嗜睡者，多

为痰热闭阻，心窍被蒙之兆，应立即吸痰，予氧气吸入，积极护治。

（3）寒包热哮证

临床表现：喉中哮鸣有声，胸闷，呼吸急促，喘咳气逆，咯痰不爽，痰多色黄，或黄白相兼，烦躁，发热，恶寒，无汗，身痛，口干欲饮，大便干，舌尖边红，苔白腻，脉弦紧。

护治原则：解表散寒，清化痰热。

代表方剂：小青龙加石膏汤（《金匮要略》）或厚朴麻黄汤（《金匮要略》）加减。

护理措施：

①环境要求。病室宜空气新鲜，温湿度适宜。

②起居护理。哮喘发作时应卧床休息，缓解后应循序渐进地活动。

③情志护理。关心、安慰患者，向患者说明情绪与发病的关系，缓解患者紧张情绪。

④饮食护理。勿过食生冷、辛辣、肥腻、海腥等。可常食柑橘、白萝卜、海带、竹笋等具有化痰作用的果蔬，也可用橘皮泡水代茶饮用。

⑤给药护理。中药汤剂宜温服。

⑥对症护理。痰多不易咳出时，可轻拍背部以助排痰。可协助医生做好针灸治疗，宜针刺大椎、肺腧、膻中、天突、丰隆等穴。

（4）风痰哮证

临床表现：喉中痰涎壅盛，声如拽锯、或鸣声如吹哨笛，喘急胸满，但坐不得卧，咯痰黏腻，不易咯出，或为白色泡沫痰液，无明显寒热倾向，面色青暗，起病多急，发前自觉鼻、咽、眼、耳发痒，喷嚏，鼻塞，流涕，胸部憋塞，随之迅即发作，舌苔厚浊，脉滑实。

护治原则：祛风涤痰，降气平喘。

代表方剂：三子养亲汤（《韩氏医通》）加减。

护理措施：

①环境要求。病室宜空气新鲜，温湿度适宜。避免吸入风媒花粉、烟尘、异味气体等。

②起居护理。哮喘发作时应绝对卧床休息，缓解后可适当下床活动。

③情志护理。发作期病人多惊恐，应多关心、安慰病人及家属，与之一起观察、分析，寻找诱因，说明情绪与发病的关系，解除思想负担。

④饮食护理。饮食宜清淡，避免辛辣刺激，禁烟酒，禁食过敏食物，如水产品中的带鱼、黄鱼、蚶子、蛤蜊、鲤鱼、鲢鱼、螃蟹、虾等；禽畜类中的猪头肉、鸡头、狗肉、驴肉、马肉等；蔬菜中的韭菜、芹菜、笋、秋茄子等；调味品中的葱、蒜、椒、酒、甜酒酿等。

⑤给药护理。中药汤剂宜温服。

⑥对症护理。严重发作时，为快速发挥药效，可选择气雾剂对准口鼻喷用。

（5）虚哮证

临床表现：喉中哮鸣如鼾，声低，气短息促，动则喘甚，发作频繁，甚则持续哮喘，口唇、爪甲青紫，咯痰无力，痰涎清稀或质黏起沫，面色苍白，口不渴或咽干口渴，形寒肢冷或烦热，舌质淡或偏红，或紫暗，脉沉细或细数。

护治原则：补肺纳肾，降气化痰。

代表方剂：平喘固本汤（验方）加减。

护理措施：

①环境要求。病室宜空气新鲜，温湿度适宜。

②起居护理。发作时应绝对卧床休息，予中等流量吸氧，可配合面罩吸氧。哮喘持续状态，予持续低流量吸氧。缓解期应逐步加强锻炼，以提高正气。注意气候变化。

③情志护理。应多关心、安慰病人及家属的情绪，解释病情，解除思想负担，缓解患者紧张情绪，树立治疗信心。

④饮食护理。勿食生冷、辛辣、肥腻、海腥等。鼓励患者多饮水，每日饮水量在1 500～2 000mL，适当食用补肾益气之品，可长年服用人参、黄芪、蛤蚧、紫河车、百合、冬虫夏草等。

⑤给药护理。中药汤剂宜温服。

⑥对症护理。保持呼吸道通畅，经常拍背翻身，遵医嘱口服化痰药。

2.缓解期

（1）肺脾气虚证

临床表现：气短声低，喉中时有轻度哮鸣音，痰多质稀，色白，自汗，怕风，常易感冒，倦怠无力，食少，便溏，舌质淡，苔白，脉细弱。

护治原则：健脾益气，补土生金。

代表方剂：六君子汤（《校注妇人良方》）加减。

护理措施：

①环境要求。病室宜空气新鲜，温湿度适宜。

②起居护理。肺气亏虚者易感外邪，故应注意防寒保暖，尤其是胸背部保暖。汗出较多者要用干毛巾及时擦干，勤换内衣，保持衣着干爽透气。

③情志护理。鼓励患者培养乐观、豁达、宽容的心理素质。

④饮食护理。宜进食益气补肺健脾之品，可适当食用人参、黄芪、灵芝等。脾气亏虚者饮食要定时、定量，少食多餐，食物软烂易消化，宜食山药、红枣、薏米、莲肉等。

⑤给药护理。中药汤剂应空腹温服。

⑥对症护理。可进行呼吸操或保健操锻炼。按摩三阴交、关元、气海等穴，每日2次，每次100下左右。

（2）肺肾两盛证

临床表现：短气息促，动则为甚，吸气不利，咯痰黏稠起沫，腰酸腿软，心慌，不耐劳累。或五心烦热，颧红，口干，舌红少苔，脉细数；或畏寒肢冷，面色苍白，舌苔淡白，质胖，脉沉细。

护治原则：补肺益肾。

代表方剂：生脉地黄汤（《医宗金鉴》）合金水六君煎（《景岳全书》）加减。

护理措施：

①环境要求。病室宜空气新鲜，温湿度适宜。

②起居护理。及时增减衣服，防寒保暖，尤其是胸背部保暖，预防感冒。注意起居有常，节制房事，避免劳欲过度。根据个人体质，加强锻炼。

③情志护理。关心、安慰患者，树立治疗信心，培养乐观、豁达、宽容的心态。

④饮食护理。宜进食补肾纳气之品，如核桃、黑木耳、桑葚、紫河车、冬虫夏草等。

⑤给药护理。中药汤剂应空腹温服。

⑥对症护理。可将补骨脂研为细末，每次取10g，以生姜调为膏状，敷于双侧涌泉穴，用纱布与胶布固定，每日换药1次。

⑦病情观察。密切观察病情变化，如出现喘息鼻扇、张口抬肩、心慌、烦躁不安或昏昧、汗出肢冷、面唇紫青等，为心肾阳虚喘脱危象，应立即报告医生，配合抢救。

【健康指导】

（1）哮病易于反复发作、迁延难愈，祛除宿疾伏痰，是预防哮病发作之首务。

（2）搞好居室内外环境卫生，室内严禁吸烟，尽量不用皮毛、丝棉、羽绒等制成的被褥，不要养猫、狗、兔子等动物。避免接触刺激性气体、化学物质、工业有机尘，如液化气、汽油、油漆、气味浓烈的化妆品等。在花粉飞扬的季节，减少户外活动。

（3）饮食有节、温凉适度，宜清淡而富有营养，忌肥甘厚味、辛辣及过咸、过甜食品，禁食曾经引起哮病发作之物，慎用易导致过敏的食物（如牛奶、蛋类、豆类、鱼、虾、螃蟹等）、药物，戒除烟酒。

（4）保持心情舒畅、心胸豁达、心态宁静，避免忧思郁怒及紧张焦虑等不良情志刺激。

（5）起居有常，注意防寒保暖，根据气候变化及时调节室温和增加衣物，预防感冒。但也要有规律地加强耐寒锻炼，如用冷水洗脸、擦四肢等，逐步适应寒冷空气的刺激。

（6）病情缓解期（恢复期）要重视体育锻炼，根据个人身体状况，选择太极拳、内养功、散步或慢跑、呼吸操等方法长期锻炼，以增强体质，提高抗病力，但不宜剧烈运动。

（7）有条件者可自备氧气袋或小型便携式化学制氧机等，做适当的氧疗，可以改善症状，纠正缺氧。掌握常用支气管舒张剂的用法、用量，急性发作时能正确地使用，以快速缓解支气管痉挛。

四、喘证

喘即气喘，喘息。喘证是以呼吸困难，甚则张口抬肩，鼻翼扇动，不能平卧为主要临床表现的病证。喘证的症状轻重不一，轻者仅表现为呼吸困难；重者稍动则喘息不已，甚则张口抬肩，鼻翼扇动，不能平卧；严重者，喘促持续不解，烦躁不安，面青唇紫，肢冷，汗出如珠，脉浮大无根，甚则发为喘脱。可见于多种急、慢性疾病的过程中。

现代医学的急慢性支气管炎、肺部感染、肺炎、喘息性支气管炎、肺气肿、肺源性心脏病、心源性哮喘、肺结核、矽肺及癔病等，在发生以呼吸困难为主症时，均可参照本病证进行护理。

【历史沿革】

喘证的名称、症状表现和病因病机最早见于《黄帝内经》。《灵枢·五阅五使》篇说："肺病者，喘息鼻张。"《灵枢·本脏》篇说："肺高则上气肩息咳。"这就提示了喘证以肺为主病之脏，并描述了喘证的症状表现。《灵枢·五邪》篇指出："邪在肺，则病皮肤痛，寒热，上气喘，汗出，喘动肩背。"《素问·举痛论篇》又说："劳则喘息汗出。"这就指出了喘证的病因既有外感，也有内伤，病机亦有虚实之别。《金匮要略·肺痿肺痈咳嗽上气病脉证并治》中，"上气"即指喘息不能平卧的证候，其中包括"喉中作水鸡声"的哮证和"咳而上气"的肺胀等病，并列方治疗。此后，金元医家又充实了内伤诸因致喘的证治。如《丹溪心法·喘》说："六淫七情之所感伤，饱食动作，脏气不和，呼吸之息，不得宣畅而为喘急。亦有脾肾俱虚，体弱之人，皆能发喘。"《景岳全书·喘促》篇说："实喘者有邪，邪气实也；虚喘者无邪，元气虚也。"把喘证归纳为虚实两大类，作为辨治纲领。清代叶天士《临证指南医案·喘》说："在肺为实，在肾为虚。"林佩琴《类证治裁·喘证》认为："喘由外感者治肺，由内伤者治肾。"这些论点，对指导临床实践具有重要意义。

【病因病机】

喘证常由多种疾患引起，病因复杂，概而言之为外感和内伤两端。外感为外邪犯肺，内伤可由饮食、情志、劳倦、久病等所致。

1. 外邪侵袭

因重感风寒，邪袭于表，内则壅遏肺气，外则郁闭皮毛，肺卫为邪所伤，肺气不得宣畅；或因风热犯肺，肺气壅滞，甚则蒸液聚而成痰，清肃失司，以致肺气上逆而喘。若表寒未解，入里化热，或肺热素盛，寒邪外束，热不得泄，则热为寒郁，肺失宣降，气逆而喘。总之，外邪致喘，有寒热之分，正如张景岳所说："实喘之证，以邪实在肺也，肺之实邪，非风寒即火邪耳。"

2. 饮食不节

饮食不节，多食生冷、肥甘厚味，或因嗜酒伤中，脾运失健，水谷不归正化，变生痰浊，痰浊上干，壅阻肺气，升降不利，而发为喘。如《仁斋直指方》说："惟夫邪气伏藏，凝涎浮涌，呼不得呼，吸不得吸，于是上气促急。"如又因外感诱发，可见痰浊与风寒、邪热等内外合邪的错杂证候。若痰湿久郁化热，或肺火素盛，痰受热蒸，使痰火交阻于肺，肺气不降，上逆为喘。若湿痰转从寒化，可见寒饮伏肺，常因外邪袭表犯肺，引动伏饮，壅阻气道，发为喘促。

3. 七情所伤

情志不遂，忧思气结，肺气痹阻，气机不利，或郁怒伤肝，肝气上逆于肺，使得肺气不得肃降，升多降少，气逆而喘。七情太过影响脏腑正常生理功能，使脏气不和，营卫失其常度，气迫于肺，不得宣通而为喘。如《医学入门·喘》所说"惊忧气郁，惕惕闷闷，引息鼻张气喘，呼吸急促而无痰声者"，即属此类。

4. 劳欲久病

慢性咳嗽、肺痨等肺系病证，久病肺虚，气失所主，肺阴亏耗，致肺之气阴不足，不能下荫于肾，肾元亏虚，或劳欲伤肾，精气内夺，根本不固，气失摄纳，上出于肺，出多入少，肾不纳气而短气喘促。如《医贯·喘》所说："真元损耗，喘出于肾气之上奔……乃气不归原也。"若肾阳衰弱，肾不主水，水邪泛滥，干肺凌心，肺气上逆，心阳不振，亦可致喘，表现虚中夹实之证候。此外，如中气虚弱，肺气失于充养，亦可因气虚而喘。

综上所述，喘证的发病机理主要在肺和肾，涉及肝脾。肺为气之主，司呼吸，为气机出入升降之枢纽。外邪侵袭，或它脏病气上犯，皆可使肺失宣降，肺气胀满，呼吸不利而致喘。若肺虚，气失所主，亦可少气不足以息，而为喘。肾主摄纳，有助于肺气肃降，肾为气之根，与肺同司气体之出纳，故肾元不固，摄纳失常则气不归原，阴阳不相接续，亦可气逆于肺而为喘。此外，脾经痰浊上干，或中气不足，土不生金，肺气不足；或肝气上逆乘肺，升多降少，均可致肺气上逆而发为喘。

喘证有虚实之异。实喘在肺，为外邪、痰浊、肝郁气逆，邪壅肺气，宣降不利所致；虚喘责之于肺、肾两脏，因阳气不足，阴精亏耗，而致肺肾出纳失常。喘证的严重阶段，不但肺肾俱虚，亦可导致心气、心阳衰惫，鼓动血脉无力，血行瘀滞，出现面色、唇舌、指甲青紫，甚至出现喘汗致脱，亡阳、亡阴的危重局面。

【诊断与鉴别诊断】

（一）诊断

1. 症状
气短喘促，呼吸困难，甚至张口抬肩，鼻翼扇动，不能平卧，口唇发绀为特征。

2. 病史
多有慢性咳嗽、喘证、肺痨、心悸等病史，每遇外感及劳累而诱发。

3. 体征
桶状胸，叩诊胸部呈过清音，心浊音界缩小或消失，肝浊音界下移。肺呼吸音减低，可闻及干、湿性啰音或哮鸣音。或肝大，下肢浮肿，颈静脉怒张。

4.辅助检查

可做胸部 X 射线片及 CT 检查；心电图检查；血常规合并感染者，白细胞总数及中性粒细胞可增高；痰培养、血气分析、肺功能测定等。

（二）鉴别诊断

1.气短

喘证与气短同为呼吸异常，但喘证是以呼吸困难，张口抬肩，甚至不能平卧为特征；气短即少气，呼吸微弱而喘促，或短气不足以息，似喘而无声，尚可平卧。如《证治汇补·喘病》说："若夫少气不足以息，呼吸不相接续，出多入少，名曰气短，气短者，气微力弱，非若喘症之气粗奔迫也。"

2.哮病

哮指声响而言，为喉中有哮鸣声，是一种反复发作的疾病；喘指气息言，为呼吸气促困难，是多种慢性疾病的一个症状。一般说来，哮必兼喘，喘未必兼哮。如《医学心悟》曰："夫喘促喉间如水鸡声者谓之哮，气促而连续不能以息者谓之喘。"

3.咳嗽

喘与咳嗽可相互并见，二者有轻重之别，症状表现亦不相同。咳嗽以气逆有声、咯吐痰涎为基本特征，较轻；喘证以呼吸困难、气促为主要表现，较重。但咳嗽剧烈时可见短时间内气促息涌，喘息不平；喘证亦常伴有咳嗽，久咳不愈，病情由轻至重可逐渐形成喘证。

【辨证施护】

（一）辨证要点

喘证辨证首应审其虚实。实证者呼吸深长有余，呼出为快，气粗声高，伴有痰鸣咳嗽，脉数有力。实喘又当辨外感内伤。因于外感者，发病急骤，病程短，多有表证；因于内伤者，病程多久，反复发作，外无表证。虚喘呼吸短促难续，深吸为快，气怯声低，少有痰鸣咳嗽，脉象微弱或浮大中空，病势徐缓，时轻时重，遇劳则甚。肺虚者操劳后则喘，肾虚者静息时亦气息喘促，动则更甚。心气、心阳衰弱时，喘息持续不已，伴有紫绀，心悸，浮肿，脉结代。

（二）一般护理

（1）保持室内空气流通。防止受凉，避免直接吹风。严禁吸烟，禁放花卉，避免刺激性气体。

（2）忌肥甘厚味及海腥发物。

（3）切勿随意使用镇静剂，以免诱发或加重肺性脑病。禁用吗啡类可致呼吸抑制的药物。

（4）酌情给予氧气吸入，导管、湿化瓶等要定期更换消毒，防止交叉感染；保持气道通畅，呼吸道分泌物多且咯痰困难者，要经常协助翻身拍背，以利于排痰；或给予雾化吸入，稀释痰液，易于排出，必要时予以吸痰。

（5）密切观察病人的缺氧的状况，面色、唇甲紫绀程度、呼吸的深度和频率，以及发作的时间和诱因。

（三）分型护治

1. 实喘

（1）风寒壅肺证

临床表现：喘息咳逆，胸部胀闷，痰多稀薄，色白质黏，带有泡沫，兼有头痛，恶寒，或伴发热，口不渴，无汗。舌苔薄白，脉浮紧。

护治原则：宣肺散寒平喘。

代表方剂：麻黄汤（《伤寒论》）加减。

护理措施：

①环境要求。病室应阳光充足，室温适当偏高。

②起居护理。注意保暖，防止受凉。气候变化，应及时添减衣被。

③情志护理。安慰病人，解释病情，使其精神愉快，心情开朗。

④饮食护理。宜辛温食物，忌食生冷、油腻之品。饮食中可加用豆豉、葱白、生姜等调味品。

⑤给药护理。中药汤剂不宜久煎，宜热服，服药后加盖衣被，取微汗，以助药力驱邪外出。

⑥对症护理。发热少汗、恶寒者，用生姜蘸温水在胸背部、腋窝及肘窝反复推擦，至皮肤发红为止。微恶风寒者，饮热姜糖水，或生姜、葱白等量煎汤代茶饮，或生姜3~5片、紫苏叶15g煎水热服，服后盖被取汗。发热无汗时，用薄荷、荆芥各15~30g煎汤，趁热用布蘸擦胸背、四肢，每日1~2次。发热恶寒重，头身酸痛，选用刮痧疗法，畅通全身气血，逐邪外出。不宜使用物理降温。

（2）表寒肺热证

临床表现：喘逆上气，胸胀或痛，息粗，鼻扇，咳而不爽，痰吐黏稠，伴形寒，身热，烦闷，身痛，有汗或无汗，口渴，大便或秘，苔薄白或黄，舌边红，脉浮数。

护治原则：宣肺泄热平喘。

代表方剂：麻杏石甘汤（《伤寒论》）加减。

护理措施：

①环境要求。病室应空气流通，温湿度适宜。

②起居护理。避免直接吹风，复受外邪。

③情志护理。解释病情，以消除其紧张恐惧情绪。鼓励病人，增强信心，让病人配合治疗。

④饮食护理。宜发表散寒、清肺平喘食物。忌食油腻、辛辣等刺激性食物。可服梨、桔、蜂蜜等清润化痰降气之品，以及散风寒、清肺热的生姜、葱白、紫苏叶、芫

荸、豆腐、豆豉、萝卜、甘蔗、苦瓜、绿豆、大枣等食物。

⑤给药护理。中药汤剂宜温服。

⑥对症护理。发热者，可遵医嘱，用柴胡注射液2mL曲池穴位注射降温。腑实发热便秘者，可用生大黄10g或番泻叶6g泡水饮服，或用温盐水灌肠，使大便排出，让邪有出路。若服通腑攻下药后大便仍不通反而腹痛加剧，腹肌紧张、拒按，面色苍白，多属外科病症，应及时通知医生处理。

（3）痰浊阻肺证

临床表现：喘而胸满闷窒，甚则胸盈仰息，咳嗽痰多黏腻色白，咯吐不利，兼有呕恶、纳呆，口黏不渴，苔厚腻色白，脉滑或濡。

护治原则：化痰降气。

代表方剂：二陈汤（《太平惠民和剂局方》）合三子养亲汤（《韩氏医通》）加减。

护理措施：

①环境要求。病室应清爽干燥，保持空气新鲜。

②起居护理。病人绝对卧床休息，取半坐卧位或端坐位，尽量减少活动和不必要的谈话，以减少耗氧量。做好保暖工作，尤其是胸背部保暖，因其肺虚卫外不固，易受他邪侵袭，应随时给患者增添衣被。

③情志护理。解释病情，以消除其紧张恐惧情绪。鼓励病人，增强信心，让病人配合治疗。

④饮食护理。饮食宜健脾燥湿食物，忌食生冷瓜果、肥甘厚味及黏滞硬固食物，以免碍胃助湿。宜软食或半流质食物，或少量多餐。食用新鲜水果或果汁，如梨汁或雪羹汤（海蜇30g，鲜马蹄果15g，水适量煎煮）。亦可用海蜇头60g、荸荠10个打碎煎煮温服。痰难咯出时，可用川贝粉1.5g，或蛇胆、陈皮粉各2g，加竹沥水20mL调服。

⑤给药护理。中药汤剂宜温服。

⑥对症护理。指导、协助病人尽量排除痰液，保持气道通畅。久病体弱卧床者，可采用翻身拍背，体位引流等方法帮助排痰。或给予雾化吸入，稀释痰液，易于排出，必要时予以吸痰。病重、年老者要防止痰阻窒息。

（4）痰热壅肺证

临床表现：喘急面红，胸闷炽热，口干，口臭，痰黄而稠，或虽白而黏，咯吐不利，小便赤涩，大便干秘，舌苔黄腻而干，舌质红，脉滑数。

护治原则：清热化痰，宣肺平喘。

代表方剂：桑白皮汤（《景岳全书》）加减。

护理措施：

①环境要求。室内宜通风，温度适宜或偏凉。

②起居护理。注意休息，避免劳累。

③情志护理。关心、体谅、疏导病人，解释病情，健康指导。

④饮食护理。宜寒凉清热食物，忌油腻、煎炸及甜腻、辛辣刺激之品，戒烟酒。可食梨、枇杷等水果，或枇杷叶粥（枇杷叶 20g，如为鲜品则 50g，粳米 60g，冰糖少许。枇杷叶布包加水煎煮，取浓汁，去渣加入粳米煮稀粥，待粥成时入冰糖，稍煮待溶化即成）、鲜芦根粥（新鲜芦根 100g、青皮 5g、粳米 100g、生姜 2 片。将鲜芦根洗净后，切成一厘米长的细段，与青皮同放入锅内，加适量冷水，浸泡 30 分钟后，武火煮沸，改文火煎 20 分钟。捞出药渣，加入洗净的粳米，煮至粳米开花，粥汤黏稠）等。可用番泻叶泡茶饮用，以保持定时排便。

⑤给药护理。中药汤剂宜温服或偏凉服。服药后，应注意观察气喘、咳痰、口干、便结等病症及尿、舌苔和生命体征的变化，随时加减调整治疗。

⑥对症护理。持续低流量吸氧。痰咳不爽者，可蒸汽吸入或雾化吸入，同时轻拍患者背部以助痰排出，保持呼吸道通畅。若痰阻气道，应让患者头偏向一侧，用吸引器将痰吸出。吸痰时，应注意避免损伤口腔及食道黏膜。做好口腔护理，防止并发症的发生。针刺膻中、列缺、肺腧、尺泽、定喘等穴，以清热定喘。便秘严重者可采用大黄、麦冬、玄参等煎汤灌肠，以利通便、泻火、排毒。可用地骨皮煎汁含漱以去除口臭，亦可用甘草、银花、菊花泡水或清盐水漱口，每日 3~4 次。

（5）肝气乘肺证

临床表现：每遇情志刺激而诱发，发时突然呼吸短促，息粗气憋，胸闷胸痛，咽中如窒，或失眠、心悸，平素常多忧思抑郁，苔薄，脉弦。

护治原则：开郁降气平喘。

代表方剂：五磨饮子（《医方集解》）加减。

护理措施：

①环境要求。病室宜安静、舒适，空气流通。

②起居护理。病人绝对卧床休息，取半卧位或端坐位。如病人有潜在谵妄、烦躁者，将病人放置单人病室。对极度躁动的患者应设置床栏，适当使用约束带，同时去除患者的义齿、发卡，必要时口中放入牙垫等，防止患者自伤或意外伤害。

③情志护理。关心、体谅、疏导病人，消除其心理障碍和负担，保持心情开朗。解释病情，消除其紧张恐惧情绪，使其心情开朗，积极配合治疗。

④饮食护理。宜疏肝理气、清淡易消化食物，忌食生冷、肥腻、辛辣等刺激性食物。可食萝卜、金桔等疏肝降气的食物。可用佛手 10g 或青皮 10g 泡水当茶饮。

⑤给药护理。中药汤剂宜温服，药物不宜久煎，亦不宜久服，症状改善后即停用。

⑥对症护理。对潜在谵妄、烦躁病人应准确迅速地给药，切勿随意使用镇静剂，以免诱发或加重肺性脑病。可遵医嘱使用安宫牛黄丸或紫雪丹，以镇静安神。

2.虚喘

（1）肺气虚耗证

临床表现：喘促短气，气怯声低，喉中鼾声，咳声低弱，痰吐稀薄，自汗畏风，或咳呛痰少质黏，烦热口干，咽喉不利，面潮红，舌质淡红或舌红苔剥，脉软弱或细数。

护治原则：补肺益气养阴。

代表方剂：生脉散（《备急千金要方》）合补肺汤（《永类钤方》）加减。

护理措施：

①环境要求。病室温度宜偏高，避免直接吹风，防止外邪侵袭。

②起居护理。绝对卧床休息，取半坐卧位或端坐位，尽量减少活动和不必要的谈话，以减少耗氧量。注意胸背部防寒保暖。注意劳逸结合，身体情况允许者，可进行气功锻炼。

③情志护理。疏导病人，消除其心理障碍和负担，保持心情开朗。

④饮食护理。宜益气健脾，清淡易消化食物，少量多餐。忌食生冷、耗气破气食物，如萝卜、槟榔、金橘等。多食补益肺脾的食物，如黄芪人参粥（炙黄芪 30~60g，人参 3~5g，大米 100g，白糖适量）、燕窝沙参粥、蛤蚧汤等。

⑤给药护理。中药汤剂宜久煎，温服。

⑥对症护理。加强生活护理和病情观察，防止褥疮、喘脱发生。

（2）肾虚不纳证

临床表现：喘促日久，动则喘甚，呼多吸少，吸则难降，呼则难升，气不得续，形瘦神疲，跗肿，汗出肢冷，面青唇紫，舌淡苔白或黑润，脉微细或沉弱。或喘咳，面红烦躁，口咽干燥，足冷，汗出如油，舌红少津，脉细数。

护治原则：补肾纳气。

代表方剂：金匮肾气丸（《金匮要略》）合参蛤散（《济生方》）加减。

护理措施：

①环境要求。病室宜安静、舒适，温度宜偏高。

②起居护理。病人绝对卧床休息，取半坐卧位或端坐位，尽量减少活动和不必要的谈话，以减少耗氧量。保暖防寒，避免风寒侵袭。节制房事。

③情志护理。关心、体谅病人，健康指导，使其保持良好的心态，积极配合治疗。

④饮食护理。饮食宜益气补肾，宜低盐，忌蟹、虾等发物。多食补肾纳气食物，如核桃炖蚕蛹、人参炖蛤蚧、紫河车或冬虫夏草粉等。

⑤给药护理。中药汤剂宜久煎，空腹或饭前温服。

⑥对症护理。加强生活护理和病情观察，防止褥疮、口腔炎症、喘脱发生。下肢水肿明显者，抬高下肢。

（3）正虚喘脱证

临床表现：喘逆剧甚，张口抬肩，鼻扇气促，端坐不能平卧，稍动则咳喘加剧，或有痰鸣，心慌动悸，烦躁不安，面青唇紫，汗出如珠，肢冷，脉浮大无根。

护治原则：扶阳固脱，镇摄肾气。

代表方剂：参附汤（《妇人良方》）送服黑锡丹（《太平惠民和剂局方》），配合蛤蚧粉。

护理措施：

①环境要求。病室环境宜安静、舒适，温湿度适宜，阳光充足。避免过多的人员走动，保持室内空气流通。防止受凉，避免直接吹风。

②起居护理。病人绝对卧床休息，应立即取端坐位，尽量减少活动和不必要的谈话，以减少耗氧量。注意保暖。

③情志护理。关心、体谅、疏导病人，解释病情，消除其紧张恐惧情绪，使其心情开朗，积极配合治疗。

④饮食护理。对不能自行进食的患者，应及时鼻饲流质，选用温阳益气固精之品，如禽类汤、动物内脏熬汤、牛奶等。

⑤给药护理。可急服参附汤、参麦散，亦可给病人喂服独参汤以回阳救逆或静滴参麦注射液，以回阳固脱，并给予静脉使用平喘药。

⑥对症护理。持续高流量吸氧，必要时使用机械通气。床旁心电监护，专人护理。保持静脉输液管路的通畅，遵医嘱随时给予抢救药品。喘促剧烈时，可遵医嘱正确使用气雾剂。可艾灸气海、关元、百会、神阙。

⑦病情观察。观察病人的生命体征，每 15～20 分钟巡视一次，认真记录心率、呼吸、血压、面色、瞳孔、神志、尿量等变化。积极配合医生做好抢救。

【健康指导】

（1）避免各种有害气体及烟尘刺激，劝导病人戒烟。

（2）生活起居有常，慎风寒，注意四时气候变化，随时增减衣被，以防外邪从皮毛口鼻侵入。注意休息，防止过劳。肾虚喘证者，要节制房事。

（3）注意调养情志，保持良好的心态。

（4）节饮食，薄滋味，忌油腥，合理膳食，增加营养，提高机体抗病能力。

（5）积极医治感冒、咳嗽等肺系病证，以防演变本病。注射流感疫苗，防外感。

（6）加强体育锻炼，增强体质，提高免疫力。如打太极拳、练气功、导引及呼吸肌训练等。

（7）对于易感人群，应注意因时、因地、因人制宜的防治方针，减少复发。痰多者要注意排痰，使呼吸通畅；遵医嘱正确使用急救气雾剂。如果有慢性严重缺氧状况的，应坚持长期氧疗，提高生活质量。久病体虚患者艾灸气海、关元、肾腧、命门、三阴交等穴位。

五、肺痨

肺痨是由于正气虚弱，感染痨虫，侵蚀肺脏所致的，以咳嗽、咯血、潮热、盗汗及身体逐渐消瘦等为主要临床表现，具有传染性的慢性消耗性疾病。

本篇所论述的肺痨，与西医学中的肺结核病及肺外结核病相类同。当这些疾病出现肺痨的临床表现时，可参考本病进行辨证施护。

【历史沿革】

《内经》《难经》《金匮要略》等医籍无肺痨病名，但均描述了与肺痨主症相似的临床表现，大多归于"虚损""虚劳"一类病证之中。如《灵枢·玉版》言："咳，脱形，身热，脉小以疾。"《素问·玉机真脏论》说："大骨枯槁，大肉陷下，胸中气满，喘息不便，内痛引肩项，身热，脱肉破……肩髓内消。"晋代《肘后备急方》进一步认识到本病具有传染性，指出"死后复传之旁人，乃至灭门"，并创立"尸注""鬼注"之名。唐代《备急千金要方》明确了肺痨病因、病位，提出"劳热生虫在肺"，并把"尸疰"列入肺脏病篇，确认病位在肺。王焘《外台秘要》则对本病的症状表现及危害做了较为详细的叙述，指出："骨蒸……旦起体凉，日晚即热，烦躁寝不能安，食都无味……因兹渐渐瘦损，初著盗汗，盗汗以后即寒热往来，寒热往来以后即渐加咳，咳后面色白，两颊见赤，如胭脂色，团团如钱许大。左卧即右出，唇口非常鲜赤……传尸之候……莫问老少男女，皆有斯疾……不解疗者，乃至灭门。"由于本病发热如从骨中蒸发而出，宋以前诸医书称本病为"骨蒸"，又由于本病为痨虫伏藏于内脏，接连染易，故复称之为"伏连"。直至宋代《三因极一病证方论》始以"痨瘵"定名，《济生方》亦用"痨瘵"之名以统诸称，并列"痨瘵"专篇，认识到本病具有"传变不一，积年染疰，甚至灭门"的特殊性，并指出"五劳六极，非骨蒸、传尸之比，多由不能卫生，始于过用"所致，从发病学上把痨瘵与一般的虚劳病证划分了界限，并认识到过度劳累，不讲卫生是致病的原因。元代朱丹溪提倡"痨瘵主乎阴虚"之说，突出病理重点，确立了滋阴降火的治疗大法。元代葛乾孙《十药神书》收载十方，为我国现存的第一部治疗肺痨的专著。明代虞抟《医学正传·劳极》确立了"杀虫"与"补虚"的两大治疗原则，迄今仍然对肺痨病治疗具有重要的指导意义。

【病因病机】

肺痨的致病因素，一为外因痨虫感染，二为内因正气虚弱，两者往往互为因果。痨虫侵蚀肺腑，耗损肺阴，进而可致阴虚火旺，或导致气阴两虚，甚则阴损及阳。

1. 感染"痨虫"

痨虫传染是形成本病的病因，与病人直接接触，痨虫侵入人体而发病。如酒食、问病吊丧、看护病人或骨肉亲属与患者朝夕相处，都是导致感染的条件。早在晋代，葛洪在《肘后备急方》中已认识到本病属于慢性传染性消耗性疾病，而且其传染力很强，甚至"可以灭门"。古人所称的"瘵虫"即今日所见的结核杆菌。

2. 正气虚弱

（1）禀赋不足：由于先天素体不强，小儿发育不良，"痨虫"入侵致病。如明代王纶《明医指掌》说："小儿之劳，得之母胎。"

（2）后天失调：青壮之年，摄生不当者，最易感染"痨虫"而发病。如酒色过度，耗伤精血，正虚受感；或情志不遂，忧思过度；或劳倦伤脾，而导致正气虚弱，"痨虫"入侵而发病。

（3）病后失养

大病久病后失于调治，如麻疹、哮喘等病后或外感咳嗽延久不愈，以及胎产之后失于调养等，皆易致"痨虫"入侵。

（4）营养不良

由于生活贫困，饮食营养不足，体虚不能抗邪而致感受"痨虫"发病。如明代绮石《理虚元鉴·虚证有六因》说："或贫贱而窘迫难堪，皆能乱人情志，伤人气血。"

从"痨虫"侵蚀的病变部位而言，本病的发病部位主要在肺。因肺主呼吸，受气于天，吸清呼浊，若肺本体虚弱，卫外功能不强，或因它脏病变损伤肺气，导致肺虚，则"痨虫"易侵蚀肺腑，而致发病。另外，本病病理性质在阴虚火旺，并可导致气阴亏虚。肺喜润恶燥，痨虫犯肺，首耗肺阴，可见阴虚肺燥之候，如干咳、咽燥、咯血，以及喉疮声嘶等。由于阴阳互根，阴虚则火旺，若阴伤及气，甚则阴损及阳，则见气阴两虚，或阴阳两虚之候。

因脏腑之间关系密切，相互资生，相互制约，肺病日久可以进一步影响到其他脏器，可兼见五脏见证，其中与脾肾两脏的关系最为密切，同时也可涉及心肝。肺痨久病、重病者，因精血亏损而发展到肺、脾、肾三脏皆亏。或因肺病及肾，肾虚不能助肺纳气；或因脾病不能化精以资肾，由后天而损及先天；甚至肺虚不能佐心治节血脉之运行，而致气虚血瘀，出现气短、心慌、喘息、唇紫、肢冷、浮肿等重症。

一般来说，凡正气较强，病情轻浅，为时短暂，及时治疗者，均可获得康复。若正气虚弱，治疗不及时，迁延日久，多病情恶化难治，全身虚弱症状明显并兼有多种合并症。少数患者可呈急性发病，出现剧烈咳嗽，喘促倚息，咳吐大量鲜血，寒热如疟等严重症状，俗称"急痨""百日痨"，预后较差。

【诊断与鉴别诊断】

（一）诊断

1. 症状

以咳嗽、咯血、潮热、盗汗及形体明显消瘦为主要临床表现。初期仅感疲劳乏力，干咳，食欲不振，形体逐渐消瘦。

2. 体征

病灶部位呼吸音减弱或闻及支气管呼吸音及湿啰音。

3. 病史

有与肺痨患者长期密切接触史。

4. 辅助检查

痰涂片或培养结核菌多呈阳性。X射线摄片可见肺部结核病灶。血沉增快、结核菌素皮试呈强阳性均有助于诊断。

（二）鉴别诊断

1.肺痨与虚劳

肺痨为"痨虫"侵蚀所致，主要病变部位在肺脏，具有传染性，以阴虚火旺为其病理特点，以咳嗽、咯血、潮热、盗汗、消瘦为主要临床症状；而虚劳则由多种原因所致阴阳均虚，病程较长，病势缠绵，一般不传染，分别出现五脏气、血、阴、阳亏虚的虚损症状，主脏在脾肾，是多种慢性虚损证候的总称。

2.肺痨与肺痿

肺痨与肺痿有一定的联系和区别。两者病位均在肺，但肺痿是肺部多种慢性疾患后期的转归，如肺痈、肺痨、咳嗽日久等，导致肺叶痿弱不用，俱可成痿。故肺痨晚期，如出现干咳、咳吐涎沫等症者，即已转属肺痿之候。肺痨后期可以转成肺痿，但必须明确肺痨并不等于肺痿，两者是有因果轻重的不同的。肺痿主要是以咳吐浊唾涎沫为主症，而肺痨以咳嗽、咯血、潮热、盗汗、消瘦为主要临床症状。

【辨证施护】

（一）辨证要点

本病的辨证要点，关键在于辨病变脏器及病理性质。肺痨病变脏器主要在肺，以肺阴虚为主。久病则损及脾肾两脏，损及脾则以气阴两伤为主，损及肾则以元阳受损为主，表现出阴虚火旺的征象。病情严重者甚至可由气虚而致阳虚，表现为阴阳两虚的证候。辨证同时要注意四大主症的主次轻重及其病理特点，结合其他兼症，辨别证候所属。

（二）一般护理

（1）本病具有传染性，最好住专科医院或专科病房，做好呼吸道隔离。

（2）病室应阳光充足，空气新鲜，温湿度适宜，禁止吸烟。

（3）室内可用紫外线照射消毒，每日或隔日1次，每次2h。做好消毒护理，患者的被褥应常曝晒，用过的食具应煮沸消毒，痰盂、便器可用消毒液浸泡，最好将痰吐在纸上烧掉。

（4）注意多休息，保证充足睡眠，病情重者宜卧床少动。要节制房事，保养精气。

（5）按时服药，中药汤剂宜早、晚空腹温服。服用抗结核西药的患者，要认真遵照医嘱服药，不可自行随意减药或停药，以免影响治疗效果。

（6）强调增加营养，饮食宜细软、易消化，常食蛋类、奶类、豆浆、瘦肉及新鲜蔬菜、水果，可每日进食大蒜，以独头蒜最好，有抗痨杀虫功效。忌辛辣、香燥、助火伤津的食物，如辣椒、胡椒、狗肉等，戒烟酒。

（7）肺痨病程较长，要培养乐观情绪，增强治疗信心。活动期患者应给予心理安慰，消除恐惧、忧虑。恢复期患者要提高认识，坚持治疗，避免麻痹、轻视。

（8）发生大咯血时，患者应绝对卧床，采取患侧卧位或头侧向一边，嘱患者不要频频翻身、大声说话或剧烈咳嗽，亦不能屏气和深吸气，同时要缓解患者的紧张情绪。特别要注意保持呼吸道通畅，严防血块阻塞气道发生窒息，并做好抢救准备。痰多难以咯出时，可予雾化吸入稀释痰液。进行雾化吸入时，嘱患者调整呼吸节律、增加呼吸深度，使药物能有效到达呼吸道的深部，痰液被湿化、稀释后易于咳出。汗出较多者应及时擦干，并更换干爽的衣被。阴虚盗汗者，晚上被褥不宜过厚、过暖。可用黄芪、浮小麦、红枣煎汤服用，有益气敛阴止汗作用。

（9）协助患者做好各项检查的准备，如及时留痰送检等。密切观察生命体征及病情变化，若出现大骨枯槁、大肉陷下、肌肤甲错、面唇青紫、喘逆气急、肢体浮肿或大量咯血等，表明病情危重。

（三）分型护治

1. 肺阴亏损

临床表现：干咳，咳声短促，痰少质黏，或痰中带血丝，色鲜红，口干咽燥，胸部隐隐闷痛，午后自觉手足心热，或盗汗，皮肤干灼，疲倦乏力，纳差，舌边尖红，苔薄白，脉细数。

护治原则：滋阴润肺，杀虫止咳。

代表方剂：月华丸（《医学心悟》）加减。

护理措施：

①环境要求。病室宜凉爽湿润，空气新鲜流通，避免烟尘，天气干燥时，宜在地上洒水以保持一定的湿度，避免干燥。

②起居护理。重病者应卧床休息，病情稳定后方可适当活动。

③情志护理。保持情绪乐观，清心寡欲，节制房事。

④饮食护理。少食多餐，宜进滋阴润肺生津之品，可多食鲜藕、百合、秋梨、银耳、莲子、燕窝等。忌食动火伤阴之物，如辣椒、葱、姜。戒烟酒。

⑤给药护理。中药汤剂宜早、晚空腹温服。

⑥对症护理。干咳剧烈时，应避免吸入刺激性气体或烟雾。咳嗽剧烈时，可口服养阴清肺膏或加服川贝粉。胸痛时，嘱病人卧于患侧，或用胶布束缚患处，以限制胸部活动，减轻疼痛。

2. 虚火灼肺

临床表现：咳呛气急，咯血，血色鲜红，混有泡沫痰涎，痰少质黏，或吐痰黄稠量多，口干咽燥，午后颧红，潮热，骨蒸，五心烦热，盗汗量多，失眠，性情急躁易怒，男子可见遗精，女子可见月经不调，形体日渐消瘦，舌干而红或绛，苔薄黄或剥，脉弦细数。

护治原则：补益肺肾，滋阴降火。

代表方剂：百合固金汤（《医方集解》）合秦艽鳖甲散（《卫生宝鉴》）加减。

护理措施:

①环境要求。患者单独安置在小房间,经常开窗换气,以保持室内空气新鲜。

②起居护理。较重病人应设专护。白天睡眠不宜过长,以免影响夜间睡眠。心烦失眠者,睡前应宁心静志,嘱其减少思考,不看小说、电视等,必要时服用安神醒脑药。

③情志护理。劝慰病人尽量消除烦躁、善怒心绪。

④饮食护理。宜进补肺润燥生津之品,不宜过食生冷。多食白木耳、百合、山药、梨、枇杷及甲鱼、阿胶等。禁食一切辛辣刺激动火燥热之物。咯血量多时,禁食;咯血停止或少量出血,可半流质饮食。

⑤给药护理。中药汤剂宜饭后稍凉服用。

⑥对症护理。盗汗者可以用浮小麦泡茶饮用,也可在入睡前肚脐外敷五倍子粉以收敛止汗。咯血时,应绝对静卧,头侧向一边或采取患侧卧位,及时清除口鼻腔内的血及分泌物,随时吸痰,并准备一切抢救物品,年老、体弱者要严防大咯血窒息死亡。不要大声谈笑,不剧烈咳嗽,避免精神紧张。若喉头作痒时,让病人轻呼吸,使痰液积聚于气管内再咳出。喉头有血痰,应嘱病人咳出,以免吸入支气管内引起窒息。少量咯血时,可遵医嘱给服三七粉、白及粉各1.5g,温水或新鲜藕汁调服。大量咯血时,及时急救,将病人置于平卧位或头低脚高位,头侧向一边,鼓励病人将血块轻轻咯出,用温水或银花甘草液漱口,保持口腔清洁无异味,并给予高流量氧气吸入。

3.气阴耗伤

临床表现:咳嗽气短无力,咯痰清稀色白,量较多,偶有咯血,血色淡红,神疲乏力,自汗盗汗,面色苍白,颧红,午后潮热,伴畏风、怕冷,或食少腹胀,便溏,舌质光淡,边有齿印,苔薄,脉细弱而数。

护治原则:养阴润肺,益气健脾。

代表方剂:保真汤(《十药神书》)或参苓白术散(《太平惠民和剂局方》)加减。

护理措施:

①环境要求。病室温暖向阳,防寒保暖,防止复感外邪。

②起居护理。注意休息,不做剧烈运动。可在医生的指导下进行体育锻炼,如散步、练气功、打太极拳等,逐渐增强体力。慎起居,随天气变化增减衣被,汗后避风。

③情志护理。调和情志,保持乐观、积极心态。

④饮食护理。宜益气养阴之品,少食多餐,忌肥甘厚味及生冷食物,以免损伤脾胃。可食山药、桂圆、大枣、莲子、薏米等,亦可用西洋参、太子参及人参扁豆粥、黄芪大枣粥(生黄芪30g,党参30g,甘草15g,粳米100g,大枣10枚。生黄芪、党参、甘草浓煎取汁;用粳米、大枣同煮,待粥成后,兑入药汁调匀,早晚服食)等。

⑤给药护理。中药汤剂宜饭后温服。

⑥对症护理。病人无力作咳时,可给予拍肩助痰排出;自汗或盗汗者,应注意及时用干软毛巾擦干或更衣;常用黄芪、浮小麦、红枣煎汤服用,也可用五倍子粉调醋敷肚脐。

4.阴阳虚损

临床表现：咳逆喘息，少气，痰呈白色泡沫状或夹血，血色暗淡，形寒，自汗、盗汗，潮热，声嘶音哑，形体消瘦，面浮肢肿，或见五更泄泻，口舌生糜，大肉尽脱，男子遗精、阳痿，女子经闭，舌质淡隐紫，少津，苔黄光剥，脉微细数或虚大无力。

护治原则：滋阴补阳。

代表方剂：补天大造丸（《医学心悟》）加减。

护理措施：

①环境要求。室温偏暖，湿度适宜，环境安静整洁。

②起居护理。卧床休息，可量力进行室内活动。

③情志护理。保持心绪稳定，配合治疗。

④饮食护理。宜滋养肺阴、温煦肾阳的食品，如牛羊乳、肉、鱼、水果、新鲜蔬菜等，也可常服阿胶、冬虫夏草、紫河车、灵芝等。忌辛辣燥热、肥甘厚腻等动火生痰的食物。

⑤给药护理。中药汤剂宜用文火煎，温服。

⑥对症护理。咳喘少气，呼吸困难时，应给予氧气吸入。

【健康指导】

（1）加强卫生宣传教育，强调防重于治的意义。定期进行体格检查，做到早发现、早诊断、早治疗。新生儿和婴幼儿按时接种灭活卡介苗，以有效地预防肺痨。

（2）肺痨患者应坚定治疗信心，遵医嘱持续用药，不可随意停药或换药。

（3）养成良好的生活习惯，起居有常，多晒太阳，常呼吸新鲜空气，随气候变化及时增减衣被。注意劳逸结合，充分休息，避免脑力、体力过劳，节制房事，适当锻炼身体以增强体质。病人自觉做好隔离，防止将病菌传染给他人，养成良好卫生习惯，不随地吐痰，喷嚏时用纸巾遮挡口鼻，做好痰、痰具、用具的消毒工作。

（4）保持情绪乐观，宜安心静养，戒恼怒忧虑。

（5）加强营养，可常食补肺润肺生津、补益肺脾肾之品，饮食宜清淡、易消化、少食多餐，以顾护脾胃功能。忌食辣椒、葱、姜等辛辣动火伤津之物，戒烟酒。

第三节　心系病证

心为"君主之官"，居于胸腔，有心包围护于外。心的主要生理功能，一是主血脉，二是主神志。心开窍于舌，其华在面，其志为喜，在液为汗，心与小肠相表里。心病的主要特征与其生理功能异常是一致的，主要表现为心脏及血脉异常，以及气血运行失常，神志精神异常。心系病证的常见证有虚实之分，虚证分为心阳（气）虚、心阴（血）虚，实证为痰火扰心、饮遏心阳、心血瘀阻等证型。

心系常见病证有心悸、胸痹、不寐、痫证等。

【证候与特征】

1.虚证

（1）心阳（气）虚

主要脉症：心悸不安，胸闷或心胸隐痛，气短无力，动则加重，舌淡苔薄白，脉虚无力或结代。若为心气虚证，则伴有气虚症状：面色苍白，倦怠无力，自汗，脉弱。若为心阳虚则伴有阳虚症状：形寒肢冷，胸闷或隐痛，舌质淡白，苔白，脉微细。

证候特征：以心气虚或心阳虚、气血运行失常的症状为主，兼见气虚或阳虚症状。本证以心悸不安，胸闷气短或心胸隐痛，动则尤甚为特征。

（2）心阴（血）虚

主要脉症：心悸而烦，失眠多梦，健忘，眩晕，面色无华，舌淡或红，苔少，脉细数无力。若为心血虚证，则伴有眩晕，面色不华，唇舌淡白，脉细弱无力。若为心阴虚证，则伴有五心烦热，夜间盗汗，口干舌燥，舌红少津，脉细数。

证候特征：以心血不足或心阴亏虚的症状为主，兼见营血亏虚或阴精耗伤症状。本证以心悸而烦、失眠多梦为特征。

2.实证

（1）火扰心

主要脉症：心悸，心神不安，胸闷烦燥，失眠多梦，口苦咽干，大便秘结，小便短赤，舌红，苔黄腻，脉滑数。

证候特征：以痰热内蕴、燥火扰心的症状为主。本证以心神不安、胸闷烦燥为特征。

（2）饮遏心阳

主要脉症：头晕胸闷，痰多气短，呕吐痰涎，肠鸣便溏，或畏寒，痞满，舌苔白腻，脉象弦滑或沉紧。

证候特征：本证以胸闷痰多，头晕，恶心欲吐，呕吐皆为痰涎为主要见症。

（3）心脉瘀阻

主要脉症：心悸怔忡，心胸疼痛，如刺如绞，痛有定处，舌质暗红，有瘀斑，舌下瘀筋，苔薄，脉涩或结代。

证候特征：本证以心胸疼痛，如刺如绞、痛有定处为主要见症。

【病因病机述要】

1.心阳（气）虚

多因禀赋不足，或年老脏器虚弱，或久思伤神、劳神过度，导致心脉失养。

2.心血（阴）虚

因思虑劳心过度，致阴血不足，心脉失于濡养，阴血暗耗。

3.痰火扰心

情志所伤，过极而化火，火灼津液而为痰。或过食肥甘苦，痰热内蕴，引起痰火攻心，或蒙蔽心窍。

4.饮遏心阳

痰饮内扰，阻遏心阳，使心阳不能外布。

5.心脉瘀阻

情志失调，气滞血瘀，使气血不能达于心脉。或外感淫邪，寒凝血瘀，或久病气血虚弱，气血运行无力，而气血瘀滞。

【护理要点】

1.环境要求

病室应保持安静整洁，空气流通，避免噪声。光线宜暗淡，温湿度适宜。

2.起居护理

病重者要卧床休息，轻者可适当活动，还可配合气功、太极拳等疗法，以不觉劳累，不加重症状为度。痰湿重者应帮助患者排痰，可采取侧卧位以利排痰，或翻身拍背，还可针刺廉泉、丰隆、内关等穴。昏迷患者采用负压吸引法进行吸痰。

3.情志护理

嘱患者保持精神乐观，情绪稳定，坚定信念，坚持治疗。避免惊恐刺激及忧思恼怒等。

4.饮食护理

饮食有节，进食营养丰富而易消化吸收的食物，忌过饥、过饱、烟酒、浓茶，宜低脂、低盐饮食。便秘者可给润肠通便之品，如香蕉、蜂蜜、核桃仁等，切忌排便时努责而发生意外。

5.给药护理

严格按医嘱使用各种药物，注意服药的温度，重点观察药物的副作用、药疗时的反应。

6.对症护理

昏迷患者做好口腔护理，可用银花甘草液清洁口腔，每日2~3次。长期卧床患者应预防压疮的发生，床铺清洁平整干燥，勤翻身、勤按摩、勤擦洗。尿潴留患者可针刺中极、气海、足三里、水道、肾腧、腰阳关等穴位，并加灸气海、关元、足三里等穴位。

7.病情观察

观察心律、心率、血压、呼吸、神色、汗出、舌苔脉象的变化，观察病症发作与情志、进食、体力活动等关系，并做好记录。如出现面色苍白、汗出肢冷、心前区剧烈疼痛，以及呼吸、脉搏异常时，应立即报告医师，并配合抢救处理。

一、心悸

所谓心悸，是指患者自觉心中悸动，惊惕不安，甚则不能自主为主要表现的一种病症。每因情志波动或劳累过度而发作，且常伴胸闷、气短、失眠、健忘、眩晕、耳鸣等症。心悸又有惊悸和怔忡之分。病情较轻者为惊悸，病情较重者为怔忡，可呈持续性。

现代医学中各种器质性心脏病，病毒性心肌炎，心力衰竭，心律失常，神经官能症等，在发生以心悸为主要症状时，均可参照本病进行护理。

【历史沿革】

从病名来看，《内经》中有惊、惕、惊骇、惊惑、惊躁等名称，《金匮要略》和《伤寒论》中称"惊悸""心动悸""心中悸""心下悸"。宋代严用和《济生方》首次提出"怔忡"之病名。

从病因病机来看，《内经》认为病因为宗气外泄，心脉不通，突受惊恐，复感外邪等。《素问·平人气象论》："……左乳之下，其动应衣，宗气泄也"。《素问·举痛论》："惊则心无所依，神无所归，虑无所定，故气乱也。"《素问·痹论》："脉痹不已，复感于邪，内舍于心……心痹者，脉不通，烦则心下鼓。"《诸病源候论》认为是外感、情志失调："风惊悸者，由体虚，心气不足，心之府为风邪所乘，或恐悸忧迫，令心气虚，亦受于风邪，风邪搏于心，则惊不自安，惊已，则悸动不定。"《三因极一病证方论》认为："五饮停蓄，闭于中脘，使人惊悸，属饮家。"宋代医家成无己认为，心悸是水停于心下及心气虚所致："心悸之由，不越二种，一者气虚也，二者停饮也。"

【病因病机】

（1）外感风寒湿三气，日久为痹。初为脉痹，脉痹未好，复感外邪，内舍于心，痹阻心脉，而致心痹，心脉气血运行不畅，心脉失养，而致心悸；若风寒湿夹杂热邪，所发病为热痹，上攻于心，瘀结心脉，亦可引起心悸。心为五脏之首，外感六淫、疫疠之气等外邪，内扰心脉，均可见心悸。

（2）平素心虚胆怯，突遇惊恐，触犯心神，心神动摇，不能自主而致心悸。或长期忧思不解，心气郁结，化火生痰，痰火扰心，心神不宁而致心悸。或大怒伤肝，怒则气逆，阴血暗耗，心失所养，可致心悸。

（3）先天禀赋不足，素体虚弱，或久病气血虚弱，房劳过度，气血阴阳亏虚，或失血过多，气血空虚，以致心脉失养，可致心悸。

（4）喜食膏粱厚味，损伤脾胃，脾失健运而生痰浊，痰浊凌心，心神有安而致心悸。或痰湿久蕴，化为痰火，痰火扰心而致心悸。劳倦过度损伤脾胃，气血生化不足，而致心脉失养，心神不宁，而致心悸。

（5）药物毒性大或用药过量，攻伐太过，引起五脏六腑或气血失调，进而导致心不能藏神，气血不能滋养心脉，心脉受损而致心悸。

【诊断与鉴别诊断】

（一）诊断

1.症状

自觉心慌不安，心跳剧烈，神情紧张，不能自主，心搏或快速，或心跳过重，或忽跳忽止，呈阵发性或持续不止。

2. 病史

心悸的发生多与体虚劳倦，饮食不当，情志刺激，感受外邪，药物使用不当等因素有关。

3. 体征

心动过速、过缓或其他心律失常，可见有脉象数、疾、促、结、代、沉、迟等变化。

4. 辅助检查

心电图、血压、心脏彩超、X 射线胸部摄片等检查有助于明确诊断。

（二）鉴别诊断

1. 胸痹

患者可伴见心悸的症状，如表现为心慌不安，脉结或代，但以胸闷心痛为主症。

2. 真心痛

以心前区或胸骨后刺痛，牵及肩胛两背为主症，并常伴较突出的心悸症状，脉或数，或迟，或脉律不齐，常因劳累、感寒、饱餐、情绪波动等而诱发，多呈短暂发作，但甚者心痛剧烈不止，唇甲紫绀或手足青冷至节，呼吸急促，大汗淋漓，脉微欲绝，直到晕厥，病情危笃。心悸应视为其一个次要症状。

3. 奔豚

发作之时，亦觉心胸躁动不安，但心悸为心中剧烈跳动，发自于心。奔豚乃上下冲逆，发自少腹。

【辨证施护】

（一）辨证要点

1. 辨惊悸与怔忡

惊悸发病，多与情绪有关，由骤遇惊恐，忧思恼怒，悲哀过极或过度紧张而诱发，多为阵发性，病来虽速，病情较轻，实证居多，病势轻浅，可自行缓解，不发时如常人。怔忡多由久病体虚、心脏受损所致，无精神因素亦可发生，常持续心悸，心中惕惕，不能自控，活动后加重，病情较重，属实证，或虚中夹实，病来虽渐，不发时亦可见脏腑虚损症状。惊悸日久不愈，亦可形成怔忡。

2. 辨虚实

心悸证候特点多为虚实夹杂，虚者指脏腑气血阴阳亏虚，实者多指痰饮、瘀血、火邪之类。

3. 辨脉象

观察脉象变化是心悸辨证中重要的客观内容，应结合病史、症状，推断脉症从舍。阳盛则促，数为阳热，若脉虽数、促而沉细、微细，伴有面浮肢肿，动则气短，形寒肢冷，舌淡者，为虚寒之象。阴盛则结，迟而无力为虚，脉象迟、结、代者，一般多属虚寒，其中结脉表示气血凝滞，代脉常为元气虚衰、脏气衰微。久病体虚而脉象弦滑搏指者为逆，病情重笃而脉象散乱模糊者为病危之象。

（二）一般护理

（1）病室应保持安静整洁，避免噪音。光线宜暗淡，温湿度适宜。病重者要卧床休息，轻者可适当活动，还可配合气功、太极拳等疗法，以不觉劳累，不加重症状为度。

（2）嘱患者保持精神乐观，情绪稳定，坚定信念，坚持治疗，应避免惊恐刺激及忧思恼怒等。

（3）饮食有节，进食营养丰富而易消化吸收的食物，忌过饥、过饱、烟酒、浓茶，宜低脂、低盐饮食及含钾高的食物，如苋菜、油菜、菠菜、慈菇、苦瓜、柑橘等。便秘者可给润肠通便之品，如香蕉、蜂蜜、核桃仁等，切忌排便时努责而发生意外。

（4）心慌气促不能平卧者取半坐卧位，并予氧气吸入。如出现面色苍白、汗出肢冷、心前区剧烈疼痛，以及呼吸、脉搏异常时，应立即报告医师，并配合抢救处理。

（5）观察心律、心率、血压、呼吸、神色、汗出、舌苔、脉象的变化，观察心悸发作与情志、进食、体力活动等关系，并做好记录。

（三）分型护治

1. 心虚胆怯证

临床表现：以心悸不安，害怕易恐，坐卧不宁，少寐多梦易醒，舌苔薄白，脉细弦或动数。

护治原则：镇惊定志，养心安神。

代表方剂：安神定志丸（《医学心悟》）加减。

护理措施：

①环境要求。病室整洁，阳光充足，舒适安静，避免噪音。

②起居护理。养成良好起居习惯，睡前不饮浓茶、咖啡，不看刺激性书刊及影视。

③情志护理。避免不良情绪刺激，保持身心愉悦。多关心患者，进行劝解、安慰，使其配合治疗。

④饮食护理。宜食补益气血、养心安神之品，如红枣、五味子、桑葚、荔枝、猪心等。睡眠困难者可加酸枣仁、红糖煎水服，心烦者可用竹茹、贝母煎水饮用。

⑤给药护理。中药汤剂宜饭后 1~2h 温服，安神定志药物宜早晚服用。

⑥对症护理。心悸发作时，应卧床休息，专人陪护，给予心理安慰，稳定情绪，调整精神，莫惊勿慌。可针刺或按压神门、内关、心腧、胆腧等穴，或耳针心、肾、副交感穴。

2. 心脾两虚证

临床表现：心悸不宁，头晕，面色不华，倦怠乏力，动则汗出，舌质淡红，脉细弱。

护治原则：补血养心，益气安神。

代表方剂：归脾汤（《济生方》）加减。

护理措施：

①环境要求。病室安静，阳光充足、舒适，避免噪音喧哗。

②起居护理。注意休息，防止过劳。虚人易感风寒，应注意防护，随气候变化增减衣被。心悸头晕时，应卧床休息，避免走动，以防跌扑、外伤。

③情志护理。保持心情舒畅，避免不良情绪刺激。

④饮食护理。饮食调养应持之以恒，可进食大枣、山药、桂圆、莲子、黑木耳、瘦肉、牛奶、猪心、甲鱼、杞子粥、黄芪粥等，以补血养心，益气安神。

⑤给药护理。中药汤剂宜饭前1小时温服，服药后注意休息。

⑥对症护理。心悸频发，尤其心率过缓时可用西洋参5g，煎水代茶饮。

3. 阴虚火旺证

临床表现：心悸不宁，心烦少寐，头晕目眩，耳鸣，腰膝酸软，手足心热，口干咽燥，舌红少苔或舌光红无苔，脉细数。

护治原则：滋阴清火，养心安神。

代表方剂：黄连阿胶汤（《伤寒论》）加减。

护理措施：

①环境要求。病室温度不宜过高，湿度可略高，光线宜暗。

②起居护理。生活有节，慎房室，以防肾水亏耗，水不济火，加重心悸。

③情志护理。多关心体贴患者，多和患者进行沟通。避免情志的刺激，郁怒伤肝，致肝阴虚阳亢。

④饮食护理。戒烟忌酒，忌食辛辣刺激性食品。宜清补心肾之品，如甲鱼、桑椹、银耳、红枣、鲜藕等。

⑤给药护理。中药汤剂宜饭后1小时偏凉服。

⑥对症护理。心悸发作时，可服用朱砂安神丸1~2粒，或耳穴埋豆，取神门、交感、心等穴，按揉3~5分钟。心悸伴头晕目眩者，要观察血压变化，必要时每日测血压1~2次。

4. 心阳不振证

临床表现：心悸不安，动则尤甚，面色苍白，胸闷气短，形寒肢冷，舌淡，脉虚弱或沉细。

护治原则：温补心阳，安神定悸。

代表方剂：桂枝甘草龙骨牡蛎汤（《医学入门》）加减。

护理措施：

①环境要求。居室向阳，温度宜偏高，安静舒适。

②起居护理。注意防寒保暖，随气候变化，增减衣物。心悸甚者，须卧床休息。恢复期鼓励和指导患者适当散步、做操、打太极拳等，以增强体质。

③情志护理。给患者以精神安慰，解除恐惧，避免紧张和激动。

④饮食护理。宜进补养心气，温阳之品，如海参、羊肉等，以及八宝莲子粥、桂圆柏子仁粥等。忌食生冷之物。

⑤给药护理。中药汤剂宜久煎，空腹或饭前热服。服药后注意保暖，避免受寒。

⑥对症护理。心阳不振多属心悸之重症，尤见迟脉或结代脉者，应密切观察以防意外，如发生喘促不能平卧，取半卧位，吸氧。若喘促、悸动不安、面青唇紫、汗出肢冷、脉微欲绝等，应立即报告医生，并积极配合抢救。

5.水饮凌心证

临床表现：心悸气短，胸闷痞满，形寒肢冷，小便短少，或下肢浮肿，渴不欲饮，恶心吐涎，舌苔白滑，脉弦滑。

护治原则：振奋心阳，化气行水。

代表方剂：苓桂术甘汤（《金匮要略》）加减。

护理措施：

①环境要求。保持病房内空气清新，清爽干燥，环境安静。

②起居护理。注意保暖，防止受凉。若心悸喘咳，不能平卧，应取半卧位，呼吸困难者吸氧，绝对卧床休息。

③情志护理。对病人多加关心体贴，给予心理疏导。给病人心理支持使其病情稳定，消除焦虑，烦躁不安，易怒恐惧等不良情绪。

④饮食护理。宜少食多餐，食益气温阳，化饮利水之物，忌食生冷瓜果、肥甘厚味及黏滞之品。浮肿者，低盐饮食，控制进水量，食赤小豆薏米仁粥等。

⑤给药护理。中药汤剂宜浓煎，宜温服，分少量多次服用，或饭后30分钟至1h热服。严格按时间和剂量给药。

⑥对症护理。心悸喘息不能平卧者，应取半卧位，给予氧气吸入。水肿患者要控制水、钠摄入量，给予低盐饮食，记录24h出入量，并做好皮肤护理，避免皮肤损伤。

6.心血瘀阻证

临床表现：心悸不安，心痛时作，甚者唇甲青紫，胸闷不适，舌质紫暗或有瘀斑，脉涩或结代。

护治原则：活血化瘀，理气通络。

代表方剂：桃仁红花煎（《陈素庵妇科补解》）加减。

护理措施：

①环境要求。病室宜安静，空气新鲜，避免穿堂风。

②起居护理。卧床休息，谢绝探视，降低心率、耗氧。

③情志护理。进行心理疏导，调护情志，消除恐惧感，祛除不良心理刺激。

④饮食护理。食宜行气活血之品，可予中药泡茶饮，如红花、丹参（切片）泡茶。忌肥甘厚味食物。

⑤给药护理。中药汤剂宜温服，药物不宜久煎，亦不宜久服，症状改善后即停用。

⑥对症护理。胸闷不舒，唇甲紫绀者，可取半卧位，持续低流量吸氧。胸闷心痛发作时，立即舌下含服速效救心丸 5 ~ 10 粒或复方丹参丸 10 ~ 15 粒，并测量血压、脉搏。

【健康指导】

（1）生活起居有常，保证充足的睡眠和休息，养成良好的排便习惯，排便不畅时勿用力，注意防寒保暖，防感冒。

（2）保持心情舒畅，心胸宽广，避免过于激动、忧伤，学会自我调节不良情绪，可采取听音乐、与亲人朋友谈心、做些自己喜欢的事，以放松心情。

（3）饮食有节，勿过饱，多食新鲜蔬菜、水果。宜食补益气血之品，如瘦肉、淡水鱼、红枣、桂圆莲子汤、百合莲子汤等。忌食动物内脏及辛辣厚味之品，戒烟酒。

（4）根据自身体质，选择适当的锻炼方式，如散步、做操、打太极拳等，以不感觉劳累为宜。

（5）嘱患者随身携带急救药品或常用药，注意有效控制心绞痛。患者出现心悸、胸骨后刺痛或心前区疼痛时，要立即停止活动，平卧休息或即时坐下，含服急救药品。

二、胸痹

胸痹是以胸部憋闷、疼痛，甚则胸痛彻背、短气、喘息不得卧等为主要表现的病症。轻者偶发短暂轻微的胸部沉闷或隐痛，或为发作性膻中或左胸不适感；重者疼痛剧烈，或呈压榨样绞痛。常伴有心悸、气短、呼吸不畅，甚至喘促、惊恐不安、面色苍白、冷汗自出等。胸痹如持续发作，疼痛剧烈，也可变生厥证、脱证等危重证候。

现代医学中的冠状动脉粥样硬化性心脏病、心绞痛、心包炎等疾病引起的心前区疼痛，以及肺部疾病、胸膜炎、肋间神经痛等，在发生以胸部憋闷、疼痛，甚则胸痛彻背、短气、喘息不得卧等为主症时，均可参照本病进行护理。

【历史沿革】

从病名来看，"胸痹"首见于《金匮要略》，文中对该病有"胸痹不得卧，心痛彻背""背痛彻心""喘息咳唾，胸背痛，短气，寸口脉沉而迟，关上小紧数"等症状的描述。《内经》中有"心病者，胸中痛，胁支满，胁下痛，膺背肩胛间痛，两臂内痛"，"真心痛，手足青至节，心痛甚，旦发夕死，夕发旦死"的记载。唐代孙思邈《千金要方》中提出："胸痹引背时寒，间使主之。"晋代葛洪在《肘后备急方》中首次详尽描写了胸痹的证候："胸痹之病，令人心中坚痞忽痛，肌中苦痹，绞急如刺……或彻引背膂。"

从病因病机来看，《内经》认为："肺大则多饮，善病胸痹，喉痹，逆气。"汉代张仲景指出胸痹上焦阳虚，阴邪过盛，胸阳痹阻的病机及痛之主症。隋代巢元方在《诸病源候论》中认为，"心病"可有心痛，心痛中又有虚实两大类。"寒气客于五脏六腑，因虚而发，上冲胸间，则胸痹""心痛者，风冷邪气乘于心也，其痛发有死者，有不死者"，强调寒邪为患。明清时期，出现了"污血""瘀血""痰瘀同患""火邪犯心"等论述，使心痛病机更趋于完善。

【病因病机】

1. 寒邪内侵

寒主收引，既可抑遏阳气，暴寒折阳，又可使血行瘀滞，发为本病。

2. 饮食失节

饮食不节，如过食肥甘厚味，或嗜烟酒，致脾胃损伤，运化失健，聚湿生痰，上犯心胸，阻遏心阳，气机不畅，心脉闭阻，而成胸痹。如痰浊留恋日久，痰阻血瘀，亦成本病。

3. 情志失调

忧思伤脾，脾失健运，津液不布，遂聚为痰。郁怒伤肝，肝失疏泄，肝郁气滞，甚则气郁化火，灼津成痰。无论气滞或痰阻，均可使血行失畅，脉络不利，而致气血瘀滞，或痰瘀交阻，胸阳不运，心脉痹阻，不通则痛，而发胸痹。

4. 劳倦内伤

劳倦伤脾，脾虚转输失能，气血生化乏源，无以濡养心脉，拘急而痛。积劳伤阳，心肾阳微，胸阳失展，阴寒内侵，血行涩滞，而发胸痹。

5. 年迈体虚

多见于中老年人，年过半百，正气自半，精血渐衰，在本虚的基础上形成标实，导致寒凝、气滞、血瘀、痰浊，而使胸阳失运，心脉阻滞，发生胸痹。如肾阳虚衰，则不能鼓舞五脏之阳，可致心气不足或心阳不振，血脉失于温运，痹阻不畅，发为胸痹；肾阴亏虚，则不能濡养五脏之阴，水不涵木，又不能上济于心，因而心肝火旺，心阴耗伤，心脉失于濡养，而致胸痹。

【诊断与鉴别诊断】

（一）诊断

1. 症状

自觉胸闷如窒，呼吸欠畅，胸部闷痛，甚者心痛彻背，背痛彻心。呈反复发作性或持续不解，常伴有心悸、气短、自汗，甚则喘息不得卧。

2. 病史

胸痹的发生常因情志波动，气候变化，多饮暴食，劳累过度等而诱发。亦有无明显诱因或安静时发病者。

3. 体征

心率增快，血压升高，表情焦虑，自觉冷或出汗，甚至喘促，脉结代。

4. 辅助检查

心电图、白细胞总数、血沉、血清酶学检查等有助于明确诊断。

（二）鉴别诊断

1. 胸痛

疼痛部位在胸，疼痛随呼吸、运动、转侧而加剧，常合并咳嗽、咳痰、喘息等症状。胸部 X 射线检查等可助鉴别。

2. 胁痛

疼痛部位以右胁部为主，肋缘下可有压痛，可合并厌油、黄疸、发热等，常因情志不舒而诱发。多伴有消化功能的改变。胆囊造影、胃镜、肝功能、淀粉酶检查等有助于鉴别。

3. 胃痛

疼痛部位在上腹胃脘部，局部可有压痛，以胀痛、灼痛为主，持续时间较长，常因饮食不当而诱发，并多伴有泛酸、嗳气、恶心、呕吐、纳呆、泄泻等消化系统症状。B 超、胃肠造影、胃镜、淀粉酶检查等可助鉴别。

【辨证施护】

（一）辨证要点

1. 辨标本虚实

胸痹属本虚标实之证，辨证首先辨别虚实，分清标本。标实应区别气滞、痰浊、血瘀、寒凝的不同，本虚应区别阴阳气血亏虚的不同。标实者：闷重而痛轻，兼见胸胁胀满，善太息，憋气，苔薄白，脉弦者，多属气滞；胸部窒闷而痛，伴唾吐痰涎，苔腻，脉弦滑或弦数者，多属痰浊；胸痛如绞，遇寒则发，伴畏寒肢冷，舌淡苔白，脉细，为寒凝心脉所致。本虚者：劳累而发，隐痛而闷，伴心慌、气短、乏力，舌淡胖嫩，边有齿痕，脉沉细或结代者，多属心气不足；绞痛兼见胸闷气短、四肢厥冷、神倦自汗，脉沉细，为心阳不振；隐痛时作时止，缠绵不休，动则多发，伴口干，舌淡红而少苔，脉沉细而数，属气阴两虚表现。

2. 辨病情轻重

疼痛持续时间短暂，瞬息即逝者多轻；持续时间长，反复发作，甚至数日不休者为重症或危候。疼痛遇劳发作，休息或服药后能缓解者为顺症；服药后难以缓解者为危候。

3. 辨疼痛部位

局限于胸膺部位，多为气滞或血瘀；放射至肩背、咽喉、脘腹甚至臂膀、手指者，为痹阻；胸痛彻背、背痛彻心者，多为寒凝心脉或阳气暴脱。

（二）一般护理

（1）病室应安静舒适，空气新鲜，温湿度适宜，避免噪声。

（2）安慰患者，保持心情舒畅，解除患者紧张、忧虑、恐惧心理，积极配合治疗。

（3）注意休息，适度活动。急性期绝对卧床休息，专人护理；气息短促者取舒适半卧位；呼吸困难者给予吸氧，并注意保持呼吸道通畅。

（4）加强巡视，严密观察患者的生命体征、舌脉、精神情志变化及胸闷胸痛发作的时间、性质、程度、部位；危重患者需转入重症监护病房，监测生命体征及水电解质等情况。

（5）饮食宜节制，合理调配，以清淡富有营养为宜，忌辛辣刺激、肥厚油腻的食物。戒烟，慎饮酒，二便通畅，切忌用力排便。

（6）输液时，忌滴速过快，每分钟以10~30滴为宜。观察患者心律失常、心衰及心源性休克三大并发症的前躯症状，采取防范措施，防止病情恶化。

（7）病情发作时，立即停止一切活动，卧床休息，协助病人采取舒适的体位，解开衣领，保持气道通畅。

（三）分型护治

1.寒凝心脉证

临床表现：卒然心痛如绞，或心痛彻背，背痛彻心，或感寒痛甚，心悸气短，形寒肢冷，冷汗自出，苔薄白，脉沉紧或促。多因气候骤冷或感寒而发病或加重。

护治原则：温经散寒，活血通痹。

代表方剂：当归四逆汤（《伤寒论》）加减。

护理措施：

①环境要求。病室温暖向阳，通风透气。

②起居护理。防寒保暖，切忌受冷，天气骤冷或阴雨之日，及时增添衣被。

③情志护理。心情愉悦，开朗，避免患者激动。

④饮食护理。禁生冷瓜果等寒凉之品，宜食温热食物。大蒜、干姜、川椒等调味温阳散寒，肉桂、桂圆、羊肉、薤白等开痹散寒。

⑤给药护理。中药应热服，恶心者可少量频服，饮入即吐者可先饮生姜汁少许，再进汤药。

⑥对症护理。胸闷喘息不得卧者给予半坐卧位和吸氧。灸心腧、厥阴腧、内关等穴。

2.气滞心胸证

临床表现：心胸满闷，隐痛阵发，痛有定处，欲太息，情志不遂时易诱发或加重，或兼有脘部胀闷，嗳气或矢气则舒，苔薄或薄腻，脉细弦。

护治原则：疏肝理气，活血通络。

代表方剂：柴胡疏肝散（《景岳全书》）加减。

护理措施：

①环境要求。居室宽敞明亮，空气流通，温度适宜。

②起居护理。发病初期卧床休息，睡眠充足，酌情逐渐增加活动量，以利气血通畅。

③情志护理。做好心理疏导，解除患者忧虑和恐惧心理，情绪稳定，积极配合治疗。

④饮食护理。饮食清淡、易消化，宜低盐、低脂、营养丰富之品，忌肥甘厚味和辛辣刺激之品。食薤白粥、桃仁粥，以行气开郁。

⑤给药护理。中药宜热服。

⑥对症护理。胸闷喘息不得卧者，给予半坐卧位、吸氧。

3. 痰浊闭阻证

临床表现：胸闷重而心痛微，痰多气短，肢体沉重，形体肥胖，遇阴雨天而易发作或加重，伴倦怠乏力，纳呆便溏，咯吐痰涎，舌体胖大且边有齿痕，苔浊腻或白滑，脉滑。

护治原则：通阳泄浊，豁痰宣痹。

代表方剂：栝蒌薤白半夏汤（《金匮要略》）合涤痰汤（《济生方》）加减。

护理措施：

①环境要求。病室避免潮湿，开窗保持空气流通。

②起居护理。加强活动，以增强体力，改善脏腑功能。

③情志护理。安慰患者，消除恐惧紧张心理，积极配合治疗。

④饮食护理。食水果蔬菜和富含纤维素的食物，忌油腻黏滑之品，以免助湿生痰。食橘子、萝卜、薏米等，以健脾化痰。

⑤给药护理。中药汤剂温热服。若痰液黏稠不易咳出时，服用鲜竹沥水 20mL/次，每天 3 次。

⑥对症护理。咳嗽痰多者，定时翻身拍背，利于痰液排出。

4. 瘀血痹阻证

临床表现：心胸疼痛，如刺如绞，痛有定处，入夜为甚，甚则心痛彻背，背痛彻心，或痛引肩背，伴有胸闷，日久不愈，可因暴怒、劳累而加重，舌质紫暗，有瘀斑，苔薄，脉弦涩。

护治原则：活血化瘀，通脉止痛。

代表方剂：血府逐瘀汤（《医林改错》）加减。

护理措施：

①环境要求。病室通风透气，明亮安静。

②起居护理。保证睡眠和休息，发作期患者绝对卧床休息，病情稳定后适当活动。

③情志护理。安慰患者，调护情志，消除紧张情绪，积极配合治疗。

④饮食护理。食宜低脂、低胆固醇、富含纤维素食物。急性期少食多餐，忌饱餐。

⑤给药护理。中药汤剂温热服。

⑥对症护理。加强病房巡视，关注病情变化。心痛发作时，可予丹参片 5 片活血止痛，必要时舌下含服硝酸甘油 1 片或麝香保心丸 2 粒。呼吸困难者给予吸氧，疼痛者给予止痛，肢冷汗多者给予保温。

5. 心气不足证

临床表现：心胸阵阵隐痛，胸闷气短，动则甚，心中动悸，倦怠乏力，神疲懒言，面色白，舌质淡红，舌体胖且边有齿痕，苔薄白，脉细或结代。

护治原则：益气养阴，活血通络。

代表方剂：保元汤（《博爱心鉴》）合甘麦大枣汤（《金匮要略》）加减。

护理措施：

①环境要求。病房安静，温湿适宜，通风良好。

②起居护理。注意休息，保证睡眠，以卧床休息为主，忌劳累。

③情志护理。多为久病患者，情绪表现焦虑、忧郁，多关心体贴，善于劝导，稳定患者情绪。

④饮食护理。宜食补气养阴之品，如红枣、莲子、桂圆、瘦肉、牛乳、蛋类、鱼肉，适当配合益气养阴的中药，如山药、黄芪、百合熬粥以调补。

⑤给药护理。中药宜空腹服用。

⑥对症护理。胸闷喘息不得卧者，给予半坐卧位和吸氧。

6. 心阴亏损证

临床表现：心胸疼痛时作，或灼痛，或闷痛，心悸怔忡，五心烦热，口干盗汗，颜面朝热，舌红少津，苔薄或剥，脉细数结代。

护治原则：滋阴清热，活血养心。

代表方剂：天王补心丹（《摄生秘剖》）加减。

护理措施：

①环境要求。环境舒适安静，光线柔和。

②起居护理。注意休息，静心养病，忌劳累。

③情志护理。平心静气，心情愉快。

④饮食护理。食养阴之品，如银耳莲子等，忌辛辣、油腻。

⑤给药护理。中药汤剂宜饭后 1~2 小时温凉服用。

⑥对症护理。呼吸困难者给予吸氧，疼痛者给予止痛，肢冷汗多者给予保温。

7. 阳气虚衰证

临床表现：胸闷气短，甚则胸痛彻背，心悸汗出，畏寒肢冷，腰酸乏力，面色苍白，唇甲淡白或青紫，舌淡白或紫暗，脉沉细或沉微欲绝。

护治原则：益气温阳，活血通络。

代表方剂：参附汤（《正体类要》）加减。

护理措施：

①环境要求。病室温暖向阳，舒适安静。

②起居护理。卧床休息，防寒保暖，症状缓解后适当活动。

③情志护理。病程较长，嘱患者心情放松，避免过度劳累紧张，忌恼怒，远房事。

④饮食护理。忌烟酒、辛辣、油腻等不易消化食物。宜食高蛋白、高维生素、低盐食物，如桂圆、甲鱼、山药、鸡蛋、人参、木耳、苹果、橘子等。

⑤给药护理。宜空腹热服，服药后少量进食热粥以增强药效。可遵医嘱灸肺腧、风门、气海以助阳散寒。

⑥对症护理。呼吸困难者给予吸氧，疼痛者给予止痛，肢冷汗多者给予保温。

【健康指导】

（1）病情较重时绝对卧床休息，避免情绪紧张及不良刺激，指导患者自我排解不良情绪，如转移法、音乐疗法、谈心释放法及想象放松法等。

（2）劳逸结合，康复期适当进行康复锻炼。避免紧张劳累、情绪激动、便秘、感染等诱发因素。

（3）生活起居有常，保证充足的睡眠和休息，养成良好的排便习惯，排便不畅时勿用力，注意防寒保暖。

（4）按时、按医嘱服药，自我监测药物的副作用，定期进行心电图、血糖、血脂的检查，积极治疗高血压、糖尿病、高血脂症。

（5）合理调配饮食，少食多餐。宜食禽类、鱼类、核桃、花生、葵花子、蔬菜、水果等食品，忌烟酒、肥甘厚味与辛辣刺激性食物，少食动物脂肪及胆固醇含量较高的食物。

（6）嘱患者随身携带急救药品或常用药。

三、不寐

不寐也叫"目不瞑""不得眠""不得卧"，现多称为失眠，是指经常性的睡眠减少，或不易入睡，或寐而易醒，醒后不能再度入睡，甚或彻夜不眠。本病多由情志内伤，饮食劳倦，肾阴亏虚等原因，致心神受扰而引起，病位在心，与脾、肾二脏关系密切。

现代医学中的失眠症、神经衰弱等，均可参照本病进行护理。

【历史沿革】

从病名来看，《内经》有"不得卧""卧不安""不得安卧""少卧""目不瞑""不夜瞑"和"不能眠"等。《伤寒杂病论》则多称其为"不得眠"。《外台秘要》卷三："夫诊时行，始于项强敕色，次于失眠发热，中于烦躁思水，终于生疮下痢，大齐于此耳。"这是首次提到失眠的病名。明清时期不寐的病名也得到了较为广泛的应用，如清代陈士铎的《辨证录》和洪金鼎的《医方一盘珠》等书都列不寐病门。

从病因病机来看，《灵枢》认为，"卫气不得入于阴，常留于阳。留于阳，则阳气满，阳气满则阳跷盛；不得入于阴，则阴气虚，故目不瞑"，说明阳不交阴是不寐的总病机。汉代张仲景在《伤寒论》中记载了太阳病汗下后致胃中干，而烦躁不得眠，诱因为汗、吐、下之后的虚烦不得眠或下后又汗，致昼夜烦躁不得眠。《金匮要略》有"虚劳虚烦不得眠，酸枣仁汤主之"，是由肝阴不足，心血亏虚所致。明代张景岳在《景岳全书》中，将不寐分为有邪与无邪两种："有邪者多实证，无邪者多虚证。"

【病因病机】

1.情志不遂，肝火扰动

情志内伤，肝郁不舒，郁而化火，肝火扰动心神。或素体肝阴不足，肝阳上亢，扰动神明而不寐。

2.胃中不和，夜卧不安

暴饮暴食，脾胃受伤。或宿食停滞，酿成热痰，壅遏中焦。痰热上扰，胃气不和，则夜卧不安。

3.思虑劳倦太过，伤及心脾

心伤则心血暗耗，心阴亏虚神不守舍。脾伤则生化乏源，营血亏少，不能上奉于心，心失所养而心神不宁。

4.肾阴亏虚，心阳独亢

素体肾亏或久病肾虚，肾水不足不能上济于心，水不济火，心肾不交，心火独亢，扰动神明，心神不宁而不得寐。

5.心虚胆怯，心神不宁

心胆气虚，暴受惊骇，惊恐伤神，心虚不宁而寐不安。

【诊断与鉴别诊断】

（一）诊断

1.症状

轻者入寐困难或寐而易醒，醒后不寐，连续3周以上；重者彻夜难眠。常伴有头痛、头昏、心悸、健忘、神疲乏力、心神不宁、多梦等症。

2.病史

不寐的发生多与饮食不节，情志失常，劳倦、思虑过度，病后，体虚等因素有关。

3.体征

一般无明显客观体征。

4.辅助检查

血常规、神经心理学检查、脑电图、颅脑 CT 等检查。

（二）鉴别诊断

1.继发性不寐

引起继发性不寐的常见原因有：影响中枢神经系统的躯体疾病；身体方面的不适，如皮肤疾病的痒痛或疼痛、癌性疼痛等；酒、咖啡、药物等引起；精神疾患，大多数精神障碍患者有失眠症状，特别是焦虑症及抑郁症患者。

2.其他睡眠障碍

如夜惊、梦魇者。

3.一过性失眠障碍

不需药物治疗，放松心情，自我调护。

【辨证施护】

（一）辨证要点

1.辨轻重

不寐的病证轻重，与其病因、病程长短有关。轻证为少眠或不眠，重者彻夜不眠；

轻者数日即安，重者成年累月不解。

2. 辨虚实

不寐有虚实之分。虚证属阴虚火旺、心脾两虚，失其所养，表现为体质瘦弱、面色无华、神疲懒言、心悸健忘。实证为心火炽盛、肝郁化火、痰热内扰，表现为心烦易怒、口苦咽干、便秘溲赤、胸闷且痛。

3. 辨受病脏腑

不寐病位主要在心，心神被扰或心神失养、神不守舍而致不寐。其他脏腑如肝、胆、脾、胃、肾的阴阳气血失调，也可扰动心脑而致不寐。如急躁易怒而不寐者，多为肝火内扰；入睡后易惊醒者，多为心胆虚怯；面色少华，肢倦神疲而不寐者，多为脾虚不运，心神失养。

（二）一般护理

（1）病室温湿度适宜，以免因燥热、闷气影响患者睡眠。入睡时室内光线偏暗而柔和，舒适安静。

（2）晚间宜平和安静，不宜多语谈笑、情绪激动、剧烈活动。白天劳逸结合，适度锻炼，有助于晚上入睡。

（3）重视情志调护，做好心理安慰及疏导，平心静气，心情舒畅。

（4）养成良好的睡眠习惯，定时就寝。睡前热水泡脚或搓揉劳宫、涌泉穴；或睡前按压耳穴；或采用耳穴埋籽法，埋于神门、交感、心等穴。

（5）饮食定时定量，富有营养，补充维生素、微量元素及水分，少饮含咖啡因的饮料、浓茶，忌食辛辣、烟熏类有刺激性的食物。

（三）分型护治

1. 肝郁化火证

临床表现：烦躁不寐，性急易怒，口渴喜饮，目赤口苦，食少便干，小便黄赤，舌红苔黄，脉弦而数。

护治原则：清肝泻火，镇心安神。

代表方剂：龙胆泻肝汤（《医方集解》）加减。

护理措施：

①环境要求。病室清静，光线柔和，湿度偏低。

②起居护理。适当活动，如睡前散步，顺畅气机，有利安眠。

③情志护理。气急易怒心烦者，减少外来精神刺激。

④饮食护理。饮食以凉性的素食为主，如芹菜、菠菜、海蜇、紫菜、柑橘、金橘等平肝、解郁、化火的食物，忌食辛辣、炙煿、厚味等动火之品。

⑤给药护理。汤药煎后凉服。目赤者用菊花、黄芪泡水饮，以清肝退赤。便秘时用决明子泡水饮，以通便泻火。

⑥对症护理。神门、三阴交、心俞、胆俞等穴针刺。

2. 心火炽盛证

临床表现：心烦不寐，躁扰不宁，怔忡，口干舌燥，小便短赤，口舌生疮，舌尖红，苔薄黄，脉细数。

护治原则：清心泻火，宁心安神。

代表方剂：朱砂安神丸（《医学发明》）加减。

护理措施：

①环境要求。保持安静，避免噪声刺激。

②起居护理。注意休息，衣被干爽舒适，适当活动，如练气功、打太极拳、散步，以增强体质。

③情志护理。加强心理疏导，或转移注意力，或听轻音乐等促进睡眠。

④饮食护理。饮食清淡，忌煎炸等助火之品。

⑤给药护理。中药汤剂宜凉服。

⑥对症护理。取神门、三阴交、心腧、足三里等穴针刺。

3. 痰热内扰证

临床表现：不寐头重，痰多胸闷，恶心食少，心烦口苦，舌苔黄腻，脉滑数。

护治原则：清化痰热，和中安神。

代表方剂：黄连温胆汤（《六因条辨》）加减。

护理措施：

①环境要求。病室温湿度适宜，开窗流通空气。

②起居护理。劳逸结合，不宜久坐久卧，适当运动。

③情志护理。加强心理疏导工作，或转移注意力。

④饮食护理。食宜节制、清淡易消化，少量多餐，忌肥甘醇酒，以防止助湿生痰。可常吃柑橘、海带、鲜竹笋等，以清热化痰。

⑤给药护理。中药汤剂宜凉温服。

⑥对症护理。可针刺神门、三阴交、中脘、丰隆、足三里等穴。

4. 阴虚火旺证

临床表现：心烦不寐，头晕耳鸣，腰酸梦遗，五心烦热，口干少津，或有心悸健忘，舌质红，脉细数。

护治原则：滋阴清热，养脑安神。

代表方剂：六味地黄丸（《小儿药证直决》）合黄连阿胶汤（《伤寒论》）加减。

护理措施：

①环境要求。病室清静、凉爽、通风良好。

②起居护理。生活有节，慎房事，以防肾水亏耗，水不济火致不寐。

③情志护理。避免情志的刺激，郁怒伤肝，致肝阴虚阳亢。

④饮食护理。宜食清补之品，如牛奶、蜂蜜、山药、银耳、藕、百合、番茄、梨等。忌食辛辣、煎炸助火之品。

⑤给药护理。中药汤剂宜饭后 1 小时偏凉服。

⑥对症护理。针刺可取神门、三阴交、肾俞、心俞、太溪等穴。

5. 心脾两虚证

临床表现：多梦易醒，心悸健忘，神疲乏力，饮食减少，面色萎黄，或有头晕目眩，舌质淡，脉细弱。

护治原则：补益心脾，养血安神。

代表方剂：归脾汤（《济生方》）加减。

护理措施：

①环境要求。病室向阳温暖，安静舒适，避免噪声、喧哗。

②起居护理。注意休息，防止过劳。

③情志护理。心情舒畅，避免不良情绪刺激。

④饮食护理。进食健脾养心、益气安神之品，如大枣、山药、桂圆、莲子、黑木耳、瘦肉、牛奶、杞子粥、黄芪粥、红枣粥、山药粥等。

⑤给药护理。中药汤剂宜饭前 1 小时温服，服药后注意休息。

⑥对症护理。针刺可取神门、三阴交、足三里、心俞、脾俞等穴。

6. 心胆气虚证

临床表现：少寐多梦，易于惊醒，胆怯心悸，体倦乏力，舌质淡，脉细弦。

护治原则：益气镇惊，安神定志。

代表方剂：安神定志丸（《医学心悟》）合酸枣仁汤（《金匮要略》）加减。

护理措施：

①环境要求。居室安静舒适，减少噪声刺激。

②起居护理。起居有常，注意调养，加强锻炼。

③情志护理。避免精神刺激，调整心态平衡，改变胆怯怕惊的心理状态。

④饮食护理。饮食富于营养，多食莲子粥、黄芪粥等。

⑤给药护理。汤剂宜温服。

⑥对症护理。针刺神门、三阴交、心俞、胆俞等穴。

【健康指导】

（1）了解病情，正确对待疾病，树立战胜疾病的信心。不寐只是病人自己觉察到的症状，要警惕可能掩盖的其他疾病。

（2）饮食有节，晚餐清淡，不宜过饱，忌饮夜茶和咖啡。多食水果、蔬菜等。

（3）起居有常，坚持适当的锻炼。睡前不从事紧张和兴奋的活动；热水浴、按摩可松弛精神，促进睡眠；定时就寝，不要养成躺在床上看书或思考问题的习惯。

（4）科学、合理应用催眠药物，发挥药效，减少副作用。不过分依赖催眠药物，也不应恐惧催眠药物，用药收到效果后要果断停药。服用催眠药多饮水，待药性出现便熄灯安眠。

（5）消除顾虑及紧张情绪，鼓励患者以乐观、豁达的态度对待疾病，养成良好的睡眠习惯，积极配合治疗。

四、痫证

痫证俗称羊痫风，是以突然仆倒，昏不识人，口吐涎沫，两目上视，肢体抽搐，或口中如做猪羊叫声，移时苏醒为主要临床表现的一种发作性的神志异常性疾病。

现代医学中原发性或继发性癫痫，均可参照本病进行护理。

【历史沿革】

从病名来看，《素问·奇病论》指出："人生而有病癫疾者……病名为胎病。"《素问·大奇论》有"痫厥""痫瘛"的论述。《诸病源候论·痫候》："其发病状，或口眼相引而目睛上摇，或手足掣纵，或背强直，或颈项反折。"《千金要方·风眩》："大人曰癫，小儿则为痫。"明代医家对癫、狂、痫做了明确的划分。王肯堂强调："究其独言癫者，祖素问也；言癫痫、言癫狂者，祖灵枢也。要之癫狂痫，大相径庭非名殊而实一之谓也……痫病发则昏不知人，眩仆倒地，不省高下，甚而瘛纵抽掣，目上视，或口眼喎斜，或口作六畜之声。"《证治汇补·痫病》将其分为阴痫和阳痫两类。

从病因病机来看，《素问·奇病论》："人生而有病癫疾者……病名为胎病，此得之在母腹中时，其母有所大惊，气上而不下，精气并居，故令子发为癫疾也。"《丹溪心法·痫》："无非痰涎壅塞，迷闷心窍。"《临证指南医案·癫病》："痫之实证，用五痫丸以攻风，控涎丸以劫痰，龙荟丸以泻火；虚者，当补助气血，调摄阴阳，养营汤、河车丸之类主之。"王清任认为痫病的发生与元气虚，"不能上转于脑髓"，与脑髓瘀血有关。

【病因病机】

痫病的病因病机是由于先天或后天因素造成的，元神失控，气机逆乱，蒙蔽心窍，壅塞经络而致。其病理因素为痰、气、火、瘀，其中以痰为主。病位在脑，与心、肝、脾、肾关系密切。

1. 情志失调

突受大惊大恐，或强烈的精神刺激，气机逆乱，痰浊随气上逆，蒙蔽心窍。或因肝肾阴亏，阴不敛阳，肝阳亢盛，化热生风，风火挟痰，上蒙清窍，元神失控，发为痫病。

2. 禀赋不足

痫病始于幼年者，与先天因素有密切关系，如妊娠母体突受惊恐或服药过多，致气机逆乱，精伤肾亏，使母体精气耗伤，影响胎儿正常发育，出生后易患痫病。

3. 饮食不节

过食醇酒肥甘，损伤脾胃，脾失健运，聚湿生痰，痰浊内盛。一遇诱因，痰浊或随气逆，或随火上炎，或随风动，蒙蔽心神清窍，发为痫病。

4. 脑络瘀阻

出生时难产，脑络受伤；或跌仆外伤，神志逆乱，昏不知人，气血瘀阻，络脉不和，肢体抽搐，遂发痫病。

【诊断与鉴别诊断】

（一）诊断

1.症状

大发作时为突然昏倒，不省人事，两目上视，四肢抽搐，口吐涎沫，或有吼叫声，醒后除疲乏外一如常人。小发作时仅有突然呆木无知，面色苍白或两目凝视，头向前倾，短时即醒，恢复如常。发作前，有眩晕、胸闷、叹息等先兆。

2.病史

部分有家族遗传史，或产伤史，或脑部外伤史。

3.体征

神志失常和肢体抽搐。

4.辅助检查

脑电图、颅脑 CT、核磁共振（MRI）等检查有助于诊断。

（二）鉴别诊断

1.中风

两者均有突然仆倒，昏不知人症状，但痫症扑地有叫声，口吐涎沫，两目上视，四肢抽搐，醒后如常，反复发作；中风扑地无声，伴半身不遂、口眼㖞斜等后遗症。

2.厥证

除见突然仆倒，昏不知人外，伴面色苍白，四肢厥冷，而无痫病口吐涎沫，两目上视，四肢抽搐或吼叫表现。

3.痉证

除四肢抽搐与痫症相似外，其他症状均不相同。痉证发作时见角弓反张，不易清醒，发热，谵语。痫症发作时见四肢瘫软，短时清醒，不伴发热。

【辨证施护】

（一）辨证要点

1.辨轻重

持续时间长，痰结较深，正气损伤，发作间隔时间短者属病重；持续时间短，痰结不深，正气尚盛，间隔时间长者属病轻。

2.辨虚实

风痰闭阻，痰火扰神属实；心脾两虚，肝肾阴虚属虚；发作期多实，或实中夹虚，休止期多虚，或虚中夹实。阳痫发作多实，阴痫发作多虚。

（二）一般护理

1.发作时的急救处理

就地处理，指压人中或十宣等穴以醒神开窍，解开领扣、腰带，头转向一侧，以利呼吸和排痰。用压舌板或牙垫或纱布做成卷状，置于口腔内一侧上下臼齿间，防止发作时舌咬伤。发作时，禁止喂食、喂水、灌汤药，以防误入呼吸道，引起吸入性肺炎。抽搐时，不可强压患者肢体，以免发生骨折。保持患者呼吸道通畅，痰多者可吸痰，缺氧者给予吸氧。发作持续不缓解，是一种危急情况，应予高度重视，可用针刺、按摩、推拿、地西泮缓慢泵入等中西医结合方法救治，否则常因呼吸、循环衰竭和电解质紊乱而危及生命。注意观察患者的意识、瞳孔、抽搐部位、持续时间、有无大小便失禁、咬破舌头和外伤等。

2.起居护理

病室安静舒适，光线不宜太强，保证睡眠，防止过劳，避免单独外出。患者卧床应有床栏保护，防止坠床损伤。

3.情志护理

情绪稳定，清心养神，避免忧愁恼怒等精神刺激。关心宽慰、鼓励疏导患者，克服恐惧、焦虑、悲观、自卑感，减轻心理负担，树立战胜疾病的信心。

4.给药护理

合理用药，不可骤然停药，停药需逐步减量，观察服药的副作用。对症使用中药制剂，如醒脑静、清开灵、牛黄醒脑注射等静脉滴注，注意观察有无不良反应及过敏反应；中药汤剂黄连解毒汤，方以黄芩、黄连、黄柏、栀子清上中下三焦之火，并以此汤送服定痫丸，有豁痰开窍，熄风止痉之功效。

5.饮食护理

饮食宜清淡，富有营养。如水果、蔬菜、海蜇、海带等，忌食羊肉等肥甘厚味、辛辣刺激之品，戒烟酒。

6.对症护理

（1）头痛：穴位按摩，以疏经通络、行气止痛。

（2）心烦失眠者：神门、交感、心、肾等耳穴按摩。

（3）痰多便秘、痰火内盛者：中药大黄粉调醋敷贴神阙穴，每日一次，3～7天为一疗程；"气虚便秘"者，取支沟、照海、天枢三穴按揉。

（三）分型护治

1.发作期

（1）阳痫

临床表现：病人体质壮实，病发前多有眩晕、头痛而胀、胸闷乏力、喜伸欠等先兆症状，或无明显症状，旋即仆倒，不省人事，面色潮红或紫红，继之转为青紫或苍白，口唇青紫，牙关紧闭，两目上视，项背强直，四肢抽搐，口吐涎沫，或喉中痰鸣，或发怪叫。发作后，除感到疲乏、头痛外，一如常人，舌质红，苔白腻或黄腻，脉弦数或弦滑。

护治原则：开窍醒神，泻热熄风，清化痰涎。

代表方剂：发作期慎用汤药治疗。可针刺人中、十宣、合谷、丰隆等穴以醒神。或以清开灵注射液静脉滴注。

护理措施：按照"一般护理"中的"发作时的急救处理"进行护理。

（2）阴痫

临床表现：面色晦暗，青灰而黄，手足清冷，双眼半开半合，昏愦，偃卧，拘急，或抽搐时作，口吐涎沫，一般口不啼叫，或声音微小。醒后周身疲乏，或如常人，舌质淡，苔白腻，脉多沉细或沉迟。

护治原则：开窍醒神，温化痰涎。

代表方剂：发作期慎用汤药治疗。可针刺人中、十宣等穴以醒神。同时，以参附注射液静脉滴注。

护理措施：按照"一般护理"中的"发作时的急救处理"进行护理。

2.间歇期

（1）风痰闭阻证

临床表现：发病前多有眩晕，胸闷，乏力，痰多，心情不悦，舌质淡，苔白腻，脉多弦滑有力。

护治原则：涤痰、熄风、镇痫。

代表方剂：定痫丸（《医学心悟》）加减。

护理措施：

①环境要求。安静舒适，光线适中。

②起居护理。保证睡眠，防止过劳。患者卧床时设床档，防止坠床。

③情志护理。心情舒畅，平心静气，避免忧愁恼怒等精神刺激。

④饮食护理。食疏利、健脾化痰之品，如柑橘、山药、薏米等，忌食肥甘甜黏食物，食疗方可选青果白金膏涤痰开窍。

⑤给药护理。痰多不爽时，可服川贝枇杷露，以清热化痰。

⑥对症护理。头痛患者，穴位按摩，以疏经通络、行气止痛。

（2）心脾两虚证

临床表现：反复发作，神疲乏力，面色苍白，体瘦，纳呆，大便溏薄，舌质淡，苔白腻，脉沉弱。

护治原则：补益心脾，理气化痰。

代表方剂：归脾汤（《济生方》）合温胆汤（《备急千金要方》）加减。

护理措施：

①环境要求。环境安静舒适，光线不宜太强。

②起居护理。虚人易感风寒，避免受凉受风，随气候变化增减衣物；劳逸结合，保证睡眠。

③情志护理。关心宽慰、鼓励疏导患者，克服恐惧、焦虑、悲观、自卑感，减轻心理负担，树立战胜疾病的信心。

④饮食护理。食易消化，多食健脾补血之品。如大枣、山药、桂圆、莲子、黑木耳、瘦肉、牛奶、杞子粥、黄芪粥、红枣粥、山药粥等。忌食生冷、油腻、不消化食物。

⑤给药护理。中药汤剂宜温热服，少量多次。

⑥对症护理。自汗量多者，注意保持皮肤清洁干爽。

（3）肝肾阴虚证

临床表现：痫病频作，神思恍惚，面色晦暗，头晕目眩，两目干涩，耳轮焦枯不泽，健忘失眠，腰膝酸软，大便干燥，舌红苔薄黄，脉沉细而数。

护治原则：益气养血，滋养肝肾。

代表方剂：大补元煎（《景岳全书》）加减。

护理措施：

①环境要求。居室舒适，温度适中，空气清新流通。

②起居护理。生活有节，劳逸结合，避免过度操劳。

③情志护理。心境平和愉快，避免情志的刺激，郁怒伤肝，多关心体贴患者，多和患者进行沟通。

④饮食护理。饮食清淡，多食补肝益肾之黑色食品。戒烟忌酒，忌食辛辣刺激性食品。

⑤给药护理。中药汤剂宜饭后1小时温服。

⑥对症护理。大便干结者可适当使用润肠通便剂。

（4）痰火扰神证

临床表现：性情急躁，心烦失眠，咳痰不爽，口苦而干，便秘，昏仆，抽搐，吐涎，舌红苔黄腻，脉弦滑数。

护治原则：清肝泻火，化痰开窍。

代表方剂：当归龙荟丸（《丹溪心法》）加减。

护理措施：

①环境要求。居室安静，光线不要太强，避免噪声刺激。

②起居护理。生活有规律，劳逸结合，避免过度操劳。

③情志护理。心情平和，避免激动。关心、鼓励、宽慰、疏导患者，树立战胜疾病的信心。

④饮食护理。饮食宜清淡、易消化，少吃香燥油腻之物。

⑤给药护理。中药汤剂温凉服。

⑥对症护理。咯痰不爽者可配合雾化治疗。

【健康指导】

（1）生活有规律，劳逸结合，避免过劳，保证睡眠，保持二便通畅。

（2）饮食宜清淡、易消化、富有营养，多食蔬菜水果，忌辛辣刺激及油腻肥甘之品。

（3）情绪稳定，避免忧愁恼怒等精神刺激，克服恐惧、焦虑、悲观、自卑感，树立战胜疾病的信心。

（4）定期复查，遵医嘱长期、按时服药，避免突然停药、减药、漏服及自行换药，注意有无药物不良反应，积极配合治疗。

（5）注意安全，避免单独行动和从事有危险的工作，不到有潜在危险的地方去。如近水、近火、近电、高空作业、水上作业及驾驶车辆等，以免发病时发生危险。

（6）随身携带简要病情诊疗卡，以备发作时及时联系与处理。

（7）积极治疗各种原因引起的脑部病变，如颅脑损伤、产伤、脑膜实质性炎症、脑血循环障碍、寄生虫脑病等。

第四节　脾胃系病证

脾与胃同属中焦，互为表里。脾主运化，主升清，主统血；胃主受纳，主腐熟，主通降。故脾胃共称为"后天之本"，气血生化之源。小肠主受盛、化物和泌别清浊，大肠主传导，二者以通降为顺，与脾胃共同完成饮食物的消化、吸收、输布和排泄。脾胃肠病证有虚实不同，虚证有脾胃虚弱、脾阳虚衰、胃阴亏虚等；实证有湿邪困脾、寒邪伤胃、食滞胃肠、肝气犯胃等。

脾胃肠常见病证主要有胃痛、呕吐、泄泻等。

【证候与特征】

1. 脾胃虚弱

主要脉症：食少腹胀，食后尤甚，肢体倦怠，少气懒言，大便溏薄，面色淡白或萎黄，形体或肥胖、浮肿或消瘦，舌淡苔白，脉缓或弱。

证候特征：以脾胃气虚、运化失常的症状为主，兼见一般的气虚症状。本证以食少腹胀、肢体倦怠、少气懒言、大便溏薄为特征。

2. 脾阳虚衰

主要脉症：腹胀纳少，腹痛喜温喜按，畏寒肢冷，大便稀溏，小便短少，或肢体困重，或周身浮肿，或白带量多质稀，舌淡胖、边有齿痕，苔白滑，脉沉迟无力。

证候特征：以脾阳虚衰，失于温运，阴寒内生的症状为主，兼见一般的阳虚寒盛症状。本证以腹胀纳少、腹痛喜温喜按、便溏等为特征。

3. 胃阴亏虚

主要脉症：胃脘嘈杂，饥不欲食，或痞胀不舒，隐隐灼痛，干呕呃逆，口燥咽干，大便干结，小便短少，舌红少苔乏津，脉细数。

证候特征：以阴液亏虚，胃失濡润、和降的症状为主。本证以胃脘嘈杂、灼痛、饥不欲食与虚热症状共见为特征。

4. 湿邪困脾

主要脉症：脘闷纳呆，口中黏腻，头重如裹，身重肢倦，口淡不渴，大便稀薄，小便不利，苔腻，脉濡缓或濡数。

证候特征：以湿邪中阻的症状为主。本证以纳呆、腹胀、便溏、身重、苔腻等为特征。

5. 寒邪伤胃

主要脉症：胃脘冷痛，轻则绵绵不已，重则拘急剧痛，遇寒加重，得温痛减。脘腹痞胀，口淡不渴，四肢不温，或口泛清水，或恶心呕吐，舌苔白滑，脉弦或迟。

证候特征：以寒邪侵袭胃肠，阻滞气机的症状为主。本证以胃脘冷痛、脘腹痞胀与寒冷症状共见为特征。

6. 食滞胃肠

主要脉症：脘腹胀痛、拒按，厌食，得食则胀痛更甚，嗳腐吞酸，恶心呕吐，呕吐物酸腐臭秽，泄泻或便溏不爽，泻出物臭如败卵，舌苔厚腻，脉滑实。

证候特征：以饮食停滞的症状为主，多有伤食病史。本证以脘腹胀痛、呕泻酸馊腐臭为特征。

7. 肝气犯胃

主要脉症：胃脘攻撑胀痛，脘痛连胁，胸闷嗳气，喜长叹息，恶心呕吐，吞酸嘈杂，忧思恼怒则痛甚，苔薄白，脉弦。

证候特征：以脾胃证候兼肝郁气滞的症状为主。本证以胸胁胀痛、嗳气吞酸、情绪抑郁为特征。

【病机述要】

1. 脾胃虚弱

素体脾虚，或久病伤脾，或劳倦过度，或饮食内伤，均可损伤脾胃，中气不足，脾胃虚弱。

2. 脾阳虚衰

素体阳虚，或脾病日久伤阳，或过服寒凉伤中，或肾阳不足，失于温煦，均可致脾阳不足，中焦虚寒。

3. 胃阴亏虚

素体阴虚，或热病日久，损伤津液，或久泻久痢，或吐下太过，伤及阴津，或过食辛辣，或过服辛燥药物，损伤胃阴，胃失濡润。

4. 湿邪困脾

冒雨涉水，或久卧湿地，或恣食生冷、肥甘厚味，致湿邪内停，湿郁困脾，脾失健运。

5. 寒邪伤胃

外感寒邪，或脘腹受凉，寒邪内客于胃，或过服寒凉药物，或恣食生冷，寒邪伤中，胃腑受寒。

6. 食滞胃肠

暴饮暴食，或饮食不洁，损伤脾胃，运化失职，食滞胃肠。

7. 肝气犯胃

情志不舒，肝气郁结，肝失疏泄，横逆犯胃，胃失和降。

【护理要点】

1. 环境要求

病室宜安静、整洁、舒适、优雅，通风良好，空气新鲜。

2. 起居护理

注意休息，适当活动，勿令过劳，"劳则气耗"，加重病情。病情重者卧床休息，养护正气。

3. 情志护理

根据病情，鼓励病人适当参加社会及文娱活动，愉悦精神，力戒恼怒，使气血平和，增强脾胃肠的功能。

4. 饮食护理

脾胃肠病证的发生多由脾胃虚弱或饮食不当所致，加强饮食调养，可促使脾胃功能恢复。饮食要定时定量，少食多餐，以软、烂、热、清淡、营养、易消化为原则。在疾病过程中，注意辨证施食，以免助邪。疾病初愈，不可暴食，以防"食复"。要根据不同病证的性质，注意饮食宜忌。进餐前后要情绪平稳，郁怒悲伤时不宜进食，以免气食交阻，加重病情。少饮或忌饮酒类，忌食油腻烤炙之品，忌食生冷不洁之物。

5. 给药护理

汤剂一般温服，但热证者宜凉服，寒证者宜热服。药后要观察服药反应，服泻下药后应观察大便情况，并做好记录。

6. 对症护理

及时清除排泄物，对痰盂和便器等消毒。有传染性者，要严格隔离，并定时消毒。口气臭秽者，每日多次用淡盐水或银花甘草水漱口，以清洁口腔，增进食欲。口腔溃疡者，局部涂口腔溃疡散或锡类散，防止感染。泄痢者与便秘者，要注意肛周皮肤护理，每次便后用温水清洗，肛周涂黄连膏或青黛膏。体弱高年者及久病患者要注意预防褥疮的发生。

7. 病情观察。观察呕吐物和粪便的颜色、性状、次数、气味及伴随症状。对排便情况，便后有无出血，腹部有无硬块等，须详细记录，必要时留取标本送检。观察胃痛与腹痛的时间、部位、性质、伴发症状、诱发因素，以及疼痛与寒暖、饮食的关系，以明确护理诊断。诊断不明确时，禁用麻醉性止痛剂、局部热敷及灌肠，警惕急腹症与厥脱的发生。

一、胃痛

胃痛又称胃脘痛，是由于外感邪气、内伤饮食、情志不遂、脏腑功能失调等导致气机郁滞，胃失和降，临床以上腹胃脘部近心窝处疼痛为主症的病证。

西医学中急、慢性胃炎，胃、十二指肠溃疡，胃痉挛，胃下垂，功能性消化不良，胃黏膜脱垂，胃癌等疾病，若以胃脘部疼痛为主症者，均可参照本病证辨证护治。

【历史沿革】

《内经》最早记载"胃脘痛"之名，如《灵枢·邪气脏腑病形》："胃病者，腹胀，胃脘当心而痛。"同时，最早认识到胃痛发病与肝、脾有关。唐宋以前的文献中多将胃痛与心痛相混，如《外台秘要·心痛方》："足阳明为胃之经，气虚逆乘心而痛，其状腹胀归于心而痛甚，谓之胃心痛也。"《千金要方·心腹痛》按照病因和临床表现归类，列有虫心痛、注心痛、风心痛、悸心痛、食心痛、饮心痛、冷心痛、热心痛、去来心痛等九种心痛，实际上包括了胃痛。明清时代，澄清了心痛与胃痛相混淆之论，并提出胃痛的治疗大法，如《证治准绳·心痛胃脘痛》："或问丹溪言心痛即胃脘痛然乎？曰心与胃各一脏，其病形不同，因胃脘痛处在心下，故有当心而痛之名，岂胃脘痛即心痛者哉？"《医学正传·胃脘痛》提出："古方九种心痛……详其所由，皆在胃脘而实不在于心也。"同时，提出"气在上者涌之，气在下者提之，寒者温之，热者寒之，虚者培之，实者泻之，结者散之，留者行之"的治疗大法。《医学正传·心腹痛》还指出，要辩证地去理解和运用"通则不痛"之法，为后世辨治胃痛奠定了基础。

【病因病机】

1. 外邪犯胃

在六淫邪气中，寒、热、湿诸邪内客于胃，均可致胃脘气机阻滞，不通则痛，其中尤以寒邪为多。外感寒邪，或恣食生冷，寒凝气滞，胃气不和，收引作痛。

2. 饮食失调

饥饱无度，冷热不忌，致脾胃损伤，气机壅滞，胃气失和而疼痛；或过食辛辣、生硬、黏腻、炙煿之品，或嗜饮烈酒，或服某些药物，致中焦积热，气机郁滞，或耗伤胃阴，胃失濡养，甚或腐蚀胃脘，伤及胃膜而疼痛。

3. 情志不遂

恼怒伤肝，肝失疏泄，横逆犯胃；或忧思伤脾，脾失健运，气机阻滞；或七情化火，迫灼肝胃之阴；或久痛入络，致胃络血瘀，不通则痛等均可导致胃痛。

4. 脾胃虚弱

素体虚弱，脾胃不足，中阳不振，寒自内生；或久病伤及脾胃，致使胃阴不足，胃失濡养而致胃痛。

胃痛的病理因素主要有气滞、寒凝、热郁、湿阻、血瘀及正虚。饮食失调、情志所伤、六淫外袭为急性胃痛的常见原因，寒湿、瘀血、正虚为慢性胃痛的常见原因。引起胃痛的病因虽然不同，但基本病机是胃气失和，气机不利，胃失濡养。胃痛病位主要在胃，但与肝、脾的关系密切。胃痛早期以寒凝、气滞、食积、湿热为主，多为实证；久则耗气伤阴，阴阳受损，肝脾受累而成虚或虚实夹杂之证。本病证以胃脘部疼痛为主症，常兼有泛恶、脘闷、嗳气、大便不调等症。病机转化较为复杂，可以衍生变证，出现便血、呕血、呕吐、反胃、噎膈等。

【诊断与鉴别诊断】

（一）诊断

1. 症状

上腹胃脘部近心窝处疼痛，其痛有胀痛、刺痛、隐痛、灼痛、剧痛等不同性质，常伴有痞闷、胀满、吞酸、嘈杂、嗳气、呃逆、恶心呕吐等症。

2. 病史

起病或急或缓。可有受寒、恼怒、劳累、饥饱失节或服用某些药物等明显诱因，或有反复发作的病史。

3. 体征

上腹胃脘部拒按或喜按，可有压痛。

4. 辅助检查

胃镜检查、胃肠 X 射线钡剂造影、B 超、肝功能检查有助于诊断。

（二）鉴别诊断

1. 真心痛

多见于老年人。当胸而痛，其痛剧烈而持久，或如绞，或如割，或如锥刺，痛引肩背，常伴面白唇紫、胸闷气憋、汗出肢冷等，病情危急。《灵枢·厥病》曰："真心痛，手足青至节，心痛甚，旦发夕死，夕发旦死。"其病变部位、疼痛程度与特征、伴随症状及心电图、心肌酶谱检查等有助于鉴别。

2. 胁痛

一侧或两侧胁肋部疼痛，以右胁痛为多见。右上腹可有压痛及叩击痛，可伴有发热恶寒，或胸闷太息，或目黄肤黄等。腹部 X 射线片、肝胆 B 超、胆囊造影等有助于鉴别。

3. 腹痛

以胃脘部以下、耻骨毛际以上部位的疼痛为主。外科腹痛多先腹痛后发热，疼痛剧烈，痛有定处，压痛明显，伴有肌紧张和反跳痛。内科腹痛常先发热后腹痛，疼痛不剧，压痛不明显，腹部柔软，痛无定处。妇科腹痛多在小腹，与经、带、胎、产关系密切。

【辨证施护】

（一）辨证要点

1. 辨寒热

寒证胃痛多见胃脘冷痛，因饮冷受寒而诱发或加重，得热则痛减，遇寒则痛增，伴有面白、口不渴、舌淡、苔白等。热证胃痛多见胃脘灼热疼痛，进食辛辣燥热而发作或加重，胃痛得凉则舒，喜凉恶热，伴有面赤、口渴喜冷饮，大便干结，舌红，苔黄少津，脉数等症。

2.辨虚实

虚证胃痛多见于久病体虚者，其胃痛隐隐，痛势徐缓，喜按，伴食少乏力，脉虚等症。实证胃痛多见于新病体壮者，其胃痛兼胀或刺痛，痛势急剧，拒按，伴有大便秘结，脉实等症。

（二）一般护理

胃痛的护治原则为理气和胃止痛，临床当审证求因，配合散寒、消食、理气、泄热、益气、养阴、温阳诸法护治。

（1）病室宜安静、舒适，温湿度适宜，空气流通，避免刺激性气体及异味。

（2）注意休息和保暖，避免复感外邪。病情轻者，可适当活动，如散步、做保健操、练气功等。胃痛急性发作或病情较重者卧床休息。根据病情选择适当体位，伴呕吐者侧卧或头偏向一侧，利于呕吐物排除。烦躁不安者应加床栏，防止发生意外。

（3）稳定病人情绪，耐心解释病情，消除不良情志刺激。

（4）饮食以清淡、营养、易消化为原则。注意少食多餐，按时按量进食，不可饥饱无度，忌食辛辣、煎炸、香燥、硬固食物。注意饮食卫生。

（5）寒性胃痛，药宜偏热服。热性胃痛，则宜稍温凉服。健胃药、止酸药宜饭前服，消导药宜饭后服。

（6）根据患者情况给予护理，如脾胃虚寒者用热水袋置于痛处。恶心呕吐者，针对情况及时止吐或涌吐。

（7）密切观察胃痛的部位、性质、程度、诱发因素及变化情况，原因未明时，勿随便使用止痛剂。注意记录呕吐及泻下次数，观察呕吐物及泻下物的量、色、质、气味等，及时留取标本送检。对有疼痛剧烈或有出血者，要密切观察生命体征，如面色苍白、汗出肢冷、血压下降、脉搏细数者为气随血脱，立即报告医生，并做好抢救准备。

（三）分型护治

1.实证

（1）寒邪客胃证

临床表现：胃痛暴作，恶寒喜暖，得温痛减，遇寒加重，口淡不渴，或喜热饮，舌苔薄白，脉弦紧。

护治原则：温胃散寒，理气止痛。

代表方剂：良附丸（《良方集腋》）加减。

护理措施：

①环境要求。病室应温暖向阳，室温适当偏高。

②起居护理。注意保暖，慎避风寒，多加衣被，防止受凉，注意休息，不妄过劳。

③情志护理。解释病情，使其精神愉快，心情开朗，积极配合治疗。

④饮食护理。宜温中散寒食物，以温热、清淡、易消化为原则，可加用葱、姜、蒜、胡椒等性温热调料，亦可食用生姜粥、红枣粥等。忌食生冷、油腻之品。

⑤给药护理。中药汤剂宜热服，服药后注意保暖。

⑥对症护理。胃寒较轻者，可局部热敷或温熨，或服生姜红糖汤以散寒止痛。胃寒较重者，可用大盐1斤炒热加葱白数段，装入布袋，在胃脘部做熨贴护治；亦可采取胃脘部拔罐、照射红外线等疗法。

（2）饮食停滞证

临床表现：胃脘疼痛，胀满拒按，嗳腐吞酸，或呕吐不消化食物，其味腐臭，吐后痛减，不思饮食，大便不爽，得矢气及便后稍舒，舌苔厚腻，脉滑。

护治原则：消食导滞，和胃止痛。

代表方剂：保和丸（《丹溪心法》）加减。

护理措施：

①环境要求。病室清爽干燥，空气新鲜流通，避免不良气味刺激。

②起居护理。注意保暖，防止受凉而致脾胃运化呆滞，加重病情。鼓励患者适当活动，以助消食。

③情志护理。解释病情，避免不良情志刺激。

④饮食护理。控制饮食。疼痛剧烈时，暂禁食。疼痛缓解后，再少量进流食或半流质饮食。饮食以清淡，易消化，能宽中理气、和胃止痛为宜，可食用萝卜、山楂、陈皮、佛手等。忌食辛辣炙煿、香燥硬固食物及肥甘黏腻食物。

⑤给药护理。汤剂宜温服。

⑥对症护理。胃脘胀满疼痛欲吐者，可用盐汤探吐以涌吐宿食。保持大便通畅，可用番泻叶泡水代茶饮，或大黄粉3～5g冲服。

（3）肝气犯胃证

临床表现：胃脘胀满，攻撑作痛，痛连两胁，胸闷嗳气，喜长叹息，得嗳气、矢气则痛舒，遇烦恼郁怒则痛作或痛甚，大便不畅，苔薄白，脉弦。

护治原则：疏肝解郁，理气止痛。

代表方剂：柴胡疏肝散（《医学统旨》）加减。

护理措施：

①环境要求。病室安静舒适，凉爽通风。

②起居护理。起居有时，劳逸适度。烦躁恼怒者，应设置床栏，专人陪护，防止患者自伤或意外伤害。

③情志护理。关心、体谅、疏导病人，指导患者调摄精神，鼓励参加文体活动，多听音乐，读报刊，做操打拳，以保持气机条畅，心情舒畅。

④饮食护理。宜食疏肝理气、易消化食物，多食行气解郁之品，如萝卜、柑橘等。悲伤郁怒时暂不进食。忌食南瓜、土豆等产气碍气食物。可用佛手10g或青皮10g泡水当茶饮。

⑤给药护理。汤剂不宜久煎，宜温服，中病即止，不宜久服。

⑥对症护理。烦躁病人给药应准确迅速，勿随意使用镇静剂。

（4）肝胃郁热证

临床表现：胃脘灼痛，痛势急迫，口苦口干，泛酸嘈杂，烦躁易怒，小便色黄，大便不畅，舌红苔黄，脉弦数。

护治原则：疏肝理气，泄热和胃。

代表方剂：化肝煎（《景岳全书》）加减。

①环境要求。室内宜通风，舒适，凉爽。

②起居护理。注意休息，避免劳累。烦躁恼怒者，设置床栏，专人陪护，防止自伤或意外伤害。

③情志护理。关心、体谅、疏导病人，耐心解释病情，指导其调畅情志，保持平静愉快的情绪，积极配合治疗。避免不良的情志刺激。

④饮食护理。疼痛发作时，宜少食多餐。宜疏肝泄热的食物，可食梨、枇杷等水果。忌油腻、煎炸及甜黏、辛辣刺激之品。戒烟酒。可饮用菊花茶、绿豆汤，食用荷叶粥、杷叶粥、鲜芦根粥等。

⑤给药护理。汤剂宜温服或偏凉服。

⑥对症护理。保持口腔卫生，可用甘草、银花、菊花泡水或清盐水漱口，每日3～4次。可用番泻叶泡茶饮用，保持定时排便。便秘者严重者可采用中药大黄、麦冬、玄参等煎汤灌肠，以利通便泻热。胃痛重者可用元胡粉3g、黄连粉1g温水送服。禁用温热疗法止痛。

（5）瘀血停滞证

临床表现：胃脘疼痛，痛有定处，痛如针刺，似刀割，按之痛甚，疼痛持久，食后加剧，入夜尤甚，或见呕血、黑便，舌质紫暗，或有瘀斑，脉涩。

护理原则：活血化瘀，和胃止痛。

代表方剂：失笑散（《太平惠民和剂局方》）合丹参饮（《时方歌括》）加减。

护理措施：

①环境要求。病室安静、舒适，空气清新。

②起居护理。注意休息，适当活动，避免劳累。

③情志护理。关心、体谅、疏导病人，解释病情，使其保持心情开朗。鼓励患者适当活动，多听音乐，散步打拳，以行气活血，配合治疗。

④饮食护理。宜食易消化、理气活血的食物，如山楂、果茶等。忌食生冷、煎炸、粗糙、硬固的食物，戒烟酒。

⑤给药护理。汤剂宜温服。药物不宜久服，症状改善后即停用。

⑥对症护理。刺痛难忍者，可服三七粉1.5g、延胡粉1.5g。出血者加服白及粉1.5g，温水或藕汁调服。出血者要密切观察出血情况，及时告诉医生，抢救治疗。

2. 虚证

（1）胃阴亏虚证

临床表现：胃脘隐隐灼痛，似饥不欲食，口燥咽干，五心烦热，消瘦乏力，口渴思饮，大便干结，舌红少津，苔少或剥脱，脉细数。

护治原则：养阴益胃，和中止痛。

代表方剂：一贯煎（《续名医类案》）合芍药甘草汤（《伤寒论》）加减。

护理措施：

①环境要求。病室安静，通风，凉爽，湿润，光线柔和。

②起居护理。根据病情适当活动，注意休息，避免劳累。

③情志护理。关心、疏导病人，消除其心理紧张，使其保持心情开朗，积极配合治疗。

④饮食护理。宜食益胃生津之品，如西瓜、甘蔗、莲藕等。忌辛辣香燥、浓茶、咖啡等。可用芡实、山药、莲子、苡仁等煮粥。多饮水，喝果汁以补充津液。津液不足者，可用麦冬、沙参煎汤或山楂、乌梅泡水代茶饮用，以酸甘助阴。

⑤给药护理。汤剂宜温服或偏凉服。

⑥对症护理。大便干结者，可食香蕉或蜂蜜、白木耳等养胃润肠通便。

（2）脾胃虚寒证

临床表现：胃痛隐隐，绵绵不休，空腹痛甚，得食痛缓，喜温喜按，劳累或受凉后发作或加重，泛吐清水，神疲纳呆，四肢倦怠，手足不温，大便溏薄，舌淡苔白，脉虚弱。

护治原则：温中健脾，和胃止痛。

代表方剂：黄芪建中汤（《金匮要略》）加减。

护理措施：

①环境要求。病室宜安静、舒适，室温略高。

②起居护理。尽量卧床休息，避免劳累。注意保暖防寒，避风寒侵袭。

③情志护理。关心、体谅病人，解释病情，使其情志舒畅，积极配合治疗。

④饮食护理。忌生冷、寒凉、肥腻及甜黏的食品。宜食温中健脾之品，如牛奶、鸡蛋、黄鱼、鳗鱼、龙眼、大枣等。饥饿时稍进糕点、饼干，以缓中止痛。

⑤给药护理。汤剂宜空腹温服或热服，服药后进热粥、热饮以助药力。

⑥对症护理。疼痛时可饮生姜红糖汤，或胃脘部热敷、药熨，或艾灸中脘、足三里、神阙等穴，或服肉桂粉1g、元胡粉2g以温中止痛。

【健康指导】

（1）了解胃痛的原因和诱因，做好积极有效的防治。

（2）起居有常，顺应四时。饮食有节，固护脾胃。调畅情志，保持情绪稳定。坚持锻炼，增强体质。

（3）胃痛日久，反复发作，尤其是中、老年病人，要定期检查，以防恶变。

二、呕吐

呕吐是由于感受外邪、内伤饮食、情志不调，或脏腑虚弱，伤及于胃，导致胃失和降，气逆于上，迫使胃内容物从口中吐出的一种病证。一般以有物有声谓之呕，有物无声谓之吐，无物有声谓之干呕。呕与吐常同时发生，很难截然分开，故并称为呕吐。

西医学中急性胃炎、心因性呕吐、胃黏膜脱垂症、贲门痉挛、幽门痉挛、幽门梗阻、十二指肠壅积症、肠梗阻、肝炎、胰腺炎、胆囊炎、尿毒症、颅脑疾病以及一些急性传染病等，当以呕吐为主要表现时，均可参考本节辨证护治。

【历史沿革】

《内经》对呕吐的病因论述甚详，首先阐述了外感六淫皆可引起呕吐，还指出呕吐与饮食停滞有关，对肝、胆、脾在呕吐发生中的作用亦有论述，奠定了本病的理论基础。

汉代张仲景在《金匮要略》中，对呕吐的脉因证治阐发甚详，创立了小半夏汤、大半夏汤、生姜半夏汤、吴茱萸汤等许多行之有效的方剂，且指出呕吐有时是机体排除胃中有害物质的反应，这类呕吐不可止呕，邪去呕吐自止。如《金匮要略·呕吐哕下利病脉证治》曰："夫呕家有痈脓，不可治呕，脓尽自愈。"《金匮要略·黄疸病脉证并治》曰："酒疸，心中热，欲吐者，吐之愈。"隋代巢元方在《诸病源候论》中，对呕吐的病机进行了阐述，认为呕吐的发生是由于胃气上逆所致。如《诸病源候论·呕吐候》曰："呕吐之病者，由脾胃有邪，谷气不治所为也，胃受邪，气逆则呕。"

【病因病机】

1. 外邪犯胃

感受六淫或秽浊之气，邪犯胃腑，胃失和降，气逆于上，水谷随逆气上出而致呕吐。临床以寒邪致病居多。

2. 饮食不节

暴饮暴食，温凉失宜，过食肥甘、醇酒辛辣，或误食不洁之物，伤胃滞脾，食滞不化，胃失和降，气逆于上而致呕吐。另脾胃运化失常，水谷不化生精微，反成痰饮，停积胃中，随胃气上逆而致呕吐。

3. 情志失调

郁怒伤肝，肝失条达，横逆犯胃；或忧思伤脾，脾失健运，食停难化，胃失和降而致呕。另脾胃素弱，水谷易滞，偶因恼怒，食随气逆而致呕吐。

4. 脾胃虚弱

脾胃素虚，或病后体虚，或劳倦过度，耗伤中气，胃不能盛受，脾不能化精，饮食停积，上逆成呕。另脾阳不振，腐熟无力，以致寒浊内生，气逆致呕；或热病伤阴，或久呕不愈，以致胃阴不足，胃失濡养，润降失常，而成呕吐。

呕吐的病因是多方面的，外感六淫，内伤饮食，情志不调，脏腑虚弱均可致呕，且常相互影响，兼杂致病，临证当辨证求因。呕吐病位在胃，但与肝脾密切相关。呕吐的病机为胃失和降，胃气上逆。其病理有虚实两类：实者由外邪、食滞、痰饮、气郁等邪气犯胃，致胃气痞塞，失于和降，气逆作呕；虚者由脾胃气虚、阳虚，运化失常，或胃阴亏虚，胃失温养、濡润，失于和降所致。一般来说，初病多实，若呕吐日久，损伤脾胃，中气不足，则由实转虚；或脾胃素虚，复为饮食所伤，或成痰生饮，因虚致实，出现虚实夹杂的复杂病机。

【诊断与鉴别诊断】

（一）诊断

1. 症状

以呕吐食物、痰涎、水液诸物，或干呕无物为主症，常先有恶心欲吐之感。一日数次不等，持续或反复发作。常兼有脘腹不适，恶心纳呆，泛酸嘈杂等症。

2. 病史

起病或急或缓，多由异味、饮食、情志、冷热等因素诱发，或因服用化学药物，误食毒物而致。

3. 体征

上腹部压痛或有振水声，肠鸣音增强或减弱。

4. 辅助检查

上消化道钡餐透视、胃镜、腹部 B 超等检查，有助于诊断。

（二）鉴别诊断

1. 反胃

亦属胃部病变，病机亦为胃失和降，气逆于上，也有呕吐的临床表现。但反胃是由于脾胃虚寒，胃中无火，难于腐熟，食入不化所致，表现为食饮入胃，滞停胃中，完谷不化，良久尽出，吐后转舒。古人称："朝食暮吐，暮食朝吐。"临床常伴形体消瘦，面色少华，神疲乏力等，且其特殊的表现为鉴别要点。

2. 噎膈

虽有呕吐症状，但以进食梗阻不畅，或食不得入，或食入即吐为主要表现。呕吐病在胃，噎膈在食道。呕吐病程较短，病情较轻，多能治愈，预后良好。噎膈伴有食入即吐，则病情较重，病程较长，治疗困难，预后不佳。

【辨证施护】

（一）辨证要点

1. 辨虚实

实证呕吐，多因外邪、饮食、七情等原因所致，发病急骤，病程较短，呕吐量多，呕吐物多酸腐臭秽，或伴有表证，脉实有力。虚证呕吐，常为脾胃虚寒、胃阴不足而成，起病缓慢，病程较长，呕而无力，时作时止，吐物不多，酸臭不甚，常伴有精神萎靡、倦怠乏力、脉弱无力等症。

2. 辨呕吐物

呕吐物酸腐臭秽，多为食积内腐；呕吐黄水味苦，多为胆热犯胃；呕吐酸水绿水，多为肝气犯胃；呕吐痰浊涎沫，多为痰饮中阻；泛吐清水，多属胃中虚寒，或有虫积；呕吐黏沫量少，多属胃阴不足。

3. 辨可吐与止呕

呕吐一证，多为病理反应，一般可用降逆止呕之剂，在祛除病因的同时，和胃止呕，而收邪去呕止之效。但有的呕吐，如胃有痈脓、痰饮、食滞、毒物等有害之物时，不可见呕止呕，因此时呕吐是机体的保护性反应，是邪之去路，甚至呕吐不畅时，可以探吐以助邪外出，邪去则呕吐自止。

（二）一般护理

（1）保持病室安静舒适，通风良好。及时清理呕吐物。

（2）呕吐严重者应卧床休息。呕吐时取坐位或侧卧位，意识不清者取仰卧位，头转向一侧。可做胃部按摩（用掌心自上向下按摩）或轻拍背部。呕吐后，协助用温开水漱口，取舒适卧位。

（3）饮食宜清淡，易消化，忌肥甘厚味。呕吐严重者暂禁食，病情好转后可从全流或半流饮食开始，逐渐恢复普食。呕吐严重者服药前可用生姜汁滴于舌面。

（4）消除紧张恐惧心理，保持情志调和。

（5）观察记录呕吐次数及呕吐物的量、颜色、性状、气味，必要时留取标本送检。

（6）密切观察病情变化，出现下列急、危、重症时立即报告医生采取相应措施。

①呕吐呈喷射状，并伴剧烈头痛，或神昏、抽搐等。

②呕吐物带鲜血或呈咖啡色。

③呕吐逐渐加重，伴腹痛拒按，大便不通无矢气。

④呕吐频作，呼吸深快，烦躁不安，头昏头痛，唇色桃红，两眼下陷，皮肤弹性降低。

（三）分型护治

1. 实证

（1）外邪犯胃证

临床表现：突然呕吐，起病较急，常伴有发热恶寒，头身疼痛，胸脘满闷，不思饮食，舌苔白，脉濡缓。

护治法则：解表疏邪，和胃降逆。

代表方剂：藿香正气散（《太平惠民和剂局方》）加减。

护理措施：

①环境要求。病室温度适宜，空气清新。

②起居护理。注意保暖，避风寒。

③情志护理。解释病情，使患者积极配合护治。

④饮食护理。饮食以温热、清淡、易消化为原则，宜少食多餐。呕吐严重者，暂禁饮食。忌生冷黏腻、辛辣肥厚之品。食疗可用藿香粥（藿香15g，粳米100g）、防风粥（防风10～15g，葱白2根，粳米100g）。

⑤给药护理。汤剂宜热服，少量渐进，服药后加衣添被以助微汗。

⑥对症护理。呕吐频作时用鲜姜煎汤加红糖适量热服；腹痛喜暖喜按者，予艾灸中脘，或脘腹部热敷。

（2）饮食停滞证

临床表现：呕吐酸腐，脘腹胀满，嗳气厌食，得食愈甚，吐后反快，大便或溏或结，气味臭秽，苔厚腻，脉滑实。

护治法则：消食化滞，和胃降逆。

代表方剂：保和丸（《医方集解》）加减。

护理措施：

①环境要求。病室经常通风换气，消除秽臭之气。

②起居护理。注意休息，避风寒。

③情志护理。解释病情，使患者积极配合护治。

④饮食护理。根据食滞轻重控制饮食，轻者予半流或流质饮食，重者禁食不少于24h。忌油腻、炙煿之品。食疗可用三仙粥（炒麦芽10g，山楂15g，神曲15g，红糖适量）、莱菔子粥（莱菔子15g，粳米100g）。此外，可取鸡内金粉、山楂粉各15g，温开水调服。

⑤给药护理。汤剂宜温服，少量渐进。

⑥对症护理。发病时间较短，欲吐不得吐者，可涌吐宿食（饮适量淡盐水，然后用压舌板或棉签探喉取吐）。腹胀大便不通者可按医嘱用枳实、生大黄粉各1.5g，温开水调服或以大承气汤做不保留灌肠。

（3）痰饮内停证

临床表现：呕吐多为清水痰涎，胸脘痞闷，不思饮食，头眩心悸，或呕而肠鸣有声，苔白腻，脉滑。

护治法则：温化痰饮，和胃降逆。

代表方剂：小半夏汤（《金匮要略》）合苓桂术甘汤（《金匮要略》）加减。

护理措施：

①环境要求。病室温度适宜，干燥舒适，空气清新。

②起居护理。充分休息，防寒保暖，尤其注意胃脘部保暖。

③情志护理。解释病情，使患者积极配合护治。

④饮食护理。饮食宜温热、清淡、细软，以素食为主。忌生冷、肥厚、黏腻之品。食疗可用复方薤白粥（薤白10g，陈皮15g，生姜3片，粳米100g）、橘皮粥（橘皮15～20g，粳米100g）。

⑤给药护理。中药汤剂宜温服或热服，少量频服。

⑥对症护理。呕吐频繁者，用竹沥 30mL、姜汁 3～5 滴，温开水调和频服。呕吐痰涎较多者，用陈皮 10g、生姜 5 片，煎汤饮。

（4）肝气犯胃证

临床表现：呕吐吞酸，嗳气频作，胸胁胀满，烦闷不舒，每因情志不遂而呕吐吞酸更甚，舌边红，苔薄腻，脉弦。

护治法则：疏肝理气，和胃止呕。

代表方剂：四逆散（《伤寒论》）合半夏厚朴汤（《金匮要略》）加减。

护理措施：

①环境要求。病室温度略低，光线柔和，安静舒适。

②起居护理。劳逸结合，静心休养。

③情志护理。解释病情，耐心开导，避免不良情志刺激，鼓励患者积极配合护治。营造轻松和谐气氛，可让病人听音乐、读书报以调畅情志。

④饮食护理。饮食宜清淡、精致、可口，宜多食用理气和胃之品，如萝卜、生姜等，可多进食新鲜蔬菜水果。忌肥甘、油腻、炙煿及产气食物，戒烟酒。食疗可用半夏粥（半夏 5g，紫苏子 5g，吴茱萸 5g，粳米 100g，红糖适量，姜汁 5mL）、加味梅花粥（白梅花 3～6g，生姜汁 5mL，粳米 100g）。可取佛手片或陈皮煎汤代茶，或薄荷泡水饮用。

⑤给药护理。中药汤剂宜少量频服，不宜热服。

⑥对症护理。保持大便通畅，如有大便秘结，可用大黄泡水服。

2. 虚证

（1）脾胃虚弱证

临床表现：饮食稍有不慎，即易呕吐，时作时止，胃纳不佳，食入难化，脘腹痞闷，口淡不渴，面白少华，倦怠乏力，大便溏薄，舌质淡，苔薄白，脉濡弱。

护治法则：益气健脾，和胃降逆。

代表方剂：香砂六君子汤（《古今名医方论》）加减。

护理措施：

①环境要求。病室宜温暖舒适，阳光充足。

②起居护理。注意休息，避免劳累，保暖避寒，尤其注意腹部保暖。

③情志护理。解释病情，鼓励患者积极配合护治。

④饮食护理。饮食以温热、细软、营养为原则，定时定量，少量多餐。忌生冷黏硬，少食肥厚炙煿及不易消化之物。食疗可用椒面粥（蜀椒 3～5g，白面粉 100g，生姜 3 片）、豆蔻粥（肉豆蔻 5～10g，生姜 3 片，粳米 100g）。

⑤给药护理。汤剂宜热服。

⑥对症护理。可服生姜红糖水以温胃止呕。可常做胃脘部热敷或药熨，亦可艾灸内关、足三里、中脘等穴位。

（2）胃阴不足证

临床表现：呕吐反复发作，但呕量不多，或仅唾涎沫，时作干呕，口燥咽干，胃中嘈杂，似饥而不欲食，舌红少津，脉细数。

护治法则：滋养胃阴，降逆止呕。

代表方剂：麦门冬汤（《金匮要略》）加减。

护理措施：

①环境要求。病室宜凉爽通风，湿度略大，光线柔和。

②起居护理。注意休息，劳逸结合。

③情志护理。解释病情，鼓励患者积极配合护治。

④饮食护理。饮食宜清淡甘凉，如绿豆汤、藕粉、荸荠汤、莲子汤等；或分别用鲜芦根、麦冬、元参煎汤代茶饮，以养阴生津。可多食西瓜、丝瓜。忌耗津、油腻香燥食物及醇酒。食疗可用麦冬粥（麦冬10g，人参3~5g，粳米100g，白糖少许）、牛乳粥（新鲜牛乳200~250mL，粳米100g）。

⑤给药护理。汤剂宜少量频服，温服或稍凉服用。

⑥对症护理。大便干燥者，服用蜂蜜水，多食富含纤维的新鲜蔬菜，以润肠通便。

【健康指导】

（1）了解可能引起呕吐的原因及诱因，积极治疗相关疾病。

（2）起居有常，顺应四时。饮食有节，固护脾胃。调畅情志，稳定情绪。劳逸适度，调摄精神。坚持锻炼，增强体质。

三、泄泻

泄泻是因外感寒、热、暑、湿之邪，或内伤饮食、情志，或脏腑功能失调，湿邪困脾，脾胃受损，肠道功能受损，而引起以排便次数增多，粪质稀薄或完谷不化，甚至泻出如水样为特征的病证。

西医学中各种急、慢性肠炎、肠易激综合征、吸收不良综合征、肠道肿瘤、肠结核、它脏器疾病等，在以泄泻为主要表现时，均可参照本病证进行辨证护治。

【历史沿革】

《内经》称本病证为"鹜溏""飧泄""濡泄""洞泄""注下""后泄"等，并对本病的病因病机、病变部位等进行了较全面的论述，为后世认识本病奠定了基础。

《难经》从脏腑辨证角度提出了五泄的病名，如《难经·五十七难》曰："泄凡有五，其名不同：有胃泄，有脾泄，有大肠泄，有小肠泄，有大瘕泄。"汉代张仲景在《金匮要略·呕吐哕下利病脉症治》中，将泄泻与痢疾统称为"下利"。至隋代《诸病源候论》始明确将泄泻与痢疾分述。宋代以后，才统称为"泄泻"。《景岳全书·泄泻》曰："凡泄泻之病，多由水谷不分，故以利水为上策。"提出分利之法治疗泄泻的原则。李中梓在《医宗必读·泄泻》中，提出了著名的治泻九法，全面系统地论述了泄泻的治法。

【病因病机】

1.感受外邪

因脾喜燥而恶湿，外感湿邪或寒、暑、热之邪夹湿，易困脾土，使脾失健运，水谷混杂而成泄泻。

2.饮食所伤

饮食过量，宿食内停；或恣食肥甘，湿热内蕴；或多食生冷，寒邪伤中；或误食不洁，损伤脾胃，脾胃运化失司，升降失调，清浊不分，即可发生泄泻。

3.情志失调

烦恼郁怒，木逆乘土；或忧郁思虑，脾运受制，运化失常，下趋肠道，清浊不分，而成泄泻。

4.脾胃虚弱

素体脾胃虚弱，或劳倦内伤，或久病体虚，或长期饥饱失调，脾胃受损，水谷停滞，清浊混杂而成泄泻。

5.命门火衰

年老体弱，肾气不足；或久病之后，肾阳受损；或房事无度，命门火衰，致脾失温煦，运化失司，水谷不化而成泄泻。又肾为"胃之关"，开窍二阴，主司二便，若肾气不足，关门不利，亦可发生泄泻。

泄泻的病因有外感、内伤之分，外感中以湿邪最为重要，而内伤中以脾虚最为关键。泄泻的病机是脾虚湿盛。泄泻的病位在肠，脾失健运是关键，同时与肝、肾密切相关。脾胃为泄泻之本，而脾胃当中又以脾为主。在发病和病变过程中，外邪与内伤、外湿与内湿之间常相互影响，外湿最易伤脾，脾虚又易生湿，互为因果。

【诊断与鉴别诊断】

（一）诊断

1.症状

以大便粪质清稀为诊断的主要依据。或大便次数增多，粪质清稀；或次数不多，粪质清稀，甚则如水状；或完谷不化。常先有腹痛，随即泄泻；常兼有腹胀、腹痛、肠鸣、纳呆等症。

2.病史

起病或急或缓。暴泻者多有暴饮暴食或误食不洁之物史；迁延日久，时发时止者，常由外邪、饮食或情志等因素诱发。

3.体征

多有肠鸣音亢进及下腹压痛等。

4.大便常规、大便培养、X射线钡剂灌肠、纤维肠镜检查等有助于诊断。

（二）鉴别诊断

痢疾是因外感时邪疫毒，或饮食不节，邪蕴肠腑，气血壅滞，传导失司，脂络受伤而致，临床以大便次数增多，腹痛，里急后重，痢下赤白黏冻为主症，是夏秋季常见的肠道传染病。痢疾和泄泻两者均有大便次数增多、粪质稀薄的特征，且在一定条件下又可以相互转化，或先泻后痢，或先痢而后转泻。一般认为，先泻后痢病情加重，病机由浅入深；先痢后泻为病情减轻，病机由深出浅，所谓"先滞后痢者易治，先痢后滞者难治"。

【辨证施护】

（一）辨证要点

1. 辨轻重缓急

泄泻而饮食如常，说明脾胃未败，多为轻证，预后良好。泻而不能食，形体消瘦，或暑湿化火，暴泻无度，或久泻滑脱不禁，均属重证。急性泄泻发病急，病程短，常以湿盛为主。慢性泄泻发病缓，病程较长，易因饮食不当、劳倦过度即复发，常以脾虚为主。或病久及肾，导致命门火衰，脾肾同病而出现五更泄泻。

2. 辨寒热虚实

大便清稀或完谷不化，腹痛喜温者多属寒证。粪便黄褐而臭，泻下急迫，肛门灼热，多为热证。起病急骤，痛势急迫，脘腹胀满，腹痛拒按，泻后痛减，多属实证。病程较长，腹痛不著，喜温喜按，多属虚证。在病变过程中，常出现虚实兼夹，寒热互见，临床当结合病史分析护治。

3. 辨泻下之物

大便清稀，或如水样，气味腥秽者，多属寒湿。大便稀溏，黄褐臭秽者，多属湿热。大便溏垢，臭如败卵，完谷不化者，多属伤食。

4. 辨久泻特点

久泻迁延不愈，倦怠乏力，稍有饮食不当或劳倦过度即复发者，多属脾虚。泄泻反复不愈，每因情志不遂而复发者，多为肝郁克脾。五更飧泄，完谷不化，腰酸肢冷者，多属肾阳不足。

（二）一般护理

泄泻的护治原则为运脾化湿。暴泻重在化湿，参以淡渗，配合运脾。久泻健运脾气为先，佐以化湿利湿。若夹有肝郁和肾虚者，配合抑肝扶脾或补火暖土。

（1）病室宜整洁安静，光线柔和，温湿度适宜，避免异味刺激。

（2）注意休息，及时更换被污染的衣被，妥善处理排泄物。保持肛周皮肤清洁。

（3）泄泻严重者，应严格控制饮食，可禁食数小时至一日，待腹中宿食泻净，逐渐自流食开始，恢复进食，并注意少食多餐，病情好转后再增加食量。饮食以清淡、少油、少渣、易消化的半流或流质食物为主，如稀粥、面条、藕粉等，避免生冷、不洁、多纤维、油腻、不易消化食物。

（4）注意患者情绪，多加劝慰，使其积极配合治疗。

（5）汤剂宜温服或偏热服。

（6）注意观察病情变化，记录粪便的量、色、质、气味及次数，及时留取粪便标本送检。患者喜热恶寒者，可选用温热疗法，如腹部热敷，或艾灸神阙、关元、足三里及葱熨、盐熨等疗法。泄泻严重者，应防止津伤阴脱的发生，如出现眼窝凹陷、口干舌燥、皮肤弹性差等现象时，应给病人频饮淡糖盐水，必要时要及时静脉输液。若见呼吸深长、烦躁不安、恶心呕吐、四肢厥冷、少尿或无尿等症状，是病情恶化的表现，应通知医生，积极处理。

（三）分型护治

1. 实证

（1）寒湿困脾证

临床表现：泄泻清稀，甚如水样，脘闷食少，腹痛肠鸣，舌质淡，苔白腻，脉濡缓。若兼外感风寒，则恶寒发热头痛，肢体酸痛，苔薄白，脉浮。

护治原则：散寒化湿。

代表方剂：藿香正气散（《太平惠民和剂局方》）加减。

护理措施：

①环境要求。病室宜温暖干燥，空气清新。

②起居护理。根据病情适当活动。泄泻频繁并伴发热者，应卧床休息。注意保暖防寒。

③情志护理。耐心解释病情，鼓励安慰病人，保持精神愉快，积极配合治疗。

④饮食护理。饮食宜温热、清淡，以细软、少渣、少油的流食或半流食为好，待泄泻缓解后再给予软食。可给炒米粉、炒面粉等制品食用，有助于燥湿止泻。忌食肥甘、油腻、辛辣、生冷瓜果等。食疗可用防风 10g、藿香 5g、白蔻 3g、葱白 3 个、粳米 100g 做粥食用。

⑤给药护理。汤剂宜热服或偏热服。

⑥对症护理。注意观察腹泻情况及体温变化。注意腹部保暖，腹部热敷或艾灸神阙、关元、足三里等可缓解泄泻，或做腹部自我按摩。

（2）湿热伤脾证

临床表现：泄泻腹痛，泻下急迫，或泻而不爽，粪色黄褐，气味臭秽，肛门灼热，烦热口渴，小便短黄，舌质红，苔黄腻，脉滑数或濡数。

护治原则：清热利湿。

代表方剂：葛根芩连汤（《伤寒论》）加减。

护理措施：

①环境要求。病室宜干燥凉爽，空气新鲜。

②起居护理。根据病情适当活动，发热者应卧床静养。

③情志护理。关心、体谅病人，指导患者调摄精神，保持心情舒畅。

④饮食护理。饮食宜清淡爽口，清热利湿为主，注意补充津液，鼓励多饮淡水、

盐水或糖盐水，或水果汁等。忌食辛辣炙煿、肥甘厚腻、烟酒咖啡等助热生湿之品。食疗可用鲜竹叶 40g、生石膏 50g、扁豆 15g、荷蒂 1 个、粳米 100g、砂糖少许做粥食用，亦可用马齿苋做粥食用。

⑤给药护理。汤剂宜温服。不宜用固涩止泻之剂。

⑥对症护理。保持肛门局部清洁，如肛门周围有糜烂溃破，应涂以润滑剂，防止感染。泄泻严重者应及时补液，一般先盐后糖，见尿补钾。做好口腔护理，可用银花甘草煎水漱口。如便中带脓血，排便不爽，或里急后重，及时留取标本送化验检查，鉴别是否属痢疾，并应做好消化道隔离。如身热不退或体温逐渐增高，应考虑变生它证。

（3）食滞肠胃证

临床表现：腹痛肠鸣，泻下粪便，臭如败卵，泻后痛减，脘腹胀满，嗳腐酸臭，不思饮食，舌苔垢浊或厚腻，脉滑。

护治原则：消食导滞。

代表方剂：保和丸（《丹溪心法》）加减。

护理措施：

①环境要求。病室宜安静整洁，光线柔和，温度湿度适中。

②起居护理。根据病情适当活动，劳逸适度。

③情志护理。指导患者调摄精神，保持心情舒畅，气机条达。

④饮食护理。严格控制饮食，严重者可禁食数餐至一日，待腹中宿食泻净，再进细软或半流质饮食，注意少吃多餐，食入能消，待病情好转后再增加食量。可给酸梅汤、萝卜汤、麦芽汤，亦可给山楂、萝卜、炒米粥、麦芽等饮食，可用神曲 15g、粳米 100g 做粥食用。忌油腻、炙煿之品。

⑤给药护理。汤剂宜温服。不宜用固涩止泻之剂。

⑥对症护理。泻下不畅者，可用大黄、枳实、神曲煎水内服，以通腑荡积。

（4）肝气乘脾证

临床表现：素有胸胁胀闷，嗳气食少，每因抑郁恼怒，或情绪紧张之时，发生腹痛泄泻，腹中雷鸣，攻窜作痛，矢气频作，舌淡红，脉弦。

护治原则：抑肝扶脾。

代表方剂：痛泻要方（《景岳全书》）加减。

护理措施：

①环境要求。病室宜凉爽通风。

②起居护理。起居有时。鼓励参加室内外活动。

③情志护理。解释病情，耐心开导，避免不良情志刺激，鼓励患者积极配合护治。

④饮食护理。饮食宜清淡、营养、易消化。可食金橘饼、陈皮等以疏肝理气。忌辛辣、油腻、煎炸之品。忌胀气食物，如豆类、番薯、山芋等。可用佛手 10g 或青皮 10g 泡水当茶饮。

⑤给药护理。汤剂宜温服。理气药物不宜久煎。

⑥对症护理。情志郁滞者，可遵医嘱给予疏肝理气中成药。

2. 虚证

（1）脾胃虚弱证

临床表现：大便时溏时泻，迁延反复，食少，食后脘闷不舒，稍进油腻食物，则大便次数明显增加，面色萎黄，神疲倦怠，舌质淡，苔白，脉细弱。

护治原则：健脾益气，化湿止泻。

代表方剂：参苓白术散（《太平惠民和剂局方》）加减。

护理措施：

①环境要求。病室宜向阳保暖，通风良好。

②起居护理。鼓励患者适当活动，但避免劳累。慎避风寒，注意腹部应保暖。

③情志护理。关心、体谅病人，鼓励患者树立信心，积极配合治疗。

④饮食护理。饮食以清淡、温热、营养、易消化为原则。宜食用鲫鱼、鳗鱼、黄鱼、鸡肉、牛羊肉、鸡蛋等。做菜时可用胡椒、生姜等调味品。食疗可用黄芪、山药、扁豆、大枣、芡实、薏苡仁等做粥食用。忌食生冷、辛辣、肥甘、油炸等食品。

⑤给药护理。汤剂宜热服或偏热服。

⑥对症护理。可采用艾灸、按摩、熨贴、热敷、拔罐等温热疗法，有助于健脾止泻。

（2）肾阳虚衰证

临床表现：黎明之前脐腹作痛，肠鸣即泻，泻下完谷，泻后则安，形寒肢冷，腰膝酸软，舌淡苔白，脉沉细。

护治原则：温肾健脾，固涩止泻。

代表方剂：四神丸（《证治准绳》）加减。

护理措施：

①环境要求。病室宜温暖干燥，阳光充足。

②起居护理。宜卧床静养。及时增添衣被，防止受凉，并注意保暖。冬天可多晒太阳，以使阳气振奋，驱除寒邪。

③情志护理。关心、体谅、安慰病人，使其树立信心，配合治疗。

④饮食护理。饮食宜清淡、温热、细软、容易消化。可根据病情选食羊肉、狗肉等血肉有情之品，或胡桃、山药等。汤菜中适量加入肉桂粉，胡椒粉，干姜粉等温阳之品。食疗可用金樱子15g先煎去渣，再同山药150g、芡实50g、粳米50g做粥食用。

⑤给药护理。汤剂宜热服或偏热服。

⑥对症护理。腹痛者用小茴香，或食盐炒热后布包热敷腹部，有温肾止泻功效。观察患者生命体征、神志、面色及舌脉变化，若出现烦躁不安、呼吸深长、神志恍惚、眼窝下陷、皮肤干燥、少尿或无尿等，应通知医生，积极抢救。

【健康指导】

（1）了解泄泻发生的原因及诱因，做好积极有效的防治。

（2）养成良好的生活习惯，做到起居有常，生活规律。顺应四时，慎防风寒湿邪侵袭。饮食有节，固护脾胃。调摄情志，保持情绪稳定。坚持锻炼，增强体质。

第五节　肝胆系病证

肝居胁下，胆附于肝，肝胆互为表里。肝主疏泄，调畅气机，促进胆汁的分泌与排泄；胆为"中精之府"，贮藏并排泄胆汁，协助脾胃消化食物。肝为刚脏，喜条达而恶抑郁，调畅情志，肝主藏血，体阴用阳。肝为"将军之官"，主谋虑；胆为"中正之官"，司决断。

肝胆系病证有虚实不同：实证有肝气郁结、肝火上炎、肝胆湿热、肝阳上亢等；虚证有肝阴不足等。肝胆常见病证主要有胁痛、黄疸、鼓胀、眩晕、中风等。

【证候与特征】

1.肝气郁结

主要脉症：情志抑郁，易怒，善太息，胸胁、少腹胀闷窜痛。或咽部有异物感，或颈部瘿瘤、瘰疬，或胁下生肿块。妇女乳房胀痛，月经不调，痛经。苔薄白，脉弦。病情轻重与情绪变化密切相关。

证候特征：以情志疏泄失常和经气不畅的症状为主。本证以情志抑郁、胸胁或少腹胀痛为特征。

2.肝火上炎

主要脉症：头晕胀痛，痛如刀劈，面红目赤，口苦咽干，急躁易怒，耳鸣如潮，或突发耳聋，失眠或恶梦纷纭，或胁肋灼痛，吐血衄血，小便短黄，大便秘结，舌红苔黄，脉弦数。

证候特征：以肝经实火内炽的症状为主。本证以头痛、耳鸣、胁痛与火热症状共见为特征。

3.肝胆湿热

主要脉症：身目发黄，胁肋胀痛，或胁下有痞块，纳呆，厌油，泛恶欲呕，腹胀，大便不调，小便短赤，发热或寒热往来，口苦口干，舌红，苔黄腻，脉弦滑数。或为阴部潮湿、瘙痒、湿疹，阴器肿痛，带下黄稠臭秽等。

证候特征：以湿热壅滞肝胆的症状为主。本证以胁肋胀痛、身目发黄或阴部瘙痒、带下黄臭等与湿热症状共见为特征。

4.肝阳上亢

主要脉症：眩晕耳鸣，头目胀痛，面红目赤，急躁易怒，失眠多梦，头重脚轻，腰膝酸软，舌红少津，脉弦有力或弦细数。

证候特征：以阳亢阴耗，上盛下虚的虚实夹杂症状为主。本证以眩晕耳鸣、头目胀痛、面红目赤、急躁易怒、腰膝酸软为特征。

5. 肝阴不足

主要脉症：头晕眼花，两目干涩，视力减退，面部烘热，两颧潮红，口咽干燥，五心烦热，潮热盗汗，胁肋灼痛，或手足蠕动，舌红少苔乏津，脉弦细数。

证候特征：以阴虚内热，头、面、目、胁局部突出的症状为主。本证以眩晕耳鸣、两目干涩、面部烘热、胁肋灼痛等与虚热症状共见为特征。

【病机述要】

1. 肝气郁结

情志不遂，或病邪侵扰，阻遏肝脉，或它脏病变影响及肝，肝失于疏泄、调达，气机郁结。

2. 肝火上炎

多因情志不遂，肝气郁结，气郁化火。或因火热之邪内侵，或它脏火热累及于肝，以致肝经气火上逆。

3. 肝胆湿热

多因外感湿热之邪，侵犯肝胆或肝经；或嗜食肥甘，酿生湿热；或脾胃纳运失常，湿浊内生，郁结化热，湿热壅滞肝胆所致。

4. 肝阳上亢

素体阳盛，性急多怒，肝阳偏旺；或长期恼怒焦虑，气郁化火，阳气偏亢而暗耗阴液；或平素肾阴亏虚，或房劳太过，年老阴亏，水不涵木，阴不制阳，肝阳偏亢。

5. 肝阴不足

多因素体阴液不足，或内伤久病，阴液亏虚，或年老肝肾阴精不足，或气郁化火而伤阴而致。

【护理要点】

1. 环境要求

病室宜安静，整洁，舒适，优雅，空气新鲜。保持环境卫生，消除卫生隐患，防止空气、水源、动植物等传播疾病。

2. 起居护理

保证休息，促进和改善睡眠。病情重者要求卧床休息，病情轻者鼓励适当活动。

3. 情志护理

肝胆疾病患者应加强情志调护。根据病情，鼓励患者参加社会活动及文体活动，保持心情舒畅。引导患者学会控制情绪，因为"怒伤肝""怒则气上"，怒可致晕厥甚至中风，素体肝阳亢盛者尤当注意。

4. 饮食护理

饮食以清淡、营养、易消化为原则，避免腻滞之品。宜食动物肝脏、瘦肉、鱼类、新鲜果蔬等。勿多食酸味，过酸损伤肝气。戒烟限酒。黄疸病人要少进油腻、辛辣之品。

5. 给药护理

肝体阴而用阳，气郁易化火伤阴，阳亢易生风动血。故调治肝胆病证，理气还防伤阴，应慎用辛燥香窜之品。肝胆病证患者实热居多，汤药多宜偏凉服。

6. 对症护理

对传染性疾病患者严格执行消毒隔离制度，患者衣物用具要定期消毒。高热、昏迷的患者要施以口腔护理操作。保持患者的个人卫生，久卧病床者要防止褥疮的发生。

7. 病情观察

观察记录病人的神志、面色、两目、体温、小便色量，以及大便、痰液、汗液、呕吐物、月经、白带等排出物有无异常改变。警惕头痛剧烈、肢体麻木、肌肉震颤等中风先兆以及体内大出血等危重证候的发生。

一、胁痛

胁痛是因肝气郁结、湿热或瘀血停着，气机郁滞；或肝阴不足，肝失所养而致肝脉络失和，疏泄不利，临床以自觉一侧或两侧胁肋部疼痛为主要表现的病证。

胁痛是临床常见病证，西医学中急慢性胆囊炎、胆囊结石、急慢性肝炎、肝硬化、肝脓肿、肝癌、胆道蛔虫、肋间神经痛等，凡以胁痛为主症者，均可参照本病证辨证护治。

【历史沿革】

《内经》指出，胁痛的发生主要与肝胆病变有关。如《素问·脏器法时论》曰："肝病者，两胁下痛引少腹，令人善怒。"《素问·缪刺论》曰："寒气客于厥阴之脉，厥阴之脉者，络阴器，系于肝，寒气客于脉中，则血泣脉急，故胁肋与少腹相引痛矣。"其后，历代医家对胁痛病因的认识逐步发展。《景岳全书》将胁痛病因分为外感与内伤两大类，并提出以内伤多见。《临证指南医案》对胁痛之属久病入络者，善用辛香通络、甘缓补虚、辛泄祛瘀等法，对后世医家影响较大。《类证治裁》在叶氏的基础上将胁痛分为肝郁、肝瘀、痰饮、食积、肝虚诸类，对胁痛的分类与辨证论治作出了贡献。

【病因病机】

1. 情志不遂

情志抑郁或暴怒伤肝，肝失调达，疏泄不利，气机郁结，脉络痹阻，而致胁痛。

2. 湿热蕴结

外感湿热之邪，或饮食失宜，嗜食肥甘醇酒，积湿生热，湿热互结侵犯肝胆，肝胆失于疏泄调达而致胁痛。

3. 瘀血阻络

气行则血行，气滞则血凝。气郁日久，或强力负重，或跌仆损伤，伤及胁络，血行不畅而瘀血停留，阻塞肝络，瘀血内着，气机不行，"不通则痛"。

4.肝阴不足

久病耗伤，劳欲过度，或由于各种原因引起精血亏损，肝阴不足，肝络失养，不荣则痛。

胁痛主要责之于肝胆，且与脾、胃、肾相关。胁痛的病机为肝络失和，其病理变化可归结为"不通则痛"和"不荣则痛"两大类。胁痛的病理性质有虚实之分，而以实证多见。实证中以气滞、血瘀、湿热为主，三者又以气滞为先。虚证多属阴血亏损，肝失所养。虚实之间可以相互转化，故临床常见虚实夹杂之证。

【诊断与鉴别诊断】

（一）诊断

1.症状

一侧或两侧胁肋疼痛，其痛有胀痛、刺痛、隐痛、闷痛或窜痛等不同性质。部分患者可伴见胸闷、腹胀、嗳气、呃逆、急躁易怒、口苦纳呆、厌食恶心等症。

2.病史

发病可急可缓，常反复发作。常有结石、黄疸、肿瘤、蛔虫阻滞等肝胆系统疾患病史，常由饮食不节、情志内伤等原因诱发。

3.体征

可有黄疸、胁肋部拒按等体征。

4.辅助检查

血常规、肝功能、胆囊造影、B超等有助于诊断。

（二）鉴别诊断

1.胃痛

胃痛是由于外感邪气、内伤饮食、情志不遂、脏腑功能失调等导致气机郁滞，胃失和降，临床以上腹胃脘部近心窝处疼痛为主症的病证，其疼痛部位主要在胃脘，兼有嗳气频作、吞酸嘈杂等胃失和降的症状。

2.胸痛

胸痛中有肝郁气滞证，与胁痛中的肝气郁结病机基本相同，但胸痛是以胸部胀痛为主，常伴有胸闷不舒，心悸少寐等症，心电图、X射线片等辅助检查有助于鉴别。

【辨证施护】

（一）辨证要点

1.辨外感内伤

外感胁痛起病急骤，伴有寒热表证，病程较短，同时可有恶心、呕吐或目睛发黄等症。内伤胁痛起病缓和，不伴寒热表证，病程较长，多由肝郁气滞、瘀血内阻，或肝阴不足所引起。

2. 辨在气在血

气滞者以胀痛为主，游走不定，时轻时重，胁痛的轻重与情绪变化有关。血瘀者以刺痛为主，痛处固定不移，疼痛持续不已，入夜尤甚，或胁下有积块。

3. 辨虚实

实证多起病急，病程短，疼痛剧烈而拒按，脉实有力。虚证多因劳累而诱发，起病缓，病程长，疼痛隐隐，悠悠不休而喜按，脉虚无力。

（二）一般护理

胁痛的护治应根据"通则不痛"的理论，以疏肝和络止痛为基本法则。实证宜理气、活血通络、清热祛湿；虚证宜补中寓通，滋阴养血柔肝；虚实错杂宜分辨主次而攻补兼施。

（1）病室宜安静舒适，空气清新流通。

（2）病情轻者可适当活动，使气血流通，但要防止过劳。病情重者宜卧床休息，减少搬动，变动体位要缓慢，不能用力过猛，避免碰撞及体位突然改变。

（3）患者要保持心情舒畅，情绪稳定，避免不良刺激。

（4）饮食宜清淡、易消化，定时定量。忌食肥甘辛辣之品，宜食用水果、蔬菜、瘦肉及豆制品等清淡富有营养的食物。可根据证型，选择具有疏肝、理气、活血、养阴功效的食材。

（5）疏肝理气药大多辛温香燥而易伤阴，配伍时宜加柔肝养阴之品。兼有砂石者，应注意通腑、排石。

（6）密切观察胁痛的性质、程度、部位、持续时间、诱因以及伴随症状，以辨别实证和虚证。同时，注意观察体温、肤色等变化。若见高热寒战、上腹剧痛、呕吐等症，提示可能有胆囊化脓、穿孔等并发症，应立即汇报医生，并做好抢救或手术前准备工作。

（三）分型护治

1. 实证

（1）肝气郁结证

临床表现：两侧胁肋胀痛，走窜不定，疼痛每因情志而增减，胸闷，嗳气，善太息，舌苔薄白，脉弦。

护治原则：疏肝理气。

代表方剂：柴胡疏肝散（《医学统旨》）加减。

护理措施：

①环境要求。病室宜安静优雅，舒适通风，避免强光刺激。

②起居护理。起居有节，保证睡眠，必要时予以安眠剂。

③情志护理。解释病情，保持情绪稳定，避免抑郁、愤怒等不良刺激，鼓励患者配合护治。

④饮食护理。宜食水果、蔬菜及豆制品等食物。忌食肥甘、辛辣之品。可适量饮佛手酒，但不得嗜酒过度。可用柴胡20g、枳壳20g、粳米60g做粥食用，亦可用玫瑰花瓣6~10g泡水代茶饮，或用梅花6g、橘饼1~2个做汤食用。

⑤给药护理。汤剂宜温服。

⑥对症护理。注意观察胁痛的性质、程度、持续时间、诱因以及伴随症状。疼痛严重者可遵医嘱服木香粉、郁金粉、玄胡粉各1.5g，或用芒硝30g布包后敷于胁肋部。

（2）瘀血阻络证

临床表现：胁肋刺痛，痛有定处，拒按，入夜更甚，或面色晦暗，舌质紫暗，脉沉弦。

护治原则：活血化瘀，通络止痛。

代表方剂：血府逐瘀汤（《医林改错》）加减。

护理措施：

①环境要求。病室宜整洁、通风，避免噪声及光线刺激。

②起居护理。起居有节，注意休息，避免劳累而加重病情。

③情志护理。解释病情，稳定情绪，避免刺激，配合治疗。

④饮食护理。饮食宜温热、柔软，忌生冷、烫热、硬固、煎烤之物。饮食要细嚼慢咽。宜服用藕汁、梨汁，或当归、牡丹花水煎服，或用桃仁加槟榔煎酒服。

⑤给药护理。汤剂宜温服。

⑥对症护理。注意观察胁痛的性质、程度、持续时间及伴随症状。如有低热者可用地骨皮煎水代茶饮；牙龈出血者用白茅根煎水代茶饮，或用仙鹤草、大枣适量煎水代茶饮。

（3）湿热蕴结证

临床表现：胁肋胀痛，牵引肩背，触痛明显，拒按，口苦口干，恶心纳呆，或见黄疸，舌苔黄腻，脉弦滑。

护治原则：清热化湿，理气通络。

代表方剂：龙胆泻肝汤（《太平惠民和剂局方》）加减。

护理措施：

①环境要求。病室宜干燥，室温略低，避免噪声及光线刺激。

②起居护理。起居有节，注意休息，避免劳累。高热者宜卧床休息。

③情志护理。关心、体贴病人，耐心解释病情，稳定患者情绪，鼓励其积极配合治疗。

④饮食护理。宜食清热利湿之品，如西瓜汁、绿豆汤、冬瓜汤、荸荠汁等。忌油腻、海腥、煎炸、甜黏、辛辣等食物，戒烟酒。可用鲜芦根做粥，或用玉米须炖蚌肉等食用。可用金银花、麦冬、天花粉适量煎水代茶饮。

⑤给药护理。汤剂宜温服。

⑥对症护理。注意观察胁痛的性质、程度、持续时间及伴随症状。便秘者可用生

大黄 10g 泡服，保持大便通畅。如胁痛剧烈，牵引肩背，疑为胆石症者，及时报告医生，并尽快处理。皮肤瘙痒者应遵医嘱予洗浴、用止痒剂等。

2. 虚证

肝阴不足证

临床表现：胁肋隐痛，绵绵不已，遇劳加重，口干咽燥，心中烦热，头晕目眩，两目干涩，舌红少苔，脉弦细数。

护治原则：养阴柔肝，养血通络。

代表方剂：一贯煎（《续名医类案》）加减。

护理措施：

①环境要求。病室宜凉爽湿润，空气新鲜，光线柔和。

②起居护理。起居有节，注意休息。根据身体情况，适当活动。

③情志护理。关心、体谅、安慰病人，保持心情开朗，消除紧张情绪。

④饮食护理。宜多食养阴生津之品，多饮水或喝果汁，亦可常食瘦肉、大枣、母鸡、紫河车等补阴养血之物。忌辛香温燥、浓茶咖啡等。可用沙参、枸杞、麦冬等做粥食用，亦可用麦冬、沙参煎汤代茶饮。

⑤给药护理。汤剂宜温服或偏凉服。

⑥对症护理。注意观察胁痛的性质、程度、持续时间及伴随症状。如胁痛隐隐者，可用生姜、葱白、韭菜、艾叶等加盐同炒后热敷患处。亦可每天早晚在两侧胁肋部自上而下自我按摩，每次 10 分钟。虚证胁痛者可耳针取肝、胆、神门穴或王不留行籽贴压。采取穴位注射法，可用 10% 葡萄糖液 10mL 加维生素 B_1 或维生素 B_{12} 注射液 1mL，参照针刺法穴位进行穴位注射。

【健康指导】

（1）积极预防和治疗慢性肝胆疾病。

（2）起居有常，顺应季节气候，劳逸结合。调畅情志，保持乐观，避免忧思或郁怒。饮食有节，谨和五味，忌烟、酒、肥甘之品。勤于锻炼，增强体质，慎避外邪。

二、黄疸

黄疸是因外感湿热疫毒，内伤酒食、劳倦，使肝胆气机受阻，疏泄失常，胆汁外溢而致的以目黄、身黄、小便黄为主症的疾患。其中，目睛黄染为本病的主要特征。

西医学中肝细胞性黄疸、溶血性黄疸、阻塞性黄疸、病毒性肝炎、肝硬化、胆囊结石、胆囊炎、钩端螺旋体病、消化系统肿瘤等，凡以黄疸为主要表现时，均可参照本病证辨证护治。

【历史沿革】

《内经》即有关于黄疸病名和主要症状的记载，如《素问·平人气象论》曰："溺黄赤，安卧者，黄疸……目黄者曰黄疸。"《灵枢·论病诊尺》曰："身痛，面色萎黄，齿垢黄，爪甲上黄，黄疸也。"《伤寒杂病论》把黄疸分为黄疸、谷疸、酒疸、女劳疸、黑疸五种，并对各种黄疸的形成机理、症状特点进行了探讨，其创制的茵陈蒿汤成为历代治疗黄疸的重要方剂。《诸病源候论》根据本病发病情况和所出现的不同症状，区分为二十八候。《圣济总录·黄疸门》将黄疸分为九疸、三十六黄。《卫生宝鉴》进一步明确湿从热化为阳黄，湿从寒化为阴黄，把阳黄和阴黄的辨证论治系统化，对临床实践指导意义较大，至今仍被采用。沈金鳌所著《沈氏尊生书·黄疸》曰："又有天行疫疠，以致发黄者，俗称之瘟黄，杀人最急。"他已认识到黄疸的传染性及其严重性。

【病因病机】

1. 感受时邪疫毒

湿热、疫毒由表入里，蕴结于中焦，脾胃运化失常，湿热熏蒸肝胆，以致肝失疏泄，胆液不循常道，外溢肌肤，上注眼目，下流膀胱，使身、目、小便俱黄而成黄疸。若疫毒较重者，发病急骤，传染性强，则可伤及营血，内陷心包，发为急黄。

2. 饮食内伤

饥饱失常或嗜酒过度，或饮食不洁，损伤脾胃，以致脾胃运化失职，湿浊内生，郁而化热，或从寒化，熏蒸肝胆，致肝失疏泄，胆液不循常道，浸淫肌肤而发黄。

3. 脾胃虚弱

素体中虚，或劳倦过度，或恣食生冷，或久病脾虚，脾失健运，湿困中焦；或脾失健运，肝失所养，疏泄失常，胆液不循常道，溢于肌肤，发为黄疸。素体脾阳不足，或病后脾阳受伤，湿由内生而从寒化，寒湿阻滞，胆液受阻，不循常道，浸淫肌肤，亦可发为黄疸。

4. 实邪阻滞

胁痛、积聚等病后，瘀血阻滞；或湿热煎熬，形成砂石，阻于胆道；或湿热内郁，脾胃失调，蛔虫不伏于肠而上窜，阻滞胆道，胆液不循常道，外溢肌肤而为黄疸。

本病的病位主要在脾胃肝胆，多是由脾胃累及肝胆。黄疸的总病机是内外之邪阻滞，胆液不循常道，外溢肌肤而发黄。病理因素有湿邪、热邪、寒邪、疫毒、气滞、瘀血六种，但其中以湿邪为主，湿邪是黄疸形成的关键。湿邪既可从外感受，亦可自内而生。

黄疸的预后转归，一般说来，阳黄病程较短，消退较易，预后较好，但阳黄湿重于热者，消退缓慢，可迁延为阴黄。阴黄病程较长，预后较差，如迁延不愈，可成癥积和鼓胀；急黄为危重证，常危及生命，若救治得当，也可转危为安。

【诊断与鉴别诊断】

（一）诊断

1. 症状

目黄、身黄、小便黄，以目睛发黄为主要特征。常伴有食欲减退，恶心呕吐，胁痛腹胀等症状。

2. 病史

有饮食不节、肝炎接触或使用化学制品、药物等病史。患病初期,身目发黄不一定出现,而以恶寒发热、食欲不振、恶心呕吐、腹胀肠鸣、四肢无力等类似感冒症状为主,三五日后才逐渐出现目黄,随之溲黄与身黄。而急黄则为黄疸急起,迅速加深,甚则内陷心包。

3. 体征

肝脏、脾脏或胆囊肿大,伴有右上腹压痛或触痛。

4. 辅助检查

血清胆红素、肝功能、B超、胆囊造影等有助于诊断。必要时做甲胎蛋白测定,胰、胆管造影,CT等检查,以排除肝、胆、胰等恶性病变。

（二）鉴别诊断

萎黄是因饥饱劳倦、食滞虫积或病后失血等,致脾土虚弱,气血亏耗,肌肤失养而致,临床以肌肤萎黄不泽,而目睛及小便不黄,常伴有头昏倦怠、心悸少寐、纳少便溏等症状。

【辨证施护】

（一）辨证要点

1. 辨阳黄、阴黄与急黄

黄疸的病理表现有湿热和寒湿两端。因于湿热所伤,发为阳黄,一般起病急,病程短,黄色鲜明如橘皮,口干发热,小便短赤,大便秘结,舌苔黄腻,脉弦数;因于寒湿所伤者,发为阴黄,一般起病缓,病程长,黄色晦暗如烟熏,常伴纳少、乏力、脘闷腹胀,畏寒神疲,口淡不渴,舌淡白,苔白腻,脉濡缓或沉迟;若因于湿热疫毒所伤,发为急黄,黄疸色如金,兼见高热神昏、发斑出血等临床表现,病情急骤,属于危重证候,预后较差。

阳黄、急黄、阴黄在一定条件下可以相互转化,如阳黄失治误治,迁延日久,脾阳损伤,湿从寒化,则可转为阴黄;而阴黄复感外邪,湿郁化热,也可转为阳黄;若阳黄治疗不当,病情发展,或复感疫毒,病情加重,热势鸱张,侵犯营血,内蒙心窍,引动肝风,可转为急黄。

2. 阳黄须辨湿热轻重

阳黄属湿热为患,由于感受湿与热邪的程度不同,机体反映的差异,临床表现亦有不同。热重于湿者,身目俱黄,黄色鲜明,发热口渴,恶心呕吐,小便短少黄赤,便秘,舌苔黄腻,脉弦数;湿重于热者,身目俱黄,其色不如热重者鲜明,头重身困,胸脘痞满,恶心呕吐,便溏,舌苔厚腻微黄,脉弦滑。

（二）一般护理

黄疸以祛湿邪、利小便为护治原则。阳黄者以清热利湿为主,结合通利腑气;阴黄者以温中化湿为主，结合淡渗利湿；急黄则以清热解毒、凉营开窍为主，结合对症处理。黄疸久病应注意扶助正气，如滋补脾肾、健脾益气等。

（1）病室宜安静、整洁，空气新鲜，按时消毒。

（2）病情轻者，可适当活动；病情重者须卧床休息，待到黄疸消退，症状好转后，逐渐恢复活动，但勿劳倦。具有传染性患者，做好消毒隔离工作，隔离时间至少40d。指导患者消毒隔离的方法。

（3）保持心情舒畅，情绪稳定，使肝气条达，有利于病情康复。

（4）饮食以清淡、营养、易消化为原则，忌辛辣、油腻、醇酒等食物。急黄者，饮食以流质为佳，病情好转后从半流质逐渐恢复普食。呕吐频作者，暂禁食。

（5）汤药宜浓煎，少量频服。

（6）注意观察黄疸的动态变化，如黄疸出现的部位与色泽变化，以及有无呕吐、腹胀、神志变化等，以判断黄疸的预后。

（三）分型护治

1. 阳黄

（1）热重于湿证

临床表现：初起白睛发黄，迅速发展到全身发黄，黄疸较重，色泽鲜明，右胁疼痛而拒按，壮热口渴，口干口苦，恶心呕吐，脘腹胀满，大便秘结，小便赤黄、短少，舌红，苔黄腻或黄糙，脉弦数或滑数。

护治原则：清热利湿，通腑化瘀。

代表方剂：茵陈蒿汤（《伤寒论》）加减。

护理措施：

①环境要求。病室宜凉爽通风，保持空气新鲜。

②起居护理。卧床休息，保证充足的睡眠。烦躁者加设床栏。具有传染性者，做好消毒隔离工作。黄疸消退后，可逐渐恢复活动，不要过劳。

③情志护理。耐心解释病情，使患者消除不良情绪，保持心情舒畅，树立战胜疾病的信心。

④饮食护理。饮食以高营养、低脂肪、易消化的食物为主，忌油腻、辛辣等。饮食宜偏凉，少食多餐，切忌饱食。鼓励患者多饮水，可用茵陈、芦根、麦冬、白茅根等煎水代茶饮。随病情好转可适当增加瘦肉、禽蛋、西瓜、雪梨、鲜藕、芹菜、番茄等。食疗可用黄花菜饮（黄花菜30g煎水服）、栀子仁粥（栀子仁3~5g，粳米30~60g煮粥）。

⑤给药护理。汤剂宜偏凉服或温服。呕吐者，应浓煎，少量频服，可在服药前后于舌根滴姜汁或生姜片擦舌，以减轻呕吐。

⑥对症护理。观察黄疸的动态变化，辨别黄疸的顺逆。注意保持口腔清洁，可用淡盐水、银花甘草液漱口。皮肤瘙痒者，局部可涂冰硼水止痒，叮嘱患者不要搔抓。

（2）湿重于热证

临床表现：身目发黄如橘，无发热或身热不扬，右胁疼痛，脘闷腹胀，头重身困，嗜卧乏力，纳呆便溏，厌食油腻，恶心呕吐，口黏不渴，小便不利，舌苔厚腻微黄，脉濡缓或弦滑。

护治原则：健脾利湿，清热利胆。

代表方剂：茵陈五苓汤（《嵩崖尊生》）加减。

护理措施：

①环境要求。病室宜干燥整洁，光线柔和，空气新鲜。

②起居护理。卧床休息，保证充足的睡眠。黄疸消退后，可逐渐下床活动，不宜过劳。具有传染性者，要做好消毒隔离工作。

③情志护理。关心、安慰病人，解释病情，鼓励患者配合治疗。

④饮食护理。饮食以高营养、低脂肪、易消化的食物为主，忌油腻、辛辣等。饮食宜偏温，少食多餐，切忌饱食。食疗可用柚皮散（柚皮2个，烧炭研末，饭后米汤送服）、泥鳅炖豆腐（泥鳅去内脏100g，鲜豆腐100g）。此外，桔梗、半夏、橘皮同煎服，对胀满者尤佳。

⑤给药护理。汤剂宜浓煎，温服或偏热服。

⑥对症护理。保持口腔清洁，可用淡盐水、银花甘草液漱口。皮肤瘙痒者，局部可涂冰硼水止痒，叮嘱患者不可搔抓，以免皮肤破损。外治法可用鲜茵陈蒿1把，生姜1块，捣烂，于胸前四肢日日擦拭以退黄。

（3）疫毒发黄证（急黄）

临床表现：起病急骤，黄疸迅速加深，身目呈深黄色，壮热烦渴，胁痛，脘腹胀满，疼痛拒按，呕吐频作，尿少便结，烦躁不安，或神昏谵语，或衄血尿血，皮下紫斑，或有腹水，继之嗜睡昏迷，舌质红绛，苔黄褐干燥，脉弦大或洪大。

护治原则：清热解毒，凉血开窍。

代表方剂：犀角散（《备急千金要方》）加减。

护理措施：

①环境要求。病室宜安静，凉爽，光线柔和。严格消毒隔离。

②起居护理。绝对卧床休息，专人护理。烦躁者加设床栏。

③情志护理。关心、体贴、安慰病人，鼓励配合治疗。

④饮食护理。饮食以流质为主，病情好转后缓慢、慎重逐渐增量。呕吐频作者，暂禁食。必要时，可静脉输入营养。

⑤给药护理。中药浓煎，小量频服。

⑥对症护理。密切观察病情变化，注意神志及生命指征变化。如黄疸突然加深，腹胀疼痛，恶心呕吐，体温升高，精神萎靡不振，肌肤出现斑疹，要及时报告医生并积极抢救。

2. 阴黄

（1）寒湿阻遏证

临床表现：身目俱黄，黄色晦暗不泽或如烟熏，右胁疼痛，痞满食少，神疲畏寒，腹胀便溏，口淡不渴，舌淡苔白腻，脉濡缓或沉迟。

护治原则：温中化湿，健脾利胆。

代表方剂：茵陈术附汤（《医学心悟》）加减。

护理措施：

①环境要求。病室宜温暖向阳，空气新鲜，避免对流风。

②起居护理。注意保暖。病情严重者静卧为好，不宜多动。症状较轻者，可适当活动。

③情志护理。解释病情，消除其紧张、恐惧情绪，鼓励病人积极配合治疗。

④饮食护理。饮食以清淡、温热为主，忌生冷、油腻、荤腥等，不宜饮酒。食疗可用茵陈附子粥（茵陈 20g，制附子 10g，生姜 15g，红枣 5～10 枚，粳米 100g，甘草 10g 煮粥）。

⑤给药护理。汤剂宜浓煎热服。

⑥对症护理。密切观察病人腹部和二便情况，注意有无腹水或出血。注意皮肤护理，防止因皮肤瘙痒而抓伤破损，必要时可涂止痒剂。可艾灸胆腧、脾腧、阴陵泉、三阴交等穴或耳压肝、胆、脾、胃等穴位以助治疗。

（2）脾虚血亏证

临床表现：面目及肌肤发黄，黄色较淡，面色不华，睑白唇淡，心悸气短，倦怠乏力，头晕目眩，舌淡苔白，脉细弱。

护治原则：补养气血，健脾退黄。

代表方剂：黄芪建中汤（《金匮要略》）加减。

护理措施：

①环境要求。病室宜安静温暖，光线充足，空气新鲜，避免对流风。

②起居护理。睡眠充足，根据病情适当活动。

③情志护理。关心病人，解释病情，保持良好心态，心情舒畅。

④饮食护理。饮食以清淡、营养、易消化为主，忌生冷、辛辣、油腻、荤腥等。可食用山药、扁豆、黑木耳、鸡肉、猪肉、羊肉等。水果可选用桑葚、葡萄、红枣、桂圆等。可用山药、白术、当归、黄芪等炖鸡汤食用，亦可用当归炖羊肉汤食用。

⑤给药护理。汤剂宜温服或偏热服。

⑥对症护理。密切观察病情，如黄疸长期不消退，应注意观察胁下有无积块与触痛，观察腹部有无胀大等。注意皮肤清洁与护理。可艾灸胆腧、脾腧、阴陵泉、三阴交等穴或耳压肝、胆、脾、胃等穴位。

【健康指导】

（1）积极治疗原发病，有传染性的患者，在未完全治愈之前，需与家人隔离，防止传染他人。

（2）起居有节，劳逸结合。合理饮食，戒烟戒酒。坚持锻炼，增强体质。心情舒畅，情绪稳定。

（3）遵照医嘱，认真治疗，定期复查。

三、鼓胀

鼓胀是因肝病或蛊虫病日久，或长期嗜酒，或腹内有癥积、痨、癌等病，肝、脾、肾功能受损，气、血、水瘀积腹内，临床以腹胀大如鼓，皮色苍黄，脉络暴露为主要表现的疾病。本病为临床重症，历代医家曾把其列为四大顽证之一，治疗较为困难。

西医学中肝硬化腹水以及结核性腹膜炎腹水、丝虫病乳糜腹水、腹腔内晚期恶性肿瘤等，凡以腹水为主要表现时，均可参照本病证进行辨证护治。

【历史沿革】

《内经》对其病名、症状、治法均有概括和认识。《金匮要略》对本病论述颇祥。晋代葛洪首次提出放腹水的治疗方法。《诸病源候论》提出鼓胀的病因与寄生虫有关。金元时期对本病的认识有了很大发挥，进一步阐明"诸病有声，鼓之如鼓，皆属于热"的观点，治法上有主攻、主补的不同论争，深化了对鼓胀的研究。至明清时期，确立鼓胀的病机为气血水互结的本虚标实的病理观，治法上更加灵活多样，积累了宝贵的经验，至今仍有效地指导着临床实践。

【病因病机】

1.情志所伤

忧思恼怒，情志抑郁，肝气郁结，气机不畅，血液受阻；或肝气横逆犯脾，脾失健运，水湿不化，导致水湿内停，与气滞、血瘀壅结，导致水停腹中而成鼓胀。

2.酒食不节

嗜酒过度，或恣食肥甘厚味，饮食不节，损伤脾胃，运化失职，酿湿生热，蕴结中焦，阻遏气机，气滞、血瘀、水湿三者相互影响，导致水停腹中而生鼓胀。

3.虫毒感染

感染血吸虫又未及时治疗，内伤肝脾，肝伤则气滞、血瘀，脾伤则湿聚为水，虫阻则脉络不通，各种因素相互作用，导致水停腹中，形成鼓胀。

4.失治误治

患有黄疸、积证等，失治误治，演变而成。如黄疸失治，肝脾受损，湿邪内蕴，气滞血瘀；或癥积误治，脉络壅塞，正气耗损，气滞不行，痰瘀交阻，水湿不化等。

鼓胀的病位主要在肝脾，久则及肾。总病机是肝、脾、肾三脏功能失调，气血水互结停于腹中。病理性质多为虚中夹实，虚实并见。邪实为气、血、水的壅结，本虚为肝脾肾三脏的损伤，初期以实为多，后期以虚为主。本病预后一般较差，治疗颇为棘手，属于中医难症之一。

【诊断与鉴别诊断】

（一）诊断

1.症状

初起脘腹作胀，腹膨大，食后尤甚。叩之呈鼓音或移动性浊音。继则腹部胀满高至胸部，重者腹壁青筋暴露，脐孔突出。常伴乏力、纳呆、尿少、浮肿、出血倾向等。可见面色萎黄、黄疸、肝掌、蜘蛛痣。

2.病史

本病证的形成，常与酒食不节、情志内伤、虫毒感染有关，或从黄疸、胁痛、癥积转化而来。其腹部膨胀的形成，常在致病因素不断作用下，日积月累逐渐形成。

3.体征

腹部膨隆，脐突皮光，嗳气或矢气则舒，腹部按之空空然，叩之如鼓，为"气鼓"；腹部胀大，状如蛙腹，按之如囊裹水，为"水鼓"；胀病日久，腹部胀满，青筋暴露，内有癥积，按之胀满疼痛，而颈部可见赤丝血缕，为"血鼓"。

4.辅助检查

腹部 B 超、X 射线食道钡餐造影、CT、血浆蛋白、血常规等检查均有助诊断。

（二）鉴别诊断

1.积聚

积聚是由于正气亏虚，脏腑失和，气滞、血瘀、痰浊蕴结腹内而致，以腹内结块，或胀或痛为主要临床特征。而鼓胀除腹内积块外，更有水液停聚、腹大如鼓，腹内结块常是诱发鼓胀的重要原因。如《医门法律》指出："凡癥瘕、积块、痞块者即是胀病之根。"

2.痞满

痞满是由外邪内陷，饮食不化，情志失调，脾胃虚弱等导致中焦气机不利，或虚气留滞，升降失常而成的胸腹间痞闷满胀不舒的一种自觉症状，一般触之无外形，按之柔软，压之无痛。

3.水肿

水肿是以体内水液潴留，泛溢肌肤，表现以头面、眼睑、四肢、腹背甚至全身浮肿为特征的一类病证。而鼓胀主要以腹部胀大为主，四肢肿不明显，晚期可伴有肢体浮肿，但仍以腹部胀大为主。

【辨证施护】

（一）辨证要点

1.辨虚实

鼓胀虽属虚中夹实，虚实并见，但虚实在不同阶段各有侧重，鼓胀初起多以实证为主，多为气滞湿阻，湿邪困脾，热郁血瘀，以及虫积；鼓胀日久多以虚证为主，多为脾肾阳虚和肝肾阴虚。

2. 辨缓急

鼓胀虽病程较长，但亦有缓急之分，鼓胀在半月至一月之内不断进展为急，多属实证；若鼓胀迁延数月为缓，多为虚证。

3. 辨气鼓、血鼓与水鼓

气滞为主者为"气鼓"，临床表现为腹部胀满，按之即陷，随手而起。血瘀为主者为"血鼓"，临床表现为腹部胀大，青筋暴露，内有积块，按之疼痛，面颈胸部出现红丝赤缕。水停为主者为"水鼓"，临床表现为腹部胀大，按之如囊裹水，或见腹部坚满，腹皮绷急，叩之呈浊音。

（二）一般护理

鼓胀的治疗是根据虚实主次而采取不同的护治原则：实证为主则重在祛邪治标，依据病情分别采用行气、化瘀、利水、攻下等法，同时辅以补虚；虚证为主则重在扶正补虚，根据辨证选用健脾、养肝、补肾等法，同时兼以祛邪。

（1）病室应安静、整洁、干燥、通风良好。有传染性者，应做好消毒隔离工作。

（2）病情轻者可适当活动，病情重者应卧床休息。腹水量少者尽量平卧，以增加肝肾血流量。大量腹水者取半卧位，使横膈下降，减少呼吸困难和心悸。必要时，给予氧气吸入。做好皮肤护理，定期用温水擦身，避免擦伤、抓伤，防止破溃使腹水外溢。久卧者宜经常变换体位，臀部、阴囊、踝部水肿可采用棉垫垫起，以改善血液循环，防止和减少褥疮发生。

（3）向病人宣传本病的有关知识，介绍成功的病例，增强病人战胜疾病的信心。关心体贴病人，多与病人交谈，掌握病人的情况，讲明本病和情志的关系，消除易怒、烦躁、忧虑、恐惧的心理，改善其身心状态，积极配合治疗。

（4）饮食以低盐或无盐、营养丰富、易消化为宜。少食多餐，切忌暴饮暴食。忌食油腻、生冷、辛辣、坚硬食物。腹水严重者应严格控制钠和水的摄入。

（5）对使用逐水药或攻下药的病人，要向患者讲解服药作用、方法，服药后可能出现的反应及注意事项。服用时，将药物装入胶囊，清晨空腹服下。为了防止药物损伤肠胃，可服白及粉、胃膜素等保护胃黏膜。剂量大时，可在1小时内分次用红枣汤送服。服药后，患者宜休息，安静休息2~3小时方可进食。逐水药或攻下药一般服用后半小时开始腹泻，泻四五次后可自止。服药后详细记录腹泻开始和终止时间、次数、大便性质、排泄量及尿总量。密切观察服药后的反应，如患者药后呕吐频繁，腹痛剧烈，泄泻不止，冷汗不止者，要防止虚脱。用攻下逐水药的次日，宜再次测量血压、腹围、体重一次。攻逐药剂量不宜过大，时间不宜过长，以免损伤脾胃，引起昏迷、出血之变。正虚体弱，黄疸日渐加深，或有发热、出血倾向者不宜使用。

（6）密切观察腹胀以及腹水消长情况，准确记录24小时液体出入量，定期测腹围、体重和血压。对长期使用利尿剂的病人，应注意水和电解质平衡。对于腹泻频频的患者，应协助保持臀部皮肤及肛周处清洁，必要时涂以油类保护。协助医生做腹水浓缩回输术或腹部穿刺，应督促病人术前排尿，严格无菌操作。术中放液时，量要控制好，速度宜慢，一次放液不超过 2 000mL。注意观察抽出腹水的量、颜色、性质，并将腹水送检。术后逐渐收紧腹带，密切观察抽放腹水后的病情变化，防止出血、肝昏迷、腹腔感染等并发症发生。

（三）分型护治

1. 气滞湿阻证

临床表现：腹部胀大，按之不坚，胁下胀满或疼痛，饮食减少，食后腹胀，嗳气后稍减，尿量减少，舌白腻，脉弦细。

护治原则：疏肝理气，健脾利水。

代表方剂：柴胡疏肝散（《医学统旨》）合胃苓汤（《医宗金鉴》）加减。

护理措施：

①环境要求。病室宜温暖，干燥，通风，明亮。

②起居护理。起居有节，劳逸结合，适当活动，促进气血运行。

③情志护理。解释病情，树立信心，配合医护。

④饮食护理。饮食宜进食清淡、营养、低脂、低盐的食物。以疏肝理气，行湿散满为原则，少食产气、易壅滞气机的食物。少食多餐，不宜过饱。食疗可用薤白粥（白米 50g，薤白 10g）、佛手汤或橘枳姜汤（橘皮 30g，枳实 10g，生姜 10g），亦可嚼服桔饼。

⑤给药护理。汤剂宜浓煎、温服。

⑥对症护理。配合使用针灸、按摩或外敷等方法。可用车前草、大蒜头各 1g 捣烂贴脐，一日一换。

2. 寒湿困脾证

临床表现：腹大胀满，按之如囊裹水，胸脘胀闷，得热则舒，周身困重，畏寒肢肿，面浮或下肢微肿，大便溏薄，小便短少，舌苔白腻水滑，脉弦迟。

护治原则：温中健脾，行气利水。

代表方剂：实脾饮（《重定严氏济生方》）加减。

护理措施：

①环境要求。病室宜温暖干燥，阳光充足。

②起居护理。起居有节，鼓励有阳光时外出活动。

③情志护理。解释病情，鼓励病人振奋精神。

④饮食护理。饮食宜偏热，宜用健脾温阳利湿之品，如山药、薏米、赤小豆、鲤鱼等，亦多用葱、姜、蒜等做调料。忌生冷、黏腻饮食。可用薏仁、赤小豆、红枣、粳米做粥食用。

⑤给药护理。汤剂宜浓煎热服。

⑥对症护理。腹胀较重者，可用艾灸神阙、中脘、足三里等穴，或用松节油热敷腹部，亦可温水调服消胀散 2～4g。

3. 湿热蕴结证

临床表现：腹大坚满，脘腹绷急，外坚内胀，拒按，烦热口苦，渴不欲饮，小便赤涩，大便秘结或溏垢，或有面目肌肤发黄，舌边尖红，苔黄腻或灰黑而润，脉弦数。

护治原则：清热利湿，攻下逐水。

代表方剂：中满分消丸（《兰室秘藏》）合茵陈蒿汤（《伤寒论》）加减。

护理措施：

①环境要求。病室宜安静整洁、干燥凉爽、通风良好。

②起居护理。病情重者宜卧床休息，轻病患者可以适当活动，但要避免劳累。重病腹大如鼓者，床上活动困难，要定时协助翻身。长期卧床者，要保持床单清洁平整、干燥松软。

③情志护理。避免不良精神因素的刺激。解释病情，安慰患者，消除烦躁情绪，鼓励患者静心治疗。

④饮食护理。饮食宜偏凉，多选用有滑利渗湿清热的食品，如黄瓜、西瓜、冬瓜、鲫鱼、鲤鱼、赤小豆、芹菜等。多食新鲜果蔬及含丰富维生素的食物。便秘者可适量饮用蜂蜜水。

⑤给药护理。汤剂宜浓煎，温服或偏凉服。

⑥对症护理。便秘者可口服麻子仁丸，或外用开塞露等，忌用碱性液体如肥皂水等灌肠。注意皮肤、面目有无黄疸出现，以及黄疸颜色的深浅程度等。

4. 肝脾血瘀证

临床表现：腹大坚满，按之不陷而硬，青筋怒张，胁腹刺痛拒按，面色晦暗，头颈胸臂等处可见红点赤缕，唇色紫褐，大便色黑，肌肤甲错，口干饮水不欲下咽，舌质紫暗或边有瘀斑，脉细涩。

护治原则：活血化瘀，行气利水。

代表方剂：调营饮（《证治准绳》）加减。

护理措施：

①环境要求。病室宜安静整洁、干燥通风。

②起居护理。起居有节，适当活动，防止过劳。

③情志护理。解释病情，开导、劝慰患者，鼓励其积极配合治疗。

④饮食护理。饮食以温热、细软为好，忌硬固、粗糙、油炸、煎烤等，防止划破食道而出血。宜配合食用行气活血的食品，如萝卜、香橼、山楂、橘子、酒酿、桃仁等。有出血时，可暂禁食或酌情给予流食。食疗可用桃仁粥（桃仁100g，去皮尖，取汁与粳米同煮）、山楂煎（鲜山楂10个，打碎，红糖30g，水煎服或制成糖浆）。

⑤给药护理。汤剂宜热服或温服。

⑥对症护理。注意观察出血情况。轻者可有鼻衄、牙龈出血或皮肤瘀斑，重者则

见大量的呕血、便血等。注意观察呕吐物中有无咖啡色液体，大便是否色黑等，如有可疑则应及时化验。发现呕血、便血等，应及时报告医生，并做好止血抢救。

5. 脾肾阳虚证

临床表现：腹大胀满，形如蛙腹，撑胀不甚，朝宽暮急，面色苍黄，胸脘满闷，食少便溏，畏寒肢冷，尿少腿肿，舌淡胖边有齿痕，苔厚腻水滑，脉沉弱。

护治原则：温补脾肾，化气行水。

代表方剂：附子理中丸（《太平惠民和剂局方》）合五苓散（《伤寒论》）、济生肾气丸（《济生方》）加减。

护理措施：

①环境要求。病室宜安静舒适，温暖向阳，避风。

②起居护理。注意保暖，多加衣被，预防外感。适当活动，避免过劳。

③情志护理。关心、体谅患者，耐心解释病情，开导鼓励患者配合治疗。

④饮食护理。饮食以温热为宜，忌生冷寒凉之品。忌醇酒。控制食盐及水分入量。宜用葱、蒜、姜、芥末、胡椒、黄酒等作调料。亦可配合食用牛奶、鸡蛋、鳝鱼、鳗鱼、山药等。食疗可用芍药茯苓包子、茅根赤小豆粥、芡实茯苓粥、鲫鱼赤小豆汤等。

⑤给药护理。汤剂宜热服或温服。

⑥对症护理。可艾灸神阙、关元、中极等穴，或在腹部使用热敷法等。不宜使用针刺法。

6. 肝肾阴虚证

临床表现：腹大坚满，甚则腹部青筋暴露，形体反见消瘦，面色晦暗，口燥咽干，心烦失眠，齿鼻时或衄血，小便短少，舌红绛少津，脉弦细数。

护治原则：滋养肝肾，凉血化瘀。

代表方剂：六味地黄丸（《小儿药证直诀》）或一贯煎（《续名医类案》）合膈下逐瘀汤（《医林改错》）加减。

护理措施：

①环境要求。病室宜安静、整洁、凉爽、湿润。

②起居护理。卧床休息，保持安静，不宜多动。

③情志护理。安慰、开导患者，保持心情开朗，避免不良刺激。

④饮食护理。饮食宜清淡、营养、易消化。以滋补肝肾，凉血化瘀为原则，可选用甲鱼、木耳、番茄、雪梨、鲜藕、甘蔗、百合、杨梅、银耳、花生等。多饮新鲜甘蔗汁、藕汁等。

⑤给药护理。汤剂宜浓煎，凉服或温服。

⑥对症护理。注意仔细观察病情，若见嗜睡、懒言、神昏、烦躁、出血、抽搐等，及时报告医生，早做处理。

【健康指导】

（1）积极治疗黄疸、积聚、癥积、血吸虫等原发病，生活在血吸虫疫区者，注意防止再感染。

（2）起居有常，生活规律。顺应四时，调适寒温。注意休息，避免过劳。调畅情志，避免不良情绪。

（3）饮食有节，宜少盐或无盐、清淡、营养、易消化饮食。禁忌烟酒。

四、眩晕

眩晕是由于风、火、痰、瘀上扰清窍，或脑髓空虚，清窍失养，临床以自觉头晕眼花，视物旋转动摇为主要表现的一种病证。眩为目眩，即视物昏花，模糊不清，或眼前发黑；晕为头晕，即感觉自身或物景旋转不定。两者常同时并见，统称"眩晕"。

西医学中的美尼尔氏综合症、高血压脑病、低血压、脑动脉硬化、脑干出血、椎－基底动脉供血不足、贫血、头部外伤等，凡以眩晕为主要表现时，均可参照本病证进行辨证护治。

【历史沿革】

《内经》认为，"诸风掉眩，皆属于肝"，指出眩晕与肝脏关系密切。《灵枢·卫气》之"上虚则眩"，《灵枢·口问》之"上气不足"以及《灵枢·海论》之"髓海不足"引起的眩晕者，均属因虚致眩。而《重订严氏济生方》则指出："所谓眩晕者，眼花屋转，起则眩倒是也，由此观之，六淫外感、七情内伤皆能导致……"第一次提出六淫、七情致眩说。元代朱丹溪倡导痰火致眩学说，提出"无痰不作眩"及"头眩，痰挟气虚并火，治痰为主，挟补气药及降火药"。明代张景岳对下虚致眩做了详尽论述，他在《景岳全书·眩晕》中指出："头眩虽属上虚，然不能无涉于下。盖上虚者，阳中之阳虚也；下虚者，阴中之阳虚也。"秦景明在《症因脉治·眩晕总论》中认为，阳气虚是本病发生的主要病理环节。这些理论从不同角度阐发和丰富了眩晕的病因病机，指导着临床工作。

【病因病机】

1. 情志内伤

恼怒伤肝，气郁化火，使肝阴暗耗，肝阳上亢，上扰清空而致眩晕；或忧思伤脾，化源不足，清窍失养而致眩晕；或惊恐伤肾，肾精亏虚，髓海失养亦可发为眩晕。

2. 饮食不节

饥饱无度，过食生冷或膏粱厚味，损伤脾胃，脾失健运，聚湿生痰，痰湿上扰清窍而致眩晕；又因饮食不节，损伤脾胃，脾失健运，气血亏虚，清窍失养而致眩晕。

3. 久病体虚

久病气血亏虚，清窍失养，发为眩晕；或过度劳欲，肾衰精亏，髓海不足，清窍失养而致眩晕；或肾阴素亏，肝失所养，导致肝肾阴虚，阴不制阳，肝阳上亢而致眩晕。

4. 跌仆损伤

跌仆倒地，头颅受伤，气滞血瘀，阻滞经脉，气血不能上荣于头而致眩晕。

眩晕的病因以内伤为主。病位在清窍，与肝、脾、肾三脏关系密切。眩晕的病机，虚证多为气、血、精等不足而致清窍失养，实证多为痰、湿、瘀等邪上犯清窍所致。在眩晕发病过程中，各种病因病机相互影响、相互转化，可以形成虚实夹杂或阴阳两虚的各种变证。

【诊断与鉴别诊断】

（一）诊断

1. 症状

头晕目眩，视物旋转，轻者闭目即止，重者如坐车船，旋转不定，不能站立，甚则仆倒。可伴有头痛，项强，恶心呕吐，眼球震颤，耳鸣耳聋，汗出，面色苍白等。

2. 病史

慢性起病，逐渐加重，或反复发作。多有情志不遂、年高体虚、饮食不节、跌仆损伤等病史。

3. 体征

可伴有肢体震颤。

4. 辅助检查

血压、MRI、脑干诱发电位、眼震电图、颈椎 X 射线片、经颅多普勒等有助诊断。

（二）鉴别诊断

1. 中风

中风是以猝然昏仆，不省人事，口眼㖞斜，半身不遂，语言不利为主症的疾病。中风昏仆与眩晕仆倒相似，且眩晕多为中风先兆，但眩晕患者无半身不遂、昏仆不省人事、口舌歪斜及舌强语塞等表现。

2. 厥证

厥证以突然昏仆，不省人事，或伴有四肢厥冷为特点，一般在短时间内逐渐苏醒，醒后无偏瘫、失语、口舌歪斜等后遗症，严重者可一厥不复而死亡。眩晕发作严重者也有欲仆或晕旋仆倒表现，与厥证相似，但一般无昏迷不醒人事的表现。

3. 痫病

痫病以突然仆倒，昏不知人，口吐涎沫，两目上视，四肢抽搐，或口中如作猪羊叫声，移时苏醒，醒后一如常人为特点。痫病昏仆与眩晕甚者之仆倒相似，且其发作前多有眩晕、乏力、胸闷等先兆，发作日久常有神疲乏力、眩晕时作等症状，其鉴别要点为痫病昏仆必有昏迷不醒人事，且伴口吐涎沫，两目上视，抽搐，猪羊叫声等症状。

【辨证施护】

（一）辨证要点

1. 辨脏腑

眩晕虽病在清窍，但与肝、脾、肾三脏功能失调密切相关。肝阳上亢的眩晕临床表现有头胀、头痛、面色潮红、急躁易怒、口苦、脉弦等；脾胃虚弱、气血不足的眩晕临床表现有纳呆、乏力、面色淡白等；脾失健运、痰湿中阻的眩晕临床表现有纳呆、呕恶、头痛、苔腻等；肾精不足的眩晕临床表现有腰酸腿软、耳鸣如蝉等。

2. 辨虚实

眩晕以虚证居多，挟痰夹火亦兼有之。一般新病多实，久病多虚；发作期多实，缓解期多虚。实证者体质多壮实，病程较短，每遇情志刺激诱发，视物旋转，兼见呕恶痰涎、面赤、头胀痛等；虚证者体质多虚弱，病程较长，反复或持续发作，多因烦劳发作或加重，头目昏晕，耳鸣如蝉，伴有全身虚弱等。

3. 辨标本

眩晕以风、火、痰、瘀为标，肝肾阴虚、气血不足为本。如肝郁化火，肝阴不足，肝阳上亢导致的眩晕，以肝病为本，以风动为标；脾虚生痰，上蒙清窍的眩晕，以脾虚为本，以痰蒙为标。

（二）一般护理

眩晕的护治原则是补虚泻实，调整阴阳。虚证以补肾养肝，补益气血，填精生髓为主；实证以平肝潜阳，清肝泻火，化痰行瘀为主；本虚标实，虚实夹杂，以攻补兼施，标本同治为宜。

（1）病室宜安静，光线稍暗。减少人员走动，减少探视，避免强光和噪声刺激。

（2）眩晕发作时要卧床休息，闭目养神。尽量减少头部的活动，床铺安放要平稳，防止摇动与碰撞。病情缓解后，可适当进行体育锻炼，增强体质。平时避免登高或高空作业。

（3）饮食宜清淡、低脂、低盐，忌暴食暴饮或过食肥甘，戒烟酒。气血亏虚者应注意饮食进补，以富含营养、易于消化的食物为佳。

（4）加强情志护理，指导患者自我调适，保持情绪稳定，心情舒畅。避免不良情志刺激。

（5）观察眩晕发作的时间、程度、性质、伴随症状、诱发因素以及血压、脉象等变化。观察有无头晕、肢麻、语言不利等中风先兆症状。对高血压引起的眩晕，可用双手搓揉耳廓降压沟降压。若出现血压升高、头晕加重、头痛、肢体麻木、语言不利等，应及时报告医生。

（6）积极治疗原发病。

（三）分型护治

1. 实证

（1）肝阳上亢证

临床表现：眩晕耳鸣，头胀头痛，每因烦劳或恼怒而头晕、头痛加剧，面色潮红，急躁易怒，少寐多梦，口干口苦，腰膝酸软，头重足飘，舌质红，苔黄，脉弦细数。

护治原则：平肝潜阳，清火熄风。

代表方剂：天麻钩藤饮（《杂病证治新义》）加减。

护理措施：

①环境要求。病室宜安静，光线稍暗，温度略低。

②起居护理。起居有常，劳逸结合，注意休息，避免劳累。减少头部转侧活动，特别是不要猛然转头，或进行突然、剧烈的体位改变。

③情志护理。患者多因忧郁恼怒，肝阳化火，风阳上扰而致晕眩发作或加重。所以，情志护理对于本型尤其重要。关心体贴病人，耐心解释病情，使患者保持心情舒畅。

④饮食护理。饮食以低盐、清淡为宜，可多食蔬菜水果，如芹菜、紫菜、西瓜、雪梨、豆制品类等。忌食肥甘、辛辣、动物内脏、公鸡肉等，戒烟酒，不可暴食暴饮。食疗可用草决明15g，煎煮去渣，与海带9g、鲜藕20g煮熟食用。亦可用罗布麻叶6g、山楂15g、五味子5g开水泡代茶饮。

⑤给药护理。汤剂宜温服。

⑥对症护理。严密观察病情变化，定时测量血压，加强巡视。如发现语言不利、持物不稳、肢体麻木等中风先兆，应立即让病人卧床休息，报告医生并及时处理。

（2）痰浊中阻证

临床表现：眩晕，头重如裹，胸闷恶心而时吐痰涎，食少多寐，舌淡胖苔白厚腻，脉滑或弦滑，或濡缓。

护治原则：燥湿化痰，健脾和胃。

代表方剂：半夏白术天麻汤（《医学新悟》）加减。

护理措施：

①环境要求。病室宜干燥清爽，空气新鲜。

②起居护理。根据病情采取适当体位，利于痰液排除。

③情志护理。解释病情，鼓励病人，增强信心，配合治疗。

④饮食护理。饮食以清淡化痰为原则，忌食肥甘厚味、生冷寒凉之品，戒烟限酒。可多选用西瓜、冬瓜、金橘、橙子、薏仁米、红小豆、竹笋等清热利湿之品。

⑤给药护理。汤剂宜浓煎，热服或温服，少量频服。

⑥对症护理。痰多不易咯出者，可翻身拍背协助排痰。

（3）瘀血阻窍证

临床表现：眩晕时作，反复不愈，头痛，唇甲紫暗，舌有瘀点、瘀斑，伴有善忘，夜寐不安，心悸，精神不振及肌肤甲错等，脉弦涩。

护治原则：祛瘀生新，活血通窍。

代表方剂：通窍活血汤（《医林改错》）加减。

护理措施：

①环境要求。病室宜清洁，开窗通风。

②起居护理。轻者宜注意休息，重者宜卧床休息。注意个人卫生，保持大便通畅。

③情志护理。解释病情，安慰病人，使患者心胸开朗，气血通畅。

④饮食护理。饮食宜温热、细软为主。以行气活血为原则，可食用萝卜、香橼、山楂、橘子、酒酿、桃仁等。戒烟，但可适量饮用红葡萄酒。食疗可用桃仁粥（桃仁100g，去皮尖，取汁与粳米同煮）、山楂煎（鲜山楂10个，打碎，红糖30g，水煎服或制成糖浆）。

⑤给药护理。汤剂宜热服或温服。

⑥对症护理。如为外伤新病者，严密注意观察瞳孔、血压、呼吸、神志等变化。如出现异常，及时报告医生并迅速处理。

2. 虚证

（1）气血亏虚证

临床表现：头晕目眩，劳累则甚，气短声低，神疲懒言，面色淡白，唇甲不华，发色不泽，心悸少寐，饮食减少，舌淡胖嫩，且边有齿印，苔少或薄白，脉细弱。

护治原则：补益气血，健运脾胃。

代表方剂：归脾汤（《济生方》）加减。

护理措施：

①环境要求。病室宜温暖，避风寒，防止外邪乘虚而入。

②起居护理。起居有节，卧床休息。顺应四时，注意保暖。

③情志护理。关心、体贴病人，给予健康指导，保持心情舒畅，稳定情绪，积极配合治疗。

④饮食护理。饮食以易于消化、富有营养及血肉有情之品为主，如瘦肉、蛋类、猪肝、猪血、红枣、黑芝麻、山药等。忌食生冷、油炸、烧烤。食疗可用黄芪、党参、莲子、红枣、薏米等做粥食用。

⑤给药护理。汤剂宜热服或温服。

⑥对症护理。若颈椎病所致眩晕者，可及时做牵引治疗，指导其平时做颈保健操。可灸气海、血海、三阴交、足三里、百会、脾腧等穴。

（2）肾精不足证

临床表现：头晕而空，健忘耳鸣，腰酸遗精，齿摇发脱。偏于阴虚者，少寐多梦，颧红咽干，烦热形瘦，舌嫩红，苔少或光剥，脉细数；偏于阳虚者，精神萎靡，四肢不温，形寒肢冷，舌质淡，脉沉细无力。

护治原则：补肾养精，充养脑髓。

代表方剂：左归丸（《景岳全书》）加减。

护理措施：

①环境要求。病室宜整洁，安静，光线柔和，温湿度适宜。

②起居护理。起居有节，注意休息，劳逸结合，避免房事。

③情志护理。安慰、关心病人，耐心解释病情，鼓励坚持治疗。

④饮食护理。饮食营养、易消化，具有补肾生精者为好，可选用鸽肉、鹌鹑、鸡蛋、蛇肉、韭菜、荔枝、枸杞、松子、鱼虾等，忌辛辣、油腻、硬固之物。可用首乌

60g、大枣 3～5 枚、粳米 100g、适量冰糖做粥食用。亦可食用清蒸甲鱼，饮蜂蜜茶。

⑤给药护理。汤剂宜温服。

⑥对症护理。针刺或艾灸脾腧、肾腧、足三里、三阴交、太溪等穴。针刺用补法。

【健康指导】

（1）积极治疗原发病，坚持锻炼，增强体质，注意休息，劳逸结合，保持情绪稳定。

（2）平时动作宜轻柔、和缓，不要突然转头，或突然改变体位，避免旋转动作，防止眩晕发作。外出不宜乘坐高速车、船，避免登高或高空作业。起坐下床动作要缓慢，严重者需要有人搀扶。如颈椎病引起的眩晕，平时要注意保护颈椎，伏案不宜过久，枕头不宜太高，学做颈肩保健体操，或及时做牵引治疗。了解改善眩晕的方法，发作时应闭目养神，卧床休息。

（3）眩晕伴有恶心呕吐、冷汗大出，或伴有头痛、肢麻、胸闷、胸痛、心悸、乏力等，应立即就医，防止并发症或中风、厥脱等发生。

五、中风

中风是由于内伤积损，复因外邪侵袭、饮酒饱食、情志不遂、劳欲过度或跌仆努力，脏腑阴阳失调，气血逆乱，风、火、痰、瘀上犯于脑，导致脑脉痹阻或血溢于脑脉之外，脑髓神机受损，临床以猝然昏仆，不省人事，口眼㖞斜，半身不遂，言语不利为主症的疾病。依据脑髓神机受损程度的不同，有中经络、中脏腑之分，临床表现为不同证候。本病多见于中老年人，四季皆可发病，但以冬春两季最为多见。

西医学中的缺血性中风、出血性中风、短暂性脑缺血发作、局限性脑梗死、蛛网膜下腔出血等，凡以上述症状为主要表现时，均可参照本病证进行辨证护治。

【历史沿革】

《内经》中无中风之病名，但有大厥、薄厥、仆击、偏枯、扁风等病，其主症与本病不同阶段的表现相一致，故一般认为中风病导源于《内经》。在病因方面，《内经》不但认识到感受外邪、烦劳暴怒可以诱发本病，还认识到本病的发生与体质、饮食有密切关系。

对该病的认识，唐宋以前，以"外风"学说为主，多从"内虚邪中"理论。如东汉张仲景认为"络脉空虚"，风邪入中是本病发生的主因，并以邪中深浅、病情轻重而分为中经中络、中脏中腑，还创立了小续命汤、大秦艽汤等代表方剂，对中风病的诊断、治疗、病情轻重判断和预后估计很有帮助，在治疗上多主张祛散风邪，补益正气。

唐宋以后，特别是金元时期，突出以"内风"立论，是中风病因学说的一大转折。如刘河间力主"心火暴甚"，李东垣认为"正气自虚"，朱丹溪主张"湿痰生热"，张元素认为"风本生于热，以热为本，以风为标"，王履提出"真中""类中"病名。明代张景岳则认为本病与外风无关，倡导"非风"之说，并提出"内伤积损"的论点。清代医家叶天士、沈金鳌、尤在泾、王清任等丰富了中风病的治法和方药，形成了比较完整的中风病治疗法则。晚清及近代医家张伯龙、张山雷、张锡纯进一步认识到本病的发生主要是阴阳失调，气血逆乱，直冲犯脑。至此，对中风的病因病机和治法认识渐趋深化。

【病因病机】

1. 内伤积损

年老体弱，或素体阴亏血虚，或大病久病之后，气血亏损，脑脉失养。气虚则运血无力，脑脉瘀滞不通；阴血亏虚则阴不制阳，内风携痰浊、瘀血上扰清窍而发本病。

2. 劳欲过度

烦劳过度，耗气伤阴，阳气暴张，引动风阳，气血上逆，壅阻清窍；或纵欲过度，房事不节，引动心火，耗伤肾水，水不制火，阳亢风动而发中风。

3. 饮食不节

过食肥甘醇酒，脾失健运，聚湿生痰，痰湿生热，热极生风，风火痰热内盛，上蒙清窍；或素体肝旺，气机郁结，克伐脾土，痰浊内生；或肝郁化火，烁津成痰，痰郁互结，携风阳之邪窜扰经脉而发中风。

4. 情志所伤

五志过极，阴阳失衡，气血逆乱，上涌冲于脑；或七情内伤，肝失条达，气机郁滞，血行不畅，瘀结脑络；或心火暴盛，风火相煽，血随气逆，上冲犯脑而发中风。

5. 气虚邪中

气血不足，脉络空虚，尤其在气候突变之际，风邪乘虚入中，气血痹阻；或痰湿素盛，形盛气衰，外风引动内风，痹阻经络而发病。

中风发病的诱因常与情志过激（过喜、过悲、过怒）、过度疲劳（疲倦、房劳、排便用力）、暴饮暴食（饮酒过多、过饱）、跌仆、寒冷刺激等因素有关。其病位在脑，与肝、肾关系密切，涉及心、脾。中风病机复杂，但归纳起来不外虚（阴虚、气虚）、火（肝火、心火）、风（肝风）、痰（风痰、湿痰）、气（气逆）、血（血瘀）六端，病理基础为肝肾阴虚，病理性质属于本虚标实，上盛下虚，其中标实为风、火、痰、气、瘀，本虚为气血阴阳不足，以阴虚、气虚较多见，而肝肾阴虚为其根本。

【诊断与鉴别诊断】

（一）诊断

1. 症状

以突然昏仆，不省人事，半身不遂，偏身麻木，口舌歪斜，语言謇涩为主症。轻者仅见眩晕，或神思恍惚，迷蒙，嗜睡或昏睡，肢体力弱或活动不利，伸舌时歪向一侧，或自觉舌体发僵，常伴流涎，言语迟缓不利，吐字不清；重者突然仆倒，昏迷或昏聩，口眼㖞斜，肢体瘫痪，半身不遂，不能言语。

2. 病史

常有眩晕、头痛、心悸等病史。病发常有情志失调、饮食不当、用力或劳累等诱因。多急性起病，发病之前多有头晕、头痛、肢体一侧麻木、力弱等先兆症状。

3. 体征

口眼㖞斜，一侧肢体瘫软，活动不利，反射消失。

4. 辅助检查

头颅 CT、MRI，脑脊液等检查有助于诊断。

（二）鉴别诊断

1. 痫病

痫病是一种反复发作性神志异常的病证，临床以突然意识散失，甚则仆倒，不省人事，两目上视，口吐涎沫，四肢抽搐，或口中怪叫，移时苏醒，一如常人为主要临床表现。

2. 厥证

厥证是以突然发生的一时性昏倒，不知人事，四肢逆冷为主要表现的一种病证。轻者可短时间内苏醒，醒后有头昏乏力，倦怠口干，无其他明显后遗症，重者"半日远至一日"，一厥不醒甚至死亡。

3. 痉证

痉证是以项背强直，四肢抽搐，甚至角弓反张为主要表现的一种病证。发病前多有外感或内伤等病史，部分病人可伴神昏，但多出现在抽搐以后，无口眼㖞斜及半身不遂等症状。

【辨证施护】

（一）辨证要点

1. 辨中经络、中脏腑

中经络者，表现为突发口眼㖞斜、言语不利、半身不遂，一般没有昏仆，意识清醒，病情较轻，若救治及时，一般可以康复，或好转进入恢复期或后遗症期。若病后治疗调养失宜，则转为中脏腑，病情加重。中脏腑者，表现为突然昏仆，不省人事，半身不遂，口舌歪斜，舌强言謇或不语，偏身麻木等。病情重较，常遗留后遗症。若救治得宜，可使邪去而清窍得开，转为中经络，而逐渐康复。若失治误治，邪气炽盛，正气虚衰，终至邪闭正脱，阴阳离决而死亡。两者根本区别在于中经络一般无神志改变，而中脏腑有神志改变。

2. 中脏腑辨闭证与脱证

中脏腑者，因邪正虚实的不同而有闭证和脱证之分。闭证属实，系由邪气内闭清窍所致，常为骤起神志昏迷，牙关紧闭，口噤不开，两手握固，肢体强痉。脱证属虚，为五脏真阳散脱，阴阳即将离绝之候，多由闭证恶变而成，临床可见神志昏聩无知，目合口开，四肢松懈瘫软，手撒肢冷，汗多，二便自溢，鼻息低微等，尚有阴竭阳亡之分，并可互相关联。

3. 闭证辨阳闭和阴闭

因于痰火瘀热者为阳闭，症见身热面赤，气粗鼻鼾，痰声如拽锯，便秘溲黄，舌苔黄腻，舌绛而干，甚则舌体蜷缩，脉弦滑而数。因于痰浊瘀阻者为阴闭，症见面白唇紫，痰涎壅盛，四肢不温，舌苔白腻，脉沉滑等症。

4. 辨病期

根据病情发展，临床常分为三期。急性期为发病后二周以内，中脏腑者可至一个月；恢复期指发病后二周或一个月至半年内；后遗症期指发病半年以上者。

急性期的护治以挽救生命为重点；恢复期邪气虽衰，但正气耗伤，正虚邪实，虚实夹杂，其主要病理变化为气血失调，运行不畅，需要长期辨证护治，使邪祛正复，终获痊愈；或邪祛而正难复者，则进入后遗症期。恢复期或后遗症期者，若遇诱因，极易复中。复中次数越多，治疗越难，预后越差。

（二）一般护理

护治原则：中经络者以平肝熄风、化痰祛瘀通络为主。中脏腑的闭证以熄风清火，豁痰开窍为主；脱证以益气固脱，回阳救逆为主；内闭外脱者，宜醒神开窍与扶正固脱兼用。恢复期及后遗症期者，多为虚实兼夹，宜标本兼顾，攻补兼施。

（1）病室宜安静、空气要新鲜、温湿度适宜、光线柔和。避免噪声、强光等一切不良刺激。急性期危重病人住单房，室内应备有急救物品，必要时设特护。

（2）取适宜体位卧床休息，避免搬动；及时清除口腔内的分泌物和呕吐物，取出假牙，头侧向一边，及时做好吸氧吸痰的准备，保持呼吸道通畅；烦躁不安者应加床栏保护；定时协助翻身，防止褥疮发生。肢体瘫痪者要保持功能位置，防止足下垂和肩关节脱臼。

（3）要注意做好本人与家属的思想工作，耐心解释病情，了解情志刺激对该病的影响。劝慰患者克制情绪激动，尤其要"制怒"，使气血通畅，减少复发因素。鼓励病人积极配合护治。

（4）饮食应以清淡、少油腻、低糖、营养、易消化的食品及新鲜蔬菜、水果为主，忌肥腻、辛辣等刺激之品。昏迷与吞咽困难者应给予鼻饲流质饮食。

（5）中药宜少量频服，或浓煎后滴入，防止呛咳，必要时鼻饲法给药，密切观察服药后反应。

（6）密切观察生命体征，如出现呼吸不畅，或时有间歇，喉中痰鸣辘辘等症状，应及时清除呼吸道异物，防止发生意外。如患侧瞳孔由大变小，或两侧瞳不等大，或患者出现项背强直、抽搐、面赤、鼻鼾、烦躁不安等症状，说明病情加重。如患者表现为静卧不语、昏迷加深、手足逆冷，应警惕由闭证转为脱症。

（三）分型护治

1. 中经络

（1）风痰入络证

临床表现：肌肤不仁，手足麻木，突然发生口眼㖞斜，语言不利，口角流涎，舌强言謇，甚则半身不遂，或兼见手足拘挛，关节酸痛等症，舌苔薄白或白腻，脉浮数。

护治原则：祛风化痰通络。

代表方剂：真方白丸子（《瑞竹堂方》）加减。

护理措施：

①环境要求。病室宜安静，温湿度适宜，光线柔和，空气新鲜。

②起居护理。卧床休息，加置床栏，防止坠床。注意防风，避免直吹。

③情志护理。解释病情，消除紧张恐惧心理，避免不良情绪刺激。

④饮食护理。饮食宜清淡、营养、易消化，以祛风化痰为原则，宜食黑大豆、藕、香菇、桃、梨等，忌食羊肉、牛肉、狗肉、鸡肉、乌鸡肉等。

⑤给药护理。汤药宜温服。

⑥对症护理。口角流涎者应注意口腔及皮肤护理。

⑦病情观察。密切注意生命体征、神志及舌脉变化，及时发现病情的变化。

（2）风阳上扰证

临床表现：素有眩晕头痛，耳鸣目眩，突发口眼㖞斜，半身不遂，偏身麻木，舌强言謇或不语，或面红目赤，口苦咽干，心烦易怒，尿赤便干，舌质红，苔薄黄，脉弦有力。

护治原则：平肝潜阳，通络熄风。

代表方剂：天麻钩藤饮（《杂病证治新义》）加减。

护理措施：

①环境要求。病室宜安静，整洁，空气新鲜凉爽。

②起居护理。卧床休息，加置床栏，防止坠床。严格限制探视，避免噪声和一切不良刺激。

③情志护理。解释病情，鼓励患者消除恐惧、急躁、忧虑等情绪。

④饮食护理。饮食宜清淡甘寒，如绿豆、芹菜、菠菜、冬瓜、黄瓜、梨等，忌食羊肉、牛肉、狗肉、鸡肉、鳞鱼、韭菜、大蒜、葱等。

⑤给药护理。汤药宜温服或偏凉服。

⑥对症护理。保持大便通畅。入睡困难，烦躁不安者，可遵医嘱服用镇静安神药物，或睡前按摩涌泉穴。

⑦病情观察。密切注意生命体征、神志及舌脉变化，及时发现病情的变化。

（3）阴虚风动证

临床表现：素有眩晕耳鸣，腰酸膝软，烦躁失眠，五心烦热，手足蠕动等，突然出现口眼㖞斜，言语不利，半身不遂，舌质红或暗红，少苔或无苔，脉细弦或细弦数。

护治原则：滋阴潜阳，熄风通络。

代表方剂：镇肝熄风汤（《医学衷中参西录》）加减。

护理措施：

①环境要求。病室宜通风凉爽，避免直吹。

②起居护理。卧床静养，保证睡眠。加置床栏，防止坠床。衣被不宜太厚。

③情志护理。解释病情，稳定患者情绪，避免情志刺激，防止复中。

④饮食护理。饮食以养阴清热为主，如百合莲子苡仁粥、甲鱼汤、淡菜汤、面汤、银耳汤、黄瓜、芹菜等。

⑤给药护理。汤药宜温服或偏凉服。

⑥对症护理。保持大便通畅。阴虚火旺明显者，用五倍子粉水调外敷神阙穴。

⑦病情观察。密切注意生命体征、神志及舌脉变化，及时发现病情的变化。

2. 中脏腑

（1）闭证

1）痰火瘀闭证

临床表现：平时多有眩晕、头痛、痰多、面红目赤、心烦易怒、便秘等症，突然昏仆，不省人事，半身不遂，口眼㖞斜，语言不利，肢体强痉拘急，项强身热，躁扰不宁，甚则手足厥冷，频繁抽搐，鼻鼾痰鸣，气粗口臭，偶见呕血，舌质红，苔黄腻，脉弦滑数。

护治原则：通腑泄热，熄风化痰。

代表方剂：桃核承气汤（《伤寒论》）加减。

护理措施：

①环境要求。病室宜安静，温湿度适宜，光线偏暗，空气清新流通。

②起居护理。卧床静养，减少探视，衣被不宜太厚。加强口腔及皮肤护理。加置床栏，防止坠床。

③情志护理。稳定病人情绪，避免一切刺激。

④饮食护理。神智清醒患者，可用吸管进药。饮食以清热、化痰、润燥为原则，如萝卜、绿豆、丝瓜、冬瓜、梨、香蕉、芹菜等。忌食羊肉、牛肉、鸡肉、对虾、韭菜、辣椒、大蒜等。

⑤给药护理。汤剂宜温服或偏凉服。少量频服，或浓煎后滴入，防止咳呛或呕吐，必要时用鼻饲法给药，密切观察服药后反应。

⑥对症护理。高热者，可用冰袋冷敷；燥动不安，或肢体抽搐者，应将指甲剪短，双手握固软物，防止自伤；便干便秘者，可用生大黄粉 $1 \sim 3g$ 装胶囊口服或溶化鼻饲；小便不通者，应导尿或用针刺法利尿；喉间痰鸣者，尽早吸痰，或鼻饲竹沥水、猴枣散；呼吸困难者，给予吸氧；口禁不开者，可加牙垫，以免咬伤舌头，并做好口腔护理；大小便失禁者，及时清理以保持卫生。

⑦病情观察。严密观察生命体征、神志及舌脉变化并做好记录，如见嗜睡、朦胧，或高热抽搐、喷射状呕吐等，是病情加重的征兆，应立即通知医生，配合医生随时做好急救准备。

2）痰浊瘀闭证

临床表现：突然昏仆，不省人事，半身不遂，口眼㖞斜，口吐痰涎，语言不利，肢体强痉拘急，面白唇暗，四肢不温，甚则四肢厥冷，舌质淡，苔白腻，脉沉滑或沉缓。

护治原则：化痰熄风，醒神开窍。

代表方剂：涤痰汤（《证治准绳》）加减。

护理措施：

①环境要求。病室宜安静温暖，空气清新。

②起居护理。卧床静养，减少探视。加置床栏，防止坠床。

③情志护理。关心、体贴、安慰病人，稳定病人情绪，使其配合治疗。

④饮食护理。神智清醒者，可用吸管进药。饮食宜偏温性为宜，如石花菜、萝卜、小油菜、菠菜、南瓜、糯米粥等。忌食生冷，以防助湿生痰。

⑤给药护理。汤剂宜偏热服或温服。

⑥对症护理。及时清除呼吸道痰涎或异物，防止窒息。四肢逆冷者，注意保暖。保持口腔、皮肤清洁，防止褥疮的发生。

⑦病情观察。密切注意生命体征、神志及舌脉变化，配合医生随时做好急救准备。

（2）脱证（阴竭阳亡）

临床表现：突然昏仆，不省人事，半身不遂，肢体软瘫，口眼㖞斜，语言不利，目合口张，鼻鼾息微，手撒肢冷，冷汗淋漓，大小便自遗，舌萎软，脉细弱或脉微欲绝。

护治原则：益气回阳，救逆固脱。

代表方剂：参附汤（《正体类要》）合生脉散（《医学启源》）加减。

护理措施：

①环境要求。病室应安静、温暖、空气新鲜。室内备齐抢救物品。

②起居护理。卧床静养，专人护理。减少探视。加置床栏，防止坠床。

③情志护理。严格控制探视，避免一切刺激。安慰病人，消除恐惧等消积心理，稳定病人情绪，使其配合治疗。

④饮食护理。神智清醒者，可用吸管进药，亦可采用鼻饲法给流食，如混合奶、米汤、果汁、豆浆、菜汤、藕粉等。必要时，可从静脉内肠外供给营养。

⑤给药护理。汤剂宜偏热服用，或鼻饲给药。

⑥对症护理。四肢逆冷者，注意保暖。二便失禁者，加强皮肤护理，保持清洁。

⑦病情观察。密切注意生命体征、神志及舌脉变化，配合医生随时做好急救准备。

3.恢复期

（1）风痰瘀阻证

临床表现：半身不遂，口眼㖞斜，舌强言謇或失语，舌紫，苔腻，脉弦滑。

护治原则：搜风化痰，行瘀通络。

代表方剂：解语丹（《医学心悟》）加减。

护理措施：

①环境要求。病室应清爽干燥，保持空气新鲜。

②起居护理。起居要镇风寒，注意保暖。进行规律的休息与锻炼，勿过劳累。

③情志护理。解释病情，鼓励患者保持精神愉快。

④饮食护理。饮食宜清淡、营养、易消化，忌肥甘厚味、甜腻辛辣之品。酌情给予半流食或稀、软食品，少食多餐。可适当选用山楂、木耳、萝卜、玉米、花生、大枣等。

⑤给药护理。汤剂宜偏热服或温服。

⑥对症护理。长期卧床的患者，按时进行口腔及皮肤护理，预防褥疮的发生；及早规律地进行功能锻炼及语言训练，根据情况可配合选用推拿、按摩、气功、针灸等方法协助护治。

⑦病情观察。观察记录患者的生命体征、舌脉，以及肢体、言语功能的恢复情况，及时调整护治方案。

（2）气虚络瘀证

临床表现：肢体偏枯废用，口眼㖞斜，肢软无力，面色萎黄，气短乏力，自汗出，舌质淡紫，或见瘀斑，苔薄白，脉沉细涩或细弱。

护治原则：益气养血，化瘀通络。

代表方剂：补阳还五汤（《医林改错》）加减。

护理措施：

①环境要求。病室宜温暖、安静，注意避风。

②起居护理。起居有节，镇风寒，注意保暖。汗出较多者，及时帮助擦汗，更换衣被。进行规律的休息与锻炼，勿过劳累。

③情志护理。避免七情刺激，稳定情绪，鼓励其积极配合治疗。

④饮食护理。饮食宜选用益气、健脾与通络之品，如山药、薏苡仁、黄芪、莲子、木耳、赤小豆等做粥食用。

⑤给药护理。汤剂宜偏热服或温服。

⑥对症护理。长期卧床的患者，按时进行口腔及皮肤护理，预防褥疮的发生。气虚血瘀、手足肿胀或肤色紫暗，可用红花、川乌、当归、川芎、桑枝等煎水浸洗或浸泡。及早规律地进行功能锻炼及语言训练，根据情况可配合选用推拿、按摩、气功、针灸等方法协助护治。

⑦病情观察。观察记录患者的生命体征、舌脉，以及肢体、言语功能的恢复情况，及时调整护治方案。

（3）肝肾亏虚证

临床表现：半身不遂，患肢僵硬，拘挛变形，肢体肌肉萎缩，口眼㖞斜，言语不利，眩晕耳鸣，腰膝酸软，舌质红，少苔或无苔，脉细弦或细弦数。

护治原则：滋养肝肾。

代表方剂：左归丸（《景岳全书》）合地黄饮子（《宣明论方》）加减。

护理措施：

①环境要求。病室宜安静舒适、空气清新流通。

②起居护理。起居有规律，多卧床休息。进行规律的休息与锻炼，勿过劳累。眩

晕严重者应加强陪护。

③情志护理。关心、体谅、疏导病人，解释病情，鼓励其树立信心，积极配合治疗。

④饮食护理。饮食宜清淡、营养、易消化，以滋养肝肾为原则，忌辛辣刺激之品。可用黄芪50g、人参5g、粳米100g做粥食用。自行进食有困难者，应及时鼻饲。

⑤给药护理。汤剂宜文火慢煎，空腹温服。

⑥对症护理。长期卧床的患者应按时进行口腔及皮肤护理，预防褥疮的发生。积极规律地进行功能锻炼及语言训练，根据情况可配合选用推拿、按摩、气功、针灸等方法协助护治。

⑦病情观察。观察记录患者的生命体征、舌脉，以及肢体、言语功能的恢复情况，及时调整护治方案。

【健康指导】

（1）积极治疗原发病，坚持锻炼，增强体质。

（2）避免中风发作的诱因：顺应四时气候，保持情绪稳定，起居有常，饮食有节，保持大便通畅。

（3）留意中风先兆，密切关注血压变化，尤其是中年人或恢复期患者。

（4）后遗症期患者应及时、科学地坚持功能锻炼。

第六节　肾系病证

肾位于腰部，左右各一，与膀胱互为表里，在体为骨，主骨生髓充脑，其华在发，开窍于耳及二阴。肾主藏精，为人体生长、发育、生殖之源，生命活动之根，为先天之本。肾主水，主纳气。故肾系病变主要反映在人体生长发育及生殖机能障碍、水液代谢失常、呼吸功能减退和脑、髓、骨、发、耳及二阴的病变等方面。肾病的证候特征以虚为主，常见的证候有肾气不固、肾阳虚衰、肾阴亏虚。但在正虚的基础上又可形成标实，从而表现为阳虚水泛和阴虚火旺之证。膀胱病以湿热为患多见，膀胱之虚则多责之于肾。

肾系常见病证有水肿、癃闭、淋证等。

【证候与特征】

1. 肾气不固

主要脉症：腰膝酸软，神倦乏力，耳聋耳鸣，小便频数而清，或尿后淋沥不尽，或遗尿、尿失禁，或夜尿频多；男子滑精早泄，女子带下量多清稀，月经崩漏，或胎动易滑；舌淡，苔薄白，脉细弱。

证候特征：本证以精关不固和膀胱失约的症状为主，兼见一般肾虚的症状。本证以腰膝酸软、神倦乏力、耳聋耳鸣为特征。

2. 肾阳虚衰

主要脉症：腰膝酸软，形寒肢冷，尤以下肢为甚，疲软无力，面色苍白，精神萎靡，男子阳痿早泄，女子宫寒不孕，性欲减退，或大便稀溏，五更泄泻；或小便频数、清长。舌淡苔白，脉沉细无力。

证候特征：本证除有肾气虚的证候外，尚有阳虚失于温煦所致的虚寒证候。本证以生殖功能减退、腰膝酸软、形寒肢冷为特征。

3. 阳虚水泛

主要脉症：浮肿，腰以下尤甚，按之如泥，畏寒肢冷，腰酸，尿少，或腹部胀满，或心悸气短，或咳喘痰鸣，舌淡胖，苔白滑，脉沉细或沉弦。

证候特征：本证兼有肾阳虚衰的证候和全身浮肿的症状。本证以腰以下水肿为甚，腰酸，尿少，畏寒肢冷为特征。

4. 阴虚火旺

主要脉症：腰膝酸痛，潮热盗汗，颧红唇赤，眩晕耳鸣，少寐多梦，口干咽痛，大便秘结，或男子遗精早泄，女子经少、闭经或见崩漏，舌红苔少，脉细数。

证候特征：本证兼有肾亏和阴虚内热的症状。本证以腰膝酸痛、潮热盗汗、眩晕耳鸣，或男子遗精、女子月经不调为特征。

5. 膀胱湿热

主要脉症：尿频，尿急，尿痛，尿少黄赤，小腹胀满，或兼有发热，腰痛，或有尿血，或尿中有砂石，或尿浊如膏，苔黄腻，脉滑数。

证候特征：本证兼有下焦里证和实热证症状。本证以尿频、尿急、尿痛为特征。

【病机述要】

1. 肾气不固

或年老肾气虚衰，或年幼肾气不充，或因久病、劳倦伤肾，以致肾气亏虚，封藏固摄之权减弱，精关不固或膀胱失约，症见滑精早泄，或尿频遗溺。

2. 肾阳虚衰

多因素体阳虚，或久病伤及肾阳，或年老肾阳渐衰，或房劳过度，斫伐肾阳，肾阳虚衰，则温煦失职，气化无权，因而发生畏寒肢冷、性功能减弱以及水邪泛滥等病证。

3. 阳虚水泛

或因外邪深入，损伤肾阳，或因久病内伤，肾阳衰惫，或因水湿痰饮伤及肾阳，致肾阳虚衰，不能温化水液，致水邪泛滥，外溢肌肤。

4. 阴虚火旺

欲念妄动，房事不节，致肾阴亏耗，阴虚无以制阳，虚火内动，或热病后期，耗伤肾阴，阴虚生内热，水亏则火浮，故见潮热盗汗、颧红唇赤、口燥咽干等症。

5. 膀胱湿热

多由外感湿热之邪，蕴结膀胱，或饮食不节，湿热内生，下注膀胱所致。湿热内蕴，膀胱气化失司，或因热蓄膀胱，煎液成石，阻碍气化，则小溲滴沥不畅。热盛则尿赤，湿盛则尿浊，湿热伤及脉络则尿血。

【护理要点】

1. 环境要求

病室宜安静，避免噪声刺激，防止惊恐伤肾。

2. 起居护理

注意休息，保证睡眠充足，防止过劳。慎起居，适其寒温，以预防外感。节制房事，以防斫丧真元。

3. 情志护理

肾病多虚，病程较长，易反复发作，患者容易产生悲观焦虑情绪。由它脏及肾者，尤因病情深重而失去信心。应针对不同情况，酌情处理，解除患者顾虑，树立其战胜疾病的信心。同时，做好家属工作，使其密切配合，让患者早日康复或可带病延年。

4. 饮食护理

遵"咸伤肾""淡渗湿"的原则，宜淡不宜咸。肾病多虚证，以补养为主，多予血肉有情之品。避免辛辣、生冷、腻滞、硬固之品。

5. 给药护理

虚证药宜久煎以增强药效，呕吐者药宜浓煎，少量频服。小儿或危重者缓慢灌服，不可急促灌下而使药物呛入气管。药后应注意观察患者神志、面色、二便及舌象、脉象的变化。泻下药、逐水剂用后，要记录尿量、便次情况，及时报告医生。

6. 对症护理

尿失禁者勤换尿布，每日清洗会阴；重症卧床者预防褥疮的发生。

7. 病情观察

观察小便的颜色、气味、数量，记录24h出入量。若每日尿量少于50mL，立即报告医生，并注意排便时的伴随症，如尿道灼热涩痛、尿路中断等。

一、水肿

水肿是指以眼睑、头面、四肢、腹背，甚至全身浮肿为临床特征的一类病证。水肿有阴水、阳水之分，阳水易治，阴水难除，久则反复发作，不易速愈，甚至危及生命。

水肿在西医学中是多种疾病的一个症状，凡以水肿为主要症状的疾病，如急慢性肾小球肾炎、肾病综合征、充血性心力衰竭、内分泌失调及营养障碍等疾病所出现的水肿，均可参照本病辨证施护。

【历史沿革】

本病在《内经》中泛称为"水"，并根据不同症状分为"风水""石水""涌水"。《灵枢·水胀》对水肿症状做了详细的描述，如："水始起也，目窠上微肿，如新卧起之状，其颈脉动，时咳，阴股间寒，足胫肿，腹乃大，其水已成矣。以手按其腹，随手而起，如裹水之状，此其候也。"《素问·水热穴论》指出："勇而劳甚，则肾汗出，肾汗出逢于风，内不得入于脏腑，外不得越于皮肤，客于玄府，行于皮里，传为跗肿……故其本在肾，其末在肺。"这就对水肿病因病机进行了描述。《素问·至真要大论》又指出："诸湿肿满，皆属于脾。"可见在《内经》时代，对水肿病的发病已认识到与肺、脾、肾有关。对于水肿的治疗，《素问·汤液醪醴论》提出"平治于权衡，去菀陈莝……开鬼门，洁净府"的治疗原则，这一原则一直沿用至今。汉代张仲景《金匮要略·水气病脉证并治》以表里上下为纲，将水肿分为风水、皮水、正水、石水、黄汗五种类型。又根据五脏发病的机制及证候，将水肿分为心水、肝水、肺水、脾水、肾水。在治疗上，又提出了发汗、利尿两大原则："诸有水者，腰以下肿，当利小便，腰以上肿，当发汗乃愈。"唐代孙思邈《备急千金要方·水肿》中首次提出了水肿必须忌盐，并指出水肿有五不治。这些论述为水肿病的护理及预后判断提供了宝贵经验。宋代严用和将水肿分为阴水、阳水两大类。《济生方·水肿门》说："阴水为病，脉来沉迟，色多青白，不烦不渴，小便涩少而清，大腹多泄……阳水为病，脉来沉数，色多黄赤，或烦或渴，小便赤涩，大便多闭。"这一分类法区分了虚实两类不同性质的水肿，为其后水肿病的临床辨证奠定了基础。对于水肿的治疗，严用和又倡导温脾暖肾之法，在前人汗、利、攻的基础上开创了补法。此后，《仁斋直指方·虚肿方论》创用活血利水法治疗瘀血水肿。明代《医学入门·水肿》提出疮毒致水肿的病因学说，对水肿的认识日趋成熟。

【病因病机】

水肿病因为风邪袭表、疮毒内犯、外感水湿、饮食不节及禀赋不足、久病劳倦。

1. 风邪袭表

风为百病之长，每夹寒、热，形成风寒或风热之邪，侵袭肺卫，邪客玄府，肺失宣降，水道不通，以致风遏水阻，风水相搏，泛溢肌肤，发为水肿。

2. 疮毒内犯

多发于青少年。因肌肤患痈疡疮毒，或咽喉肿烂，未能清解消透，火热内攻，损伤肺脾，致津液气化失常，发为水肿。

3. 外感水湿

久居湿地，涉水冒雨，湿衣裹身时间过久，或汗出渍衣，以致水湿内侵，壅塞三焦，困遏脾阳，脾胃升清降浊功能失常，水无所制，肾失渗泄，水溢肌肤，发为水肿。

4. 饮食不节

过食肥甘，嗜食辛辣，饮酒无制，久则湿热中阻，损伤脾胃。或因饮食失于调摄，营养不足，脾气失养，以致脾运不健，脾失转输，水湿壅滞，发为水肿。

5. 禀赋不足

久病劳倦或先天禀赋不足，肾气亏虚，膀胱开合不利，气化失常，水泛肌肤，发为水肿。或因过度劳倦，纵欲无度，生育过多，久病及产后，损伤脾肾，水湿输布失常，溢于肌肤，发为水肿。

水肿病机为肺失通调，脾失转输，肾失开阖，三焦气化不利。水不自行，赖气以动，水肿是全身气化功能障碍的一种表现，是肺、脾、肾三脏功能失调所致。水肿病位在肺、脾、肾，而关键在肾。病理因素为风邪、水湿、疮毒、瘀血。

肺主一身之气，风邪犯肺，肺气失于宣降，不能通调水道，风水相搏，发为水肿。脾主运化，有布散水精的功能，外感水湿，脾阳被困，或饮食劳倦等损及脾气，造成脾失转输，水湿内停，发为水肿。肾主水，水液的输布有赖于肾阳的蒸化、开阖作用，久病劳欲，损及肾脏，则肾失蒸化，开阖不利，水液泛滥肌肤，则为水肿。

水肿的病理性质有阴水、阳水之分，并可相互转换或夹杂。阳水属实，多由外感风邪、疮毒、水湿而成，病位在肺、脾。阴水属虚或虚实夹杂，多由饮食劳倦、禀赋不足、久病体虚所致，病位在脾、肾。阳水迁延不愈，反复发作，正气渐衰，脾肾阳虚，或因失治、误治，损伤脾肾，阳水可转为阴水。反之，阴水复感外邪，或饮食不节，使肿势加剧，呈现阳水的证候，而成本虚标实之证。其次，水肿各证之间亦互有联系。如阳水的风水相搏之证，若风去湿留，可转化为水湿浸渍证。久病水湿浸渍证则可寒化或热化。湿从寒化，寒湿伤及脾阳，则变为脾阳不振之证，甚者脾虚及肾，又可成为肾阳虚衰之证。湿从热化，可转为湿热壅盛之证。湿热伤阴，则可表现为肝肾阴虚之证。此外，肾阳虚衰，阳损及阴，又可导致阴阳两虚之证。

【诊断与鉴别诊断】

（一）诊断

1.症状

水肿先从眼睑或下肢开始，继及四肢全身。轻者仅眼睑或足胫浮肿，重者全身皆肿；甚则腹大胀满，气喘不能平卧；更严重者可见尿闭或尿少，恶心呕吐，口有秽味，齿衄、鼻衄，头痛，抽搐，神昏谵语等危重症候。

2.病史

可有乳蛾、心悸、疮毒、紫癜及久病体虚病史。

3.体征

晨起眼睑水肿或伴有下肢轻度凹陷性水肿，少数严重者可涉及全身。

4.辅助检查

水肿病人一般可先检查血常规、尿常规、肾功能、肝功能（包括血浆蛋白）、心电图、肝肾 B 超。如怀疑心性水肿可再查心脏超声、胸片，明确心功能级别。肾性水肿可再查 24 小时尿蛋白总量、蛋白电泳、血脂、补体 C3、C4 及免疫球蛋白，肾穿刺活检有助于明确病理类型，鉴别原发性或继发性肾疾病。女性患者尤须注意排除狼疮性肾炎所致水肿，须查抗核抗体、双链 DNA 抗体，必要时进行肾穿刺活检。此外，可查 T_3、T_4 及 FT_3、FT_4 以排除黏液性水肿。

（二）鉴别诊断

水肿与鼓胀的鉴别：二者均可出现肢体水肿，腹部膨隆，均因水液不化，停潴体内所致。

鼓胀是由于肝、脾、肾功能失调，导致气滞、血瘀、水湿聚于腹中。鼓胀常先见腹胀大如鼓，皮色苍黄，腹壁青筋暴露，颜面颈胸可见赤缕红痣，四肢多不肿，反见消瘦，后期或可伴见轻度肢体浮肿。

水肿乃肺、脾、肾三脏气化失调，而导致水液泛滥肌肤。水肿多由头面或下肢先肿，继则全身浮肿，皮色鲜泽光亮，按之凹陷，小便不利，面色苍白，严重者伴腹大有水，腹壁亦无青筋暴露。

【辨证施护】

（一）辨证要点

水肿病证首先须辨阳水、阴水。阳水属实，由风、湿、热、毒等邪气致水气的潴留；阴水多属本虚标实，因脾肾虚弱，而致气不化水，久则可见痰阻水停。其次，应辨病变之脏腑，辨在肺、脾、肾、心之差异。最后，对于虚实夹杂，多脏共病者，应仔细辨清本虚标实之主次。

阳水病因多为风邪、疮毒、水湿，起病急，病程短，每成于数日之间，肿多由面目开始，自上而下，继则全身，肿处皮肤绷急光亮，按之凹陷即起，兼有寒热等表证，属表、属实。阴水病因多为饮食劳倦，先天或后天因素所致的脏腑亏损，起病缓慢，病程较长，肿多由足踝开始，自下而上，继则全身，肿处皮肤松弛，按之凹陷不易恢复，甚则按之如泥，属里、属虚或虚实夹杂。

（二）一般护理

（1）病室应向阳，忌潮湿阴冷，环境清新整洁，床铺平整、干净。

（2）起居有时，劳逸结合，尤应节制房事。肿甚者卧床休息，严重者取半卧位，适当抬高下肢，以减轻浮肿。

（3）水肿初期，应食无盐饮食，待肿势渐退后，逐步改为低盐，最后恢复普通饮食。若因营养障碍致肿者，不必过于强调忌盐。忌辛辣、鱼、虾、海腥等发物，以防水肿复起。依据 24 小时出入量，严格控制进水量。

（4）帮助患者树立战胜疾病的信心，安慰患者，解除焦虑。

（5）使用峻下逐水剂时，要注意药量、方法、时间的准确，并观察药后反应，中病即止。若不效，病人体质尚可支持者，次日或隔日再服，注意观察大小便次数。全身水肿严重者，通常宜灸不宜针。轻度水肿或局部水肿者可针，但针刺时注意避免在水肿部位取穴，以免流水不止而导致感染。

（6）加强皮肤的清洁护理，经常用温水擦洗，切忌粗暴用力硬擦。对皮肤皱褶处，要仔细擦洗干净，并可涂上滑石粉，以保持干燥。注意保护肿胀的皮肤，皮肤瘙痒时勿重抓。有破溃者，按外科常规换药处理。长期卧床者要经常翻身，更换体位，受压部位可用 50% 的酒精轻轻擦拭，以防破溃引起感染。注意口腔卫生。

（7）观察水肿的部位、起始部位、程度、消长规律以及小便的量、色、次数，记录24小时出入量。定期测血压、量体重，如有腹水，定时测腹围。同时，监测各项理化检查的变化，如尿常规、血清电解质、肾功能和B超、X射线的结果等，及时记录以判断水肿消长情况。注意病情变化，如有心悸、喘促、尿闭、神昏等，或呕恶不止，或腹泻严重，应警惕病情骤变。

（三）分型护治

1. 阳水

（1）风水相搏证

临床表现：眼睑及颜面先出现浮肿，继则四肢及全身皆肿，来势迅速，多伴有恶寒，发热，肢节酸楚，小便不利，苔薄，脉浮。偏于风热者，伴咽喉红肿疼痛，舌质红，脉浮滑数。偏于风寒者，伴恶寒，咳喘，舌苔薄白，脉浮滑或浮紧。

护治原则：疏风清热，宜肺行水。

代表方剂：越婢加术汤（《金匮要略》）加减。

护理措施：

①环境要求。病室宜温暖，避免对流风。

②起居护理。注意保暖防寒，预防外邪侵袭。急性期卧床休息。对咳嗽、气促不能平卧者予以半坐卧位，有发热者参照发热证护理。

③情志护理。安慰患者，解除焦虑。

④饮食护理。饮食不宜过咸，限盐及水分摄入量。外感症状明显者，给马齿苋粥（《食疗本草》）、赤小豆粥（《本草纲目》）等。呕吐、发热时宜增加饮水量，可选用冬瓜汤、葱白糯米粥（《千家食疗妙方》）等。尿少者可频饮赤小豆汤，或白茅根、浮萍草、小叶石韦各60g，水煎服，以尿量增多肿退为度。

⑤给药护理。中药汤剂宜轻煎热服，药后食热稀粥或热饮，或盖被安卧以助药力，并注意汗出情况及尿量变化、肿势消退情况。以微汗出、身热降、尿增多为佳，若身热不退、尿少、浮肿明显或遍及全身，提示病情有传变可能，应严密观察。

（2）湿毒侵淫证

临床表现：眼睑及头面浮肿，继则延及全身，皮肤光亮，尿少色赤，身发疮痍，甚则溃烂，伴恶风、发热，舌质红，苔薄黄，脉浮数或滑数。

护治原则：散风解毒，利湿消肿。

代表方剂：麻黄连翘赤小豆汤（《伤寒论》）合五味消毒饮（《医宗金鉴》）加减。

护理措施：

①环境要求。病室宜整洁、安静、通风。

②起居护理。保持皮肤清洁干燥，勤洗澡、换衣，保持衣物、床铺清洁干燥。勿搔抓皮肤，以防破损感染。

③情志护理。克服急躁心情，保持乐观情绪。

④饮食护理。饮食宜清凉利水之品。可食豆类、瓜类、菠菜、菠萝、香蕉等，忌

辛辣、醇酒及肥甘厚味。

⑤给药护理。中药汤剂宜饭后偏凉服。可用大黄60g，牡蛎30g，合煎为100~200mL做保留灌肠，以清热软坚，使邪从大便而出。灌肠宜在晚间进行，灌肠后嘱病人卧床休息1~2小时，可使药液充分吸收，提高治疗效果。灌肠后，应记录大便次数。

⑥对症护理。对已发疮痍，可外敷拔毒膏，或用新鲜蒲公英、马齿苋、野菊花各等量，洗净，捣烂外敷，亦可煎汤内服，促其消散。脓肿自溃者，要注意引流排脓。湿毒上泛恶心呕吐不止者，可服热姜糖水，或针刺内关穴等。头面部肿势烈，可用浮萍草煎水熏蒸，以促发汗消肿。

（3）水湿浸渍证

临床表现：四肢或全身水肿，尤以下肢肿势明显，按之没指，小便短少，身重体倦，胸闷，纳呆，泛恶，苔白腻，脉沉缓或濡，起病缓慢，病程较长。

护治原则：运脾化湿，通阳利水。

代表方剂：五皮饮（《中藏经》）合胃苓汤（《丹溪心法》）加减。

护理措施：

①环境要求。病室宜向阳，温暖通风，干燥整洁。

②起居护理。卧床休息，病情严重者取半坐卧位，抬高下肢，以减轻水肿。

③情志护理。耐心解释病情，开导患者，解除焦虑。

④饮食护理。饮食宜健脾利水、通阳渗湿之品，食鲫鱼、冬瓜、藕汁、大蒜头、姜、川椒等，或进食薏苡仁粥（《福寿丹书》）、商陆粥（《肘后备急方》）等。忌食生冷瓜果。适当限制水的摄入量。

⑤给药护理。中药汤剂宜饭前温服，药后可服热饮、热粥以助药力，注意观察排尿次数及尿量、肿势消退等情况。温阳药不宜辛热太甚，以防耗损营阴。

⑥对症护理。可用冬瓜煎水洗浴，或用田螺、大蒜、车前子各等份煎膏贴脐，以助水湿从小便排出。

（4）湿热壅盛证

临床表现：遍体浮肿，肿势多剧，皮肤绷急光亮，胸脘痞闷，烦热口渴，小便短赤，大便干结，舌红，苔黄腻，脉沉数或濡数。

护治原则：分利湿热。

代表方剂：疏凿饮子（《济生方》）加减。

护理措施：

①环境要求。病室温度宜偏低，通风凉爽，保持安静。

②起居护理。重症者卧床休息。保持皮肤清洁，勿搔抓以防破损感染。

③情志护理。安慰患者，解除焦虑。

④饮食护理。饮食宜清热利湿、利水消肿之品，可食冬瓜粥（《粥谱》）、绿豆汤、西瓜汁，亦可用车前草500g或白茅根、车前草、玉米须水煎代茶。水肿严重者，予低盐或无盐饮食。依据24小时出入量，严格控制进水量。

⑤给药护理。中药汤剂宜稍凉饭前温服，以防呕吐，或于服药前在舌上滴生姜汁，以助止呕。服药后，应注意观察、记录尿量及大便情况。

⑥对症护理。便秘者宜通利大便，可多食新鲜蔬菜、水果及含粗纤维的食物，或选用润肠通便药物，如麻子仁丸、蜂蜜水口服，外用开塞露等。必要时用番泻叶泡茶饮，以通便泄热利水，或保留灌肠（大黄60g，牡蛎30g，合煎为100～200mL，保留灌肠后应记录大便次数）使病邪从大便而出。保持口腔清洁，口腔秽臭者用淡盐水或银花甘草水漱口。

2. 阴水

（1）脾阳虚衰证

临床表现：身肿日久，腰以下为甚，按之凹陷不易恢复，脘腹胀闷，纳少便溏，面色萎黄，神疲乏力，畏寒肢冷，四肢倦怠，小便短少，舌质淡，苔白腻或白滑，脉沉缓或沉弱。

护治原则：健脾温阳利水。

代表方剂：实脾饮（《济生方》）加减。

护理措施：

①环境要求。病室温度应偏高，阳光充足。

②起居护理。重者卧床静养，病情允许应参加适宜的体育锻炼，多在阳光下活动，循序渐进增加活动量，以不疲劳为度。保暖防寒，多加衣被，严防感冒。

③情志护理。耐心宣传、解释、开导，说明护治难易，鼓励患者克服急躁心情，保持乐观情绪。

④饮食护理。饮食宜温热补益之品，如南瓜、莲子、龙眼、大枣、瘦猪肉、牛羊肉、鸡肉、鸡蛋、黄鱼、鳝鱼、鲤鱼等，烹饪时添加姜、葱、芥末、胡椒、大蒜等调料。忌生冷之物。少食牛奶、红薯等产气食物。

⑤给药护理。中药汤剂宜浓煎，饭前热服，以免加重水肿。

⑥对症护理。浮肿明显者，可用附子、茯苓皮、桂枝久煎，或鲤鱼赤小豆炖汤，少量多次饮之，以利水。对食欲不振、倦怠乏力者可配合捏脊疗法或按摩内关、足三里等穴位。脘腹胀闷，泛恶欲呕者可指压内关、合谷等穴降逆止呕。长期卧床者，要预防褥疮。

（2）肾阳衰微证

临床表现：水肿反复消长不已，面浮身肿，腰以下尤甚，按之凹陷不起，尿量减少或反增多，腰酸冷痛，四肢厥冷，怯寒神疲，面色灰暗，甚者心悸喘促，不能平卧，腹大胀满，舌质淡胖，苔白，脉沉细或沉迟无力。

护治原则：温肾助阳，化气行水。

代表方剂：济生肾气丸（《济生方》）合真武汤（《伤寒论》）加减。

护理措施：

①环境要求。病室宜向阳，室温应偏高。

②起居护理。取半卧位，适当抬高下肢以减轻症状。指导病人随季节变化而增减衣被，以免感受外邪而诱发，使病情加重。禁忌房事。

③情志护理。安慰患者，热情鼓励，解除焦虑，树立信心。

④饮食护理。饮食宜补肾利水食物，可食血肉有情之品，如肾脏、紫河车、乳类、龟甲胶、鹿角胶等，以及黑芝麻、核桃、桑葚等。

⑤给药护理。中药汤剂宜浓煎，饭前热服。

⑥对症护理。腰部酸痛者，可用附子、干姜、川断、大葱各等份共捣为泥，热敷局部。

⑦病情观察。注意观察病情变化，如出现尿闭、呕恶、神昏等水毒内闭之危候，或见心悸、喘促、汗出、唇绀等水凌心肺之危候，应立即报告医生，及时处理。

【健康指导】

（1）慎起居，适寒温，防止外邪侵袭，远离潮湿阴冷之所，多进行户外活动，如保健功法、太极拳等，以增强体质。减轻工作强度，避免过度劳累。

（2）保证足够的休息和睡眠，节制房事。提倡晚婚少育，患病者不宜生育。有家族史的人群宜进行产前诊断，对减少遗传性肾病有积极意义。

（3）克服悲观、忧郁的不良情绪，积极参加各种有益身心的社群活动。

（4）保持皮肤清洁，避免损伤皮肤，否则容易引起疮疡而发生变证，此时应及时治疗以减少水肿的诱发。

（5）饮食宜偏淡，富含营养易消化之物，忌暴饮暴食和食海鱼、虾、蟹、辛辣刺激之品。选用低盐、低钠食物以防水肿的发生。避免使用对肾脏有毒害作用的食物或药物。

（6）早期发现，积极治疗原发性肾脏疾病及心悸、鼓胀、癃闭、消渴等，以免诱发水肿病。

（7）水肿消退后，应继续服药调理，并定期复查，以防复发。定期复查肾功能、电解质，每日记录尿量、血压、体重。

二、淋证

淋证是指以小便频数短涩，淋沥刺痛，小腹拘急引痛为主要临床表现的病证。

西医学的泌尿系感染、泌尿系结石、泌尿系肿瘤以及乳糜尿、急慢性前列腺炎、前列腺肥大等疾病，凡在临床表现为淋证者，均可参照本病辨证施护。

【历史沿革】

《内经》最先记载淋之名称。《素问·六元正纪大论》称本病为"淋""淋閟"，指出了淋证为小便淋沥不畅，甚或闭阻不通之病证。汉代张仲景在《金匮要略》将其病机归为"热在下焦"，并对本病的症状做了描述："淋之为病，小便如粟状，小腹弦急，痛引脐中。"说明淋证是以小便淋沥不爽，尿道刺痛为主症。《中藏经》根据淋证临床表现不同，提出了淋有冷、热、气、劳、膏、砂、虚、实八种，乃为淋证临床分类的雏形。隋唐时期，巢元方在《诸病源候论》中对淋证的病机进行了高度概括，他指出："诸淋者，由肾虚而膀胱热故也。"这种以肾虚为本，膀胱热为标的淋证病机分析，成为多数医家临床诊治淋证的主要依据。唐宋时期，淋证的分类更趋完善。唐代《千金要方》《外台秘要》将淋证归纳为石、气、膏、劳、热五淋，宋代《济生方》又分为气、石、血、膏、劳淋五种。上述两种五淋所指的内容，其差异在于血淋与热淋的有无，但六种淋证均为临床常见者。明清时期，对淋证辨证论治的认识，又有很大的提高。张景岳倡导"凡热者宜清，涩者宜利，下陷者宜升提，虚者宜补，阳气不固者宜温补命门"的治疗原则。清代尤在径在《金匮翼·诸淋》中说："初则热淋、血淋，久则煎熬水液，稠浊如膏、如砂、如石也。"说明各种淋证可相互转化，或同时存在。同时他强调的"开郁行气，破血滋阴"治疗石淋的原则，对临床确有指导意义。

【病因病机】

淋证的病因为外感湿热、饮食不节、情志失调、禀赋不足或劳伤久病。

1. 外感湿热

因下阴不洁，秽浊之邪从下侵入机体，上犯膀胱，或劳心过度，或由小肠邪热，下肢丹毒等外感之热邪传入膀胱，发为淋证。

2. 饮食不节

多食辛热肥甘之品，或嗜酒太过，脾运失司，积湿生热，下注膀胱，而发为淋证。

3. 情志失调

情志不遂，郁怒伤肝，肝气郁结，或气滞不宣，气郁化火，气火郁于膀胱，导致淋证。

4. 禀赋不足或劳伤久病

肾与膀胱先天不足，或年迈、久病缠身，劳伤过度，房事不节，多产多育，或久淋不愈，耗伤正气，或妊娠、产后脾肾气虚，致使膀胱易感受外邪而发病。

淋证的病机为湿热蕴结下焦，肾与膀胱气化不利。病理因素主要为湿热之邪。其病位在膀胱与肾，与肝脾密切相关。临床上有六淋之分。若湿热客于下焦，膀胱气化不利，小便灼热刺痛，则为热淋；若膀胱湿热，灼伤血络，迫血妄行，血随尿出，以致小便涩痛有血，乃成血淋；若湿热久蕴，熬尿成石，遂致石淋；若湿热蕴久，阻滞经脉，脂液不循常道，小便浑浊不清，而为膏淋；若肝气失于疏泄，气火郁于膀胱，则为气淋；若久淋不愈，湿热留恋膀胱，由腑及脏，继则由肾及脾，脾肾受损，正虚邪弱，遂成劳淋；若肾阴不足，虚火扰动阴血，亦为血淋；若肾虚下元不固，不能摄纳精微脂液，亦为膏淋；若中气不足，气虚下陷，膀胱气化无权，亦成气淋。

淋证初起多因湿热为患，正气尚未虚损，故多属实证。但淋久湿热伤正，由肾及脾，每致脾肾两虚，而由实转虚。如邪气未尽，正气渐伤，或虚体受邪，则成虚实夹杂之证。常见阴虚夹湿热，气虚夹水湿等；因此，淋证多以肾虚为本，膀胱湿热为标。各淋之间又可相互转化，如实证的热淋、血淋、气淋可转化为虚证的劳淋，反之虚证亦可兼夹实证，出现虚实夹杂之证。同一淋证也有虚实转化的情况存在。

【诊断与鉴别诊断】

（一）诊断

1. 症状

小便频数，淋沥涩痛，小腹拘急引痛，为各种淋证的主症，是诊断淋证的主要依据。但还需根据各种淋证的不同临床特征，确定不同的淋证类型。

2. 病史

多见于已婚女性，每因疲劳、情志变化、不洁房事而诱发。

3. 体征

可有腰痛拒按、肋脊角压痛或叩痛，或无明显阳性体征。

4. 辅助检查

淋证患者一般可先查尿常规。以尿中白细胞增多为主。此外，尿 β_2 微球蛋白定量、静脉肾盂造影、X 射线摄片等有助于上、下尿路感染的鉴别。怀疑泌尿道结核，应查尿沉渣找结核杆菌，做结核菌素试验等。考虑为前列腺炎可能者，可做肛门指检前列腺及前列腺液常规检查。疑为非感染性膀胱炎者，可查膀胱镜。尿中红细胞增多为主者，多见于泌尿道结石、膀胱癌，应查泌尿道 B 超，静脉肾盂造影，腹部平片，尿中找脱落细胞，做膀胱镜等。尿浑浊怀疑乳糜尿者应查尿乙醚试验，必要时淋巴管造影摄片检查。各项检查无异常者，多为尿道综合征。

（二）鉴别诊断

1. 淋证与癃闭鉴别

二者都有小便量少，排尿困难之症状，但淋证尿频而尿痛，且每日排尿总量多为正常，癃闭则无尿痛，每日排尿量少于正常，严重时甚至无尿。

2. 血淋与尿血鉴别

血淋与尿血都有小便出血，尿色红赤，或夹血块，甚至溺出纯血等症状。关键在于两者有无尿痛。尿血多无疼痛之感，虽亦间有轻微的胀痛或热痛，但终不若血淋的小便滴沥而疼痛难忍。

3. 膏淋与尿浊鉴别

膏淋与尿浊在小便浑浊症状上相似，但后者在排尿时无疼痛滞涩感。

【辨证施护】

（一）辨证要点

淋证临床首先辨清六淋之类别，其次辨证候之虚实，虚实夹杂者，当分清标本虚实之主次，病情之缓急，最后需辨明各淋证的转化与兼夹。

六种淋证均有小便频急，滴沥不尽，便时刺痛，伴小腹拘急引痛。各种淋证又有不同的特殊表现。热淋起病多急骤，小便赤热，便时灼热疼痛，或伴有发热，腰痛拒按。石淋以小便排出砂石为主症，或排尿时突然中断，尿道窘迫疼痛，或腰腹绞痛难忍。气淋小腹胀满较明显，小便艰涩疼痛，尿后余沥不尽。血淋为溺血而痛。膏淋证见小便浑浊如米泔水或滑腻如膏脂。劳淋小便不甚赤涩，溺痛不甚，但淋沥不已，时作时止，遇劳即发。

（二）一般护理

（1）病室整洁清静，温湿度适宜，避免外感，尤其夏秋之际防止病情反复。

（2）劳逸适度，避免过劳，以保养身体。

（3）饮食宜清淡，多食水果和蔬菜，忌肥腻、辛辣、煎炸、动火之品，戒烟酒。

（4）保持心情舒畅，避免忧思劳倦，勿抑郁伤脾，恼怒伤肝，勿多言伤神，树立信心，配合治疗及护理。

（5）注意个人卫生，保持外阴部清洁卫生，每日温水清洗或用洁尔阴等清洗会阴部，穿棉质内裤，不穿紧身裤，经常更换内衣裤。

（6）用药要彻底，待小便培养三次阴性后方可停药。

（7）患者出现排尿困难可留置导尿，做好会阴部及导管的清洁消毒，准确记录每日尿量。减少导尿及不必要的泌尿道器械操作。

（8）严密观察小便情况，记录24h出入量及出血量，留尿标本及时送检为诊断和辨证用药提供依据。

（三）分型护治

1. 热淋

临床表现：小便频数短涩，灼热刺痛，尿色黄赤，急迫不爽，少腹拘急胀痛，或有发热，口苦，恶心呕吐，或有腰痛拒按，或有大便秘结，苔黄腻，脉滑数。

护治原则：清热利湿通淋。

代表方剂：八正散（《太平惠民和剂局方》）加减。

护理措施：

①环境要求。病室宜凉爽、干燥，避免对流风。

②起居护理。急性期应卧床休息。

③情志护理。克服急躁心情，保持心情舒畅。

④饮食护理。饮食宜清热利湿之品，如青菜、萝卜、冬瓜等，可用车前子30g煎水代茶饮。对心火下移小肠者可清心泄热，鼓励多饮水或绿茶，以清热通淋，每日饮水量至少应保持1 500～2 000mL左右，以达清热利湿之效。忌辛辣、烟酒之品。酌配食疗药膳，如车前叶粥（《圣济总录》）等。

⑤给药护理。中药汤剂宜空腹凉服。

⑥对症护理。有发热者按发热证护理。应卧床休息，直至热退、小便正常。

⑦病情观察。注意有无寒热起伏，监测体温。

2. 石淋

临床表现：小便艰涩，尿中夹砂石，排尿涩痛，或排尿时突然中断，尿道窘迫疼痛，少腹拘急，往往突发腰腹绞痛难忍，甚则牵及外阴，尿中带血，舌红，苔薄黄，脉弦或带数。若病久砂石不去，可伴见面色少华，神疲乏力，少气懒言，舌淡边有齿印，脉细而弱；或腰腹隐痛，手足心热，舌红少苔，脉细数。

护治原则：清热利湿，排石通淋。

代表方剂：石韦散（《证治汇补》）加减。

护理措施：

①环境要求。病室宜安静、舒适、凉爽。

②起居护理。多运动，特别是多做跳跃运动，以利砂石排出。绞痛急性发作时宜安静卧床，腰下垫软枕。

③情志护理。消除紧张，解除顾虑。

④饮食护理。饮食宜清热利湿之品，可用金钱草 60g、鸡内金 15g、大枣 3 枚水煎代茶。少食菠菜、牛奶、红茶、巧克力、蛋黄等含钙、磷高的食物。多饮水。

⑤给药护理。中药汤剂宜空腹温服。避免长期使用易致砂石结晶的药物。谨慎应用对肾脏有损害的药物。

⑥对症护理。疼痛甚者采取舒适体位，按医嘱给镇痛解痉剂，或配合医生做肾囊封闭以止痛。根据结石部位适当运动，如输尿管结石多做跳跃活动可利石排出；肾下盏结石可倒立、翻跟头；膀胱结石鼓励多饮水，防尿浓缩，并用力排尿，减轻疼痛。因剧痛发生虚脱时，应立即让病人取中凹卧位、测血压、保暖，并及时通知医生，做好急救准备。做好总攻排石的护理。

⑦病情观察。急性发作时要注意观察绞痛发生的时间、部位、性质、有无血块及结石等，若出现面白汗出、窘迫难忍时及时报告医生，做好急救准备。

3. 血淋

临床表现：小便热涩刺痛，尿色红赤，或夹有血块，少腹胀满疼痛，或见心烦，舌尖红，苔黄，脉滑数。病延日久，小便热痛涩滞不明显，尿色淡红，或伴低热，腰酸膝软，舌红少苔，脉红数。

护治原则：实证宜清热通淋，凉血止血；虚证宜滋阴清热，补虚止血。

代表方剂：实证用小蓟饮子（《济生方》）加减；虚证用知柏地黄丸（《医宗金鉴》）加减。

护理措施：

①环境要求。病室温度宜偏低，通风凉爽，保持湿润。

②起居护理。轻者可适当活动，但不宜劳累；出血多者，应卧床休息。

③情志护理。耐心解释，解除顾虑，保持乐观情绪。

④饮食护理。饮食宜清热凉血之物，如鲜藕、侧柏叶捣汁服，白茅根煎水代茶饮。忌辛辣烟酒动火之品。

⑤给药护理。中药汤剂宜空腹凉服。

⑥病情观察。观察小便颜色，并做好小便的次数及出血量的记录。若因出血多而

引起心悸、面色苍白、肢冷汗出、脉微欲绝等血脱危象时，应立即报告医生，进行处理。

4. 气淋

临床表现：郁怒之后，小便涩滞，淋沥不畅，少腹胀满疼痛，苔薄白，脉沉弦。或见少腹坠胀，尿有余沥，面色苍白，舌淡，脉沉细无力。

护治原则：实证宜理气疏导；虚证宜补中益气。

代表方剂：实证用沉香散（《金匮翼》）加减；虚证用补中益气汤（《脾胃论》）加减。

护理措施：

①环境要求。病室宜安静，实证宜避免人员过多走动；虚证宜避免众多探视者，多言伤气。

②起居护理。多休息，勿劳累。

③情志护理。劝慰开导，调畅情志，勿抑郁伤脾，暴怒伤肝，免刺激，树立信心。

④饮食护理。实证饮食宜理气疏利之品，如佛手、柑橘、八角、草果、茴香等。虚证饮食宜补中益气食品，如山药、薏苡仁、大枣、莲子肉、栗子、花生、菱、鲫鱼等。

⑤给药护理。中药汤剂实证宜饭前凉服；虚证宜久煎，饭前温热服。

⑥对症护理。可按揉气海、中极、百会等穴，或木通、甘草适量煎水送下以疏导通淋。

5. 膏淋

临床表现：实证表现为小便浑浊，乳白或如米泔水，上有浮油，置之沉淀，或伴有絮状凝块物，或混有血液、血块，尿道热涩疼痛，尿时阻塞不畅，口干，舌质红，苔黄腻，脉濡数。虚证表现为久病反复发作，小便涩痛反见减轻，淋出如脂，形体消瘦，头昏无力，腰酸膝软，舌淡，苔腻，脉细弱无力。

护治原则：实证宜清热利湿，分清泄浊；虚证宜补虚固涩。

代表方剂：实证宜程氏萆薢分清饮（《医学心悟》）加减；虚证宜膏淋汤（《医学衷中参西录》）加减。

护理措施：

①环境要求。实证病室温度宜偏低，通风凉爽，保持湿润。虚证病室温度宜偏高，阳光充足。

②起居护理。患病期间应卧床休息。避免强力劳动，注意劳逸结合，保暖防寒。

③情志护理。解释病情，解除顾虑，树立信心。

④饮食护理。饮食宜素食为佳，控制油脂类食物。实证饮食宜清热利湿之品，选芹菜等煮水代茶。虚证饮食宜补虚固涩食物，可食芡实山药粥（《医学衷中参西录》）等；可嚼服南瓜子补脾利水。

⑤给药护理。中药汤剂实证宜饭前凉服；虚证宜久煎，饭前温热服。

⑥对症护理。排尿不畅者应多饮水。有膏脂物阻塞尿道而排尿困难者，嘱病人用腹部呼吸，慢慢增加腹内压，使膏脂物随尿排出。

⑦病情观察。观察尿色尿量及尿的性质。

6. 劳淋

临床表现：小便不甚赤涩，溺痛不甚，但淋沥不已，时作时止，遇劳即发，腰膝酸软，神疲乏力，病程缠绵，舌质淡，脉虚弱。

护治原则：补脾益肾。

代表方剂：无比山药丸（《太平惠民和剂局方》）加减。

护理措施：

①环境要求。病室宜舒适、安静，温暖、向阳。

②起居护理。避风寒，患病期间应卧床休息，保证休息与睡眠，防止过度劳累和兴奋。不宜强体力劳动，注重保养身体；亦不可过逸，选择适宜的锻炼方式，循序渐进增强体质。患病期间应远房帏。

③情志护理。勿忧思劳倦，保持心情舒畅。

④饮食护理。饮食宜益气补脾肾之品，可食用牛奶、瘦肉、山药等，可选用枸杞粥（《太平圣惠方》）、芡实茯苓粥（《摘元方》）、枸杞酒等。

⑤给药护理。中药汤剂宜温热服。

⑥对症护理。可局部热敷、热熨或拔火罐等方法以解除症状。久病者可按摩以达益肾通淋之功。

【健康指导】

（1）居室洁雅，起居顺应四时变化；寒暖适度，防止外感。

（2）动静结合，可从事轻体力活动，避免过劳，加强锻炼，提高抗病能力。积极参加有益的文娱活动，保持心情愉快。

（3）注意个人卫生，保持外阴清洁，尤其在经期、孕期更为重要。

（4）多饮水、勤排尿，纠正憋尿不解、纵欲过度等不良生活习惯。

（5）积极治疗消渴、腹泻等原发病和妇科病，以防止淋证的发生。

（6）减少不必要的泌尿道器械操作。

三、癃闭

癃闭是以小便量少，排尿困难，甚则闭塞不通为主症的一种病证。小便不畅，点滴而短少，病势较缓者称为癃；小便闭塞，点滴不通，病势较急者称为闭。癃与闭都是指排尿困难，二者只是在程度上有差别，因此多合称为癃闭。

癃闭类似于西医学中各种原因引起的尿潴留及无尿症，如神经性尿闭、膀胱括约肌痉挛、尿道结石、尿路肿瘤、尿道损伤、尿道狭窄、前列腺增生症、脊髓炎等病所出现的尿潴留以及肾功能不全引起的少尿、无尿症。凡临床表现以癃闭为主症者，均可参照本病辨证施护。

【历史沿革】

有关癃闭的记载,最早见于《内经》,该书将其命名为"癃闭"或"闭癃",并对其病因、病机、病位都做了较为详细的论述。如《素问·五常政大论》说:"其病癃闭,邪伤肾也。"《灵枢·五味》曰:"酸走筋,多食之,令人癃。"明确指出癃闭的病因在于外邪伤肾和饮食不节。《素问·宣明五气》篇谓:"膀胱不利为癃,不约为遗溺。"《灵枢·本输》称:"三焦……实则闭癃,虚则遗溺"。《素问·标本病传论》说:"膀胱病,小便闭。"至汉代张仲景的《伤寒论》与《金匮要略》在癃闭的辨证论治方面对《内经》有了补充,提出因气化不行者用五苓散,因水热互结者用猪苓汤等。隋唐至宋元时期,在对癃闭的治疗方法上得到了极大的丰富,如孙思邈在《千金要方》中载有治小便不通方剂十三首,特别值得指出的是,在该书中载有用导尿术治小便不通的方法,这是世界上最早关于导尿术的记载。王焘在《外台秘要》中载有小便不通方剂十三首,小便不利方剂九首,还载有用盐及艾灸等外治法治疗癃闭的论述。朱丹溪根据辨证施治的精神,运用探吐法来治疗小便不通。明代张景岳开始将癃闭与淋证分开论治,并将癃闭的病因病机归为四个方面。至清代对本病的认识渐已完备,如李用粹的《证治汇补》就对癃闭的病因和治法给予归纳总结。

【病因病机】

癃闭的病因主要有外邪侵袭、饮食不节、情志内伤、痰浊内停、体虚久病五种。

1. 外邪侵袭

下阴不洁,湿热秽浊之邪上犯膀胱,膀胱气化不利而成癃闭;或湿热毒邪犯肺,肺气闭塞,津液不布,水道通调失司,不能下输膀胱;或因燥热犯肺,肺热过盛,水源枯竭,而成癃闭。

2. 饮食所伤

嗜食醇酒、肥甘、辛辣之品,导致脾失健运,酿生湿热,湿热阻于中焦,下注膀胱,气化不利成癃闭;或饮食不足,饥饱失调,脾胃气虚,中气下陷,无以气化则生癃闭。

3. 情志内伤

忧思恼怒、惊恐、紧张引起肝气郁结,疏泄失常,三焦水液的运化及气化功能失调,导致水道受阻,形成癃闭。

4. 瘀浊内停

瘀血、精浊、砂石等停留不去,阻塞尿道,尿路不畅,小便难以排出,而致癃闭。

5. 体虚久病

久病或年老,致肾阳不足,命门火衰,使膀胱气化无权,尿不得出;或下焦积热,久病,耗损津液,肾阴耗损,致水府枯竭而无尿。

癃闭病机为膀胱气化功能失调。其病位在膀胱与肾,与肺、脾、肝密切相关,病理因素为湿热、热毒、气滞及痰浊、瘀血。肾主水,与膀胱相表里,肺为水之上源,脾为水液升降之枢纽,肝协调三焦气机之通畅。人体小便的通畅,有赖于三焦气化的正常，主要依靠肺的通调，脾的转输，肾的气化来维持，又需要肝的疏泄来协调，故肺、脾、肾、肝功能失调，亦可致癃闭。由于癃闭的病因不同，故其病理性质有虚实之分。膀胱湿热，肺热气壅，肝郁气滞，尿路阻塞，以致膀胱气化不利者为实证。脾气不升，肾阳不足，导致膀胱气化无权者为虚证。虚实又常彼此兼夹。如肝郁气滞，可以化火伤阴；若湿热久恋，又易灼伤肾阴；肺热壅盛，损津耗液严重，则水液无以下注膀胱；脾肾亏损日久，可导致气虚无力运化而兼夹气滞血瘀，均可表现为虚实夹杂之证。

【诊断与鉴别诊断】

（一）诊断

1. 症状

小便不利，点滴不畅，或小便闭塞，尿道无涩痛，小腹胀满。起病急骤或逐渐加重。

2. 病史

多见于老年男性或产后妇女及腹部手术后患者，或患有水肿、淋证、消渴等日久不愈的病人。

3. 体征

膀胱区叩诊浊音者为尿潴留；膀胱区触叩诊无明显充盈者多为肾衰竭所致的少尿或无尿。

4. 辅助检查

膀胱 B 超、腹部 X 射线、或肛门指诊等检查，有助于诊断。

（二）鉴别诊断

1. 癃闭与水肿鉴别

二者均有小便不利，小便量少的表现，但水肿是因体内水液潴留，泛滥肌肤而出现小便不利，小便量少，常表现为头面、眼睑、四肢，甚至全身浮肿的病证。癃闭则表现为小腹胀满膨隆，小便不利，点滴而出，并无浮肿的表现。

2. 癃闭与关格鉴别

两者均有小便量少，闭塞不通的表现，但关格除小便不通外，还并见呕吐，常伴有皮肤瘙痒，口中尿味，四肢搐搦，甚至昏迷的症状，多由水肿、淋证、癃闭等日久不愈发展而来。癃闭只有单纯的小便不通，而无呕吐，病情轻于关格，但进一步恶化，则可转变为关格。

【辨证施护】

（一）辨证要点

癃闭首当辨其虚实。实者分清湿热、痰浊、瘀血、肺热、肝郁之偏胜；虚者当辨脾肾之阴阳亏虚。其次辨明病情之缓急轻重。

（二）一般护理

（1）病室应安静，舒适，空气流通，温湿度适宜。

（2）饮食有节，勿过饥饱，营养均衡。改变嗜食辛辣肥甘、过饮醇酒等的饮食习惯。戒除烟酒，减少复发。在急性发作期予流质、软食，如米粥、藕粉等，少食多餐，宜低盐、低钠；恢复期可适当进补，如瘦肉、鸡蛋等强壮体质。少尿无尿者须本着"量出为入"的原则，限制水的入量。

（3）做好患者情志护理，使心情平静，积极配合护治。

（4）对有尿而不得出者，迅速采取诱导排尿或取嚏、探吐或外敷或针灸按摩或导尿等快捷有效的措施。保持环境及个人卫生，每晚温水清洗外阴，尤其小儿、老人及妊娠期妇女应减少感染机会。

（5）观察小腹膨胀和排尿情况，记录排尿次数和尿量，注意病证的转归。若病人伴有头晕、视物模糊、胸闷喘促、恶心呕吐、水肿，甚至烦躁、神昏、抽搐等症，属危重之证，应立即通知医生，及时协助抢救并做相应护理。

（三）分型护治

1. 膀胱湿热证

临床表现：小便点滴不通，或量少灼热，小腹胀满，口苦口干，或口渴不欲饮，或大便秘结，舌质红，苔黄腻，脉数。

护治原则：清利湿热，通利小便。

代表方剂：八正散（《太平惠民和剂局方》）加减。

护理措施：

①环境要求。病室宜干燥、凉爽，避免对流风。

②起居护理。卧床休息，保持外阴清洁，防止感染。

③情志护理。减轻排尿困难带来的焦虑情绪，树立治愈信心。

④饮食护理。饮食宜清凉滑利渗湿之品，如空心菜、菠菜、菱白等，也可食冬瓜汤、赤小豆粥（《本草纲目》）等，忌辛辣肥甘助热生湿之物。鼓励多饮水，以通利小便。可用车前草、芦根各30g，煎水代茶饮。

⑤给药护理。中药汤剂宜空腹凉服。

⑥对症护理。大便燥结者可食香蕉、萝卜或中成药泻热通便，必要时灌肠。针刺足三里、三阴交、中极、阴陵泉等穴，反复捻转提插，强刺激；体盛者可灸关元、气海穴，并可采用少腹膀胱区按摩，以助排尿。

2. 肺热壅盛证

临床表现：小便不畅或点滴不通，口干欲饮，呼吸急促，或伴有咳嗽，舌红，苔薄黄，脉数。

护治原则：清泄肺热，通利水道。

代表方剂：清肺饮（《证治汇补》）加减。

护理措施：

①环境要求。病室温度宜偏低，通风、湿润。

②起居护理。调整体位和姿势，酌情为卧床病人略抬高上身或扶助病人坐起，尽量以习惯的姿势排尿。

③情志护理。减轻顾虑，耐心疏导，给予解释和安慰。

④饮食护理。饮食宜清热利尿之品，多饮水或饮料，如西瓜汁、绿豆汤、秋梨白藕汁等。

⑤给药护理。中药汤剂宜空腹凉服。

⑥对症护理。有发热者按发热证护理。可用瓜蒌 30～60g，煎汤坐浴 20 分钟左右，以清热化痰、润肠通便。打喷嚏或呕吐，能开肺气、举中气而通下焦之气，是一种简单有效的通利小便的方法，可用消毒棉签向鼻中取嚏或喉中探吐，也可用皂角粉末少许吹鼻取嚏。

3. 肝郁气滞证

临床表现：小便不通或小便不爽，情志抑郁，或多愁善怒，胁腹胀满，舌红，苔薄黄，脉弦。

护治原则：疏利气机，通利小便。

代表方剂：沉香散（《金匮翼》）加减。

护理措施：

①环境要求。病室宜安静舒适、整齐清洁。

②起居护理。给病人提供排尿环境，使患者在放松的环境下排尿。

③情志护理。加强情志护理，避免不良刺激。抑郁者应疏导，而易怒者应稳定其情绪。配合练内养功、放松功，保持恬淡心境；听音乐、读书看报等，以移情易性，解除思想顾虑。

④饮食护理。饮食宜疏肝理气之品。如佛手汤、橘叶煎等。

⑤给药护理。中药汤剂宜空腹凉服。

⑥对症护理。可诱导排尿，提供适当的排尿环境，帮助采取适当的体位，解除紧张感；利用热敷或温水冲洗会阴；让病人听流水声、看水管流水等暗示方法，常可奏效。

4. 浊瘀阻塞证

临床表现：小便点滴而下，或尿如细线，甚则阻塞不通，伴有小腹胀满疼痛，舌紫暗，或有瘀点，脉涩。

护治原则：行瘀散结，通利水道。

代表方剂：代抵当丸（《证治准绳》）加减。

护理措施：

①环境要求。病室宜整洁舒适，湿温度适宜。

②起居护理。重症病人应卧床休息，施以局部按揉，并指导定时排尿。

③情志护理。缓解窘迫和焦虑不安，使其心境平和。

④饮食护理。饮食宜行气化瘀之品，予金钱草煎水代茶饮，可服赤小豆内金粥

（《食疗百味》）等；保证充足水分；少食肥甘厚腻之品。通过定时排尿和限制液体入量防止膀胱胀满。

⑤给药护理。中药汤宜空腹温服。避免使用磺胺类药物，以防结晶加重阻塞尿道。

⑥对症护理。可用食盐 250g 炒热，布包熨脐腹，冷即易。

⑦病情观察。观察小便是否通畅、有无疼痛、有无砂石、血块等，发现异常，及时留标本送检。

5.脾气不升证

临床表现：小腹坠胀，欲解小便但不出，或量少而不畅，食欲不振，神疲乏力，气短懒言，面色苍白，舌淡，苔薄脉细。

护治原则：升清降浊，化气行水。

代表方剂：补中益气汤（《脾胃论》）合春泽汤（《医方集解》）加减。

护理措施：

①环境要求。病室宜温暖向阳。

②起居护理。慎避风寒，随季节变化增减衣被。

③情志护理。避免忧思积虑，保持愉快心情。

④饮食护理。饮食宜健脾益气之品，如山药、莲子、瘦肉、黄芪粥（《调疾饮食辨》）等。忌生冷、坚硬、油腻食物。

⑤给药护理。中药汤剂宜空腹热服。

⑥对症护理。用热水袋等热敷脐部，同时配合膀胱区按摩，以助排尿。

6.肾阳衰惫证

临床表现：小便不通或点滴不爽，无力排出，神气怯弱，畏寒肢冷，腰膝酸冷，软弱无力，舌淡胖，苔薄白，脉沉细或弱。

护治原则：温补肾阳，化气利水。

代表方剂：济生肾气丸（《济生方》）加减。

护理措施：

①环境要求。病室温度宜偏高，阳光充足。

②起居护理。宜少活动，多休息，注意保暖防寒，避免过度疲劳。节制房事，避免不洁性生活，防止感染。

③情志护理。消除紧张、恐惧心理，配合实施治疗与护理。

④饮食护理。饮食宜食温肾健脾，扶阳益精食物，如牛奶、瘦肉、山药、枸杞粥（《太平圣惠方》）、莲子桂圆粥（《食品的营养与食疗》）、芡实茯苓粥（《摘元方》）等。忌生冷寒凉之品。

⑤给药护理。中药汤剂宜久煎热服。

⑥对症护理。葱白 500g 切细布包，炒热更替熨脐下，或每晚睡前热水泡脚，以达温通之目的。经内服外用仍未见效者，可考虑导尿术，进行人工导尿，必要时留置尿管，但应注意无菌操作，防止感染。

【健康指导】

（1）保证休息，起居有节，避免纵欲过劳。

（2）保持心情舒畅，切忌忧思恼怒。

（3）少食肥甘、辛辣、煎炸之品。体虚者要忌生冷寒凉食物。

（4）增加体育锻炼，增强体质。

（5）搞好个人卫生，保持外阴清洁，戒除憋尿等不良习惯。

（6）积极治疗原发病，如淋证、水肿等，以防病情发展为癃闭。

（7）防止外伤，以免发生膀胱功能障碍，导致癃闭的发生。

（8）使用某些诊断和治疗药物，可导致肾脏损害，要警惕导致本证的发生。

第七节　气血津液病证

气血津液是构成人体和维持人体生命活动的基本物质，是脏腑、经络等组织器官进行生理活动的物质基础。机体的脏腑、经络等组织器官生理活动所需要的能量，均来源于气血津液，而气血津液的生成与代谢，又依赖于脏腑、经络等组织器官的正常生理活动。因此，在机体的整个生命活动过程中，气血津液与脏腑、经络等组织器官之间，生理上相互依存，病理上则相互影响，存在着互为因果的密切关系。所谓气血津液病证，是指在外感或内伤等病因的影响下，引起气血津液的运行失常、输布失度、生成不足、过度亏损而发生的一类病证。常见的气血津液病证有郁证、血证、厥证、消渴、内伤发热等。

【证候与特征】

1. 气虚证

主要脉症：少气懒言，声音低微，呼吸气短，神疲乏力，或有头晕目眩，自汗，活动后诸症加重，舌质淡嫩，脉虚等。或头晕眼花，耳聋耳鸣，疲乏短气，自觉气下坠感，或内脏位置下垂，有脱肛阴挺等。或呼吸微弱而不规则，汗出不止，口开目合，手撒身软，二便失禁，脉微欲绝，舌质淡白，苔白润等。

证候特征：以气不足、脏腑功能减弱的症状为主。本证以少气懒言、声音低微为特征。

2. 气滞证

主要脉症：胀闷疼痛，按之无形，痛无定处，疼痛性质多为胀痛、窜痛，常随嗳气、肠鸣、矢气后症状减轻。每遇忧思恼怒而加重，脉多弦。

证候特征：以情志不畅、阻遏气机症状为主，兼见所滞之处出现的胀痛、窜痛、嗳气、肠鸣、矢气等症状。本证以胀闷疼痛为特征。

3. 气逆证

主要脉症：咳嗽、喘促、胸闷气急，或呕吐、呃逆、嗳气、恶心、反胃、吐酸，或头胀痛，面红目赤，烦躁易怒，甚则昏厥，或为咯血、吐血。

证候特征：以全身气机失常、气逆于上病状为主。本证以咳喘或呕吐或头胀痛为特征。

4.血虚证

主要脉症：面色萎黄，口唇、眼睑、爪甲色淡白，头晕眼花，心悸多梦，手足发麻，妇女经血量少色淡，舌质淡，脉细无力等。

证候特征：以血不足，失濡养症状为主。本证以面色萎黄、头晕眼花为特征。

5.血瘀证

主要脉症：病变部位疼痛如针刺刀割，痛有定处，常在夜间加重。或有肿块，或致发热，面色黧黑，肌肤甲错，舌质紫暗，或有瘀点瘀斑，脉涩或弦。

证候特征：以瘀血阻滞的症状为主。以病变部位疼痛如针刺刀割，常在夜间加重为特征。

6.津伤化燥证

主要脉症：口干口渴，唇焦咽燥，鼻干目涩，咯血或衄血，大便秘结，甚或肌肉消瘦，舌质红，舌上少津，少苔甚至无苔。

证候特征：以津液亏少，干燥不润的症状为主。本证以口干口渴、唇焦咽燥、鼻干目涩为特征。

【病机述要】

气血津液是脏腑活动的产物，也是维持人体生理活动的重要物质基础。脏腑发生病变会导致气血津液的变化，而气血津液的变化也会影响脏腑功能。常见的气血津液的病理变化包括气虚证、气滞证、气逆证、血虚证、血瘀证、津伤化燥证。

1.气虚证

常由久病、重病或劳累过度，而使元气耗损；或因先天不足、后天饮食失调，而使元气生成匮乏；或因年老体弱，脏腑机能衰退而元气自衰等导致。

2.气滞证

气滞多见于疾病的早期阶段，故有"初病在气"的说法。常因情志不舒、饮食失调、感受外邪，或外伤闪挫阻滞气机所引起。也可由痰饮、瘀血、宿食、蛔虫、砂石等病理物质的阻塞导致。若阳气虚弱、阴寒凝滞，亦可使脏腑经络之气机不畅，而成气滞。

3.气逆证

气逆常与肺、胃、肝的病理表现有关。若外邪、痰饮等犯肺，致肺失肃降而肺气上逆；若寒、热、水饮、食积、瘀血等导致胃失和降而胃气上逆；若因情志不遂、郁怒惊恐等，致肝气失调、升发太过而出现肝气上逆。

4.血虚证

失血过多，新血未及补充而血虚；脾胃运化功能减退，或营养摄入不足，生血不足而血虚；思虑劳神太过，阴血暗耗而血虚；瘀血阻滞脉络，新血生化障碍而血虚；

久病、大病伤精耗气，化血之源枯竭而血虚。

5. 血瘀证

外伤使离经之血未及时消散，蓄积而为瘀血；气滞血行不畅，气虚血行无力，以致血脉瘀阻，而形成瘀血；寒凝血脉瘀滞，或燥热血脉干涸，脉络不通，血液运行不畅，而形成瘀血。

6. 津伤化燥证

素体阴亏，内热亢盛，或热伤津液，津液亏少，失于滋润所致。

【护理要点】

1. 环境要求

注意温湿度调节，以患者舒适为度。病室内环境清新雅致，整洁干净。

2. 起居护理

注意劳逸结合，虚则安卧，实（滞、瘀）则喜动。根据患者不同发病情况，调节四时坐卧规律，以利于全身气血津液之运行。

3. 情志护理

避免一切不良刺激，尽可能消除患者的恐惧紧张情绪。以"护理体贴、亲人和睦、患者自控"作为全面情志护理的基础。

4. 饮食护理

饮食有节，少食多餐，勿过饥过饱。宜食清淡，营养丰富，易于消化之品。忌可引起气机阻滞的所有食物，如南瓜、红薯等。可多食新鲜的蔬菜、水果。

5. 给药护理

注意用药途径，口服药液温度，服用时间。

6. 对症护理

注意口腔、皮肤等护理。卧床者预防褥疮。大量咯血或吐血，取头低脚高位，及时清除气道、口腔的血块，防止窒息。气虚者，可艾灸气海、关元、肺腧、脾腧、肾腧、足三里。气滞者，可针刺泻法，中脘、合谷、太冲、期门、上巨虚、下巨虚。气逆者，可针中府、列缺（肺气上逆），中脘、梁门（胃气上逆），太冲、行间（肝气上逆），气海、关元、太溪（肾不纳气）。血虚者，可取血海、气海、三阴交、足三里。血瘀者，可取血海、膈腧、合谷、太冲。津液亏乏者，可取三阴交、太溪等。

7. 病情观察

密切观察患者的颜面变化、情志变化及营养状况（饮食、形体、二便），注意用药后的相应反应。

一、郁证

郁证是由于情志不舒、气机郁滞所致，以心情抑郁、情绪不宁、胸部满闷、胁肋胀痛，或易怒易哭，或咽中如有异物梗塞，不寐等症为主要临床表现的一类病证。

现代医学的神经官能症、癔病、焦虑症、忧郁症及更年期综合征等，出现郁证的临床特征者，均可参考本病进行辨证施护。

【历史沿革】

《内经》无郁证病名，但有关于五气之郁的论述，还有较多关于情志致郁的论述。《素问·六元正纪大论》说："郁之甚者，治之奈何？……木郁达之，火郁发之，土郁夺之，金郁泄之，水郁折之。"《素问·举痛论》说："思则心有所存，神有所归，正气留而不行，故气结矣。"《灵枢·本神》说："愁忧者，气闭塞而不行。"《灵枢·本病论》说："人忧愁思虑即伤心……人或恚怒，气逆上而不下，即伤肝也。"《金匮要略·妇人杂病脉证并治》记载了脏躁及梅核气两种病证。观察到这两种病证多发于女性，所提出的治疗方药沿用至今。《诸病源候论·气病诸候·结气候》指出，忧思会导致气机郁结："结气病者，忧思所生也。心有所存，神有所止，气留而不行，故结于内。"金元时代，开始比较明确地把郁证作为一个独立的病证加以论述。如元代《丹溪心法·六郁》已将郁证列为一个专篇，提出了气、血、火、食、湿、痰六郁之说，创立了六郁汤、越鞠丸等相应的治疗方剂。明代《医学正传》首先采用郁证这一病证名称。自明代之后，已逐渐把情志之郁作为郁证的主要内容。如《古今医统大全·郁证门》说："郁为七情不舒，遂成郁结，既郁之久，变病多端。"《景岳全书·郁证》将情志之郁称为因郁而病，着重论述了怒郁、思郁、忧郁三种郁证的证治。《临证指南医案·郁》所载的病例，均属情志之郁，治则涉及疏肝理气、苦辛通降、平肝熄风、清心泻火、健脾和胃、活血通络、化痰涤饮、益气养阴等法，用药清新灵活，颇多启发。同时，充分注意到精神治疗对郁病具有重要的意义，认为"郁证全在病者能移情易性"。王清任对郁证中血行郁滞的病机做了必要的强调，对于活血化瘀法在治疗郁证中的应用作出了贡献。

综上可知，郁有广义狭义之分。广义的郁包括外邪、情志等因素所致的郁，狭义的郁即单指情志不舒为病因的郁。明代以后的医籍中记载的郁证，多单指情志之郁而言。

【病因病机】

本病的发生多与情志失调和体质因素有关。

1. 情志失调

七情过极，持久刺激，而致情志失调为病。尤以悲忧恼怒最易致病。恼怒伤肝，肝失条达，气机不畅，肝气郁结而成气郁，这是郁证的主要病机。气郁日久，影响血液运行，血行不畅，而出现血瘀。气血郁滞，日久化火，肝火上炎，而成火郁。火邪煎津耗液，津液运行不畅，停于脏腑、经络，聚而生痰，而成痰郁。若脾胃运化不足，不能消谷，而成食郁；不能运化水湿，而成湿郁。

2. 体质因素

原本肝旺，或体质素弱，复加情志刺激，肝郁抑脾，饮食渐减，生化乏源，日久必气血不足，心脾失养，或郁火暗耗营血，阴虚火旺，心病及肾，而致心肾阴虚。如《杂病源流犀烛·诸郁源流》云："诸郁，脏气病也，其原本于思虑过深，更兼脏气弱，故六郁之病生焉。"说明机体的"脏气弱"是郁证发生的内在因素。

综上所述，郁证的发生与情志失调和体质因素有关。本病的病位在肝，可涉及心、脾、肾。病机重点在于气机郁滞，主要病机为肝失疏泄，脾失运化，心神失养，脏腑阴阳气血失调。病理性质初起多实，日久转虚或虚实夹杂。本病多发于中青年女性，病情易反复，多与情志因素密切相关。本病虽然预后一般良好，但必须重视情志调护，避免精神刺激，防止病情反复，迁延难愈。

【诊断与鉴别诊断】

（一）诊断

1. 症状

忧郁不畅，情绪不宁，胸胁胀满疼痛，或易怒易哭，或咽中如有炙脔，吞之不下，咯之不出。

2. 病史

本病多发于青中年女性。有忧愁、焦虑、悲哀、内伤病史。病情反复无常，与情志因素密切相关。

3. 体征

无明显阳性体征。

4. 辅助检查

各系统检查和实验室检查无明显异常，可排除器质性疾病。

（二）鉴别诊断

1. 郁证梅核气与虚火喉痹相鉴别

梅核气多见于青中年女性，因情志抑郁而起病，自觉咽中有物梗塞，但无咽痛及吞咽困难，咽中梗塞的感觉与情绪波动有关，在心情愉快、工作繁忙时，症状可减轻或消失，而当心情抑郁或注意力集中于咽部时，则梗塞感觉加重。虚火喉痹则以青中年男性发病较多，多因感冒、长期烟酒及嗜食辛辣食物而引发，咽部除有异物感外，尚觉咽干、灼热、咽痒。咽部症状与情绪无关，但过度辛劳或感受外邪则易加剧。

2. 梅核气与噎膈相鉴别

梅核气的诊断要点如上所述。噎膈多见于中老年人，男性居多，梗塞的感觉主要在胸骨后的部位，吞咽困难的程度日渐加重，做食管检查常有异常发现。

3. 郁证中的脏躁证，需与癫病相鉴别

脏躁多发于青中年妇女，在精神因素的刺激下呈间歇性发作，在不发作时可如常人。而癫病则多发。

【辨证施护】

（一）辨证要点

1. 辨别脏腑与六郁的关系

郁证的发生主要为肝失疏泄，脾失健运，心失所养，应根据临床表现，辨明其受病脏腑侧重之差异。一般说来，气郁、血郁、火郁主要关系于肝，食郁、湿郁、痰郁主要关系于脾，而虚证则与心的关系最为密切。

2. 辨别证候的虚实

实证病程较短，表现为精神抑郁，胸胁胀痛，咽中梗塞，时欲太息，脉弦或滑。虚证多见病久迁延不愈，亦见精神不振，心神不宁，心慌，虚烦不寐，悲忧喜哭，脉细或细数等。

（二）一般护理

（1）病室环境宜清静，空气新鲜，光线宜暗，避免强光、噪声的不良刺激，保证病人有足够的时间休息。

（2）休息时少打扰，活动时不要人多嘈杂。病人生活要有规律，适当参加体力劳动及体育活动，如打太极拳、散步等，以增强体质。

（3）重视情志护理，对病人要多加疏导，避免各种精神因素的刺激。如病人抑郁时，对待事物较为敏感，护理人员态度要和蔼，工作要耐心细致，每天抽出一定时间与病人进行交谈，了解其心理活动，多加说明和鼓励，培养乐观情绪，使病人情志怡悦，心情舒畅。病情发作时，避免众人围观，反而使病人病情加重。对于精神抑郁较严重者，可用喜疗法，即应用恰当的言行、事物，使患者情志怡悦，心情舒畅，以达到气机调畅，营卫调和，经脉通利之功。此即所谓"喜则气和志达，营卫通利"。同时，让患者最信赖的人予以陪伴和劝慰，逐步做到"移情易性"。

（4）饮食以易消化而富含营养为宜。忌食辛辣刺激之品，多食水果，如苹果、香蕉之类。病人拒食者，应耐心劝说或喂食，保证病人摄入充足的营养和水分。情绪不愉快时，不要进食。

（5）出院时，帮助病人制订工作、生活作息制度，既要遵守药物治疗规定，更要重视劳动锻炼。

（三）分型护治

1. 实证

（1）肝气郁结

临床表现：精神抑郁，情绪不宁，胸部满闷，胁肋胀痛，痛无定处，脘闷嗳气，不思饮食，大便不调，妇女多伴乳房胀痛或月经不调，或行经小腹疼痛，苔薄腻，脉弦。

护治原则：疏肝解郁，理气畅中。

代表方剂：柴胡疏肝散（《证治准绳》）加减。

护理措施：

①环境要求。安静、整洁、温湿度适宜的环境，屋内避开强光线，或过于昏暗，应以明亮但不刺眼为度。探视以不影响病人为度。

②起居护理。嘱病人起居规律。早睡早起，保证良好充足的睡眠。适当进行有规

171

律的清晨锻炼，如太极拳、散步等。对外界不良环境刺激应注意主动避让，保持居住软环境健康。

③情志护理。做好情志护理，避免情志刺激。向病人讲明情绪不良与本病的关系，指导病人自我调适不良情绪的方法，如转移注意力，听音乐，或看书、看报等。

④饮食护理。忌食辛热香燥及醇酒。宜食理气舒肝解郁之品，如橘红糖、糖渍橘皮等。亦可食用萝卜、番茄、山药、冬瓜、柑橘等。

⑤给药护理。按时给药，药物在温度适宜时服下，服药温度不能过凉，以免影响气机。

⑥对症护理。对不思饮食、大便不调者，可兼顾肠胃的护理，如可常做腹部按摩。对妇女伴乳房胀痛或月经不调者，可采用针刺或艾灸的方法，以助行气，如针刺乳根、膻中、太冲、少泽可缓解乳房胀痛，艾灸次髎、中极、三阴交可改善月经不调。

⑦病情观察。注意患者的情志变化与病情的关系。

（2）气郁化火

临床表现：性情急躁易怒，胸胁胀痛，口苦而干，或头痛、目赤、耳鸣，或嘈杂吞酸，大便秘结，舌红，苔黄，脉弦数。

护治原则：清肝泻火，解郁和胃。

代表方剂：丹栀逍遥散（《内科摘要》）合左金丸（《丹溪心法》）加减。

护理措施：

①环境要求。病室整洁干净、安静舒适，病室温度可稍低，温度适宜。减少探视，光线可稍暗，室内色彩温馨，以维持患者的平和心态。

②起居护理。早睡早起，起居有度，适当的强体力活动，如打篮球、羽毛球，有利于疏解不良情绪。睡前可听清新的音乐，尽量减少用眼活动。

③情志护理。尽量避免不良情绪，在情绪激动时可采用"移情易性"的方法控制自己。教会患者认识到自我情绪的控制和管理是解决疾病最有效的方法。

④饮食护理。可多食辛凉的含汁多的食物，如梨、西瓜、桃等。食物尽量在温热时服用，以利于维持患者的良好口感。患者感觉口苦时，可适当地吃一些甜味或咸味的食物。

⑤给药护理。药物一般在早饭前、晚饭后服用。药物宜温凉，祛火药物一般较苦，在服药后，可给予冰糖含服。

⑥对症护理。头痛、目赤、耳鸣者可配以针刺太阳、大椎、率谷、头维、听宫。对嘈杂吞酸、大便秘结者，可针刺中脘、梁门、期门、天枢。

⑦病情观察。注意患者的情志变化与病情的关系。

（3）气滞痰郁

临床表现：精神抑郁，胸部闷塞，胁肋胀满，咽中如有异物梗塞，吞之不下，咯之不出，苔白腻，脉弦滑。

护治原则：行气开郁，化痰散结。

代表方剂：半夏厚朴汤（《金匮要略》）加减。

护理措施：

①环境要求。病室安静、整洁、通风，室温凉爽。在室内温度允许的情况下，每隔 2h 就应通风一次。

②起居护理。起居有度，注意劳逸结合。每日清晨坚持用鲜橘皮水漱口，以利痰液排出。

③情志护理。痰气交阻证患者心胸多较狭窄，故平时说话时应谨慎，注意语调和用词，避免造成不必要的猜疑和错觉。指导病人学会自我排解不顺心的事情，不能耿耿于怀。除一般护理外，应注意观察情志与病情的关系，必要时做系统检查，以缓解患者不良情绪对疾病的影响。

④饮食护理。痰气交阻者，饮食勿过饱，宜少量多餐。忌食肥甘油腻、助湿生痰之品；宜食化痰理气之品，如茯苓饼、萝卜丝饼等。可用木蝴蝶、厚朴花各 3g，泡水代茶饮，以理气化痰。

⑤给药护理。药物宜饭前温凉服药，有助于脾胃对饮食水湿的运化。服药后注意休息，防止过度运动，而影响脾胃的药物的吸收。

⑥对症护理。咽中如有异物梗塞，可配合针刺或揿瘀天突、廉泉。

⑦病情观察。注意患者的情志变化与病情的关系。

2. 虚证

（1）心神失养

临床表现：精神恍惚，心神不宁，多疑易惊，悲忧善哭，喜怒无常，或时时欠伸，或手舞足蹈，骂詈喊叫，舌质淡，脉弦。

护治原则：甘润缓急，养心安神。

代表方剂：甘麦大枣汤（《金匮要略》）加减。

护理措施：

①环境要求。病室除干净整洁外，要严格注意声音的管理，不要出现刺激患者情绪的任何潜在的不良声音，如开关门的声音、病室内说话的声音等。

②起居护理。起居有度，合理安排睡眠时间，必要时可养成良好的午睡习惯。

③情志护理。心神失养患者避免激动，必要时采用暗示疗法。对有消极言行者，应热情关怀，禁止训斥、威胁和戏弄病人，提高警惕，防止伤人、毁物或自伤行为（自杀企图）的发生。

④饮食护理。给予养血安神之品，如红枣桂圆汤、莲子汤、桂圆参蜜膏、大麦粥、龙眼粥等。

⑤给药护理。患者因情绪不稳，服药时要亲视患者服下。必要时，嘱患者服药后安静片刻再做活动。

⑥对症护理。注意患者的极端情绪，如果发生立即报告医生，将可能带来的不良后果降到最低。对多疑易惊、悲忧善哭者，注意多给予关怀及必要的心理疏导。

⑦病情观察。注意患者的情志变化与病情的关系。

（2）心脾两虚

临床表现：多思善疑，头晕神疲，心悸胆怯，失眠健忘，纳呆，面色不华，舌质淡，苔薄白，脉细。

护治原则：健脾养心，补益气血。

代表方剂：归脾汤（《济生方》）加减。

护理措施：

①环境要求。环境安静、整洁。温湿度适宜，室温可稍高，通风湿度。

②起居护理。患者可根据自己的实际情况进行作息制度的安排，一般可采用晚卧晚起，同时适当增加午睡时间。

③情志护理。减少不良情绪的刺激，与患者交流时语速要慢，同时注意患者的情绪变化。如果患者有为难情绪，应及时探明原因，有利于病情的好转。

④饮食护理。食桂圆肉、莲子、山药、莱菔子、扁豆、大枣及黄芪粥，以健脾、益气、生血。忌食辛辣之品。

⑤给药护理。除早饭前给药外，晚饭后药物应尽量推迟到睡前半小时服用，量不宜太多，药液温度稍高，有利于保证患者夜间睡眠质量。

⑥对症护理。对失眠健忘、纳呆、面色不华者，可针刺脾腧、心腧、中脘、足三里。

⑦病情观察。注意患者的情志变化与病情的关系。

（3）阴虚火旺

临床表现：眩晕，心悸，少寐，心烦易怒，或遗精腰酸，妇女则月经不调，舌质红，脉弦细而数。

护治原则：滋阴清热，养心安神。

代表方剂：滋水清肝饮（《西塘感症》）加减。

护理措施：

①环境要求。病室干净、整洁，注意通风，确保空气清新，室内温度应偏温凉。

②起居护理。可保持早睡早起的生活习惯，户外运动强度不宜过大，始终注意保持良好心态。

③情志护理。除"喜疗法"外，应注意多和病人沟通，尽量减少患者疑虑。

④饮食护理。多吃滋阴降火的食物，如各种绿色蔬菜，少吃羊肉、狗肉等动火之品。心悸、少寐严重时，可服用大枣莲子汤，以利养心安神。

⑤给药护理。药物应温凉服用，可慢服、频服，服药后含冰糖以健胃。

⑥对症护理。心烦易怒者可针刺太溪、太冲、三阴交。妇女月经不调者可热熨石门、关元、中极。

⑦病情观察。注意患者的情志变化与病情的关系。

【健康指导】

（1）指导病人养成生活规律和饮食有节的良好习惯，保证充分休息和睡眠，尽量减少噪声，使环境安静、幽雅。

（2）指导病人适当参加体力劳动及体育活动，以增强体质。

（3）提倡积极参加各项社会活动，增强与外界接触的适应能力。培养多种业余爱好，陶冶情操，养成积极乐观的生活态度，使其心胸开阔。

二、血证

由多种病因导致火热熏灼或气虚不摄，致使血液不循常道，或上溢于口鼻诸窍，或下泄于前后二阴，或渗出于肌肤所形成的疾患，统称为血证。血证为非生理性的出血性疾患。在古代医籍中，亦称为血病或失血。内科常见的有鼻衄、齿衄、咳血、吐血、便血、尿血、紫斑等血证。

西医学中多种急、慢性疾病所引起的出血，包括某些系统的疾病（如呼吸、消化、泌尿系统疾病）有出血症状者，以及造血系统病变所引起的出血性疾病，均可参考本病辨证施护。

【历史沿革】

《内经》对血的生理、病理已有较深刻的认识。《灵枢·百病始生》说："卒然多食饮则肠满，起居不节，用力过度，则络脉伤。阳络伤则血外溢，血外溢则衄血；阴络伤则血内溢，血内溢则后血。"其中，关于络伤血溢的理论，成为后世医家阐述多种血证病机的重要理论依据之一。后世医家对本病的认识逐步深入，《金匮要略·惊悸吐衄下血胸满瘀血病脉证治》对便血病机、证治与预后做了重点论述，提出按寒热虚实及远血、近血分别论治，其中泻火止血的泻心汤与温脾摄血的黄土汤至今仍为治血证之常用方。《诸病源候论·血病诸候》将血证称为血病，对各种血证的病因病机做了较详细的论述。《备急千金要方》收载了一些较好的治疗血证的方剂，至今仍广泛应用的犀角地黄汤即首载于该书。《济生方·失血论治》丰富了血证病因"所致之由，因大虚损，或饮酒过度，或强食过饱，或饮啖辛热，或忧思恚怒"。而对血证的病机，则强调因于热者多。朱丹溪对血证之论治独辟蹊径，提出阳盛阴虚致出血的见解。《医学正传·血证》率先将各种出血病证归纳在一起，并以"血证"之名概之。自此之后，血证之名即为许多医家所采用。《先醒斋医学广笔记·吐血》提出了著名的治吐血三要法，强调了行血、补肝、降气在治疗吐血中的重要作用。明代医家张介宾将血证病机以气与火立论。《景岳全书·血证》云："血动之由，惟火惟气耳。"提出"火盛"与"气伤"，对临床的指导作用较大。晚清唐宗海的《血证论》为血证的专著，对各种出血的病因、病理及辨证施治都有精辟论述，提出"止血、消瘀、宁血、补血"四法，乃通治血证之大纲。

【病因病机】

本病多由感受外邪、情志过极、饮食不节、劳倦过度及体虚久病而致病。

1. 感受外邪

外邪侵袭、损伤脉络而引起出血，其中以感受热邪者多见。如风、热燥邪损伤上部脉络，则引起衄血、咳血、吐血；热邪或湿热损伤下部脉络，则引起尿血、便血。

2. 情志过极

忧思恼怒过度，肝气郁结化火，肝火上逆犯肺则引起衄血、咳血；肝火横逆犯胃则引起吐血。

3. 饮食不节

饮酒过多以及过食辛辣厚味；或滋生湿热，热伤脉络，引起衄血、吐血、便血；或损伤脾胃，脾胃虚衰，血失统摄，而引起吐血、便血。

4. 劳倦过度、体虚久病

劳倦过度会导致心、脾、肾气阴的损伤。若损伤于气，则气虚不能摄血，以致血液外溢而形成衄血、吐血、便血、紫斑；若损伤于阴，则阴虚火旺，迫血妄行而致衄血、尿血、紫斑。久病入络，使血脉瘀阻，血行不畅，血不循经而致出血。

综上所述，本病的病机可以归结为火热熏灼、迫血妄行及气虚不摄、血溢脉外两类。火热之中，有实火与虚火之分；气虚之中，又有气虚及气损及阳，阳气亦虚之别。从证候的虚实来说，由火热亢盛所致者属实；由阴虚火旺及气虚不摄所致者属虚。血证的预后，主要与三个因素有关。一是引起血证的原因。一般来说，外感易治、内伤难愈，新病易治、久病难疗。二是与出血量的多少密切有关。出血量少者病轻，出血量多者病重，甚至形成气随血脱的危急重证。三是与兼见症状有关。出血而伴有发热、咳喘、脉数等症者，一般病情较重。

【诊断与鉴别诊断】

（一）诊断

血证具有明显的证候特征，即表现为血液或从口、鼻，或从尿道、肛门，或从肌肤而外溢。出血既是一个常见的症状，又是一个常见的体征，患者及家属一般均对此高度重视，常能做到快速求医诊治。

1. 鼻衄

凡血自鼻道外溢而非因外伤、倒经所致者，均可诊断为鼻衄。

2. 齿衄

血自齿龈或齿缝外溢，且排除外伤所致者，即可诊断为齿衄。

3. 咳血

血由肺、气道而来，经咳嗽而出，或觉喉痒胸闷一咯即出，血色鲜红，或夹泡沫，或痰血相兼、痰中带血。多有慢性咳嗽、痰喘、肺痨等病史。

4. 吐血

发病急骤，吐血前多有恶心、胃脘不适、头晕等症。血随呕吐而出，常伴有食物残渣等胃内容物，血色多为咖啡色或紫暗色，也可为鲜红色，大便色黑如漆，或呈暗红色。有胃痛、胁痛、黄疸、癥积等病史。

5. 便血

大便色鲜红、暗红或紫暗，甚至黑如柏油样，次数增多。有胃肠或肝病病史。

6. 尿血

小便中混有血液或夹有血丝，排尿时无疼痛。

7. 紫斑

肌肤出现青紫斑点，小如针尖，大者融合成片，压之不褪色。紫斑好发于四肢，尤以下肢为甚，常反复发作。重者可伴有鼻衄、齿衄、尿血、便血及崩漏。小儿及成人皆可患此病，但以女性为多见。

8. 辅助检查

对每一位血证患者，应将红细胞、血红蛋白、白细胞计数及分类、血小板计数作为必须进行的检查。在此基础上，根据各种血证的不同情况进行相应的检查。必要时，尚须进行骨髓穿刺，以协助诊断。

咯血：实验室检查，如血沉、痰培养细菌、痰检查抗酸杆菌及脱落细胞，以及胸部 X 射线检查、支气管镜检或造影、胸部 CT 等，有助于进一步明确咯血的病因。

吐血：纤维胃镜、上消化道钡餐造影、B 超声波、胃液分析等检查可进一步明确引起吐血的病因。

便血：呕吐物及大便潜血试验阳性、大便常规检查、直肠指检、直肠乙状结肠镜检查等，有助于进一步明确便血的病因。

尿血：小便常规为尿血时必须进行的检查，另可根据情况进一步做尿液细菌学检查，泌尿系 X 射线检查，膀胱镜检查等。

紫斑：血常规、尿常规、大便潜血试验、血小板计数、出凝血时间、血管收缩时间、凝血酶原时间、毛细血管脆性试验等为常需进行的检查，有助于明确出血的病因，帮助诊断。

（二）鉴别诊断

1. 鼻衄

与外伤鼻衄鉴别：因碰伤、挖鼻等引起血管破裂而致鼻衄者，出血多在损伤的一侧，且经局部止血治疗不再出血，没有全身症状，与内科所论鼻衄有别。

与经行衄血鉴别：经行衄血又名倒经、逆经，其发生与月经周期有密切关系，多于经行前期或经期出现，与内科所论鼻衄机理不同。

2. 齿衄

与舌衄鉴别：齿衄为血自齿缝、牙龈溢出；舌衄为血出自舌面，舌面上常有如针眼样出血点，与齿衄不难鉴别。

3. 咯血

与吐血鉴别：咯血与吐血血液均经口出，但两者截然不同。咯血是血由肺来，经气道随咳嗽而出，血色多为鲜红，常混有痰液，咯血之前多有咳嗽、胸闷、喉痒等症状，大量咳血后，可见痰中带血数天，大便一般不呈黑色；吐血血液自胃而来，经呕吐而出，血色紫暗，常夹有食物残渣，吐血之前多有胃脘不适或胃痛、恶心等症状，吐血之后无痰中带血，但大便多呈黑色。

与肺痈鉴别：肺痈患者的咯血多由风温转变而来，常为脓血相兼，气味腥臭。初期也可见风热袭于肺卫的证候，当演变到吐脓血阶段时，多伴壮热、烦渴、胸痛、舌质红、苔黄腻、脉滑数等热毒炽盛证候，以此可与咯血证相鉴别。

与口腔出血相鉴别：鼻咽部、齿龈及口腔其他部位出血的患者，常为纯血或随唾液而出，血量少，并有口腔、鼻咽部病变的相应症状可寻，可与咯血相区别。

4. 吐血

与咯血鉴别：见上文所述。

排除鼻腔、口腔及咽喉出血：这些部位出血，血色鲜红，不夹食物残渣，在五官科做有关检查即可明确具体部位。

5. 便血

与痢疾鉴别：痢疾初起有发热恶寒等症，其便血为脓血相兼，且有腹痛、里急后重、肛门灼热等症。便血无里急后重，无脓血相兼，与痢疾不同。

与痔疮鉴别：痔疮属外科疾病，其大便下血特点为便时或便后出血，常伴有肛门异物感或疼痛，做肛门直肠检查时，可发现内痔或外痔，与内科所论之便血不难鉴别。

6. 尿血

与血淋相鉴别：血淋与尿血均表现为血由尿出，两者以小便时痛与不痛为其鉴别要点，不痛者为尿血，痛（滴沥刺痛）者为血淋。

与石淋鉴别：两者均有血随尿出。但石淋尿中时有砂石夹杂，小便涩滞不畅，时有小便中断，或伴腰腹绞痛等症，若砂石从小便排出则痛止，此与尿血不同。

尿血病位的鉴别：尿血多属肾和膀胱病变。如排尿一开始有血，后来清晰无血，多为尿道出血。小便始终混有血液，多为肾脏出血。排尿至最后有血，为膀胱出血。

7. 紫斑

与出疹鉴别：紫斑与出疹均有局部肤色的改变，紫斑呈点状者需与出疹的疹点区别。紫斑隐于皮内，压之不褪色，触之不碍手；疹高出于皮肤，压之褪色，摸之碍手。且二者成因、病位均有不同。

与温病发斑鉴别：紫斑与温病发斑在皮肤表现的斑块方面，区别不大。但两者病情病势预后迥然有别。温病发斑发病急骤，常伴有高热烦躁、头痛如劈、昏狂谵语、四肢抽搐、鼻衄、齿衄、便血、尿血、舌质红绛等，病情险恶多变。杂病发斑（紫斑）一般不如温病发斑之急骤，常有反复发作史，也有突然发生者，虽时有热毒亢盛表现，但一般舌不红绛，不具有温病传变急速之征。

与丹毒鉴别：丹毒属外科皮肤病，以皮肤色红如红丹得名，轻者压之褪色，重者压之不褪色，但其局部皮肤灼热肿痛与紫斑有别。

8. 血证主要证候的鉴别

血证以出血为突出表现，随其病因、病位的不同，而表现为鼻衄、齿衄、咯血、吐血、便血、尿血、紫斑等。随病情轻重及原有疾病的不同，则有出血量或少或多，病程或短或长，及伴随症状等的不同。与出血同时出现的症状及体征，以火热亢盛、阴虚火旺及气虚不摄证候为多见。所以，掌握这三种证候的特征，对于血证的辨证论治具有重要意义。

热盛迫血证：多发生在血证的初期，大多起病较急，出血的同时，伴有发热，烦躁，口渴欲饮，便秘，尿黄，舌质红，苔黄，少津，脉弦数或滑数等症。

阴虚火旺证：一般起病较缓，或由热盛迫血证迁延转化而成。表现为反复出血，伴有口干咽燥，颧红，潮热，盗汗，头晕，耳鸣，腰膝酸软，舌质红，苔少，脉细数等症。

气虚不摄证：多见于病程较长，久病不愈的出血患者。表现为起病较缓，反复出血，伴有神情倦怠，心悸，气短懒言，头晕目眩，食欲不振，面色苍白或萎黄，舌质淡，脉弱等症。

【辨证施护】

（一）辨证要点

辨血证的不同类型。血证具有明确而突出的临床表现，即出血，一般不容易混淆。但由于引起出血的原因以及出血部位的不同，应注意辨清不同的病证。例如，从口中吐出的血液有吐血与咯血之分，小便出血有尿血与血淋之别，大便下血则有便血、痔疮、痢疾之异，应根据临床表现、病史等加以鉴别。辨脏腑病变之异。同一血证，可以由不同的脏腑病变而引起，应注意辨明。例如，同属鼻衄，但病变脏腑有在肺、在胃、在肝的不同；吐血有病在胃及病在肝之别；齿衄有病在胃及病在肾之分；尿血则有病在膀胱、肾或脾的不同。辨证候之虚实。血证由火热熏灼，热迫血行引起者为多，但火热之中，有实火及虚火的区别。一般初病多实，久病多虚；由实火所致者属实，由阴虚火旺、气虚不摄甚至阳气虚衰所致者属虚。

（二）一般护理

1. 环境要求

居住环境安静、清洁、空气新鲜。尤其是紫斑病人，应定期进行室内空气消毒。

2. 起居护理

卧床休息，取平卧或去枕平卧位，咯血、吐血者应将头偏向一侧。

3. 情志护理

消除紧张和恐惧的情绪，避免各种不良刺激，使病人身心安定，心情舒畅。

4. 饮食护理

出血期间宜选用凉性或平性食物，忌辛辣大热、炙煿煎炸食物。吐血和大量便血时，一般需暂禁食。疑是过敏性紫癜引起的出血，应忌食腥燥等致敏食物。

5. 病情观察

观察出血情况，注意神志和意识的改变，观察血压、脉象、呼吸、体温、皮肤颜色、肢体温度，观察尿量变化。

6. 对症护理

口腔护理，预防褥疮，注意皮肤和会阴部清洁。

7. 出血的护理

鼻衄、齿衄，物理、药物止血。咯血者不可采用屏气止咳、止血的方法。大量咯血或吐血，取头低脚高位，及时清除气道、口腔的血块，防止窒息。

（三）分型护治

1. 鼻衄

（1）热邪犯肺

临床表现：鼻燥衄血，口干咽燥，或兼有身热、咳嗽痰少等症，舌质红，苔薄，脉数。

护治原则：清泄肺热，凉血止血。

代表方剂：桑菊饮《温病条辨》加减。

护理措施：

①环境要求。保持空气温湿度适宜，室内湿度可控制在60%左右。

②起居护理。早晨外出时，应注意口鼻的保护，可戴口罩，减少冷热空气的刺激。

③情志护理。减少不良情绪刺激，保持心态平和，在出血时不应恐慌。

④给药护理。药物宜凉服。

⑤对症护理。口干燥者，可用菊花代茶饮。

⑥病情观察。观察患者的鼻出血的诱发因素，注意及时预防。

（2）胃热炽盛

临床表现：鼻衄，或兼齿衄，血色鲜红，口渴欲饮，鼻干，口干臭秽，烦躁，便秘，舌红，苔黄，脉数。

护治原则：清胃泻火，凉血止血。

代表方剂：玉女煎《景岳全书》加减。

护理措施：

①环境要求。注意护理环境的清新、干净，在出血后及时清理污物。

②起居护理。保持空气流通，增加病房湿度，室内温度宜偏凉。

③情志护理。减少不良情志刺激，保持情绪稳定，配合治疗。

④饮食护理。注意饮食宜清淡，不宜食用动火制品，可多食清淡清凉之品。

⑤给药护理。一般在进食前服药，中药汤剂偏凉服。

⑥对症护理。出血不止者可针刺少商止血。

⑦病情观察。注意出血的诱发因素，及时避免。

（3）肝火上炎

临床表现：鼻衄，头痛，目眩，耳鸣，烦躁易怒，两目红赤，口苦，舌红，脉弦数。

护治原则：清肝泻火，凉血止血。

代表方剂：龙胆泻肝汤（《医方集解》）加减。

护理措施：

①环境要求。保持环境干净清新，病室安静，注意噪声管理。室温宜偏凉、湿度偏高。

②起居护理。注意休息，不宜过多运动。

③情志护理。解除恐惧、紧张心理，维持良好的情绪，注重自我情绪控制。

④饮食护理。多食性味偏苦凉的新鲜蔬菜和水果。

⑤给药护理。中药汤剂偏凉服。

⑥对症护理。出血时可用棉球蘸焦栀子粉、炒蒲黄粉、炒槐花粉、云南白药、三七粉等塞鼻；或可用食指、大拇指用力按压鼻根。

⑦病情观察。观察鼻出血与情志的关系。

（4）气血亏虚

临床表现：鼻衄，或兼齿衄、肌衄，神疲乏力，面色㿠白，头晕，耳鸣，心悸，夜寐不宁，舌质淡，脉细无力。

护治原则：补气摄血。

代表方剂：归脾汤（《济生方》）加减。

护理措施：

①环境要求。病室注意保温，以20℃左右为宜。

②起居护理。注意多休息，严重时必须卧床，注意面色及神态的恢复，保持良好的睡眠。

③情志护理。维持心态平和，切忌动火，减少突发事件的刺激。

④饮食护理。多吃益气补血的食物，如可适当地服用大枣、阿胶、枸杞等。

⑤给药护理。药物可以在早饭前或睡前半小时服用，以保证补血效果。

⑥对症护理。出血不止者，可用别直参6g，加童便一盏冲服，以益气摄血。

2.齿衄

（1）胃火炽盛

临床表现：齿衄血色鲜红，齿龈红肿疼痛，头痛，口臭，舌红，苔黄，脉洪数。

护治原则：清胃泻火，凉血止血。

代表方剂：加味清胃散（《校注妇人良方》）合泻心汤（《金匮要略》）加减。

护理措施：

①环境要求。保持室内温湿度适宜，室内温度不宜过高，适当通风。

②起居护理。晨起刷牙时，应注意牙刷的软硬度，尽量选择软毛牙齿，并用温凉

水漱口。保持大便通畅。

③情志护理。保持情绪稳定，配合治疗。

④饮食护理。宜食用降胃火的食物，如鲜藕、芹菜、苦瓜等。

⑤给药护理。中药汤剂宜凉服。

⑥对症护理。用大黄、生地黄切片，贴于牙龈出血处；或小蓟或者白茅根煎水服以凉血止血。

（2）阴虚火旺

临床表现：齿衄，血色淡红，起病较缓，常因受热及烦劳而诱发，齿摇不坚，舌质红，苔少，脉细数。

护治原则：滋阴降火，凉血止血。

代表方剂：六味地黄丸《小儿药证直诀》合茜根散《圣惠和剂局方》加减。

护理措施：

①环境要求。保持病室环境清新淡雅，温度偏凉，注意通风。

②起居护理。晨起时，可用银花甘草液漱口。刷牙时，尽量减少机械性刺激对牙齿的影响。戒妄想，避房事。

③情志护理。注意保持心情愉快，一旦发生烦劳要注意休息，调整心态。

④饮食护理。多食滋阴降火之品，如山茱萸、阿胶等代茶饮。

⑤给药护理。中药汤剂宜凉服。

⑥对症护理。用西洋参切片含于口内，或用地骨皮 15～30 g，煎水代茶。

3. 咳血

咳血由肺及气管外溢，经口而咳出，表现为痰中带血。其护理可参考肺痨咳血进行护理。

（1）燥热伤肺

临床表现：喉痒咳嗽，痰中带血，口干鼻燥，或有身热，舌质红，少津，苔薄黄，脉数。

护治原则：清热润肺，宁络止血。

代表方剂：桑杏汤（《温病条辨》）加减。

护理措施：

①环境要求。保持病室环境清新淡雅和一定的湿度，温度偏凉，注意通风，不要摆放有刺激性气味的东西。

②起居护理。衣服适当，不宜过热，多饮水，保持口鼻湿润。

③情志护理。当患者看到痰中带血时不免会紧张，要做好病情解释。

④饮食护理。忌食辛辣香燥、油腻之品，多食滋阴润燥之品，如百合等。

⑤给药护理。中药汤剂口服温度稍偏凉，服用时要尽量不要刺激引起咳嗽，随时观察出血量。

⑥对症护理。用白茅根 60 g、仙鹤草 30 g，煎水代茶饮，或以鲜小蓟 60 g 煎汤代

茶；出血较多者，可再加用云南白药或三七粉冲服。

（2）肝火犯肺

临床表现：咳嗽阵作，痰中带血或纯血鲜红，胸胁胀痛，烦躁易怒，口苦，舌质红，苔薄黄，脉弦。

护治原则：清肝泻肺，凉血止血。

代表方剂：泻白散（《小儿药证直诀》）合黛蛤散（《中药成方配本》）加减。

护理措施：

①环境要求。保持病室环境清新淡雅和一定的湿度，温度偏凉，注意通风，不要摆放有刺激性气味的东西。

②起居护理。出血时应卧床休息。应将患者置于平卧位，头侧向一边，防止影响气道通畅。病者不可大声谈笑，不可采用屏气止咳止血的方法。

③情志护理。患者烦躁易怒，看到痰中带血或纯血鲜红时会紧张，要做好病情解释。

④饮食护理。忌食辛辣香燥、油腻之品，多食清肝泻肺之品，如薄荷等。

⑤给药护理。中药汤剂口服温度稍偏凉，服用时尽量不要刺激引起咳嗽，随时观察出血量。

⑥对症护理。随时更换血污衣被，及时清理咯血及排泄物。

（3）阴虚肺热

临床表现：咳嗽痰少，痰中带血或反复咯血，血色鲜红，口干咽燥，颧红，潮热盗汗，舌质红，脉细数。

护治原则：滋阴润肺，宁络止血。

代表方剂：百合固金汤（《慎斋遗书》）加减。

护理措施：

①环境要求。保持病室环境清新淡雅和一定的湿度，温度偏凉，注意通风。

②起居护理。出汗多者，及时更换受潮衣被。

③情志护理。患者烦躁易怒，看到痰中带血或纯血鲜红时会紧张，要做好病情解释。

④饮食护理。忌食辛辣香燥、油腻之品，忌烟酒。多食滋阴润肺之品，如百合、麦冬等。

⑤给药护理。中药汤剂口服温度稍偏凉，服用时要尽量不要刺激引起咳嗽，随时观察出血量。

⑥对症护理。用冰糖黄精汤（冰糖50 g，黄精30 g，加水文火煨至黄精烂熟为止），或沙麦粥（沙参20 g，麦冬15g，粳米五100 g，冰糖6 g）等以养阴润肺。

4.吐血

吐血，血由胃来，经呕吐而出，血色鲜红或紫暗，加有食物残渣。护理上，除参照吐血一般护理外，可结合鼻衄、齿衄的护理，根据清胃火、降肝火、补气血的原则进行辨证施护。

（1）胃热壅盛

临床表现：脘腹胀闷，甚则作痛，吐血色红或紫暗，常夹有食物残渣，口臭，便秘，大便色黑，舌质红，苔黄腻，脉滑数。

护治原则：清胃泻火，化瘀止血。

代表方剂：泻心汤（《金匮要略》）合十灰散（《十药神书》）加减。

护理措施：

①环境要求。保持病室环境清新淡雅，温度偏凉，注意通风。

②起居护理。卧床休息，取平卧或去枕平卧位，并且头偏向一侧。

③情志护理。患者看到吐大量血时会紧张，要做好病情解释。

④饮食护理。忌食辛辣香燥、油腻之品，多食选用凉性或平性食物，吐血时一般需暂禁食。

⑤给药护理。中药汤剂口服温度稍偏凉，随时观察出血量。

⑥对症护理。注意神志和意识的改变，观察血压、脉象、呼吸、体温、皮肤颜色、肢体温度，观察尿量变化。大量吐血，取头低脚高位，及时清除气道、口腔的血块，防止窒息。

（2）肝火犯胃

临床表现：吐血色红或紫暗，口苦胁痛，心烦易怒，寐少梦多，舌质红绛，脉弦数。

护治原则：泻肝清胃，凉血止血。

代表方剂：龙胆泻肝汤（《医方集解》）加减。

护理措施：

①环境要求。保持病室环境清新淡雅，温度偏凉，注意通风。

②起居护理。卧床休息，取平卧或去枕平卧位，并且头偏向一侧。

③情志护理。患者心烦易怒看到吐大量血时会紧张，要做好安抚工作。

④饮食护理。忌食辛辣香燥、油腻之品，多食选用凉性或平性食物，吐血量大时一般需要禁食。

⑤给药护理。中药汤剂口服温度稍偏凉，随时观察出血量。

⑥对症护理。注意神志的改变，观察血压。大量吐血时，取头低脚高位，及时清除气道、口腔的血块，防止窒息。

（3）气虚血溢

临床表现：吐血缠绵不止，时轻时重，血色暗淡，神疲乏力，心悸气短，面色苍白，舌质淡，脉细弱。

护治原则：健脾养心，益气摄血。

代表方剂：归脾汤（《济生方》）加减。

护理措施：

①环境要求。保持病室环境清新淡雅，温度适宜，注意通风。

②起居护理。卧床休息，取平卧或去枕平卧位，并且头偏向一侧。

③情志护理。患者吐血缠绵不止时会紧张，要做好病情解释。

④饮食护理。忌食辛辣香燥、油腻之品，吐血量大时一般需暂禁食。

⑤给药护理。中药汤剂口服温度适宜。

⑥对症护理。大量出血伴有血色苍白、冷汗、四肢厥冷、脉细微者为气随血脱之象，应立即报告医生，予以独参汤服用，以益气固脱。

5.便血

便血系胃、肠脉络受损，出现血液随大便而下，或大便呈柏油样为主要临床表现的病证。辨证护理可结合痢疾出血内容进行有目的的补虚泻实。

（1）肠道湿热

临床表现：便血色红，大便不畅或稀溏，或有腹痛，口苦，舌质红，苔黄腻，脉濡数。

护治原则：清化湿热，凉血止血。

代表方剂：地榆散《太平惠民和剂局方》或槐角丸《普济本事方》加减。

护理措施：

①环境要求。居住环境安静、清洁、空气新鲜，注意通风。

②起居护理。卧床休息，注意皮肤和会阴部清洁。

③情志护理。患者看到大量便血时会紧张，要做好病情解释，消除紧张和恐惧的情绪，避免各种不良刺激。

④饮食护理。忌食辛辣香燥、油腻之品，多食凉性或平性食物。

⑤给药护理。中药汤剂口服温度稍偏凉，随时观察出血量。

⑥对症护理。注意神志和意识的改变，观察血压、脉象、呼吸、体温、皮肤颜色、肢体温度，观察尿量变化。

（2）气虚不摄

临床表现：便血色红或紫暗，食少，体倦，面色萎黄，心悸，少寐，舌质淡，脉细。

护治原则：益气摄血。

代表方剂：归脾汤《济生方》加减。

护理措施：

①环境要求。居住环境安静、清洁、空气新鲜，注意通风。

②起居护理。卧床休息，注意皮肤和会阴部清洁。

③情志护理。患者看到大量便血时会紧张，要做好病情解释，消除紧张和恐惧的情绪，避免各种不良刺激。

④饮食护理。忌食辛辣香燥、油腻之品，多食选用有补益气血之物。

⑤给药护理。中药汤剂口服温度适宜，随时观察出血量。

⑥对症护理。出现头昏、心慌、烦躁不安、面色苍白、脉细数等症状，常为大出血的征象，应积极救治。

（3）脾胃虚寒

临床表现：便血紫暗，甚则黑色，腹部隐痛，喜热饮，面色不华，神倦懒言，便溏，舌质淡，脉细。

护治原则：健脾温中，养血止血。

代表方剂：黄土汤（《金匮要略》）加减。

护理措施：

①环境要求。居住环境安静、清洁、空气新鲜，注意保暖。

②起居护理。卧床休息，注意皮肤和会阴部清洁，注意保暖。

③情志护理。患者看到大量便血时会紧张，要做好病情解释，消除紧张和恐惧的情绪，避免各种不良刺激。

④饮食护理。忌食辛辣香燥、油腻之品，多食温补之物。

⑤给药护理。中药汤剂口服温度稍温，随时观察出血量。

⑥对症护理。观察大便的次数、性状、颜色及量，必要时留取标本送检。

6.尿血

小便中带有血液，甚或伴有血块的病证。其护理内容除尿血的一般护理外，可参考淋证血尿的护理进行辨证施护。

（1）下焦湿热

临床表现：小便黄赤灼热，尿血鲜红，心烦口渴，面赤口疮，夜寐不安，舌质红，脉数。

护治原则：清热泻火，凉血止血。

代表方剂：小蓟饮子（《重订严氏济生方》）加减。

护理措施：

①环境要求。居住环境安静、清洁、空气新鲜，注意通风。

②起居护理。卧床休息，保持清洁干净。

③情志护理。患者看到大量尿血时会心烦紧张，要做好病情解释，消除紧张和恐惧的情绪，避免各种不良刺激。

④饮食护理。忌食辛辣香燥、油腻之品，多食凉性或平性食物。

⑤给药护理。中药汤剂口服温度稍偏凉，随时观察出血量。

⑥对症护理。注意观察小便的色、量，有无滴沥不尽或刺痛、小便中断等情况，注意有无砂石排出。

（2）肾虚火旺

临床表现：小便短赤带血，头晕耳鸣，神疲，颧红潮热，腰膝酸软，舌质红，脉细数。

护治原则：滋阴降火，凉血止血。

代表方剂：知柏地黄丸（《医方考》）加减。

护理措施：

①环境要求。居住环境安静、清洁、空气新鲜，注意通风。

②起居护理。卧床休息，保持清洁干净。避免过度疲劳，禁止房事。

③情志护理。患者看到大量尿血时会紧张，要做好病情解释，消除紧张和恐惧的情绪，避免各种不良刺激。

④饮食护理。忌食辛辣香燥、油腻之品，多食滋阴降火食物。

⑤给药护理。中药汤剂宜凉服，随时观察出血量。

⑥对症护理。可常食甲鱼、泥鳅、鲜藕等；也可用鸡蛋一只，敲一小孔，放入大黄粉，蒸熟食用，可滋阴清热泻火。

（3）脾不统血

临床表现：久病尿血，甚或兼见齿衄、肌衄，食少，体倦乏力，气短声低，面色不华，舌质淡，脉细弱。

护治原则：补脾摄血。

代表方剂：归脾汤（《济生方》）加减。

护理措施：

①环境要求。居住环境安静、清洁、空气新鲜，注意通风。

②起居护理。卧床休息，保持清洁干净。

③情志护理。患者看到尿血，甚或兼见齿衄、肌衄时会紧张，要做好病情解释，消除紧张和恐惧的情绪，避免各种不良刺激。

④饮食护理。忌食辛辣香燥、油腻之品，多食益气健脾食物。

⑤给药护理。中药汤剂宜温服，随时观察出血量。

（4）肾气不固

临床表现：久病尿血，血色淡红，头晕耳鸣，精神困惫，腰脊酸痛，舌质淡，脉沉弱。

护治原则：补益肾气，顾摄止血。

代表方剂：无比山药丸（《金匮要略》）加减。

护理措施：

①环境要求。居住环境安静、清洁、空气新鲜，注意通风。

②起居护理。卧床休息，保持清洁干净。

③情志护理。患者看到长期尿血时会紧张，要做好病情解释，消除紧张和恐惧的情绪，避免各种不良刺激。

④饮食护理。忌食辛辣香燥、油腻之品，多食补益肾气食物。

⑤给药护理。中药汤剂口服温度适宜，随时观察出血量。

7. 紫斑

（1）血热妄行

临床表现：皮肤出现青紫斑点或斑块，或伴有鼻衄、齿衄、便血、尿血，或有发热，口渴，便秘，舌红，苔黄，脉弦数。

护治原则：清热解毒，凉血止血。

代表方剂：十灰散《十药神书》加减

护理措施：

①环境要求。生活环境尽量宽敞，活动空间略大，减少患者不必要的磕碰。室温清凉，通风。应定期进行室内空气消毒。

②起居护理。卧床休息，取平卧或去枕平卧位。洗浴时水温不可过高。

③情志护理。患者看到皮肤出现青紫斑点或斑块，或伴有各种出血时会紧张，要做好病情解释，消除紧张和恐惧的情绪，避免各种不良刺激。

④饮食护理。忌食辛辣香燥、油腻之品，多选清热食物。疑是过敏性紫癜引起的出血，忌食腥燥等致敏食物。

⑤给药护理。中药汤剂口服温度稍偏凉，随时观察皮下出血情况。

⑥对症护理。在进行静脉采血或注射时应注意观察皮肤有无出现紫斑、出血不止等情况，注意不要用劲结扎压脉带，测血压时袖带不宜过紧；拔针撕揭胶布时要小心，黏性过大的更应注意用力的力度及方向，防止皮肤破损；针取出后按压时间不少于5分钟，但又不可用力按压，防止加重皮下出血。

（2）阴虚火旺

临床表现：皮肤出现青紫斑点或斑块，时发时止，常伴鼻衄、齿衄或月经过多，颧红，心烦，口渴，手足心热，或有潮热，盗汗，舌质红，苔少，脉细数。

护治原则：滋阴降火，宁络止血。

代表方剂：茜根散《圣惠和剂局方》加减。

护理措施：

①环境要求。生活环境尽量宽敞，活动空间略大，减少患者不必要的磕碰。室温清凉，通风。应定期进行室内空气消毒。

②起居护理。卧床休息，取平卧或去枕平卧位。

③情志护理。患者看到皮肤出现青紫斑点或斑块，或伴有各种出血时会心烦紧张，要做好病情解释，消除紧张和恐惧的情绪，避免各种不良刺激。

④饮食护理。忌食辛辣香燥、油腻之品，可食用滋阴补血的龟肉红枣汤（龟肉200g、红枣10枚，文火炖烂）、健脾养血的红枣花生汤（红枣10枚、花生连衣100g、红豆100g共煮，分次服食）和猪皮红枣汤（猪皮100~150g、红枣15枚，煮至肉皮烂熟为止）。

⑤给药护理。中药汤剂口服温度适宜，随时观察皮下出血情况。

⑥对症护理。尽量不要用针刺、拔罐、刮痧等治疗手段。

（3）气不摄血

临床表现：反复发生肌衄，久病不愈，神疲乏力，头晕目眩，面色苍白，食欲不振，舌质淡，脉细弱。

护治原则：补气摄血。

代表方剂：归脾汤（《济生方》）加减。

护理措施：

①环境要求。生活环境尽量宽敞，活动空间略大，减少患者不必要的磕碰。室温清凉，通风。应定期进行室内空气消毒。

②起居护理。卧床休息，取平卧或去枕平卧位。

③情志护理。患者看到皮肤出现青紫斑点或斑块，或伴有各种出血时会心烦紧张，要做好病情解释，消除紧张和恐惧的情绪，避免各种不良刺激。

④饮食护理。忌食辛辣香燥、油腻之品，可食用健脾益肾的羊骨粥（羊胫骨2根、红枣20枚、糯米100g，加水熬至熟透，每次服2个月为1疗程）。

⑤给药护理。中药汤剂口服温度稍偏凉，随时观察皮下出血情况。

⑥对症护理。活动时注意自我保护，防止皮肤受到磕、碰、压、撞等外力。防止外伤诱发或加重出血。

【健康指导】

（1）不管何种原因导致的出血，均应让病人了解可能发生的诱因，以便针对预防。如鼻衄主要由肺热、胃热造成，咯血多由燥热、肝火、阴虚等原因导致，便血多由湿热或脾虚等原因导致等。

（2）起居有常，劳逸适度。

（3）避免情志过极。要注意精神调摄，消除其紧张、恐惧、忧虑等不良情绪。

（4）宜进食清淡、易于消化、富有营养的食物，如新鲜蔬菜、水果、瘦肉、蛋等，忌食辛辣香燥、油腻之品，戒除烟酒。

（5）积极治疗引起血证的原发疾病。

三、悬饮

原名痰饮，因其中的痰饮、支饮、溢饮分别在鼓胀、哮喘、水肿中有所论述，故此节改名为悬饮。悬饮是指由于三焦气化失常，水液在体内运化疏布失常，而出现水饮之邪渗流于两胁之下，停积不散，如物悬空，阻滞了阴阳气血的升降输布，而发生咳嗽、气急、胸胁作痛的病证。

悬饮相当于现代医学中的胸膜炎，尤其是结核性渗出性胸膜炎。其他如感染性、变态反应性、肿瘤性、化学性及物理性等多种原因所致的胸膜炎，均可参照本节辨证护治。

【历史沿革】

饮病之名，见于《黄帝内经·素问》运气七篇，指出除了湿气偏胜的年份与季节因素外，作为病理产物的饮的形成与太阴脾土相关；饮属于六淫中湿邪的范围；饮有积蓄于体内的特点；饮所致疾病主要在消化系统。《素问·至真要大论》："太阴在泉……湿淫所胜……民病积饮……太阴所胜……饮发于中。"《素问·六元正纪大论》："土郁之发……饮发注下。"《素问·五常政大论》："太阴司天……湿气变物，水饮内积，中满不食。"《素问·六元正纪大论》："太阴所至，为积饮否隔。"

张仲景《金匮要略》首创痰饮病名，有"痰饮"专篇论述。其含义有广义与狭义之分。广义的痰饮是诸饮的总称，狭义的痰饮是诸饮中的一个类型。由于水液停积部位不同，而分为痰饮、悬饮、溢饮、支饮四类。又以长期留而不去的为留饮，伏而时发的为伏饮。首倡悬饮病名，对脉证治疗阐述甚详，成为后世辨证论治的主要依据。

隋唐至金元，在痰饮病的基础上，逐渐发展了痰的病理学说，倡百病兼痰的论点，从而有痰证与饮证之分。

【病因病机】

1. 感受寒湿

寒邪袭肺，肺失宣通，水津停滞，积而成饮；或环境、气候湿冷，经常冒雨涉水、坐卧湿地，寒湿浸渍肌肉，由表及里，困遏脾胃运化功能，以致水湿聚而成饮。

2. 饮食不当

暴饮过量，恣饮冷水，或进生冷之物，或夏暑及酒后，因热伤冷，冷与热结，中阳暴遏，脾不能运，湿从内生，津液停而为饮。

3. 劳欲所伤

劳倦、纵欲太过，伤及脾肾，或久病体虚，或年高气弱，素体阳气不足，脾肾阳虚，水液温煦蒸化转输无能，亦能停而成饮。

悬饮病位在肺，涉及脾、肾、三焦。病机关键为饮停胸胁，气机升降不利。其病理性质总属阳虚阴盛，病理变化主要表现为本虚标实，本虚为阳气不足，标实为水饮留聚。病变过程中常见饮邪郁化痰热、痰瘀互结等虚实夹杂之证。

【诊断与鉴别诊断】

（一）诊断

1. 症状

胸胁胀痛，咳唾，呼吸，转侧时疼痛加重，气短息促等为特点。起病有急有缓，多数出现恶寒发热、气急胸痛等症。

2. 病史

发病常与饮食、起居、寒湿等诱因有关。

3. 体征

患侧呼吸运动减弱，肋间隔或胸廓饱满，叩诊下部呈浊音或实音，听诊在浊音部位语颤和呼吸音减低或消失。

4. 辅助检查

胸部 X 射线检查、B 超等检查，有助于诊断。胸部 X 射线摄片可见肋膈角变钝或肺野下部密度增高，有向外侧、向上的弧形上缘的积液影。

（二）鉴别诊断

1. 湿、水、饮、痰的区别与联系

相同点：湿、水、饮、痰同出一源，俱为津液不归正化、停积而成。

不同点：从性质上，饮为稀涎，痰多厚浊，水属清液，湿性黏滞。

从病证上，饮多停留于身体局部；痰、湿无处不到，变化多端；水可泛溢体表。

从病理上，饮由阳虚阴寒积聚而成；痰多因热煎熬而成；水有阴水、阳水之分；湿为阴邪，可随五气从化，相兼为病。

相互关系：湿、水、饮、痰在一定条件下，可相互转化。

2. 痰饮、悬饮、溢饮、支饮的区别

痰饮：停留于胃肠，中阳不振，水饮停留于胃肠，脘腹坚满而痛，胃中有振水声，呕吐，痰涎清稀，口不渴或渴不欲饮，头目眩晕，或肠间水声漉漉，苔白滑或黄腻，脉弦滑。

悬饮：停留于胸胁，水流胁间，络道被阻，气机升降不利，胸胁胀痛，咳唾、转侧、呼吸时疼痛加重，气短息促，苔白，脉沉弦。

溢饮：停留于四肢，肺脾之气输布失职，水饮流溢于四肢肌肉，肢体疼痛而沉重，甚则肢体浮肿；小便不利；或见发热恶寒而无汗，咳喘痰多泡沫。苔白，脉弦紧。

支饮：停留于胸肺，饮犯胸肺，肺气上逆，咳喘胸满，甚则不能平卧，痰如白沫量多，久咳面目浮肿，苔白腻，脉弦紧。

【辨证施护】

（一）辨证要点

本病首先辨胸胁痛的性质、程度、部位。胸胁为气机升降之道，饮邪停聚，脉络受阻，气机不利，不通则痛，故胸胁痛是悬饮证的突出症状之一。然而，病情的轻重不同和疾病的不同阶段，其疼痛的性质程度和部位又有不同。初起，其痛剧烈，并随病情之加重而加重。但饮邪积聚甚多时，则疼痛反不显著，而以喘促为主。当饮邪开始消退时，胸胁痛又起。直至积饮消退，转为肺脾气虚时，疼痛方减轻或消失。疼痛的性质，初起为刀割或撕裂样，呼吸动作大时加重，故病人不敢呼吸。进而发展为持续性胀痛，咳唾转侧更甚。饮邪消退时，则多为闷痛、隐痛或胀闷不适。疼痛的部位多发生于一侧胸胁，如发生于两侧者，病情多较严重。如初为一侧，后发展为两侧，提示病情加重，应引起警惕。其次，应掌握本病阳虚阴盛、本虚标实的特点。本虚为正气不足（阳虚），标实为水饮留聚（阴盛）。标本虚实常相互联系，但有主次之分，无论病之新久，要根据症状辨别二者主次。

（二）一般护理

1. 病情观察

注意观察病人胸痛及呼吸、体温等的变化，监测血氧饱和度或动脉血气分析值的变化。对胸腔穿刺抽液后的病人，应密切观察其呼吸、脉搏、血压、神色的变化，注意穿刺处有无渗血或液体流出。观察胸痛的部位、性质、程度、时间以及咳嗽、咳痰、呼吸等情况。

2. 生活起居护理

饮为阴邪，遇寒则聚，得温则散，故应注意保暖。居室宜向阳、温暖，湿度适宜，空气清新、流通，但应避免直接吹风。卧床休息，饮邪亢盛致呼吸急促者，取患侧卧位、坐位，以促进肺气通调。

3. 饮食护理

饮邪亢盛的病人一般食欲较差，脾胃功能不佳，宜食软饭或半流食，食物当易消化而富营养，食性宜偏温，以助温化饮邪。可多选用赤豆、薏米、冬瓜、芹菜、紫菜、红枣、桂圆、鸡蛋、鲤鱼、鲫鱼等健脾、利气、行水的食物。适当限制饮水量，少进水果、果汁、汤汁饮料，忌食煎炸、油腻、黏滑之食品，以免助生水湿痰热，加重病情。酸性食物有收敛作用，往往使邪恋难去，应少食或不食。饮邪久郁者，可用红花泡酒，桃红煮粥，常饮、常食，以活血通络祛瘀止痛。

4. 情志护理

本证多暴起，病痛较重，特别是呼吸困难、剧烈胸痛，很容易使病人心情紧张，顾虑重重。要关心病人的痛苦，耐心解释病情，讲明道理，使其能增强信心，保持心情舒畅，从而肝气得舒，气机调达，提高痛阈。

5. 给药护理

悬饮病人常用逐水祛饮法治疗，其药力峻猛，可产生一些副作用，故应用逐水祛饮治疗时，必须做好以下护理：

（1）服药治疗前做好解释工作，向病人说明药物的作用、服法、服后可能产生的反应及注意事项，取得病人密切配合治疗。协助透视、叩诊等检查，明确水饮积蓄的部位、程度和液量，以便进行对比，判断疗效。

（2）根据医嘱准时、准量，正确地给患者服用逐水药。逐水药若为散剂，可装胶囊或用桂圆肉包裹，用大枣汤送服，宜在清晨空腹时服。若服药量大，可分次服下，但必须在 1h 内服完。服药后，嘱病人静卧休息，2~3h 后方可进食。

（3）服药后密切观察病人的反应，记录用药后腹泻时间、次数等情况，观察排出液的性质、颜色、量及患者的一般情况和症状变化。一般在药后半小时即开始腹泻，每次 600~800mL，4~5 次后渐止。若便次频频，超过 10 次，排出液量超过 1 000mL，应注意可能发生邪祛正伤的副作用，要观察是否有虚脱的现象，必要时应报告医生，采取适当方法解救。如服药后 1h 尚未作泻，可给服热米汤 200mL，以助药力。

（4）使用峻下逐水剂时，应遵循中病即止的原则，观察是否有剧烈腹痛、腹泻、面色苍白、汗出肢冷、头昏心慌、虚脱的现象。注意保护肛门及臀部皮肤清洁，便后用温水洗净局部，必要时涂油保护。

（5）年老或体弱者一般不宜逐饮治疗，若必须采用时，要加强护理，服药时可配合饮些米汤以缓和药性，服药后让患者卧床休息，并准备好便器，在床上或床边排便，便时有人在旁扶持，勿自行入厕。

6.对症处理

（1）水饮积聚较多，呼吸困难明显，需行胸腔穿刺术抽液治疗时，要配合医生操作，并按胸腔穿刺术进行护理。若属于结核性胸膜炎抽液时，要做好抽液用具和抽出液的消毒隔离工作，以防交叉感染。

（2）病人喘促、气急、呼吸困难时给予氧气吸入。如有痰液，鼓励病人积极排痰，保持呼吸道通畅。

（3）胸痛的护理。嘱病人取患侧卧位，必要时用宽胶布固定胸壁，以减少胸部活动幅度，减轻疼痛。饮停胸胁胀满者，避免频繁的转侧、翻身。予热疗法，如用热水袋或双柏散水蜜调后热敷患侧胸部；或用法半夏、陈皮、厚朴各6g，苍术、白术各10g，干姜、甘遂、大戟、白芥子各3g，炒热布包熨背部，可温化寒饮，减轻疼痛。痛甚者遵医嘱酌情给服玄胡止痛片或退热止痛药。可遵医嘱针刺支沟、阳陵泉、外关、期门或背腧穴，以理气活络止痛。若咳嗽较甚牵引胸胁作痛者，可配合针刺肺腧、列缺、天突、足三里等穴，以清肺止咳。亦可采用隔姜灸（取生姜成1分厚片，置灸穴上，以半个枣粒大艾炷灸5~7壮），穴位选取肺腧、足三里、膏肓等。

（三）分型护治

1.邪犯胸肺

临床表现：寒热往来，身热起伏，汗少，或发热不恶寒，有汗而热不解，咳嗽，少痰，气急，胸胁刺痛，呼吸、转侧疼痛加重，心下痞硬，干呕，口苦，咽干，舌苔薄白或黄，脉弦数。

护治原则：和解宣利。

代表方剂：柴枳半夏汤（《医学入门》）加减。

护理措施：

①环境要求。室内温湿度适宜，注意避风保暖，保持空气清新。

②起居护理。注意保暖，汗出后，防止受凉。气候变化，应及时添减衣被。

③情志护理。患者有气急，胸胁刺痛，呼吸、转侧疼痛加重等症状，应注意合理解释病情，以防影响患者的治疗心态。

④饮食护理。食物忌食生冷、油腻之品；患者有干呕等症状，饮食中可加用豆豉、葱白、生姜等调味品。

⑤给药护理。中药汤剂宜热服，服药后加盖衣被，取微汗，以助药力驱邪外出。

注意用药后水液代谢情况。

2. 饮停胸胁

临床表现：咳唾引痛，但胸胁痛势较初期减轻，而呼吸困难加重，咳逆气促喘息不能平卧，或仅能偏卧于停饮的一侧，病侧肋间胀满，甚则可见偏侧胸廓隆起。舌苔薄白腻，脉沉弦或弦滑。

护治原则：逐水祛饮。

代表方剂：十枣汤（《伤寒论》）或控涎丹（《三因极一病证方论》）加减。

护理措施：

①环境要求。室内温湿度适宜，注意避风保暖，保持空气清新。

②起居护理。注意保暖，咳逆气促喘息不能平卧者，使患者采用舒适的坐卧位或偏卧于停饮的一侧。

③情志护理。患者不能平卧，呼吸困难加重，咳唾引痛，要对患者做好病情解释和护理，减少病人因难受带来的负性，以免影响后期治疗。

④饮食护理。忌食生冷和油腻之品，饮食中可加用豆豉、葱白、生姜等调味品。

⑤给药护理。中药汤剂宜热服，服药后加盖衣被，取微汗，以助药力驱邪外出。注意用药后水液的代谢情况。

3. 络气不和

临床表现：胸胁疼痛，如灼如刺，胸闷不舒，呼吸不畅，或有闷咳，甚则经久不已，天阴时更加明显，舌苔薄、质暗，脉弦。

护治原则：理气和络。

代表方剂：香附旋复花汤（《温病条辨》）加减。

护理措施：

①环境要求。室内温湿度适宜，注意避风保暖，保持空气干燥。

②起居护理。注意保暖，有汗时可加盖衣被，防止受凉。气候变化后，应及时添减衣被。

③情志护理。对有刺痛疲硬症状的患者，应注意合理解释病情，以防影响患者的治疗心态。

④饮食护理。忌食生冷、油腻之品，饮食中可加用豆豉、葱白、生姜等调味品。

⑤给药护理。中药汤剂宜热服，服药后加盖衣被，取微汗，以助药力驱邪外出。注意用药后水液的代谢情况。

4. 阴虚内热

临床表现：咳呛时作，咯吐少量黏痰，口干咽燥，或午后潮热，颧红，心烦，手足心热，盗汗，或伴胸胁闷痛，病久不复，形体消瘦，舌质偏红，少苔，脉细数。

护治原则：滋阴清热。

代表方剂：沙参麦冬汤（《温病条辨》）或泻白散（《小儿药证直诀》）加减。

护理措施：

①环境要求。室内温湿度适宜，注意避风保暖，保持空气干燥。

②起居护理。注意保暖，潮热、盗汗时注意加盖衣被，防止受凉。气候变化后，应及时添减衣被。

③情志护理。患者心烦伴胸胁闷痛，病久不复，应注意合理解释病情，以防影响患者的治疗心态。

④饮食护理。忌食生冷、油腻之品，饮食中可加用豆豉及葱白、生姜等调味品。

⑤给药护理。中药汤剂宜热服，服药后加盖衣被，取微汗，以助药力驱邪外出。注意用药后水液的代谢情况。

【健康指导】

（1）避免诱发本证的因素。如感受时邪寒湿、饮食不节、劳欲过度等。积极治疗各种慢性病，以免伤及脏腑，以生本病。

（2）注意个人卫生及居室环境的干燥、清洁，保持通风。

（3）谨防劳累，根据病情及体能适当进行体育锻炼，如散步、做体操、打太极拳等，提高机体抗病能力，保持情志舒畅。

（4）加强营养，宜高蛋白、高维生素、高热量饮食，避免暴饮暴食，避免恣食生冷和辛辣、肥甘厚味。

（5）痨病性悬饮者应坚持治疗，巩固疗效，定期复查。

四、消渴

消渴是以多饮、多食、多尿、乏力、消瘦（简称"三多一少"），或尿浊、尿有甜味为主要临床表现的一种病证。临床根据"三多"症状的主次，分为上、中、下三消。

本病主要相当于现代医学中的糖尿病。其他如尿崩症、精神性多饮多尿症，因具有多尿、烦渴的临床特点，与消渴病有某些相似之处，可参考本节内容辨证施护。

【历史沿革】

消渴之名，首见于《内经》。病机：五脏虚弱，过食肥甘，情志失调。分类：消瘅、肺消、膈消、消中。《金匮要略》立专篇讨论，并最早提出治疗方药。《外台秘要》对消渴的临床特点做了明确的论述。《外台秘要·消中消暑肾消》引《古今录验》说："渴而饮水多，小便数……甜者，皆是消渴病也。"又说，"每发即小便至甜"，"焦枯消瘦"，对消渴的临床特点做了明确的论述。《证治准绳·消瘅》在前人论述的基础上，对三消的临床分类做了规范："渴而多饮为上消（经谓膈消），消谷善饥为中消（经谓消中），渴而便数有膏为下消（经谓肾消）。"

【病因病机】

本病主要多由先天禀赋不足，素体阴虚，复因饮食不节，情志失调，劳欲过度而发生。

1.禀赋不足

《灵枢·五变》云："五脏皆柔弱者,善病消瘅。"先天禀赋不足是重要内在因素,尤以阴虚体质最易罹患。

2.饮食不节

长期过食肥甘,醇酒厚味,辛辣香燥,久则形体日渐肥胖,损伤脾胃,致脾胃运化失职,积热内蕴,化燥伤津,消谷耗液,发为消渴。如《素问·奇病论》云："此肥美之所发也,此人必数食甘美而肥也,肥者令人内热,甘者令人中满,故其气上溢,转为消渴。"

3.情志失调

长期过度的精神刺激,如郁怒伤肝,肝气郁结,或劳心竭虑,以致郁久化火,火热内燔,消灼肺胃阴津而发为消渴。正如《临证指南医案·三消》说："心境愁郁,内火自然,乃消症大病。"

4.劳欲过度

房事不节,劳欲过度,肾精亏损,虚火内生,终至肾虚肺燥胃热俱现,发为消渴。故有"火因水竭而益烈,水因火烈而益干"之称。

本病病位主要在肺、胃、肾,尤以肾为关键。肺主气,为水之上源,敷布津液。肺受燥热所伤,则津液不能敷布而直趋下行,随小便排出体外,故小便频数量多;肺不布津则口渴多饮。正如《医学纲目·消瘅门》说："盖肺藏气,肺无病则气能管摄津液之精微,而津液之精微者收养筋骨血脉,余者为溲。肺病则津液无气管摄,而精微者亦随溲下,故饮一溲二。"胃为水谷之海,主腐熟水谷。脾为后天之本,主运化,为胃行其津液。脾胃受燥热所伤,胃火炽盛。脾阴不足,则口渴多饮,多食善饥。脾虚不能转输水谷精微,则水谷精微下流注,见小便频多,且有甜味。水谷精微不能濡养肌肉,故形体日渐消瘦。肾为先天之本,主藏精而寓元阴元阳。肾阴亏虚则虚火内生,上燔心肺则烦渴多饮,中灼脾胃则胃热消谷,肾失濡养。开阖固摄失权,则水谷精微直趋下泄,随小便而排出体外,故尿多味甜。

主要病机为阴虚燥热,而以阴虚为本,燥热为标。消渴日久,易发生两种病变:一是阴损及阳、阴阳俱虚;二是久病入络,血脉瘀滞。本病常见并发症有肺痨、白内障、雀目、耳聋、疮疖痈疽、中风偏瘫、水肿。

【诊断与鉴别诊断】

(一)诊断

1.症状

口渴多饮、多食易饥、尿频量多、形体消瘦或尿有甜味等具有特征性的临床症状,是诊断消渴病的主要依据。

2.病史

由于本病的发生与禀赋不足有较为密切的关系,故消渴病的家族史可供诊断参考。

3.体征

有的患者初起时"三多"症状不显著，但若于中年之后发病，且嗜食膏粱厚味、醇酒炙，以及病久并发眩晕、肺痨、胸痹心痛、中风、雀目、疮痈等病症者，应考虑消渴的可能性。

4.辅助检查

查空腹、餐后2h血糖和尿糖、尿比重、葡萄糖耐量试验等，有助于明确辨病诊断。病情较重时，尚需查血尿素氮、肌酐，以了解肾功能情况；查血酮，以了解有无酮症酸中毒；查二氧化碳结合力及血钾，钠、钙、氯化物等，以了解酸碱平衡及电解质情况。

（二）鉴别诊断

痿证与口渴症、瘿病的鉴别

1.口渴症

口渴症是指口渴饮水的一个临床症状，可出现于多种疾病过程中，尤以外感热病为多见。但这类口渴各随其所患病证的不同而出现相应的临床症状，不伴多食、多尿、尿甜、消瘦等消渴的特点。

2.瘿病

瘿病中气郁化火、阴虚火旺的类型，以情绪激动，多食易饥，形体日渐消瘦，心悸，眼突，颈部一侧或两侧肿大为特征。其中的多食易饥、消瘦，类似消渴病的中消，但眼球突出、颈前生长肿物则与消渴有别，且无消渴病的多饮、多尿、尿甜等症。

【辨证施护】

（一）辨证要点

辨上、中、下三消的主次。消渴病的"三多"症状常同时存在，但又有上、中、下三消之分，即肺燥、胃热、肾虚之不同。在通常情况下，以肺燥为主，烦渴多饮，口干舌燥，尿频量多，舌边尖红，苔薄黄，脉洪数者，称为上消；以胃热为主，多食易饥，口渴，尿多，形体消瘦，大便干燥，苔黄，脉滑实有力者，称为中消；以肾虚为主，尿频尿多，混浊如脂膏，或尿甜，头晕耳鸣，口干舌燥，皮肤干燥，瘙痒，舌红少苔，脉细数者，称为下消。辨消渴阴虚与燥热的标本主次。本病以阴虚为主，燥热为标，两者互为因果。常因病程长短及病情轻重的不同，而阴虚和燥热之表现各有侧重。一般初病多以燥热为主，病程较长者则阴虚与燥热互见，而以阴虚为本、以燥热为标，日久则以阴虚为主，进而由于阴损及阳，导致阴阳俱虚。辨消渴的本证与并发症。多饮、多食、多尿和乏力、消瘦为消渴病本证的基本临床表现，而易发生诸多并发症为本病的另一特点。本证与并发症的关系，一般以本证为主，并发症为次。多数患者，先见本证，随病情的发展而出现并发症。但亦有少数中老年患者，"三多"及消瘦不明显，常因痈疽、眼疾、心脑病证等为线索，最后确诊为本病。

（二）一般护理

1. 病情观察

（1）观察口渴程度，饮水量、进食量及尿的颜色和气味，每日详细记录 24h 出入量。

（2）定期监测病人的血糖、尿比重、尿糖、糖化血红蛋白及各项生化指标。协助做好空腹、餐后 2h 血糖、葡萄糖耐量试验及电解质监测，及时汇报医生。

（3）密切观察生命体征、神志、血压、尿量、尿糖、尿酮体、舌苔、脉象的变化，定期测量并记录。注意观察病情的变化，如出现头痛头晕、恶心呕吐、烦躁不安、皮肤干燥或潮红、口渴、心动过速，甚至有嗜睡、呼吸深快、皮肤弹性差、呼气有烂苹果气味等为酮症酸中毒征兆，应立即做好抢救的准备。

2. 饮食护理

饮食控制是治疗消渴的基础。根据患者的性别、年龄、体重、体力活动程度，计划好每日的总热量、脂肪、蛋白质及糖的供应量。护士主动监督指导，不能随便进食。督促病人及家属严格执行并长期坚持饮食计划。

（1）按医嘱进食，认真控制主食量，每日主食以粗食为好，如玉米面、小米等，每天的饮食总热量在符合疾病治疗的前提下，妥善安排。

（2）用餐要定时定量，应少量多餐。外出时应携带必要的食物。按规定进食仍感饥饿，可给予水煮蔬菜、南瓜、荞麦片、玉米粉及山药烧猪胰等充饥，绝不允许随便增加主食。

（3）三餐总热量的分配：1/5、2/5、2/5 或 1/3、1/3、1/3 或 1/7、2/7、2/7、2/7。

（4）形体消瘦者可适当增加蛋白质食物，如瘦肉、兔肉、鸡肉、牛奶、山药、豆制品等养阴清热生津之品。

（5）禁食糖，忌烟酒和高淀粉食物，如土豆、山芋、菱角、慈菇、荸荠、香蕉等，少食煎炸食品。可多食洋葱、黄瓜、南瓜、茭白、山药等有治疗作用的蔬菜。在尿糖和血糖控制后，可吃一些梨、西瓜、橙子等，平时可用黄瓜、西红柿代水果。

（6）根据病情不同，采取相应的食疗方。口渴者可用中药煎水代茶饮。

3. 给药护理

中药汤剂偏温凉服用。

4. 起居护理

注意个人卫生，保持口腔、皮肤、足的卫生，勤刷牙、勤洗澡、勤更衣，饭前便后洗手，妇女应经常保持外阴部清洁。指导患者正确掌握"运动疗法"。选用适当运动，以不疲劳为度，持之以恒，最好固定在餐后 1h，如步行、打太极拳、打乒乓球、上下楼梯、家务劳动等。

5. 低血糖的护理

当患者胰岛素用量过大或进食量不足、运动量过大时，均可出血低血糖。正确掌握空腹降糖药和注射胰岛素的方法。如双胍类如二甲双胍肠道反应较重，应在饭中或饭后立即服用；注射胰岛素以皮肤松弛处为宜，如患者自行注射，一般在双腹部两侧，上臂外侧（包括三角肌处），臀部及大腿外侧等均可选作注射部位。当患者出现低血糖表现，如见头晕、心慌、出汗、全身软弱无力等，应及时报告医生，立即给予口服或静脉推注 50% 葡萄糖 20～40mL 救治。

6. 足及皮肤护理

每天用温水泡脚，用软皂而不用碱皂，水温不宜过高，洗后用柔软毛巾擦干。使用热水袋保温时，注意避免引起烫伤。每天检查双脚有无破损、裂口、溃疡、水疱、鸡眼等，及时治疗甲沟炎、鸡眼、脚癣等，避免继发感染。教会病人做足部运动操，鞋袜要宽松、柔软，注意四肢末梢保温，以促进血液循环。皮肤瘙痒者，勿用指甲搔抓，避免损伤皮肤，以防感染。皮肤干燥者，可用润肤霜护肤。若有皮肤破溃，应及时处理，不可耽搁。保持床铺清洁、干燥、平整、预防压疮发生。

7. 双目的护理

注意视力变化，定时检查眼底，以便早期发现、早期治疗。视力模糊者，遵医嘱用珍珠明目液或白内停等滴眼。避免强光刺激，生活有规律，保证充足的睡眠。注意保养目力，勿使眼疾疲劳，注意眼的休息，少阅读书报，勿看电视，多闭目养神，保证充足的睡眠。节制房事，以固精强身，保精养目。

8. 对症护理

如出现神昏、呼吸深快、血压下降、肢冷脉微欲绝等症状，可按昏迷常规护理，给予吸氧或针刺人中、十宣、涌泉等，配合医生进行抢救。

（三）分型护治

饮食以清淡、富有营养、易消化之品，如瘦肉、蛋类、鲜蔬菜等，忌辛辣、油腻、煎炸及烟酒等。平时可用枸杞子、菊花等泡茶以明目。

1. 上消（肺热津伤）

临床表现：烦渴多饮，口干舌燥，尿频量多，舌边尖红，苔薄黄，脉洪数。

护治原则：清热润肺，生津止渴。

代表方剂：消渴方（《丹溪心法》）加减。

护理措施：

①环境要求。病室温湿度适宜，多通风，注意空气流通，但须嘱患者避风。

②起居护理。注意保暖，预防感冒，避免与上呼吸道感染的人接触，积极预防感染。

③情志护理：向患者宣传本病的有关知识，使其了解控制好血糖可以减少并发症的发生，组织患者之间进行交流，请治疗效果良好的患者讲解亲身体会或介绍个人经

验，提高治疗信心。

④饮食护理。饮食控制是治疗消渴的基础，向患者说明饮食治疗的重要性。可服用鲜芦根水、金银花露、地骨皮露、白茅根汤等清热润肺之品。

⑤给药护理。可用鲜芦根、天冬、麦冬和生地、玄参、天花粉泡水代茶，以生津止渴，或用蚕蛹50g，煮水服，或用植物油炸香，每日分次服下。

⑥对症护理。如出现神昏、呼吸深快、血压下降、肢冷脉微欲绝等症状时，可针刺人中、十宣、涌泉等。

2.中消（胃热炽盛）

临床表现：多食易饥，口渴，尿多，形体消瘦，大便干燥，苔黄，脉滑实有力。

护治原则：清胃泻火，养阴增液。

代表方剂：玉女煎（《景岳全书》）加减。

护理措施：

①环境要求。室温可适当偏凉，以患者耐受为度，注意环境的清洁卫生。

②起居护理。保持口腔清洁，饭前饭后用生理盐水或银花甘草液漱口。

③情志护理。消除患者的忧虑、恐惧情绪，减轻患者思想顾虑，使其有充分的思想准备，增强与慢性病作斗争的信心，积极配合治疗。

④饮食护理。可用山药、麦冬、萝卜、番茄煮汤服用。

⑤给药护理。可用天花粉、黄连各90g为末，炼蜜为丸，麦冬煎汤送服，每次服10g，每日2次。大便秘结者，可用枸杞子、决明子各10g，煎水代茶，或服麻仁丸，每次6g，1d2次。

⑥对症护理。监测患者空腹、餐后血糖、糖化血红蛋白，注意有无低血糖表现，如头昏、心慌、出汗、全身软弱无力等，及时汇报医生。

3.下消

（1）肾阴亏虚

临床表现：尿频量多，浑浊如脂膏，或尿甜，腰膝酸软，乏力，头晕耳鸣，口干唇燥，皮肤干燥，瘙痒，舌红苔少，脉细数。

护治原则：滋阴补肾，润燥止渴。

代表方剂：六味地黄丸（《小儿药证直诀》）加减。

护理措施：

①环境要求。病室环境清洁、卫生，室温可稍凉爽，注意通风保暖。保持病室安静，无噪声，光线柔和。

②起居护理。嘱咐患者早睡早起，尽量减少房事以保肾精。

③情志护理。保持心情愉快，情绪稳定。

④饮食护理。予以猪胰7具，切碎煮熟，加蜜500g，熬如膏，每服15g，每日2次；或以番薯50g，小米50g，加水2000~3000mL，熬成粥食。

⑤给药护理。用枸杞子、鲜生地，以生津止渴。忌服各种含糖饮料、口服液及

酒类。

⑥对症护理。可按摩足少阴肾经、足厥阴肝经及任督二脉，取肾俞、关元、三阴交等穴。

（2）阴阳两虚

临床表现：小便频数，混浊如膏，甚至饮一溲一，面容憔悴，耳轮干枯，腰膝酸软，四肢欠温，畏寒肢冷，阳痿或月经不调，舌苔淡白而干，脉沉细无力。

护治原则：滋阴温阳，补肾固涩。

代表方剂：金匮肾气丸（《金匮要略》）加减。

护理措施：

①环境要求。病室环境清洁卫生，室温适宜，保持病室安静，无噪声，光线柔和。

②起居护理。嘱患者早睡晚起，保证充足睡眠，减少去公共场合的机会以防止感染。

③情志护理。减轻患者思想顾虑，保持心情愉快，情绪稳定。

④饮食护理。可用猪胰1具、黄芪100g，水煎服，每日1剂，10d为1疗程；或用猪肾1对、杜仲（或核桃）30g，置锅炖熟食之，能补肾助阳。气阴两虚者，给予黄芪猪腰汤、蘑菇瘦肉汤、百合山药粥等，以补气养阴。

⑤给药护理。可用怀山药100g、黄芪50g，水煎服，以补益脾肾，益气养阴。

⑥对症护理。观察患者的口渴程度、饮水量、进食量及尿的颜色和气味，详细记录24h出入量；观察体重变化，每周测2次。

【健康指导】

1.消渴是终身疾病，需长期坚持治疗

耐心做好患者的思想工作，教育病人保持心情愉快，遇事勿恼怒，避免情志刺激扰动五志之火。向患者宣传本病的有关知识，介绍病情控制良好的病例，或设法减轻患者思想顾虑，增强与慢性病作斗争的信心。耐心倾听病人的疾苦，帮助病人获取家庭和社会的支持与关怀，使消渴患者享受与正常人同样的寿命与生活质量。

2.做好消渴的三级预防教育工作

一级预防：预防消渴的发病，即对有可能发生消渴的人群，进行监测和教育，可通过画册、报刊教育完成。二级预防：对已确诊为消渴者，延缓消渴并发症的发生，做到早期诊断、早期治疗。三级预防：对已有并发症的患者加强治疗，延缓发展，提高生活质量，减低致残率。

3.指导病人掌握血糖、尿糖自测方法

血糖自测：使用一滴血血糖仪，每日7次，一日三餐前后共6次，加晚间入睡前1次。

4. 做好出院指导

向病人及家属介绍有关糖尿病低血糖的一些知识，使他们对低血糖的症状及处理有比较清楚的了解，以便病人发生低血糖时能及时得到治疗。外出时携带治疗卡和含糖食物，如饼干、糖开水、糖果、面包、馒头等，以便低血糖发生时及时抢救。应用胰岛素等降糖治疗的病人应随身携带保健卡，注明姓名、住址、病名、膳食治疗，所用胰岛素的种类、剂量，以便发生意外时给予及时抢救。

五、内伤发热

内伤发热是指以内伤为病因，脏腑功能失调，气血阴阳亏虚为基本病机，以发热为主证的疾病。一般以低温多见，偶有高热，或患者自觉发热而体温不高。

内伤发热是与外感发热相对应的一类发热，可见于多种疾病中，临床比较多见。西医学的功能性发热，肿瘤、血液病、结缔组织病、慢性感染性疾病、内分泌疾病等出现发热，可参照本病进行辨证施护。

【历史沿革】

《内经》有关于内伤发热的记载，奠定了理论基础。《素问·刺志论篇》首先明确提出"气虚身热"。《素问·调经论》提出"阴虚则内热"，但其所说"阴虚"有其特定的含义和机理，是因"有所劳倦，形气衰少，谷气不盛，上焦不行，下脘不通，胃气热，热气熏胸中，故内热"。《金匮要略》创立了甘温除热的治法。《金匮要略·血痹虚劳病脉证并治》以小建中汤治疗手足烦热，可谓是后世甘温除热治法的先声。《太平圣惠方》开始采用了滋阴除热的治法。《太平圣惠方·第二十九卷》治疗虚劳热的柴胡散、生地黄散、地骨皮散等方剂，在处方的配伍组成方面，为后世治疗阴虚发热提供了借鉴。《医林改错》提出了"瘀血发热"的理论。

【病因病机】

1. 肝经郁热

情志抑郁，肝失条达，气郁而化火发热；或因恼怒过度，肝火内盛，以致发热。如《丹溪心法·火》所云："凡气有余便是火。"因此种发热与情志密切相关，故亦称"五志之火"。

2. 瘀血阻遏

气滞、外伤、痰湿、血证出血、气血不足及寒热病邪等，均可导致瘀血内结，停滞于体内，使血气不通，营卫壅遏，而引起发热。

3. 内湿停滞

内湿停滞常由脾虚所致。而饮食不节，忧思气结又是脾脏受损的原因。脾虚则健运失职，津液不运而生湿作痰，久则郁而化热。

4. 中气不足

劳倦过度，饮食失调，或久病失于调理，以致中气不足，阴火内生而引起发热。气虚而虚阳外越，气虚而阴火上冲，气虚而卫外不固，营卫失和皆可发热。

5.血虚失荣

大病之后以及久病，脾胃虚弱，不能生血，或心肝血虚，或患各种血证失血过多，致营血亏虚。而血本属阴，阴血衰则阳气胜，阳气偏亢而发热。

6.阴精亏损

素体阴虚，或患热病日久，伤阴耗液，或误用、过用温燥药物等，均可使阴液亏虚。水不能制火，则阳亢乘阴，导致阴虚内热。如《景岳全书·火证》云："阴虚者能发热，此以真阴亏损，水不制火也。"

7.阳气衰惫

素体阳虚，或寒证日久，耗伤阳气，以及误用、过用寒凉药物，都可使肾阳虚衰，阴寒内盛，虚阳浮于外而见发热。临床上常表现为戴阳或格阳。如《景岳全书·火证》云："阳虚者，亦能发热，此以元阳败竭，火不归原也。"

综上所述，内伤发热可分为虚实两大类。由气滞、瘀血、痰湿所致者为实证。气血阴阳不足者属虚。有单个病因致病的，也有多个病因共同致病的，如气滞血瘀、阴虚夹湿痰、气阴两虚等。或随着病情进展，实证可以伤及阴阳气血而使脏腑不足，也有脏腑虚弱导致气滞、血瘀、痰湿的，或气滞、血瘀、痰湿相互为患，气血不足损及阴阳，脏腑虚弱而相互影响。如瘀血病久，伤及气血阴阳、气虚血瘀、心脾不足等。因此，内伤发热不仅虚实夹杂者多见，而且多个病理产物存在于几个脏腑的情况亦常见。此类复杂证候是造成本病缠绵的重要原因，临证不可不详辨。

【诊断与鉴别诊断】

（一）诊断

1.症状

常兼见头晕、神疲、自汗、盗汗、脉弱等症。无感受外邪所致的头身疼痛、鼻塞、流涕、脉浮等症。

2.病史

一般有气、血、水壅遏或气血阴阳亏虚的病史，或有反复发热的病史。

3.体征

内伤发热起病缓慢，病程较长，多为低热，或自觉发热，表现为高热者较少。不恶寒，或虽有怯冷，但得衣被则温。

4.辅助检查

应做血、尿、粪三项常规检查，血沉测定，心电图，以及 X 射线胸部透视或摄片是内伤发热的必要检查。根据临床症状，做相关检查。怀疑结缔组织疾病时，做链球菌溶血素"O"效价测定、血中狼疮细胞检查，以及有关血清免疫学检查。怀疑肝脏疾病时，做常规肝功能检查。怀疑甲状腺疾病时，做基础代谢检查。有未能解释原因的严重贫血时，须做骨髓象检查。

（二）鉴别诊断

内伤发热与外感发热的鉴别

外感发热表现的特点是：因感受外邪而起，起病较急，病程较短，发热初期大多伴有恶寒，其恶寒得衣被而不减。发热的热度大多较高，发热的类型随病种的不同而有所差异。常兼有头身疼痛、鼻塞、流涕、咳嗽、脉浮等症。外感发热由感受外邪，正邪相争所致，属实证者居多。

【辨证施护】

（一）辨证要点

辨虚实。本病应根据病史、症状、舌脉辨别证候的虚实。实证者，应辨其气滞、血瘀、痰湿。虚证者，应辨别其气血阴阳之不足及脏腑的虚损。气虚者，常见于脾虚中气不足。血虚者以心脾两虚或肝血不足为主。阴虚者，可累及多个脏腑，又以肺阴虚或肝肾阴虚较多见。阳虚者，多见于肾阳不足或心肾阳虚。又有因虚致实及邪实伤正者，其临床表现既有正虚，又有邪实，而为正虚邪实、虚实夹杂的证候，亦属常见。辨轻重。内伤发热须结合病程长短，发热状况，兼次症状，舌脉象等，辨别病情的轻重。一般病程长、热势亢盛、持续发热、久治不愈，或反复发作，致胃气衰败，则病情较重。反之，则病情较轻。

（二）一般护理

1. 病情观察

密切观察病人的发热情况（发热的时间、发热的温度、发热的频率、有无明显诱因）及与汗出的关系。详细记录患者的体温变化情况。注意观察患者除发热以外的其他兼症，以作为辨证依据。

2. 起居护理

保持病室清洁、舒适、安静。根据患者阴阳、寒热、虚实的不同，及时调整室内的温湿度、室内的光线及通风情况。

3. 情志护理

做好情志调护，告知患者情志变化可以导致本病的加重。因此，合理管理情绪对本病有着较大益处。保持良好的情绪，是治疗的关键。对长期住院的患者，可合理地应用转移法、疏导法或移情易性法，进行心理疏导。

4. 饮食护理

饮食应以清淡、营养丰富的食物为主，忌油腻、生冷之品。饮食中，应注意对胃的保护。清晨可服用热粥，以利生津养胃。虚劳者可服用大枣粥、黄芪粥、牛奶等，以便健脾补中益气。

5. 给药护理

药物宜热服，服药后注意观察患者生命体征及发汗情况。高热退后，应立即停药，以防止耗伤津液或气随津脱。服药后，忌服酸冷收涩之品。

（三）分型护治

1. 肝郁发热

临床表现：低热或潮热，常随情绪波动而起伏。伴抑郁不欢，善叹息，或烦躁易怒，胸胁胀满而痛，口苦咽干，或纳食不香，大便干结，或妇女月经不调，经来腹痛，或两乳胀痛。舌质红或舌边红，苔黄，或苔少。弦数或弦细数。

护治原则：疏肝理气，清肝泻热。

代表方剂：丹栀逍遥散（《内科摘要》）加减。

护理措施：

①环境要求。环境安静、整洁、清新，注意对杂物的处理，以免引起患者的不良情绪，导致病情加重。

②起居护理。早睡早起，活动适度，可进行如散步、太极拳、八段锦、大雁气功等修身养性的体育运动，切忌竞技性体育运动。住院期间减少闲杂人等的探视，有利于病情的恢复。

③情志护理。教会患者合理地控制情绪，比如"数数法"，即在出现不良情绪时，采用数数的方式来缓和心态。

④饮食护理。饮食宜清淡，可适当服用酸味食物以滋养肝阴。切忌服用动火之品，如牛羊肉等。

⑤给药护理。服药时注意情绪安稳，一般一日服药两次，药物可在饭前服用。

⑥对症护理。大便干结者，可按压天枢以利排便。女性有两乳胀痛者，可针刺乳根、期门、章门、太冲缓解疼痛。

2. 瘀血发热

临床表现：午后或夜间发热，或自觉身体某些部位发热。兼咽干，饮水不多，肢体或躯干有固定痛处或肿块，面色萎黄或晦暗，皮肤粗糙，甚至肌肤甲错。舌质青紫或有瘀点、瘀斑，或舌质暗。脉弦或涩。

护治原则：活血化瘀。

代表方剂：血府逐瘀汤（《医林改错》）加减。

护理措施：

①环境要求。环境安静、整洁、宽敞明亮。保持室内温度夜间稍低。

②起居护理。患者宜早睡早起，合理锻炼。

③情志护理。向病人解释发热是由于体内经脉不通，瘀血积聚，或瘀血在机化吸收过程产生发热症状。因此，需建立治疗的信心，消除顾虑，配合治疗。

④饮食护理。对于午后发热者，可多饮水，以补充其津液。

⑤给药护理。夜间发热的，应准备好夜间用药。

⑥对症护理。夜间注意巡视，定时测量体温。测量时，为不影响患者睡眠，可采

用远红外线感温式体温计。

3. 湿阻发热

临床表现：低热，午后明显，热难速已，或身热不扬。兼胸闷脘痞，身重而累，头痛如裹，不欲饮食，渴而不饮，恶心呕吐，大便不爽或稀薄。或见寒热如疟，口苦厌油，身目发黄。舌质红，苔白腻或黄腻。脉濡或濡数。

护治原则：芳化宣畅，除湿清热。

代表方剂：三仁汤（《温病条辨》）加减。

护理措施：

①环境要求。室内环境准备重在合理通风，保持室内温度适宜，湿度可稍低。

②起居护理。嘱咐患者早卧晚起，保证充足睡眠。

③情志护理。消除顾虑，配合治疗。

④饮食护理。可多服用具有运化水湿功能的药膳，如陈皮水、竹茹水。忌油腻和影响脾胃运化的食物。

⑤给药护理。药物宜浓煎，温凉服用。

4. 气虚发热

临床表现：发热，热势或低或高，常在劳累后发作或加剧。兼头晕乏力，精神倦怠，短气懒言，胸脘痞闷，纳呆便溏，自汗，易于感冒。舌质淡，苔薄白，或白腻，脉弱。

护治原则：健脾益气，甘温除热。

代表方剂：补中益气汤（《脾胃论》）加减。

护理措施：

①环境要求。病室温度应以凉爽适度为宜，适度可偏高。光线不宜明亮。

②起居护理。因本病常在劳累后发生，故应注意休息。发病时，不要进行户外活动。注意避风，防止复发外感。

③情志护理。若患者长期卧床，应注意心理调护。可在床上进行简单的运动，以调节心情。

④饮食护理。可多服用补气的炖汤，如人参乌鸡汤、大枣桂圆汤、狗肉汤等。

⑤给药护理。药物宜热服，用药后观察汗出情况。热退后，用药中病即止。不可过汗，以免导致病情加重。

⑥对症护理。可艾灸足三里、关元、神阙、三阴交等穴位，及时补充人体正气。

5. 血虚发热

临床表现：面白无华，唇甲色淡，身倦乏力，或妇女月经量少而色淡，甚至闭经。舌质淡，苔白。脉细或细弱或细弦。

护治原则：益气补血。

代表方剂：归脾汤（《济生方》）加减。

护理措施：

①环境要求。病室温度适宜、清新。

②起居护理。住院期间，尽可能减少探视及户外活动以防外感。早睡晚起，注意保养精血。

③情志护理。合理疏解由于住院而带来的不良情绪，教会患者自我排解的方法。

④饮食护理。多食补血的食物，如带红皮的花生、龙眼肉、枸杞子粥等。

⑤给药护理。药物宜热服，最好睡前，浓煎服药。

6. 阴虚发热

临床表现：午后潮热，或夜间发热，手足心热，热而不欲近衣。兼烦躁，盗汗，口干咽燥。或心悸怔忡，失眠多梦。或眩晕，易惊，肌肉瞬动。

护治原则：滋阴清热。

代表方剂：清骨散（《证治准绳》）加减。

护理措施：

①环境要求。病室温度适宜、清新，午后随患者体温变化适当调节室内温度。

②起居护理。当患热而不欲近衣时，应注意嘱咐患者避风，防止外感。早睡晚起，保证充足睡眠。

③情志护理。嘱患者尽可能安神定志，保证心态相对平衡，不要对外界刺激过于惊恐。

④饮食护理。嘱患者多饮水，多食用汤液较多的食物，以随时补充阴津。

⑤给药护理。药物宜热服，最好睡前，浓煎服药。午后可加服一次。

⑥对症护理。夜间加强巡视，观察汗液的情况，防止夜间汗液过多而伤津。如有必要，可通过肠道内或肠道外的方式及时补充水分。

7. 阳虚发热

临床表现：自觉发热而体温不高，热而欲近衣，形寒肢冷。舌质淡胖，或有齿痕，苔白润，或苔黑而润。脉沉细无力或浮大无力。

护治原则：温阳补肾，引火归元。

代表方剂：金匮肾气丸（《金匮要略》）加减。

护理措施：

①环境要求。病室温度适宜，可稍高。病室应清新、整洁，通风适度。

②起居护理。注意避寒保暖，可嘱患者早睡晚起，夜间加盖衣被。

③情志护理。保持心情舒畅，情绪稳定。

④饮食护理。可服用热饮，少量频繁。水的摄入应低于正常。

⑤给药护理。药物宜热服，可睡前浓煎、快服。

⑥对症护理。出汗后及时用干毛巾擦身，更换衣裤被单，防止复感外邪。

【健康指导】

（1）内伤发热应告知患者预防的关键在于消除病因。因此，一方面要注意摄生，保持心态平和，作息有时，起居有度，饮食有节，使阴阳平和；另一方面，要积极治疗外感疾病，避免导致脏腑阴阳气血的虚损。

（2）应嘱患者避风、安静、寒温适度，避免兼感外邪，加重病情。饮食应清淡爽口，富于营养、易于消化，避免油腻荤腥。

第八节　肢体经络病证

经络是经脉和络脉的总称，经络遍布全身，把人体联结成一个有机的整体，它是综合人体生理活动、维持生命的综合发生系统。肢体即四肢和外在的躯体，与经络相连，具有防御外邪、保护内在脏腑组织的作用，四肢受脑神经的支配，是人类神机的体现。在生理上以通为顺，在病理上瘀滞而为病。证候特征以郁痹和亏虚为主。常见证型有邪犯经络与经络空虚两大类，而郁痹为实、空虚属虚。但在虚的基础上又可形成标实，如络塞血瘀、筋脉刚而不柔等。

肢体经络常见病证有头痛、痹证、痿症、痉证等。

一、证候与特征

1.邪犯经络

主要脉症：头痛，肢体关节疼痛，酸楚，或肿胀，或重着，或麻木不仁，或挛急抽搐，或弛缓，痿软，脉多浮、弦、细、数。

证候特征：以经络痹阻的症状为主，兼见风寒湿热之邪侵袭或内风痰瘀的症状。本证以头痛，肢体、关节疼痛、酸楚为特征。

2.经络空虚

主要脉症：肢体麻木不仁，或隐痛，肌肉萎缩，肢体痿软无力，运动不利，削瘦，汗出，神疲，抽搐，舌淡或红，苔薄或少，脉沉细数。

证候特征：以经络空虚、筋脉失养的症状为主，兼见督脉挛急和失灵不用的症状。本证以肢体麻木不仁、痿软无力为特征。

3.血瘀阻络

主要脉症：肢体疼痛如刺，固定不移，肿胀变形，拘挛，抽搐，痿瘫，舌紫暗或有瘀斑、瘀点，脉沉细而涩。

证候特征：以气滞血瘀的症状为主，兼见血瘀阻络、督脉拘急与失用的症状。本证以肢体疼痛如刺、固定不移、肿胀变形为特征。

4.血虚筋急

主要脉症：起病缓慢，头摇肢颤，甚则不能持物，食则令人代哺，继则肢体不灵，行动迟缓，表情淡漠，神情呆滞，口角流涎，舌红或淡红，或舌体肿大，苔薄黄或白，脉沉弦而紧或沉弦有力，或沉虚或沉滑而濡。

证候特征：以筋脉拘急失用、肢体震颤的症状为主，兼见神机受累的症状。本证以筋脉拘急失用，肢体震颤为特征。

二、病机述要

肢体与经络相连，具有防御外邪、保护内在脏腑组织的作用；外邪侵袭，或气血津液的病理变化直接累及经络筋脉，可出现肢体功能障碍甚至结构失常的疾病。现将肢体经络主要病证的基本病机阐述如下：

1. 邪犯经络

多因感受外邪，直犯经脉，或内风、痰、瘀血阻滞经脉，使经脉痹阻不通，故发生肢体关节疼痛、酸楚等症；邪聚之处可见肿胀；瘀血留经，经脉失养，故麻木不仁，或弛缓、痿软；风痰内动，则经脉挛急抽搐。

2. 经络空虚

多见于失血，或耗损阴精等疾病过程中。气血不足，肢体经脉失养，故麻木不仁、隐痛；气不固津，血不养神，故汗出神疲；阴血亏耗，经脉筋肉失荣失养，血虚生风，故肢体强急、抽搐，久之可见肌萎、痿软不用等症。

3. 血瘀阻络

常见于久郁气滞，或热毒蕴结血分，或外伤血络瘀阻。血瘀经络，形之于肢体，故表现为肢体疼痛如刺、固定不移及局部肿胀等症；瘀血不去则新血不生，经脉失养，则肢体麻木、挛急，甚至抽搐，久之可致痿弱。

4. 血虚筋急

多见于老年人，随着年龄增长，肝肾日衰，阴血渐虚，筋脉失养，故拘挛不柔；血虚生风，肢体失用，故震颤不能持物；血不养神，神机受损，故神情呆滞，行动迟缓。

三、护理要点

1. 环境要求

病室宜干燥，温度适宜，环境安静，避免一切不良刺激。

2. 起居护理

注意气候的冷热变化，加减衣被，防寒保暖，避免风寒。保持皮肤干燥，经常擦洗，做好病人的个人卫生。长期卧床患者要保持床铺的平整，勤予翻身，以防褥疮。病情稳定后，鼓励病人多活动，多做肢体功能上的锻炼。

3. 情志护理

给予患者精神鼓励，安慰疏导，树立信心。

4. 饮食护理

宜食通经活络之品。

5. 给药护理

使用附子、川乌等毒性中药，应指导病人及家属正确的煎煮、服用方法。

6. 对症护理

头痛剧烈的病人应卧床休息。要求患者生活起居要规律，劳逸有度，学习看书时间不宜过多，避免用脑过度。痉证患者宜平卧，头偏向一侧，亦可侧卧；松解衣领，加强保护措施，以防坠床，同时做好口腔护理。

7. 病情观察

头痛患者当观察头痛的性质、部位，血压及头痛与神志的关系等。痉证特别是热甚至发痉者，应观察其体温、脉搏、呼吸、抽搐的轻重与频率、昏迷的深浅等。对痹证、痉证患者，应注意观察肢体关节是否变形，以及肌肉是否萎缩，或萎缩部位及轻重。

四、头痛

头痛指由于外感或内伤，致使头部经脉脉络绌急或失养，清窍不利所引起的以病人自觉头部疼痛为特征的一种病证。头痛是临床上常见的自觉症状，可单独出现，也可以并见于多种急慢性疾病中，有时是某些相关疾病加重或恶化的先兆。

临床上，头痛分为外感与内伤，外感头痛常因感受外邪，如风寒、风热、风湿所致；内伤头痛常因气血亏虚、肝肾不足、瘀血痰浊，或情志不遂，肝阳升发太过引起。外感头痛属实证，一般病程较短；内伤头痛属虚证或虚实夹杂证，病程较长，病性复杂。

头痛之证涉及内、外、五官科等多种病证，范围较广。若头痛属某一疾病过程中所出现的兼症，不属本节讨论范围。西医学中的感染性发热性疾病、三叉神经痛、枕神经痛、血管神经性头痛、神经官能症、高血压病、脑动脉硬化、脑外伤后遗症、副鼻窦炎等，凡表现以头痛为主者，均可参考本病辨证施护。

【历史沿革】

头痛一证首见于《内经》。《素问·奇病论》："人有病头痛以数岁不已。"《素问·风论》中还称头痛为"首风""脑风"，并指出外感与内伤是导致头痛发生的主要病因。汉代张仲景在《伤寒论》中论及太阳、阳明、少阳、厥阴病头痛的见症，并列举了头痛的不同治疗方药，如厥阴头痛，"干呕，吐涎沫，头痛者，吴茱萸汤主之"。李东垣将头痛分为外感头痛和内伤头痛，并且根据症状和病机的不同，还提出有伤寒头痛、湿热头痛、偏头痛、真头痛、气虚头痛、血虚头痛、气血俱虚头痛、厥逆头痛等。朱丹溪在《丹溪心法·头痛》还另有痰厥头痛和气滞头痛的记载，他在总结前人的基础上提出头痛的病因还与"痰与火"有关："头痛多主于痰，痛甚者多火。"《丹溪心法·头痛》还提出："如不愈各加引经药，太阳川芎，阳明白芷，少阳柴胡，太阴细辛，厥阴吴茱萸。"清代医家王清任大倡瘀血之说，《医林改错·头痛》论述血府逐瘀汤证时说："查患头痛者无表证，无里证，无气虚，痰饮等证，忽犯忽好，百方不效，用此方一剂而愈。"至此，对头痛的认识也日趋丰富。

【病因病机】

头痛的病因多为感受外邪、情志失调、先天不足或房事不节、饮食劳倦及体虚久病、头部外伤或久病入络。

1. 感受外邪

起居不慎，感受风、寒、湿、热之邪，致邪气上犯巅顶，清阳受阻，气血凝滞，而发为头痛。

2. 情志失调

忧郁恼怒，情志不遂，致肝失条达，气郁阳亢，或致肝火郁久，耗伤阴血，肝肾亏虚，精血不承，可发为头痛。

3. 先天不足或房事不节

禀赋不足，或房劳过度，使肾精久亏，脑髓空虚，清阳不展，可发为头痛。

4. 饮食劳倦及体虚久病

饮食不节，嗜酒太过，或过食辛辣肥甘，痰湿内生，上蒙清窍，或病后正气受损，营血亏虚，不能上荣于脑髓脉络，可致头痛的发生。

5. 头部外伤或久病入络

跌仆闪挫，头部外伤，或久病入络，气血滞涩，瘀血阻于脑络，不通则痛，发为头痛。

外感头痛多因起居不慎，坐卧当风，感受外邪，邪气内侵，清阳受阻，脉络不通而发生头痛。中医认为，"高巅之上，唯风可到"，且风为百病之长，故外感头痛以感受风邪为主，兼夹其他邪气。若风夹寒邪，凝滞血脉，络道不通；若风夹热邪，风热炎上，清空被扰；若风夹湿邪，阻遏阳气，蒙蔽清窍，均可致头痛。

"脑为髓海"，内伤头痛主要依赖于肝肾精血和脾胃精微物质的充养，故内伤头痛的病因病机多与肝、脾、肾三脏的功能失调有关。如情志恼怒，肝气郁结，气郁化火，上扰头窍，或肝肾阴虚，肝阳偏亢，上扰头目；房劳过度，或禀赋不足，肾精久亏，无以生髓，髓海空虚，发为头痛；或久病体虚，失血之后，血虚不能上荣脑髓，而致头痛；也可由于饮食不节，恣食肥甘，或思虑过度，致使脾运失司，痰湿内生，痰浊上干，阻遏清阳，引起头痛。此外，若因头部外伤，或久病入络，气血凝滞，脉络不通，亦可发为瘀血头痛。

头痛的病机为脉络阻闭，神机受累，清窍不利。头痛病位主要在于脑，头为神明之主，又为髓海，机体诸精上聚于头，五脏精华之血、六腑清阳之气上注于脑，以滋养脑髓，活跃神机。风、火、寒、痰、瘀、虚是头痛致病之主要因素，常涉及脾、肝、肾等脏腑功能。

【诊断与鉴别诊断】

（一）诊断

1. 症状

以头部疼痛为主要临床表现。头痛部位可发生在前额、两颞、巅顶、枕项或全头痛。疼痛性质可为跳痛、刺痛、胀痛、灼痛、重痛、空痛、昏痛、隐痛等。头痛发作形式可为突然发作，或缓慢起病，或反复发作，时痛时止。疼痛的持续时间可长可短，可数分钟、数小时或数天、数周，甚至长期疼痛不已。

2. 病史

外感头痛多有起居不慎，感受外邪的病史；内伤头痛多有饮食、劳倦、房事不节、病后体虚等病史。

3. 体征

无明显阳性体征。

4. 辅助检查

测血压、血常规，必要时可做经颅多普勒、脑电图、脑脊液、颅脑 CT 或 MRI 等。如疑为眼、耳、鼻、口腔疾病所导致者，可做五官科相应检查。

（二）鉴别诊断

1. 头痛与眩晕鉴别

头痛与眩晕可单独出现，也可同时出现，二者对比，头痛之病因有外感与内伤两方面，眩晕则以内伤为主。临床表现，头痛以疼痛为主，实证较多；而眩晕则以昏眩为主，虚证较多。

2. 真头痛与一般头痛

真头痛为头痛的一种特殊重症，其特点为起病急骤，多表现为突然发病，头痛剧烈，持续不解，阵发加重，手足逆冷至肘膝，甚至呕吐如喷，肢厥、抽搐。本病凶险，应与一般头痛区别。

3. 头痛与类中风鉴别

类中风多见于 45 岁以上，眩晕反复发作，头痛突然加重，为风痰壅盛引起，常兼半身肢体活动不灵，或舌謇语涩。

【辨证施护】

（一）辨证要点

头痛当辨外感与内伤，及与之相关经络脏腑。外感头痛多因外邪致病，属实证，起病较急，一般疼痛较剧，多表现为掣痛、跳痛、灼痛、胀痛、重痛，痛无休止。内伤头痛以虚证或虚实夹杂证为多见，如起病缓慢，疼痛较轻，表现为隐痛、空痛、昏痛，痛势悠悠，遇劳加重，时作时止，多属虚证。如因肝阳、痰浊、瘀血所致者属实，表现为头昏胀痛，或昏蒙重痛，或刺痛钝痛，痛点固定，常伴有肝阳、痰浊、瘀血的相应证候。太阳头痛，在头后部，下连于项；阳明头痛，在前额部及眉棱骨等处；少阳头痛，在头之两侧，并连及于耳；厥阴头痛则在巅顶部位，或连目系。

（二）一般护理

（1）保持环境安静，光线不宜过强。

（2）外感实证者中药汤剂不宜久煎，风寒头痛者汤药宜温热服，服药后多饮热粥或热汤以助药力，并加盖衣被，微微发汗，以助驱邪外出。治疗内伤虚证头痛药物多属补益剂，汤剂煎煮时间应适当延长，以利于有效成分的析出，且需要长时间服药方能得效，故应告诫患者按照医嘱坚持服用。

（3）针刺止头痛效果较好，常用的穴位有太阳、合谷、风池、大椎等。前额痛加刺印堂、攒竹，偏头痛者加刺头维、率谷、外关、足临泣，后头痛加刺天柱、后溪、涌泉。进行局部按摩，可以通经活络，疏通血脉而止痛，可根据头痛的不同部位，分别选用太阳、印堂、上星、头维、百会、风池、风府、列缺、合谷等穴推拿按摩止痛。

（4）头痛较重者，宜取头高脚低位或半卧位，以减轻大脑的充血状态，注意定时测量血压。

（5）注意观察病情，外感头痛可随外感之解除而消失。外感头痛常兼有恶寒发热，应定时测量体温，观察体温与头痛的关系。一般患者经治疗后体温逐渐下降，头痛也随之缓解。如果身热已退，表证已除，而头痛不见减轻，或身热持续不退，头痛如裂，甚至神识不清，应视为危重症。瘀阻脑络痛势较剧者，多观察患者的神志、瞳孔、体温、血压等情况。一旦发现有瞳孔散大、血压下降或增高、意识障碍的情况，则应及时汇报医生，并做好急救。

（三）分型护治

1. 外感头痛

（1）风寒头痛

临床表现：头痛时作，痛连项背，恶风畏寒，遇风尤剧，口不渴，舌苔薄白，脉浮紧。

护治法则：疏风散寒止痛。

代表方剂：川芎茶调散（《太平惠民和剂局方》）加减。

护理措施：

①环境要求。病室宜温暖、安静、整洁、空气新鲜。

②起居护理。避免对流风，恶风严重者可用屏风遮挡。

③情志护理。头痛患者易恼怒忧伤，情志改变又会加重病情，应耐心开导患者，消除患者紧张情绪，安心静养，配合治疗。

④饮食护理。饮食宜辛味温热食品，如豆豉、胡椒、生葱、生姜等，可食红糖生姜水、白米粥、防风粥（《千金月令》）等，可助驱邪外出。食勿过饱，忌食肥腻、黏滑及烟酒刺激等物。此外，酸性食品收敛，不利于驱邪，亦应禁食。

⑤给药护理。中药汤剂不宜久煎，汤剂宜热服，服药之后饮热粥或热饮料，以助药力。

⑥对症护理。白附子、川芎、肉桂、细辛各等份，共研细末，外敷痛处。巅顶部痛可针刺百会、通天、行间、阿是穴，前头部痛可针刺上星、合谷、头维、阿是穴，

后头部痛可针刺后顶、天柱、昆仑、阿是穴。

⑦病情观察。注意观察头痛的性质，一般发病较急，痛势较剧。风邪偏胜多表现为掣痛。

（2）风热头痛

临床表现：头痛而胀，甚则头痛如裂，面红目赤，口渴欲饮，伴有发热恶风，鼻塞涕浊，咽喉肿痛，便秘溲黄，舌质红，苔黄，脉浮数。

护治法则：疏风清热止痛。

代表方剂：芎芷石膏汤（《医宗金鉴》）加减。

护理措施：

①环境要求。病室宜空气流通，避免直接吹风。

②起居护理。发热者宜卧床休息。

③情志护理。病人容易产生急躁情绪，应使病人了解情绪与头痛的关系并解除思想顾虑，保持平和、乐观的心态。

④饮食护理。饮食宜凉性之品，如绿豆、苦瓜等新鲜蔬菜水果，忌食辛辣油腻荤腥食品，以免助热生风。多饮菊花水、鲜芦根水、绿豆汤、藕粉、西瓜、苦瓜等。食疗可用干葛粥（《食医心鉴》）等。

⑤给药护理。中药汤剂不宜久煎，宜凉服。

⑥对症护理。黄芩60g、川芎30g、白芷10g、薄荷5g，研细末，每次6g，每日2次，用茶水调下。若有便秘溲赤、口鼻生疮者，可用黄连上清丸。发热重时可针刺大椎、曲池或点刺放血以散热，或予针刺放血或用柴胡注射液肌肉或穴位注射，保持大便通畅。

⑦病情观察。注意观察头痛的性质，多为胀痛，一般发病较急，痛势较剧。

（3）风湿头痛

临床表现：头痛如裹，肢体困重，胸闷纳呆，大便或溏，小便不利，苔白腻，脉濡。

护治法则：祛风胜湿止痛。

代表方剂：羌活胜湿汤（《内外伤辨惑论》）加减。

护理措施：

①环境要求。病室宜空气流通、干燥、温暖。

②起居护理。注意防湿。

③情志护理。耐心劝导病人，积极配合治疗、护理。

④饮食护理。饮食宜化湿、清淡、易消化，忌食油腻、甘甜及生冷物品。可用藿香、佩兰等芳香药煎汤代茶饮，以助化湿。藿香佩兰茶以藿香10g，佩兰10g，茶叶3g，开水冲泡饮用。

⑤给药护理。中药汤剂不宜久煎，宜温服。

⑥对症护理。可配合针刺治疗，取行间、头维、合谷、天柱、后顶、百会、阿是

穴等穴位。

⑦病情观察。注意观察头痛的性质，多为重痛，一般发病较急，痛势较剧。

2. 内伤头痛

（1）肝阳头痛

临床表现：头胀痛而眩，或抽掣而痛，两侧为主，伴烘热，面红目赤，心烦易怒，胁痛，夜眠不安，口干口苦，舌质红，苔薄黄，脉弦有力。

护治法则：平肝潜阳。

代表方剂：天麻钩藤饮（《杂病证治新义》）加减。

护理措施：

①环境要求。病室宜安静、凉爽通风，室内光线宜偏暗，切忌大声喧哗。

②起居护理。尽量保证睡眠充足，避免用脑过度，酌情进行体育锻炼，注意劳逸结合，避免因劳累而加重病情或复感外邪而诱发头痛。

③情志护理。避免气愤、紧张、激动等不良精神刺激，保持心情舒畅。关心、安慰患者，消除患者的精神负担，避免不良精神刺激。

④饮食护理。饮食宜食清淡、易消化之品。忌肥甘厚腻、辛辣刺激食品，忌烟酒。可用菊花 10g、山楂 10g、决明子 10g、茶叶 6g，开水冲泡饮用。

⑤给药护理。中药汤剂宜文火久煎，宜温服。

⑥对症护理。可头部冷敷或局部用清凉油涂擦，高血压者可针刺百会、曲池、风池、足三里。

⑦病情观察。定时测量血压，观察血压与头痛的关系。

（2）血虚头痛

临床表现：头痛隐隐，兼有眩晕，心悸不定，面色苍白，神倦乏力，遇劳加剧，舌淡苔薄白，脉细弱。

护治法则：滋阴养血。

代表方剂：加味四物汤（《金匮翼》）加减。

护理措施：

①环境要求。病室宜安静，室内光线宜偏暗，切忌大声喧哗。

②起居护理。卧床休息，缓解期进行适当的轻微活动。

③情志护理。耐心解除病人的思想负担及内心苦闷，保持平和、乐观心态。

④饮食护理。宜多食血肉有情之品，如甲鱼、牛肉、鸡蛋、猪肝、瘦肉、豆类、龙眼、红枣等以补养气血。忌辛辣、发散、生冷之品。

⑤给药护理。中药汤剂宜文火久煎，宜温服。

⑥对症护理。疼痛剧烈时，可配合针灸或推拿。

（3）痰浊头痛

临床表现：头痛昏蒙，胸脘痞满，肢重体倦，恶心食少，痰多黏白，舌苔白腻，脉弦滑或滑。

护治法则：健脾化痰，降逆止痛。

代表方剂：半夏白术天麻汤（《脾胃论》）加减。

护理措施：

①环境要求。病室宜保持干燥，避免潮湿。

②起居护理。注意休息，增强体质，抵御外邪侵袭。

③情志护理。保持情绪舒畅，避免精神刺激。

④饮食护理。宜食清淡、易消化之品，可选用山药、莲子、木耳、乳类、瘦肉等补脾益胃之品。忌食生冷、油腻、肥甘、辛辣食物，禁烟酒。可服薏苡仁粥（《福寿丹书》）等。

⑤给药护理。中药汤剂宜温服。

⑥对症护理。可取百会、足三里、丰隆、内关、中脘等穴。

（4）瘀血头痛

临床表现：头痛经久不愈，痛处固定不移，痛如锥刺，入夜加重，或有头部外伤史，舌质紫暗或有瘀点，苔薄白，脉沉细或细涩。

护治法则：活血化瘀，通窍止痛。

代表方剂：通窍活血汤（《医林改错》）加减。

护理措施：

①环境要求。病室宜空气流通、干燥。

②起居护理。注意头部保暖，用布或毛巾裹扎。

③情志护理。避免精神刺激，保持心情舒畅，克服恐惧、不安心理。

④饮食护理。宜食清淡疏利之品，如川芎花茶（川芎3g、茶叶3g，研细末，开水冲泡，代茶饮，每日1次）、川芎酒等。

⑤给药护理。中药汤剂宜久煎温服。

⑥对症护理。针刺太阳、头维、百会、上星等。可头部热敷或药熨，亦可用普鲁卡因等在风池穴做封闭治疗，或用全蝎粉、蜈蚣粉各1~1.5g冲服。

⑦病情观察。注意观察病情，定时测量生命体征，注意神志和瞳孔变化。

（5）肾虚头痛

临床表现：头痛且空，时轻时重，兼有眩晕，五心烦热，耳鸣少寐，腰酸乏力，遗精带下，舌红少苔，脉沉细无力。

护治法则：滋阴补肾。

代表方剂：大补元煎（《景岳全书》）加减。

护理措施：

①环境要求。病室宜安静、整洁、空气流通、光线柔和、温湿度适宜。

②起居护理。注意避免劳累，尤应节制或禁房事以保肾存精。

③情志护理。避免精神刺激，耐心劝导病人，积极配合治疗、护理。

④饮食护理。饮食宜营养丰富、补肾填精之品。药膳饮食以凉润滋补为好，如核

桃、黑芝麻、甲鱼、黑豆、紫河车、海狗肾、芝麻粥等，注意少食咸味，以免过咸伤肾。忌辛辣、酒类。

⑤给药护理。中药汤剂宜文火久煎，宜温服。

⑥对症护理。可配合针刺、推拿疗法，取肾腧、关元、百会等穴。

【健康指导】

（1）避免诱发本证的因素，如外感、劳累、情志刺激、饮食不节、跌仆外伤等。

（2）平时加强锻炼，增强体质，加强抵御外邪侵袭的能力。体质弱者，不宜过劳，保证足够的睡眠，适当活动，促进气血运行，以防内伤头痛的发生。

（3）保持愉快的心情、稳定的情绪，减少情志的刺激，有助于人体的气血条达、功能旺盛，使气血流通，减少疾病的发生，从而达到祛病延年的目的。

（4）注意饮食调理，克服偏食习惯，避免进食能诱发或加重头痛的食物。

（5）积极治疗头痛的原发疾病，如五官科、口腔科疾病及高血压等。头痛未愈者应坚持治疗，如突然头痛发作，应及时诊治。

五、痹证

痹证是由于风、寒、湿、热等邪气侵袭人体，闭阻经络，致使气血运行不畅，以肌肉、筋骨、关节发生酸痛、麻木、重着、屈伸不利，甚或关节肿大灼热、僵硬变形等为主要临床表现的病证。

本病的临床表现多与西医学的结缔组织病，骨、关节等疾病相关，如风湿性关节炎、类风湿性关节炎、骨关节炎、风湿热、反应性关节炎、肌纤维炎、强直性脊柱炎、痛风、坐骨神经痛、骨质增生等，凡以关节疼痛为主要表现者，均可参照本病辨证施护。

【历史沿革】

关于痹证的记载最早见于《内经》。《内经》不仅提出了痹之病名，而且对其病因病机、证候分类及转归、预后等做了较详细的论述。如《素问·痹论篇》指出："风寒湿三气杂至，合而为痹……其风气胜者为行痹，寒气胜者为痛痹，湿气胜者为着痹也。"为后世对本证病因认识提供了理论依据。对于痹病的分类，《内经》又有五痹之分。《素问·痹论》曰："以冬遇此者为骨痹，以春遇此者为筋痹，以夏遇此者为脉痹，以至阴遇此者为肌痹，以秋遇此者为皮痹。"历代医家还根据疾病的不同症状特点，赋予不同的病名，在治法方药上亦渐趋丰富。张仲景《金匮要略》有湿痹、血痹、历节之名，其中历节病的特点是遍历关节疼痛，所创桂枝芍药知母汤、乌头汤等方，至今仍为临床常用。同时，在预后方面指出："其入脏者死，其留连筋骨者痛久，其留连皮肤者易已。"《备急千金要方》首载至今仍常用的独活寄生汤，《外台秘要》等书也收载了较多的治痹方剂。李中梓《医宗必读》提出"治风先治血，血行风自灭"的治则。此外，尚有灸法、酒药按摩等，其护治经验甚为丰富。明清时期，鉴于痹证病名的复杂，主张统一痹证的病名，对其病机、辨证、护治等方面均有完整的认识。

【病因病机】

痹证的发生与体质因素、生活环境、气候条件及饮食等有密切关系。正气虚卫外不固是痹证发生的内在基础，感受外邪是痹证发生的外在条件。

1. 外因

（1）风寒湿邪，侵袭人体：久居潮湿之地、冒雨涉水、气候剧变、严寒冻伤、贪凉露宿等，外邪注于肌肤经络及关节，以致气血痹阻而发为风寒湿痹。由于感受风寒湿邪各有所偏盛，而有行痹、痛痹、着痹之别。

（2）感受热邪，或郁久化热：久居炎热潮湿之地，外感风湿热邪，或素体阳盛，内有蕴热，或阴虚阳亢之体感受外邪后易从热化，或因风寒湿痹日久不愈，邪留经络关节郁而化热，风湿热邪为患，痹阻气血经脉，滞留于关节筋骨，发为风湿热痹。

2. 内因

劳欲过度，精气亏损，或素体亏虚，病后、产后气血不足，机体防御功能低下，或年老体虚，肝肾不足，肢体筋脉失于濡养，或激烈活动后，汗出腠理疏松，外邪乘袭，或恣食甘肥厚味或酒热海腥发物，导致脾失健运，湿热痰浊内生；或跌仆外伤，损及肢体筋脉，气血经脉痹阻，而发为痹证。

痹证的主要病机为外邪闭阻肌肉、筋骨、关节，经络闭阻，气血运行不畅，不通则痛。其发生以风寒湿热之邪伤及经络、肢体、肌肉为外在因素，而正气亏虚或先天不足，是形成本病的内在因素。本病病位在肌肉、筋骨、关节，病初邪在经脉，可累及筋骨、肌肉、关节，日久则耗伤气血，损及肝肾，虚实相兼。痹证日久，也可由经络累及脏腑，出现相应的脏腑病变，其中以心痹较为多见。

【诊断与鉴别诊断】

（一）诊断

1. 症状

肢体关节、肌肉疼痛、重着、麻木或关节屈伸不利、肿大、强硬、变形。部分患者可有低热，四肢环形红斑，或结节性红斑。常有心脏受累。

2. 病史

病前多有咽痛乳蛾史，或涉水淋雨、久居湿地史。发病及病情的轻重常与劳累以及季节、气候的寒冷、潮湿等天气变化有关，某些痹证的发生和加重可与饮食不当有关。本病可发生于任何年龄，但不同年龄的发病与疾病的类型有一定的关系。

3. 体征

受累关节肿胀、畸形，或出现关节功能障碍。

4. 辅助检查

病变相关部位的骨关节 X 射线和 CT 等影像学检查常有助于本病的诊断，并由此了解骨关节疾病的病变部位与损伤程度。实验室检查如抗溶血性链球菌"O"、红细胞沉降率、C－反应蛋白、黏蛋白、血清免疫球蛋白、类风湿因子、血清抗核抗体、血清蛋白电泳、血尿酸盐以及关节镜等检查，有助于疾病的诊断与鉴别诊断。心电图、有关血清酶及心脏彩色超声多普勒等检查可提示痹证是否累及于心。

（二）鉴别诊断

痹证与痿证的鉴别

鉴别要点：首先，在于痛与不痛，痹证以关节疼痛为主，而痿证则为肢体力弱为主，并无疼痛症状；其次，要观察肢体有无活动障碍，痿证是无力运动，痹证是因痛而影响活动；最后，部分痿证病初即有肌肉萎缩，而痹证则是由于疼痛甚或关节僵直不能活动，日久废而不用导致肌肉萎缩。

【辨证施护】

（一）辨证要点

痹证当辨邪气的偏盛及病证的虚实。临床疼痛游走不定者为行痹，属风邪盛；痛势较甚，痛有定处，遇寒加重者为痛痹，属寒邪盛；关节酸痛、重着、漫肿者为着痹，属湿邪盛；关节肿胀，肌肤掀红，灼热疼痛者为热痹，属热邪盛。关节疼痛日久，肿胀局限，或见皮下结节者为痰；关节肿胀，僵硬，疼痛不移，肌肤紫暗或有瘀斑等为瘀。一般说来，痹证新发，风、寒、湿、热之邪明显者为实；痹证日久，耗伤气血，损及脏腑，肝肾不足者为虚；病程缠绵，日久不愈，常为痰瘀互结，肝肾亏虚之虚实夹杂证。

（二）一般护理

（1）病室宜保持清洁干燥，阳光充足，空气流通，温度适宜，避免阴暗潮湿。

（2）注意保暖，随气候变化及时更换衣被，以防感受外邪。长期从事水上作业及出入冷库者，要尽量改善工作环境。根据病情需要，有条件者更换工种。

（3）急性期应卧床休息，减少关节活动。可将痛肢垫起，采取舒适卧位，以减轻病人的疼痛，以睡硬板床为宜，不宜高枕。但要经常变换卧位，保持关节功能位置，避免受压。痛不可触者可将患处暴露，减少接触。如行动不便的病人，可给予脚踏、木拐等。病情稳定，疼痛减轻后，应鼓励和协助病人进行肢体活动，从被动到主动，由少而多，由弱而强，循序渐进，以加强肢体功能锻炼，恢复关节功能。慢性病人长期卧床者，应注意更换卧位，将罹患关节保持在功能位置，协助病人进行功能锻炼。关节不利或强直者，应定时做被动活动。同时，应加强皮肤护理，防止发生褥疮。

（4）加强情志护理，体贴、关心、热情、耐心帮助病人，设法减轻病人的心理压力，使病人情绪稳定、心境良好、精神放松，从而增强对疼痛的耐受力，积极配合治疗。

（5）饮食忌生冷、肥甘厚腻的食品。痹证急性期特别是兼有发热时的饮食应以清淡为主，久病偏虚时可适当滋补。鼓励多饮水。仅以关节局部症状为主，不发热，亦无脾胃症状者，饮食可随意，无须多加限制。

（6）中药汤剂宜温服或热服。应用全蝎、蜈蚣等药性峻猛、毒副作用较大的虫类药物时，可研末装入胶囊内吞服。应用草乌、附子等有毒性的药物时，应从小剂量开始，逐渐增加，须先煎2h，再与其他药物合煎或与甘草同煎，以缓解毒性。药煎好后，取汁加入白蜜同服，分两次温服。服药后，要加强巡视，观察有无毒性反应。如发现病人唇舌发麻、头晕心悸、脉迟、呼吸困难、血压下降等症状时，则为中毒表现，应立即停药，并及时配合医生进行抢救。在使用外用药熏洗时，要注意药液的温度，既要避免皮肤烫伤，又要注意关节局部保暖。

（7）严格按医嘱给药，祛风利湿药或西药抗风湿药，应在饭后服用，或与牛奶同服，可减轻消化道症状，并密切观察各种药物的副反应，如是否有皮疹、口腔溃疡、消化道反应等，及时提供治疗所需要的信息。

（8）观察疼痛的部位、性质、时间与气候变化的关系，以及皮肤、汗出、体温、脉搏、舌象、伴随症状变化等；观察有无心慌、心悸、胸闷等情况，观察心率、脉搏等变化，必要时做心电图检查，并做好记录。

（三）分型护治

1.风寒湿痹

（1）行痹

临床表现：肢体关节、肌肉疼痛，游走不定，肢体多个关节屈伸不利，初起可伴恶风、发热等表证。舌红，苔薄白，脉浮或浮缓。

护治原则：祛风通络，散寒除湿。

代表方剂：防风汤（《宣明论方》）加减。

护理措施：

①环境要求。病室宜温暖、向阳、避风、干燥。

②起居护理。注意保暖，不宜在寒冷季节或阴雨潮湿天气到室外活动，以防病情加重。可在疼痛剧烈的部位加用护套，鼓励病人多晒太阳。

③情志护理。鼓励患者树立战胜疾病的信心，积极配合各种治疗。

④饮食护理。饮食宜温性之品，忌生冷。可多吃豆豉、蚕蛹、西红柿、排骨、羊肉、瘦肉、蛋类等，可常饮用药酒，如五加皮酒、国公酒、木瓜酒、蛇酒等。

⑤给药护理。中药汤剂宜饭前温服，服药后盖被安卧避风，可辅以热粥或以黄酒为引，以助药力，并应严密观察服药后的反应。

⑥对症护理。可按医嘱采用针灸、热敷、药熨、熏洗或中药离子导入等方法。

（2）痛痹

临床表现：肢体关节疼痛较剧，痛有定处，遇寒痛甚，得热则痛缓，关节屈伸不利，痛处局部皮肤色不红，触之不热，或有寒冷感。舌质淡，舌苔薄白，脉弦紧。

护治原则：散寒通络，祛风除湿。

代表方剂：乌头汤（《金匮要略》）加减。

护理措施：

①环境要求。病室宜温度稍高，阳光充足。

②起居护理。注意局部保暖，多加衣被。疼痛剧烈者，须卧床休息，恢复期要下床活动，加强肢体锻炼。夏季勿贪凉，勿洗冷水浴，不宜用竹席、竹床。

③情志护理。鼓励患者尽量活动，消除由此而产生的不良情绪，增强生活自理能力。

④饮食护理。宜食祛风除湿的温热之品，可多食羊肉、狗肉等，并可多用姜、椒等温热性调料，以助热散寒。酒性热而又能通经活络，亦可酌量饮用，如麻黄桂心酒等。忌食生冷。

⑤给药护理。中药汤剂宜饭前热服，注意观察服药后反应。可每天饮 1 小杯药酒，以助温经通络。

⑥对症护理。按医嘱采用局部温热疗法，如艾灸、隔姜灸、熏蒸、热敷、拔火罐、离子导入法、烘熨法等，以温通经络，止痛。针灸按摩止痛：针灸取尺泽、曲池、合谷、外关、足三里、环跳、阳陵泉等穴；可局部按摩 5 ~ 10 分钟。贴敷膏药时，注意观察皮肤有无过敏现象，局部皮肤过敏者应停止使用。

（3）着痹

临床表现：肢体关节、肌肉酸楚、重着、疼痛，痛有定处，肿胀散漫，关节活动不利，肌肤麻木不仁，阴雨天气加重，舌质淡，舌苔白腻，脉濡缓。

护治原则：除湿通络，祛风散寒。

代表方剂：薏苡仁汤（《类证治裁》）加减。

护理措施：

①环境要求。病室宜温暖、通风干燥，避免阴暗潮湿。阴雨潮湿季节要提高室温，以驱散潮气。

②起居护理。注意保暖，严防外感风寒而加重病情。应鼓励病人多活动，特别在天气晴好时，多在阳光下活动。

③情志护理。关心体贴病人，热情耐心解释病情，劝导病人积极配合治疗和护理。

④饮食护理。饮食宜食除湿通络、祛风散寒之品，少食肥甘，忌生冷、黏腻之物。可常服扁豆、赤小豆、蚕豆、鳗鱼、白茯苓粥（《直指方》）、车前饮、黑豆汤等健脾祛湿之品，或选用具有温阳性质的食物，如羊肉、狗肉等。酒类性热而又能通经活络，可适量饮用。

⑤给药护理。中药汤剂宜饭前温服，服药后加服薏米粥以除湿和胃。

⑥对症护理。局部热熨可减轻症状，如用食盐炒热后热熨患处，可减轻疼痛。也可按医嘱用针刺、按摩等疗法，预防和治疗肌肉萎缩、关节畸形、缓解症状。

2.风湿热痹（热痹）

临床表现：一个或多个关节疼痛，活动不便，局部灼热红肿，痛不可触，得冷则舒，可有皮下结节或红斑，常伴有发热、恶风、汗出、口渴、烦躁不安等。舌质红，舌苔黄或黄腻或黄燥，脉滑数或浮数。

护治原则：清热通络，祛风除湿。

代表方剂：白虎桂枝汤（《金匮要略》）加减。

护理措施：

①环境要求。室温宜偏低，不宜直接吹风。

②起居护理。局部红肿热痛较甚时，应卧床休息，减少活动。待症状减轻后，再逐渐增加活动量。

③情志护理。加强情志护理，增强病人与疾病作斗争的信心。

④饮食护理。宜食清热疏利之品，多饮清凉饮料，多食新鲜水果，如丝瓜、苋菜、绿豆、冬瓜、莲藕、香蕉、西瓜、果汁、绿豆汤等。忌食辛辣刺激、煎炒等食物，忌烟酒。

⑤给药护理。中药汤剂宜饭前偏凉服之，服药后宜卧床休息，减少活动。

⑥对症护理。局部忌用温热疗法。可外敷双柏散、金黄散、四黄散等；用黄芩、油松节、牛膝煎水湿敷或稍冷后冲洗患处；用活地龙十余条，加白糖适量捣烂，敷红肿处；还可用柳枝30~60g煎服，以清热除湿、消肿止痛。

⑦病情观察。观察体温、关节、咽喉、胸闷、心悸等病情变化，注意观察有无出现"心痹"重证。

【健康指导】

（1）避免受寒、冒雨涉水、汗出当风等，注意防寒保暖。保持乐观情绪，积极配合治疗。

（2）加强体育锻炼，增强体质。指导病人根据病情配合气功疗法等体育锻炼，促使筋脉舒通，气血运行通畅，有利于肢体功能的康复。

（3）患有痹证应及早治疗。如发现痹证的发作与扁桃体炎、牙龈炎等有关时，应告知病人，积极治疗原发病。

（4）如用附子、川乌等毒性中药，应指导病人及家属采用正确煎煮法。

六、痉证

痉证是指由于筋脉失养所引起的以项背强直，四肢抽搐，甚至口噤、角弓反张为主要临床表现的常见病证。

西医学中各种原因引起的高热惊厥以及某些中枢神经系统病变，如脑膜炎、流行性脑脊位膜炎、流行性乙型脑炎、中毒性脑病、脑脓肿、脑肿瘤、脑寄生虫病、脑血管疾病等出现痉证表现，均可参照本病辨证施护。

【历史沿革】

《内经》对痉证的证治已形成初步的认识。《素问·至真要大论》认为："诸痉项强，皆属于湿……诸暴强直，皆属于风。"《灵枢·经筋》也说："经筋之病，寒则反折筋急。"《素问·骨空论》又说："督脉为病，脊强反折。"《金匮要略》则明确了外感表实无汗为刚痉、表虚有汗为柔痉，并进一步提出了误治致痉的理论。《金匮要略》有关伤亡津液而致痉的认识，为后世医家提出内伤致痉理论奠定了基础。如巢元方《诸病源候论·风痉候》、朱丹溪《医学明理·痉门论》、张景岳《景岳全书·痉证》均认为痉证为阴虚之证。清代，随着温病学说的发展，对痉证的认识日趋完善，如提出热盛伤津、肝风内动以及"湿热侵入经络脉隧中"皆能引发本病的观点等。清代吴鞠通则进一步将痉证概括为虚、实、寒、热四大纲领。王清任《医林改错》提出气虚血病可以致痉。

【病因病机】

痉证主要由外感和内伤两个方面引起。外感由于感受风、寒、湿、热之邪，壅阻经络，气血不畅，或热盛动风而致痉。内伤则是肝肾阴虚，肝阳上亢，或阴虚血少，筋脉失养而致痉。此外，失治误治，汗、吐、下太过，亦可致痉。

1. 感受外邪

风寒湿邪侵袭人体，壅阻经络，以致气血运行不利，筋脉失养，拘挛抽搐而成痉；外感湿热之邪，或寒邪入里郁而化热，消灼津液，筋脉失于濡养，或热病邪热内传营血，引动肝风，扰乱神明，而发为痉证。

2. 久病体虚

久病不愈，气血耗伤，气虚血行不畅，瘀血内阻，血虚不能濡养筋脉，因而成痉；或素体阴血亏虚，阴不制阳，亢阳化风而致痉。

3. 失治或误治

误用或过用汗、吐、下法，如表证过汗及产后失血，风寒误下、疮家误汗等，导致津伤液脱，亡血失精，筋脉失养，均可致痉证发生。

痉证主要病机为阴血亏虚，不能濡养筋脉所致。其病位在筋脉，为肝所主，筋脉有约束联系和保护骨节肌肉的作用，其依赖肝血的濡养而保持刚柔相兼之性。病理性质有虚实两个方面：实者，外感风寒湿热致痉，主要由于邪壅经络或热盛动风所致；虚者，内伤致痉，主要为阴血亏虚。痉证的邪气往往伤正，常呈虚实夹杂。如热盛伤津，经脉失养，瘀血痰浊，阻滞经脉，则多为虚实夹杂证。痉证往往多见于某些疾病的危重阶段，不论男女老幼均可发病，本证由于病因不同，预后差异甚大。

【诊断与鉴别诊断】

（一）诊断

1. 症状

多突然起病，以项背强急，四肢抽搐，甚至角弓反张为其证候特征。

2. 病史

发病前多有外感或内伤等病史。部分危重病人可有神昏谵语等意识障碍。

3. 体征

项背肌肉强直，甚至角弓反张。

4．辅助检查

进行脑 CT、MRI 等影像学检查及肝、肾功能等检查，有助于一般内科疾病和神经系统疾病的鉴别诊断。进行脑部影像学检查和脑脊液检查，有助于明确神经系统疾病的病变部位与病变性质。

（二）鉴别诊断

1．痉证与痫证

痫证是一种发作性的神志异常的疾病，其大发作的特点为突然昏仆，不省人事，口吐涎沫，两目上视，四肢抽搐，或口中如作猪羊声，移时苏醒，醒后如常人。痫证多为突然发病，其抽搐、痉挛症状发作片刻可自行缓解，既往有类似发病史。痉证的抽搐、痉挛发作多呈持续性，不经治疗难以自行恢复，痉证多伴有发热、头痛等症状。

2．痉证与厥证

厥证以突然昏倒，不省人事，四肢厥冷为主要表现，甚至也有一厥不复者，一般无四肢抽搐和项背强急等表现。

3．痉证与中风

中风以突然昏仆，不省人事，或不经昏仆，而表现为半身不遂，口舌歪斜。痉证则无偏瘫症状。

4．痉证与颤证

颤证是一种慢性疾病过程，以头颈、手足不自主颤动、振摇为主要症状，手足颤抖动作幅度小，频率较快，多呈持续性，无发热、神昏等症状。痉证肢体抽搐幅度大，抽搐多呈持续性，有时伴短阵性间歇，部分病人可有发热、神昏等症状，再结合病史分析，二者不难鉴别。

5．痉证与破伤风

破伤风表现为项背强急，四肢抽搐，角弓反张，发痉多始于头面部，肌肉痉挛，苦笑面容，逐渐延及四肢或全身，病前有金疮破伤，伤口不洁病史，可与痉证鉴别。

【辨证施护】

（一）辨证要点

痉证首先要辨属于外感还是内伤致痉。外感多有恶寒、发热、脉浮等表证，即使热邪直中，可无恶寒，但必有发热。内伤则多无恶寒发热。其次，当辨痉证的虚实。若颈项强直，牙关紧闭，角弓反张，四肢抽搐频繁有力而幅度较大者，多属实证。实证多由外感或瘀血、痰浊所致。虚证则为手足蠕动，或抽搐时休时止，神疲倦怠，多由内伤气血阴津不足所致。另外，各个证候之间，有时可以错杂出现。例如，热邪中夹痰浊，气血亏虚又感外邪等。应明辨虚实，标本兼顾。

（二）一般护理

（1）病室宜保持安静通风，光线柔和暗淡，避免噪声和强光等刺激。

（2）痉病刚发作后，应绝对卧床休息。待病情稳定不发三天以上及原发病的症状已减轻时，方可考虑下床适当活动。床铺要平整松软，加设护栏，以防病人坠床、跌伤。病人抽搐时，切忌强拉、强压约束病人拘急挛缩的肢体，以免造成骨折。病情较重者可用裹以纱布的压舌板或开口器塞入上下臼齿间，以防病人咬破自己的舌头。

（3）患者常因发痉而感到紧张和恐惧，应安慰、关心、帮助病人，向病人和家属进行有关疾病知识宣教，设法减轻病人的心理压力，使其情绪稳定、心境良好、精神放松，从而增强对疼痛的耐受力，积极配合治疗。

（4）在痉证发作时，暂禁食。待痉止后，再根据证型给予相宜的饮食。一般痉作不止，应及早鼻饲，以保证营养供给。

（5）痉证发作时，立即让病人去枕平卧，头偏向一侧，解开衣领、纽扣，以利呕吐物顺利排出，呼吸顺畅。随时清除口咽部分泌物，保持呼吸道通畅。如有义齿，应取下。抽搐较重、面色紫红者应立即给氧，同时用舌钳将舌牵出，以防舌根后坠，阻塞呼吸道而致窒息。可针刺或手掐人中、十宣、百会、合谷、内关等穴止痉，亦可遵医嘱给予10%水合氯醛、安定、苯妥英钠等镇静止痉药。痉后四肢活动不利，可遵医嘱，采用按摩推拿或针灸疗法，以通经活络。若有肌肉酸痛等症，可热敷或擦红花油。

（6）密切观察发痉的次数、持续时间，发作时和发作后的情况及体温、呼吸、血压、舌象、脉象、神志、面色、汗出、二便等变化，并做好记录。严密观察病情，若发现双眼直视、口角抽动、指（趾）抽动等痉证发作的先兆表现时，应立即报告医生并协助及时处理，如遵医嘱针刺治疗或急煎止痉药物顿服，防止发痉。痉发时守护在病人身旁，随时观察记录病情，并协助处理、抢救。

（三）分型护治

1. 邪壅经络

临床表现：头痛，项背强直，恶寒发热，有汗或无汗，肢体酸重，甚至口噤不语，四肢抽搐，舌苔白，脉浮紧。

护治原则：祛风散寒，燥湿和营。

代表方剂：羌活胜湿汤（《内外伤辨惑论》）加减。

护理措施：

①环境要求。病室宜向阳、温暖、安静、湿度偏低，避免突发强噪声。

②起居护理。注意保暖，避免对流风，不能复感外邪。

③情志护理。耐心安慰患者及家属，使之情绪稳定，积极配合治疗。

④饮食护理。宜食辛温散寒之品，如姜、葱等，可饮用苏叶、厚朴水。忌生冷、油腻。

⑤给药护理。中药汤剂宜轻煎热服，服药后加衣被或服热粥，以助药力。

⑥对症护理。高热者应积极采取退热措施。可用冷敷、酒精或中药煎汤擦浴等物理方法降温，或遵医嘱针刺曲池、大椎、合谷或十宣（放血）等。

2. 热甚发痉

临床表现：发热胸闷，心烦急躁，牙关紧闭，项背强直，甚则角弓反张，手足挛急，腹胀便秘，口渴咽干，苔黄腻，脉弦数。

护治原则：泄热存津，养阴增液。

代表方剂：增液承气汤（《温病条辨》）加减。

护理措施：

①环境要求。病室宜设在阴面，室内应凉爽，室内光线宜暗，避免强刺激。

②起居护理。病情较重者应住单间，以利于患者休息和治疗。发作时，应加设床档。

③情志护理。关爱患者，增强患者治疗的信心。

④饮食护理。宜食性凉清热之品，如新鲜水果蔬菜、西瓜、苦瓜、黄瓜、绿豆等。多鼓励患者饮水，或西瓜汁、藕汁、绿豆汤等。忌辛辣、助火、动风之品。

⑤给药护理。中药汤剂宜凉服。

⑥对症护理。保持大便通畅，对便秘者可遵医嘱，予生大黄10g或番泻叶6g泡水饮服，或予大承气汤等灌肠通便，以通腑泄热，使邪有出路。

3. 阴血亏虚证

临床表现：项背强急，四肢麻木，头昏目眩，自汗，神疲乏力，气短，或低热。舌质淡或舌红无苔，脉细数。

护治原则：滋阴养血，熄风止痉。

代表方剂：四物汤（《太平惠民和剂局方》）合大定风珠（《温病条辨》）加减。

护理措施：

①环境要求。病室宜清爽舒适，光线柔和，空气新鲜。

②起居护理。充分休息。在痉证发作时及发作后应绝对卧床休息，以减少气血的耗损。如稳定在3d以上未发，其原发病的症状也已减轻时，可考虑下床活动。

③情志护理。消除患者的紧张、恐惧心理，耐心劝慰开导。

④饮食护理。宜食滋阴养血润燥之品，可给甘润多汁的水果和清补食品，如柑橘、雪梨、百合、甲鱼、鳗鱼、海参、淡菜等，以补益精血，濡养筋脉。可坚持服用紫河车、龟板胶、阿胶等血肉有情之品，以补益精血，濡养筋脉。

⑤给药护理。中药汤剂宜温服。

⑥对症护理。痉后四肢活动不利，可采用推拿或针灸疗法，以通经活络。常用穴位有肩髃、曲池、外关、合谷、环跳、膝眼、承山、足三里等。若因大汗和亡血而致者，应及时予输液、输血。输血时，要注意防止发生输血反应，以防诱发惊厥。可遵医嘱针刺合谷、曲池等穴，耳针神门、肾上腺、皮质下、内分泌穴等。

【健康指导】

（1）加强生活调理，注意保暖，预防外感。

（2）对热甚致痉者，应注意在再次高热时及时降温。

（3）对阴血亏虚者，应加强饮食调养，避免过劳，节制房事。

（4）保持心情舒畅，乐观。

（5）积极治疗颅内及颅外感染性疾病。

七、痿证

痿证是指由于邪热伤津，或气阴不足而致经脉失养，以肢体筋脉弛缓，软弱无力，不能随意运动，日久不用，引起肌肉萎缩或瘫痪为临床表现的一种病证。多见于温热病后期，或因体虚久病，肝肾亏虚，精血不足，不能濡养筋骨，或瘀阻脉络等原因而成痿者。临床以下肢痿弱较为多见。根据病因、部位及临床表现不同，又有"五痿"（皮痿、肌痿、筋痿、肉痿、骨痿）之分。

西医学中的多发性神经根神经炎、运动神经元病、脊髓病变、重症肌无力、肌营养不良、周期性麻痹等疾病，表现为肢体软弱无力、不能随意运动者，均可参考本病辨证施护。

【历史沿革】

对本病证的论述，《内经》记载颇详。《素问·痿论》及《素问·生气通天论》对本病的病因病机、分类及治疗原则均有详细描述。如"肺热叶焦"，"因于湿，首如裹，湿热不攘，大筋软短，小筋弛长，软短为拘，弛长为痿"等，并将痿证分为皮、肉、筋、脉、骨五痿，同时提出了"治痿者独取阳明"的基本原则。隋唐至北宋时期，将痿列入风门，较少进行专题讨论。直到金元时期，张子和与朱丹溪一起纠正了"风痿混同"之弊。《丹溪心法》不但立专篇论述痿证，还提出了"泻南方，补北方"的治法，又首创名方虎潜丸。明清以后，对痿证的辨证论治日趋完善。《景岳全书·痿论》认为，痿证并非尽为阴虚火旺证，强调"元气败伤则精虚不能灌溉，血虚不能营养者，亦不少矣"。《临证指南医案·痿》则指出本病为"肝肾肺胃四经之病"，说明四脏气血津精不足是导致痿证的直接原因。

【病因病机】

痿证形成的原因颇为复杂，多与外邪侵袭、情志刺激、房劳饮食所伤等因素有关，分外感及内伤。若温热毒邪与久居湿地致病者，属于外感；若脾胃虚弱和肝肾亏虚所致者，属于内伤。

1.感受温毒，肺热津伤

感受温热毒邪，或温病高热持续不退，或病后余邪未尽，低热不退，肺热叶焦，伤津耗气，津伤失布，不能布津液以润泽五脏，而致五体失养发为痿证。

2.湿热浸淫，气血不运

久处湿地或涉水冒雨，感受外来湿邪，营卫运行受阻，郁久化热；或过食肥甘、嗜酒，或过食辛辣，损伤脾胃，痰热内停，蕴湿积热，导致湿热相蒸，气血运行不畅，致筋脉失于滋养而成痿证。

3.饮食失调，脾胃亏虚

素体脾胃虚弱或久病致虚，中气受损亏虚，运化功能失常，气血津液生化不足，以致筋骨肌肉失养；或饮食不节，脾胃湿滞郁热，湿热下注，筋脉弛纵而成痿。

4. 久病房劳

先天不足，或久病体虚，或房劳太过，伤及肝肾，精血耗伤，而成痿证。

5. 瘀阻脉络，筋脉失养

跌仆损伤，或产后恶露未尽，瘀血阻络，新血不生，瘀血流注于腰膝，以致气血瘀阻不畅，肢体失于气血濡润滋养而成痿证。

痿证病机为肺热津伤、湿热浸淫、脾胃虚弱、肝肾亏损致筋脉失于濡养。病变部位在筋脉肌肉，根本在于五脏虚损，且脏腑间常相互影响。肺主皮毛，脾主肌肉，肝藏血主筋，肾藏精生髓，津生于胃，散布于肺。若肺热叶焦，精津失于布散，久则五脏失养而致痿。若热邪内盛，肾阴不足，水不制火，则火灼肺金，又可加重肺热津伤。一般而言，本病以热证、虚证为多，虚实夹杂者亦不少见。因感受温热毒邪或湿热浸淫者，多急性发病，病程发展较快，属实证。若诊治无误，部分患者可获治愈，预后亦佳。内伤积损，久病不愈，主要为肝肾阴虚和脾胃虚弱，多属虚证。虚证又常夹湿、夹热、夹痰、夹瘀而成本虚标实之候，多难治而预后较差。

【诊断与鉴别诊断】

（一）诊断

1. 症状

肢体筋脉弛缓，软弱无力，活动不利，甚则瘫痪，部分病人伴有肌肉萎缩。

2. 病史

有久居湿地、涉水淋雨史。部分病人发病前有感冒、腹泻病史，有的病人有神经毒性药物接触史或家族遗传史。

3. 体征

受累部分肌肉萎缩，存在功能障碍。

4. 辅助检查

神经系统检查肌力降低，肌萎缩，必要时做肌电图、肌活检与酶学检查、CT、核磁共振等有助于明确诊断。

（二）鉴别诊断

痿证与偏枯

偏枯亦称半身不遂，是中风的症状，以一侧肢体偏废不用，或兼疼痛，常伴有语言不利、口眼㖞斜，久则患肢肌肉枯瘦，其瘫痪是因中风而致。而痿证则多以双下肢甚或全身痿软无力，或肌肉萎缩不用，尚无特定的病变部位，且神志改变。

【辨证施护】

（一）辨证要点

痿证辨证，重在辨明脏腑病位。痿证初起，症见发热、咽痛、咳嗽，或在热病之后出现肢体痿软不用者，病位多在肺；症见四肢痿软，食少便溏，纳呆腹胀，病位多在脾胃；症见下肢痿软无力明显，甚则不能站立，腰脊酸软，头晕耳鸣，遗精阳痿，月经不调，病位多在肝、肾。本病应与偏枯相鉴别。

（二）一般护理

（1）病室宜保持清洁干燥，环境安静，阳光充足，空气流通，温度适宜。

（2）病床不宜过高，方便患者上下。床边要有护栏，地面要保持平整干燥、防滑，去除障碍物，防止患者跌倒。对伴有感觉障碍的患者，患部要注意保暖，防止冻伤，但也要注意在保暖的同时防止烫伤。长期卧床患者要防止褥疮、坠积性肺炎等并发症的发生。

（3）急性期或病情加重时应卧床休息，病情稳定或进入恢复期时应鼓励患者进行功能锻炼。对于肢体痿废不能自己活动者，可加强被动功能锻炼。对于步态不稳者，可选用三角手杖等合适的辅助工具，并有人陪伴，防止受伤。

（4）患者部分肢体丧失功能，失去正常的生活处理能力及活动能力，会产生绝望情绪，特别是青壮年，故应多与病人交流，关心、尊重病人，避免任何刺激和伤害病人自尊的行为，并取得家属的配合，帮助病人树立战胜疾病的信心，防止发生意外。

（5）饮食宜食富有营养、易于消化之品，可多食肉类、蹄筋、豆类、蔬菜等；忌辛辣、炙烤肥甘之品。急性期或发热患者宜素食、半流质食物，热退后给予软食、普食；可多食新鲜水果，如菠萝、雪梨、西瓜、番茄、鲜藕等清凉养阴之品。

（6）对于痿软而致遗尿的病人，要保持床单整洁、干燥、勤换、勤洗，保护会阴部和臀部皮肤免受尿液刺激。必要时，行体外接尿或留置导尿管。指导病人进行骨盆底部肌肉的锻炼等，以帮助重建排尿功能。

（7）密切观察病情，注意呼吸节律、频率与深度的变化，观察有无呼吸困难、发绀、咳嗽无力、烦躁不安等现象。发现异常，及时报告医生并协助处理。

（三）分型护治

1.肺热津伤证

临床表现：突然发热，或热后出现肢体软弱无力，肌肉瘦削，皮肤枯燥，心烦口渴，咳呛少痰，咽燥便干，小便黄赤或热痛，舌质红，苔黄，脉细数。

护治原则：清热润燥，养阴生津。

代表方剂：清燥救肺汤（《医门法律》）加减。

护理措施：

①环境要求。病室宜凉爽、湿润、舒适，保持空气流通。应安排住单人房间，以便于抢救。待病情稳定后，再移至普通病房。

②起居护理。急性期或病情加重时，应卧床休息至病情稳定。若生活不能自理者，应做好生活护理，保护患者，防止跌伤。进入恢复期，尚可自主活动，应注意养成良好的起居习惯。

③情志护理。关心安慰患者，消除其顾虑和悲观失望情绪，安心休养。

④饮食护理。饮食宜清热润燥之品，如雪梨、西瓜、鲜藕、番茄等，忌食辛辣及肥甘厚味。

⑤给药护理。中药汤剂不宜久煎，宜凉服、顿服。

⑥对症护理。肌肉萎缩，每日按摩痿废肢体 2~3 次，有助于恢复功能。或配合用温热疗法，但因肢体痿废感觉迟钝，应避免烫伤。

⑦病情观察。下肢痿软明显加重，上延至腹部、胸部肌肉，甚至出现呼吸困难、呼吸肌麻痹等情况，说明病情危急，应进行抢救。

2. 湿热浸淫证

临床表现：逐渐出现肢体困重，软弱无力，尤以下肢或双足痿弱为甚，扪及微热，喜凉恶热，伴有手足麻木，发热，胸脘痞闷，小便赤涩热痛。舌质红，舌苔黄腻，脉濡数或滑数。

护治原则：清热利湿，通利经脉。

代表方剂：加味二妙散（《丹溪心法》）加减。

护理措施：

①环境要求。室内宜通风干燥。

②起居护理。注意休息，避免不舒适的体位，被褥不宜过重过紧。

③情志护理。安慰患者，尽量保持情绪的稳定，积极配合治疗。

④饮食护理。宜食清热利湿之品，如鲤鱼、冬瓜、赤豆、芥菜、苡仁等。忌食肥甘辛辣等生痰助热之品。

⑤给药护理。中药汤剂宜久煎，饭前顿服。

⑥对症护理。若出现排尿困难，按医嘱用针刺及按摩方法促进排尿。

⑦病情观察。若病人出现呼吸运动减弱，即给予氧气吸入。必要时，使用同步呼吸器进行人工辅助呼吸。

3. 脾胃虚弱证

临床表现：缓慢起病，肢体软弱无力并逐渐加重，时好时差，甚至肌肉萎缩，伴有神疲肢倦，短气乏力，纳呆便溏，面色少华，舌淡苔薄白，脉细弱。

护治原则：补中益气，健脾升清。

代表方剂：参苓白术散（《太平惠民和剂局方》）合补中益气汤（《脾胃论》）加减。

护理措施：

①环境要求。病室宜安静，温暖向阳，空气清新。

②起居护理。加强肢体功能锻炼。疾病早期，应鼓励病人进行自主运动。后期病重者，可对病人进行被动运动，防止患肢废用。

③情志护理。多与病人交流，使病人正确对待人生，树立战胜疾病的信心。

④饮食护理。宜食补中健胃之品，如鸡蛋、瘦猪肉、牛奶、羊肉、狗肉、红枣、

桂圆等。少食多餐，忌食肥甘及生冷瓜果易伤脾阳之品。食欲不振者，可常吃山楂丸（饼），或鸡内金、白术等分研细末服用。

⑤给药护理。中药汤剂宜久煎，温服。

⑥对症护理。坚持针灸、推拿按摩等综合护治方法，可取环跳、足三里、阳陵泉、委中、天突、绝骨、肩髃、支沟、曲池、外关、阳池、合谷等穴位。

4.肝肾亏损证

临床表现：起病缓慢，肢体逐渐痿软无力，尤以下肢明显，腰膝酸软，不能久立，甚至步履全废，腿胫大肉渐脱，伴有头晕耳鸣，遗精早泄，或月经不调，口燥咽干，或二便失禁，舌红少苔，脉细数。

护治原则：补益肝肾，滋阴清热。

代表方剂：虎潜丸（《丹溪心法》）加减。

护理措施：

①环境要求。病室宜阴凉湿润、通风良好。

②起居护理。做好生活护理，每2h翻身一次，防止出现褥疮。失去知觉的肢体不宜用热水袋，以免烫伤。定时拍打病人背部，以促进痰液的排出，有利于保持呼吸道的畅通。病情较轻尚能活动者，应忌房事，以免重伤肾精。

③情志护理。保持较乐观的情绪，坚持治疗和功能锻炼。

④饮食护理。宜食补益之品，多食新鲜紫河车、牛奶、鸡蛋、甲鱼、蹄膀、芝麻、银耳、淡菜、猪牛羊骨髓等，忌食辛辣炙煿之品。

⑤给药护理。中药汤剂宜久煎，午后顿服。

⑥对症护理。出现眩晕、脱发、咽干、耳鸣、遗精、遗尿及神疲无力等症状，可选用针灸疗法，取风池、太阳、阳陵泉、委中、足三里、阳池、合谷等穴。亦可用维生素 B_{12} 进行穴位注射。

【健康指导】

（1）避免诱发本病的原因。如外感湿热、饮食不节、房劳过度、劳役太过等。

（2）坚持服药治疗及功能锻炼，不要自行中断，以免加重或复发。如有异常征象，应及时就医，不要延误。

（3）饮食宜清淡、富营养、易消化，多食鲜紫河车、甲鱼、牛猪蹄筋等血肉有情之品。

（4）与病人家属共同合作，保持情绪稳定，树立战胜疾病的信心。

第三章　中医外科护理

　　中医外科护理学是基于医学科学的整体发展而逐步形成的，包含了中医学基础理论、中医外科学基础理论、中医护理学基础理论及技术。中医外科护理学是中医护理学的一大分支，在很大程度上反映了中医临床护理的发展水平，在护理学专业课程设置中具有极其重要的学术地位。中医外科护理学的教学目的是通过课堂教学、实验教学和临床教学，使学生全面、系统地掌握中医外科护理学的基本理论、基本知识和基本技能，引导学生学会外科常见病、多发病的辨证施护，掌握必要的危重病抢救知识与技能，培养学生临床观察、分析、判断和解决实际问题的能力，以满足临床护理工作的需要，为培养实用型的护理专业人才打下良好的基础。

　　本章在编写内容上有所侧重，不过分强调内容的全面性，病种的选择着重于能体现中医特色与优势的浅部软组织化脓性疾病、乳房疾病、肛肠疾病、皮肤疾病和周围血管疾病。分别从基本概念、历史沿革、病因病机、诊断与鉴别诊断、辨证施护及健康指导等方面进行系统的阐述。

第一节　中医外科护理概论

一、内容与范围

　　中医外科护理学以中医基础理论为指导、以健康为中心、以病证为经、以证型为纬、以整体护理和辨证施护为核心，对外科的常见病、多发病进行了系统的阐述。它既传承了祖国医学的学术思想和护理经验，又汲取了现代外科护理学在理论和实践方面的新成就、新技术、新进展，同时突出了临床护理学科的特点，能更科学、更全面、更系统地服务于人类，充分体现了医疗卫生服务的世界性趋势。

　　中医外科护理学的范围与中医外科所治疗疾病的范围基本一致，即凡发于人体体表，肉眼可见，有形可征及以外治为主要疗法的疾病，均属于外科治疗与护理的范畴。除疮疡、乳房、瘿、瘤、岩、皮肤、肛肠、男性前阴、外伤性疾病与周围血管病等外，还应包括内痈（如肠痈、肝痈等）、疝、急腹症、泌尿生殖和性传播疾病等。学科范围的界定不是一成不变的，随着社会的进步、科技的发展、健康水平的提高，学科的分工愈来愈细，新的学科也孕育而生，伴随着学科之间的渗透与融合，中西医互相取长

232

补短，中医外科护理学的内涵也会随着社会的发展而有所变化与调整。

二、病因病机述要

中医外科疾病多生于体表，易于诊断，但每种疾病都有不同的致病因素和发病机理，中医临床主张"审症求因，辨证论治"，不同的病因病机，证候与治疗也有所不同。因此，了解中医外科疾病的病因病机对临床辨证施护具有十分重要的指导意义。

（一）致病因素

中医外科疾病的致病因素包括外因与内因两个方面。其中，外因者包括外感六淫邪毒、感受特殊之毒、外来伤害等，内因包括情志内伤、饮食不节、劳伤虚损等。

1. 外感六淫邪毒

风、寒、暑、湿、燥、火六淫邪毒能直接或间接地侵害人体，发生外科疾病。《外科启玄》曰："天地有六淫之气，乃风寒暑湿燥火，人感受之则营气不从，变生痈肿疔疖。"说明只有在人体抗病能力低下时，六淫才能致病。六淫邪毒致病范围相当广，包括现代医学所指的生物性（细菌、病毒、寄生虫等）、物理性（高温、电离辐射）、化学性（药物刺激）以及抗原抗体反应等多种因素引起的疾病。所致疾病大多具有一定的季节性，如春季多风温、风热；夏季多暑热，易生暑疖、暑湿流注；秋季多燥；冬季多寒，易患冻疮、脱疽等。六淫邪毒既可一邪独犯，亦可合邪致病，且以后者多见。六淫邪毒致病与环境有关，如北方多风寒，患脱疽、冻疮者多；南方多湿热，患足癣、痱子者多。在发病过程中，风、寒、暑、湿、燥均可化热生火，即所谓"五气过极，均能化热生火"。因此，外科疾病的病理过程以"热毒""火毒"最为常见。

2. 外来伤害

凡跌仆损伤、沸水、火焰、寒冻、强酸、强碱及金刃竹木创伤等，都可直接损害机体，引起局部气血凝滞、热胜肉腐等，而发生瘀血流注、水火烫伤、冻伤等外伤性疾病。同时，也可因外伤而再感受毒邪引发破伤风或手足疔疮等；或因损伤，导致筋脉瘀阻，气血运行失常，而发生脱疽等。

3. 感受特殊之毒

特殊之毒包括虫毒、蛇毒、疯犬毒、药毒、食毒、疫毒、漆毒、无名毒。在外科疾病中，可因虫兽咬伤，感受特殊之毒而发病，如毒蛇咬伤、狂犬病；有因虫螫刺伤后引起的虫咬皮炎；有些人因禀性不耐，接触生漆后而发漆疮；服用某种药物或食物后，可引起一些过敏性皮肤病，如药毒（药物性皮炎）、瘾疹（荨麻疹）等；凡未能找到明确致病的病邪称为毒，如无名肿毒；尚有金刃竹木创伤后所致的疮疡也属毒，如外伤染毒等。

4. 情志内伤

情志是指人的内在精神活动，包括喜、怒、忧、思、悲、恐、惊，故称七情。在一般情况下，属于正常的生理活动，不会致病。相反，由于情志过亢，或长期的忧思抑郁，或惊恐、悲哀、思虑过度，超过了人体生理活动所能调节的范围，可使体内的气血、经络、脏腑功能失调而发生外科疾病。如肝主疏泄，能调节乳汁的分泌与排泄，若产妇精神过度紧张，易致肝胃不和，使乳汁积滞，乳络不畅，邪热蕴蒸，以致经络阻塞，气血凝滞，导致乳痈的发生。又如瘿病的发生，多由于忧思恚怒，情志内伤，以致肝脾气逆，脏腑失和而生。总之，由情志内伤所致的外科疾病，大多发生在乳房、胸胁、颈的两侧等肝经循行部位，常有夹郁、夹痰、夹湿的病理表现。

5. 饮食不节

《素问·生气通天论》曰："膏粱之变，足生大丁。"恣食膏粱厚味、醇酒炙煿或辛辣刺激之品，可使脾胃功能失调，湿热火毒内生，同时感受外邪则易发生疖、痈、疔、有头疽等疾病；而且由饮食不节、脾胃火毒所致的疖、痈、疔、有头疽等疾病，较单由外邪所引起的更为严重，如消渴病合并有头疽。《素问·生气通天论》记载："因而饱食，筋脉横解，肠澼为痔。"描述了内痔的发生，与饮食不节、过食生冷等有关。又如皮肤病中的粉刺、酒渣鼻的发生，与过食醇酒炙煿、辛辣刺激之品有关。

6. 劳伤虚损

主要是指早婚、房事过度、妇女生育过多、过度劳力等因素，导致肾精耗伤，肾气亏损，冲任失调；或因小儿先天禀赋不足，肾精不充，引起身体衰弱，易为外邪侵袭，而发生外科疾病。肾主骨，肾虚则骨骼空虚，风寒痰邪乘隙入侵，而生流痰；肾阴不足，虚火上炎，灼津为痰，痰火凝结，而生瘰疬，且瘰疬治愈后，每因体虚而复发，以产妇为多见。肝肾不足，寒湿外侵，凝聚经络，痹塞不通，气血运行不畅可致脱疽。由劳伤虚损而致的外科疾病，多为慢性疾患，病变可深入骨与关节，以虚寒证象多见，患部肿胀不著，不红不热，隐隐酸痛，化脓迟缓；或见阴亏火旺证象，患部皮色暗红，微热，常伴头晕、腰酸、神疲体乏、遗精、月经不调等全身症状。

以上各种致病因素既可单独致病，亦可几种因素同时致病，往往内伤和外感因素相合而成。此外，外科疾病的致病因素与其发病部位有一定的联系。如凡发于人体上部（头面、颈项、上肢）者，多因风温、风热所引起，因为风性上行；凡发于人体中部（胸、腹、腰背）者，多因气郁、火郁所引起，因为气火多发于中；凡发于人体下部（臀、腿、胫足）者，多因寒湿、湿热所引起，因为湿性下趋。

（二）发病机理

外科疾病总的发病机理主要是气血凝滞，经络阻塞，脏腑功能失调。人体的气血相辅而行，循环全身，周流不息。当人体感受六淫邪毒、特殊之毒，承受外来伤害，或情志内伤、饮食失节、房事损伤，破坏了气血的正常运行，可导致局部气血凝滞，阻于肌肤，或留于筋骨，或致脏腑失和，即可发生外科疾病。经络分布于人体各部，内源于脏腑，外通于体表的皮、肉、筋、骨等处，具有运行气血、联络人体内外器官的作用。所以，当各种致病因素引起局部的气血凝滞，势必造成经络阻塞，从而反映到人体的体表，产生局部的红、肿、热、痛和功能障碍。当病邪炽盛，通过经络的传导，由外传里，内侵脏腑；或脏腑内在的病变，由里出表。在邪正斗争过程中，可产生一系列的全身症状，如形寒、发热、头昏、头痛、骨节酸楚、食欲不振、大便秘结、小便短赤、苔或白或黄、脉或紧或数，甚则出现烦躁不安、神昏谵语、舌质红绛、苔黄糙或灰腻、脉洪数或弦数等。

外科疾病发生、发展的根本原因是阴阳平衡失调。气血、脏腑、经络均寓于阴阳之中，如气为阳，血为阴；腑属阳，脏属阴；经络之中有阳经、阴经之分，它们之间相互依存、相互制约和相互转化。由于各种致病因素破坏了这种关系，造成了阴阳的平衡失调，就能导致外科疾病的发生。因此，临床病象尽管千变万化，总是能以阴阳来分析疾病的基本性质，属阴证或阳证，为阴虚或阳虚。在辨证求因过程中，要抓住八纲辨证中阴阳辨证的总纲，才不致有误。同时，值得注意的是，在疾病的发展变化过程中，阴证和阳证之间是可以互相转化的。这与病位之深浅、邪毒之盛衰、治疗与护理是否正确等有关。因此，在临床工作实践中，应动态地监测病情的变化，极力避免阳证因失治或误治而转化为阴证或半阴半阳证。

在研究外科疾病时，既要重视局部病变，又要重视整体情况；既要考虑机体正气的盛衰，又要注意病邪的强弱以及邪正斗争的关系，辨证求因，全面分辨疾病的性质，综合起来进行辨证，抓住证候的主要致病因素，才能为辨证施治提供可靠的依据，才能采取针对性的治疗方法与护理措施，获得理想的临床疗效。

三、护理要点

（一）环境要求

《外科正宗》中指出，"先要洒扫患房洁净"，"冬要温床暖室，夏宜净几明窗"，这是对患者居住环境的基本要求。注意保持室内整洁，室内陈设应力求简单实用，易于搬动，便于打扫。根据气候和不同证型调节病室温湿度，温度以 18～22℃为宜。对于新生儿及老年人，以 22～24℃为宜。冬季注意保暖，夏季宜通风换气。相对湿度以50%～60%为宜。保持室内阳光充足，让患者感到舒适愉快。病室环境宜安静干爽、空气新鲜，视情况进行通风换气。室内的空气、用物及设备等应定时进行严格消毒。

（二）起居护理

《素问·四气调神篇》指出："……逆春气，则少阳不生，肝气内变；逆夏气，则太阴不长，心气内洞；逆秋气，太阴不收，肺气焦满；逆冬气，则少阴不藏，肾气独沉。"说明要遵循自然发展的规律，适应四时气候，做到饮食有节、起居有常。急性期患者以卧床休息为主，休体养息，培育正气，利于脏腑功能的恢复；病情稳定者，适当进行运动，可使经络通畅，关节滑利，气血营卫调和，增强体质和抗邪能力；恢复期或慢性病者，宜动静结合，以不感劳为原则。

（三）情志护理

《素问·汤液醪醴论》记载："精神不进，志意不治，故病不可愈。"说明精神与情绪因素对疾病治疗及预后的密切关系。护理人员应通过语言、态度、表情、行为及气质等影响和改善患者的情绪，消除其思想顾虑及精神负担，让患者保持心情舒畅，精神愉快，增强战胜疾病的自信心，在最佳心理状态下接受治疗与护理，以达到促进康复、维持健康的目的。

（四）饮食护理

《内经》中强调："毒药攻邪，五谷为养，五果为助，五畜为益，五菜为充，气味合而服之，以补精益气。"在疾病治疗过程中，药物配合饮食治疗，既可减少药物对人体的损害，又能补精益之，从而提高治疗效果。外科疾病的病理过程以"热毒""火毒"最为常见，故主张饮食宜清淡易消化，营养丰富，忌食膏粱厚味、辛辣刺激之品及鱼腥动风发物，以免助热生湿；还应根据病证的性质与食物的性味归经，选用相宜的食物配膳，做到寒热协调，五味不偏，有益于健康。

（五）给药护理

《理瀹骈文》记载："外治之理即内治之理，外治之药也内治之药，所异者，法耳。"说明外科疾病无论是内治法还是外治法，都是以"整体观念、辨证施治"为指导思想。外科疾病的治疗基于其不同的发展阶段，确立了消、托、补三个总的治疗原则，即初期以消散邪毒为主，中期以托毒外出为主，后期以扶正祛邪为主。应根据病情、病位、病性和药物的特点来决定服用时间与服用方法，如病位在下，应在饭前服药；病位在上，应在饭后服药；具有滋补作用的汤药，宜早晨空腹温热服；清热解毒类汤剂，宜温凉服等。外治法初期宜箍围消散，外用药膏敷贴宜略大于病变范围；中期宜切开排脓，充分引流，慎用有腐蚀性的掺药，以免发生不良反应；后期宜生肌收口。若疮口出现空腔，宜使用垫棉法，促进疮口愈合。

（六）对症护理

除上述护理要点外，还应针对疾病发展过程中不同性质的矛盾用不同的方法解决，体现中医辨证施护的精髓。

第二节　疮疡皮肤及周围血管病证

疮疡皮肤及周围血管疾病包括疮疡疾病、皮肤疾病、周围血管疾病等，本节选择疖、有头疽、湿疮、脱疽四个常见病进行阐述。

一、疖

疖是指皮肤浅表部位因感受火热毒邪所致，以患处疖肿肿势局限、色红、热痛轻微、根基浅在、脓出即愈为主要表现的疮疡类疾病。中医学的"疖"包括"有头疖"

"无头疖""蝼蛄疖""疖病"四种类型，其中有头疖相当于西医学之疖。疖好发于毛囊和皮脂腺丰富的部位，如头、面、颈项、背部等。若身体不同部位同时发生几处疖，或在一段时间内反复发生疖，称为疖病，常见于免疫力较低的消渴患者或小儿。

现代医学的疖、头皮穿凿性脓肿、疖病等急性化脓性疾病，可参照本节进行辨证施护。

【历史沿革】

疖的名称最早见于《肘后备急方》。《诸病源候论》对疖的病因病机、临床表现有较详细的阐述："肿结长一寸至二寸，名之为疖。亦如痛，热痛，久则脓溃，捻脓血尽便瘥。亦是因风热之气，客于肌肤，气血壅结所成。"《太平圣惠方》与《外科证治全生集》也对疖的病因病机、治疗方法进行了论述。《外科启玄》载有"时毒暑疖"，《外科正宗》载有"蝼蛄疖"等。上述史料记载，对当代医疗卫生事业的发展具有十分重要的指导意义。

【病因病机】

疖的致病因素，分为外感和内伤两大类。外感六淫邪毒、特殊之毒、外来伤害等，内伤可由饮食不节、情志内伤、劳伤虚损等所致。

1. 暑毒浸淫

夏秋季节感受暑毒而生，或因天气闷热，汗出不畅，暑湿热蕴蒸肌肤或引起痱子，复经搔抓，破伤染毒而成。

2. 饮食不节

嗜食甘美肥腻或生冷寒凉之物，以致内郁湿火，复外感风邪，两相搏结，蕴阻肌肤而生。

3. 禀赋不足

平素体质虚弱，皮卫不固，外邪乘虚而入。阴虚内热之消渴病患者，或脾虚便溏者，久病后气阴双亏，易染毒发病，并反复发作，迁延不愈。

【诊断与鉴别诊断】

（一）诊断

1. 症状

一般无全身症状。鼻、上唇及其周围（危险三角区）的疖被挤压或处理不当时，致病菌可经内眦静脉和眼静脉进入颅内，引起化脓性海绵窦炎，可出现寒战、高热、头痛、恶心、呕吐，甚至昏迷，病情严重，死亡率较高。

2. 病史

疖的发生与饮食不节、局部擦伤或机体抵抗力降低等有关，每遇外感、劳累等因素而发病。

3. 体征

（1）初起：局部皮肤出现红、肿、痛、直径不超过 3cm 的小硬结，逐渐增大呈锥形隆起。

（2）成脓：中央组织坏死、软化，肿痛范围扩大，呈现黄白色小脓栓，触之稍有波动。

（3）溃后：脓栓脱落、破溃流脓，炎症逐渐消退愈合。部分疖无脓栓，稍迟发生自行破溃。

4. 辅助检查

（1）血常规检查：发热者，可见白细胞计数和中性粒细胞比例增高。

（2）细菌学检查：脓液细菌培养和药物敏感试验，可明确致病菌种类，以选择敏感的抗菌药物。

（二）鉴别诊断

1. 痈

多为单发，肿势范围在 6～9 cm 之间，局部光软无头，顶高色赤，红肿蔓延成片，灼热疼痛，有明显的全身症状。

2. 有头疽

多发生在皮肤韧厚部位，肿势范围多超过 10cm，有多个粟状脓头，疼痛难忍，病程较长，溃后如蜂窝状，全身症状明显。

3. 颜面疔疮

患处形小如粟，肿势散漫，顶白根硬，麻木痒痛，出脓较晚而有脓栓，大多数患者初起即有全身症状。

4. 脂瘤染毒

患处有结块，或有扩大的毛囊口，可挤出皮脂栓；染毒后红肿多局限；全身症状较轻；溃后，脓液中可见粉渣样物。

5. 囊肿型粉刺

患处初起为坚实丘疹，挤之可见白色粉样物，反复挤压可形成大小不等的结节。

【辨证施护】

（一）辨证要点

疖的辨证首应审其虚实，虚指正气虚，实指邪气实。实证者，局部肿痛明显，脓汁质稠，易溃易敛，脉数有力；实证又当辨外感内伤。因于外感者，起病急骤，病程短，多有表证；因于内伤者，病程多久，反复发作，外无表证。虚证者，病程缠绵，此愈彼起，脓出稀薄，经久不愈，脉多细数或脉虚无力。阴虚者，抗邪无力，易受邪毒侵袭，而致皮肤疖肿，此愈彼起；脾气亏虚者，卫外不固，感受邪毒，抗邪无力，则疖肿泛发全身各处，成脓、收口较慢，脓水稀薄。

（二）一般护理

1. 环境要求

保持病室环境整洁、安静、舒适；注意通风换气，保持室内空气清新。

2.起居护理

注意个人卫生，加强个人防护；勤洗澡，勤换内衣裤，勤修剪指甲；嘱患者切忌抓搔、挤压疖肿。

3.情志护理

加强心理疏导，及时给予情感支持；教会患者应对不良情绪的方法，使之保持心情愉快；疼痛明显者，教会其转移注意力的方法，以提高对疼痛的耐受性。

4.饮食护理

讲解合理膳食的重要性；指导患者养成良好的饮食习惯；根据病证的性质，结合食物的性味归经，选择食物配膳；饮食宜清淡易消化，营养丰富。

5.给药护理

外敷药物应在患处涂抹均匀，注意观察药物的不良反应。若出现过敏反应，立即停药。

6.对症护理

疼痛者，遵医嘱给予镇静止痛剂。脓性分泌物较多者，及时更换敷料，并遵医嘱应用敏感的抗生素。

7.病情观察

密切观察全身体征的变化，如神志、体温、脉搏、呼吸、血压等。注意局部体征的变化，如颜色、肿势变化、脓液性质及疼痛程度等。了解舌、苔、脉象的变化，有利于辨证论治及预测疾病的转归，并及时做好护理记录。

（三）分型护治

1.暑热浸淫证

临床表现：多发于夏秋季节，好发于头、面、颈项及背部，单个或多个成片，疖肿红、肿、热、痛，抓破流脓；伴心烦，胸闷，口苦咽干，溲赤便秘等。舌红，苔黄而腻，脉滑数。

护治原则：清暑化湿解毒。

内治法：清暑汤（《外科全生集》）加减。

外治法：初起用玉露散以金银花露或水调外敷，以箍毒消肿；脓成则切开排脓，用引流条蘸九一丹提脓拔毒；脓尽用生肌白玉膏掺生肌散收口。

护理措施：

①环境要求。保持病室空气清新，温度宜偏凉，定时通风换气。

②起居护理。注意寒温调适，劳逸结合，适当锻炼身体。

③情志护理。多个成片疖肿者，症状较明显，易产生紧张、焦虑的不良情绪，指导患者采用自我调适情志的方法，保持心平气和，积极配合治疗与护理。

④饮食护理。宜进清热、解毒、利湿、清凉之品，如西瓜汁、银花绿豆汤、荷叶粥、甘蔗白藕汁、食绿豆薏苡仁粥等；忌食肥甘厚味等助湿生热之物。

⑤给药护理。中药汤剂宜饭后温服或凉服,外敷箍围消散药物每日应更换 2 ~ 3 次。

⑥对症护理。口苦咽干、溲赤者,可用金银花煎水代茶饮,亦可饮淡盐水或绿豆汤以消暑生津。若出现壮热不退、神昏等异常症状,及时报告医师,并积极配合抢救。

2. 热毒蕴结证

临床表现:患处红肿结块,灼热疼痛,轻者疖肿只有 1 ~ 2 个,也可散发全身,或簇集一处,或此愈彼起;伴发热,咽干口渴,溲赤便秘。舌红,苔黄,脉数。

护治原则:清热解毒。

内治法:五味消毒饮(《医宗金鉴》)合黄连解毒汤(《外台秘要》)加减。

外治法:同暑热浸淫证。疖肿较多者,宜用三黄洗剂湿敷。

护理措施:

①环境要求。保持病室湿润舒适,空气清新;室温宜偏凉,以 18 ~ 22℃ 为宜。

②起居护理。注意劳逸结合、防寒保暖。保持床单位整洁干燥,汗出过多者,及时更换被服。嘱患者保持皮肤清洁,勤换内衣。

③情志护理。恶寒发热者,症状显著、反应剧烈,极易产生焦虑感或恐惧感,可指导患者用以情胜情法、转移法等疏泄不良情绪,保持心情舒畅。

④饮食护理。宜进清热、解毒、生津之品,如西瓜汁、银花绿豆汤,或金银花、菊花等煎汤代茶饮;忌食辛辣、油腻、肥甘厚味之品。大便秘结者,多食清凉、富含粗纤维的食物,或晨起喝冷蜂蜜水等。

⑤给药护理。中药汤剂,一般宜饭后偏凉服。兼有表证者,宜热服。高热兼汗出者,宜偏凉服。

⑥对症护理。患者出现寒战、高热、烦躁等症状,立即通知医师,并积极配合抢救与治疗。

3. 阴虚血热证

临床表现:疖肿多发,或固定一处,此愈彼起,绵延不断,脓成迟缓,其色暗红,消谷善饥,口渴尿多。舌红、苔少,脉细数。

护治原则:养阴清热解毒。

内治法:仙方活命饮(《校注妇人良方》)合增液汤(《温病条辨》)加减。

外治法:初起用玉露散以金银花露或水调外敷,以箍毒消肿;脓成及时切开引流,疮口较深者,用引流条蘸八二丹引流,再敷贴玉露膏以提脓祛腐;脓尽用生肌散、白玉膏外敷。

护理措施:

①环境要求。保持病室整洁安静,减少噪声。室温不宜偏高,空气清新。

②起居护理。适度卧床休息,注意劳逸结合。保持皮肤清洁,汗出过多者,及时更换衣物。切忌抓搔挤压疖肿,以免继发感染。

③情志护理。此证绵延难愈,患者易产生焦虑、恐惧的负性心理,给予针对性的

心理疏导，以减轻患者心理负担，积极配合治疗。

④饮食护理。宜进食养阴、清热、生津之品，如甲鱼、莲子、百合等。禁烟酒，忌辛辣香燥之物。

⑤给药护理。中药汤剂宜文火煎，饭前温服。注意观察外用敷药的不良反应，如有异常，及时通知医师。

⑥对症护理。消渴病患者，应严格控制饮食，并遵医嘱予以降糖等药物治疗。

4. 脾虚毒恋证

临床表现：疖肿泛发全身各处，延绵不愈，迟不化脓，或脓成溃破，脓汁稀薄，或皮肤串空，形成瘘管。伴神疲乏力，面色萎黄，纳少便溏。舌质淡或边有齿痕，苔薄，脉濡。

护治原则：健脾和胃，清化湿热。

内治法：五神汤（《外科真诠》）合参苓白术散（《和剂局方》）加减。

外治法：同阴虚血热证。

护理措施：

①环境要求。保持室内干爽，室温不宜偏低，色调柔和。适时通风，空气清新。整洁安静，减少噪声。

②起居护理。鼓励患者进行适当的体育锻炼，以提高机体抵抗力。保持皮肤清洁，宜勤沐浴、勤换衣物。

③情志护理。因病情缠绵，患者易产生抑郁、焦虑等不良情绪，应加强心理疏导，帮助患者及其家属树立战胜疾病的信心，积极配合治疗与护理。

④饮食护理。宜进健脾、祛湿、托毒之品，如芪枣粥、淮山苡仁瘦肉汤、鸭羹等；忌食生冷、寒凉、油腻之物。

⑤给药护理。中药汤剂，宜饭前温服。注意观察外用敷药的不良反应，如出现过敏反应，立即停药。

⑥对症护理。若出现蝼蛄疖，应在脓肿最低部位，采用"＋"形切口，手术切开排脓，维持有效的引流。

【健康指导】

（1）注意个人卫生，加强个人防护。

（2）节饮食，薄滋味，忌油腥，合理膳食，增加营养，提高机体抵抗力。

（3）保持心情舒畅，戒忧思恼怒，适当参加文体活动，增强体质，娱乐身心。

（4）注意四时气候变化，随时增减衣被，以防外邪从皮毛口鼻侵入。

（5）对于消渴、贫血、营养不良及其他慢性瘙痒性疾病，治疗原发病，预防本病的发生。

（6）指导患者不宜自行挤压疖肿，尽量少用油膏类药物敷贴。若出现异常症状，及时就诊。

二、有头疽

有头疽是指发生于肌肤间的急性化脓性疾患。其临床特点是初起皮肤上即有粟粒样脓头，迅速向深部及周围扩散，脓头相继增多，焮热红肿胀痛。由于脓液排泄不畅，故根脚散漫，溃烂后状如莲蓬、蜂窝，范围常在10cm以上，同时伴有比较严重的全身症状。好发于项后、背部等皮肤厚韧之处，多见于中老年人及消渴病患者，并容易发生内陷。

有头疽在古代文献中，根据发病部位不同而名称各异。如发生于脑后（项后）部，称"脑疽"；发生于背部，称"发背疽"；发生于胸部膻中穴，称"膻中疽"；发生于少腹部，称"少腹疽"。尽管发病部位不同、名称各异，但临床表现及治疗大致相同。

现代医学的痈，可参照本节进行辨证施护。

【历史沿革】

疽之病名始见于《灵枢·痈疽》："何谓疽？……热气淳盛，下陷肌肤，筋髓枯，内连五脏，血气竭，当其痈下，筋骨良肉皆无余，故命曰疽。"隋代巢元方《诸病源候论》说："痈者，由六腑不和所生也。六腑主表，气行经络而浮。"《景岳全书》说："痈者，热壅于外，阳毒之气，其肿高，其色赤，其痛甚，其皮薄而泽，其脓易化，其口易敛，其来速者，其愈易速。"《外科正宗》中说："故成痈者……其发暴，而所患浮浅……故易肿、易脓、易腐、易敛，不伤筋骨而易治。"上述史料记载，为当代医疗卫生事业的发展，提供了丰富的理论依据和宝贵的临床经验。

【病因病机】

1. 感受外邪

六淫外袭，凝聚肌表，营卫不和，经络阻塞，以致气血运行失常而成。

2. 情志内伤

恼怒伤肝，思虑伤脾，肝脾郁结，气郁化火，脏腑蕴毒而发。

3. 饮食不节

过食膏粱厚味，致使湿热火毒内生，经络阻隔，壅聚肌肤间而成痈。

4. 精气劳伤

房事不节，劳伤精气，肾水亏损，水火不济。阴虚则火邪炽盛，复染毒邪所致。

体虚之际容易发生，故消渴患者常易伴发本病。如阴虚之体，每因水亏火炽，而使热毒蕴结更甚。气血虚弱之体，每因毒滞难化，不能透毒外出，如病情加剧，极易发生内陷。

【诊断与鉴别诊断】

（一）诊断

1. 症状

患者多伴有恶寒发热、食少纳差、神疲乏力和周身不适等全身症状。严重者，可因脓毒症而危及生命。

2. 病史

有头疽的发生与皮肤不洁、局部擦伤、环境温度升高或机体抵抗力下降有关，每遇外感、劳累而诱发。

3. 体征

根据病程演化，临床可分为三期。

（1）初期：患处即有粟粒样脓头，肿块渐向四周扩大，脓头增多，色红灼热，高肿疼痛。伴发热恶寒、头痛纳差。

（2）溃脓期：肿块增大，疮面腐烂，形似莲蓬、蜂窝，范围常超过 10cm，甚至大于 30cm。伴壮热、口渴、便秘、溲赤等。

（3）收口期：脓腐渐尽，新肉开始生长，逐渐愈合。

4. 辅助检查

（1）血常规检查：伴细菌感染者，血白细胞总数常在 $15 \sim 20 \times 10^9/L$，中性粒细胞为 80% ~ 90%。

（2）血糖和尿糖检查：可了解消渴病患者血糖控制的程度。

（3）细菌学检查：做脓液细菌培养和药物敏感试验，可明确致病菌和敏感的抗生素。

（二）鉴别诊断

1. 疖

病灶小而位浅；无全身明显症状；易脓，易溃，易敛。

2. 痈

为发于皮肉之间的疮疡，局部光软无头，红肿结块范围多为 6 ~ 9cm，发病迅速，易脓、易溃、易敛。

3. 无头疽

多发于骨胳及肌肉深部，病灶较深，初起皮色不变，漫肿、疼痛彻骨，难消、难溃、难敛，溃后多损筋骨。

4. 脂瘤染毒（同疖）

5. 发

初起无头，红肿明显，边缘不清，后皮肤湿烂，色黑腐溃，范围较有头疽大，好发于肌肉丰厚之处。

【辨证施护】

（一）辨证要点

有头疽的辨证应审其虚实。脓溃畅泄，腐肉脱落，则病情停止发展，收口较易，此属实证，多见于中年人。若脏腑先自蕴毒，或有消渴病，加之外来毒邪，正虚而毒盛，正气难以化毒，则疮肿难脓、难溃、难敛，甚至疽毒内陷，兼见神昏谵语，气息急促等严重症状，此属虚证，多见于年老体虚者或消渴病患者。

（二）一般护理

1. 环境要求

保持病室整洁、舒适、安静；室内温湿度，应根据气候变化和不同证型进行合理调节；保持室内空气流通，清净馨香，让患者身心愉悦。

2. 起居护理

起居有常，劳逸结合。高热者，宜卧床休息，及时采取有效的降温措施。根据病情选择合适的体位，如疮口位于颈后及背部者，取侧卧位，以免受压。

3. 情志护理

加强心理疏导，做好健康宣教工作，以稳定患者情绪，积极配合治疗和护理。

4. 饮食护理

饮食宜清淡易消化、富含营养；讲解合理膳食的重要性；根据病证的性质和食物的四性五味，选择相宜之食品。

5. 给药护理

中药汤剂不宜久煎，并根据病情、病位、病性和药物特点来确定饭前服或饭后服，温服或凉服；外敷药物，在患处涂药薄厚均匀，范围宜大于肿块基底部，注意观察药物的疗效与不良反应；消渴病患者，遵医嘱给予胰岛素或口服降糖药，以控制血糖水平。

6. 对症护理

高热者，及时给予物理降温，必要时遵医嘱应用退热药物；渗出较多者，应及时更换敷料；若患处皮下有空腔，予以垫棉疗法。

7. 病情观察

严密观察患者全身体征的变化，如体温、呼吸、神志等。密切注意局部体征的变化，如肿势、疼痛程度、渗液情况及脓液性质等。了解舌、苔、脉象的变化，以明确证候类型，预测疾病的转归。

（三）分型护治

1. 火毒凝结证

临床表现：多见于壮年体盛者。初起患处即有粟粒样脓头，色红灼热，根脚收束，疼痛日增；疮面腐烂，形如蜂窝，脓出黄稠；伴有壮热恶寒，头痛，口渴，便秘，溲赤。舌红，苔黄，脉弦数。

护治原则：清热泻火，和营托毒。

内治法：仙方活命饮（《医宗金鉴》）加减。

外治法：初起用金黄散加千锤膏，箍围消肿；脓成用八二丹、金黄膏外敷；若脓腐阻塞，引流不畅而有波动时，采用"＋"或"＋＋"形切口手术切开排脓；脓腐已净，新肉渐生，用白玉膏加生肌散外敷。

护理措施：

①环境要求。病室环境宜整洁安静，室温宜偏凉，适时通风，空气清新。

②起居护理。全身症状明显者，以卧床休息为宜，避免疮口受压。病势平稳后，可离床活动。注意勿当风受凉。

③情志护理。加强心理疏导，与患者多沟通、多交流，消除其紧张、焦虑的负性心理，保持心态平和，积极配合治疗与护理，以利于早日康复。

④饮食护理。宜进清热、泻火、托毒之品，如绿豆汤、苡仁冬瓜粥等；忌辛辣、油腻、鱼腥之物；消渴病患者，应严格控制饮食。

⑤给药护理。中药汤剂，宜饭后温凉服。外敷药的摊制宜厚薄均匀，随时以液体湿润，以免药物剥落或干硬不适。

⑥对症护理。高热者，及时予以物理降温。必要时，遵医嘱应用药物降温。疼痛剧烈者，可遵医嘱给予止痛剂。

2. 阴虚火炽证

临床表现：多见于消渴病患者。初起患部肿块上即有粟粒状脓头，肿势平塌，根脚散漫，皮色暗滞，疼痛剧烈，脓腐难化，溃后脓水稀少或带血水；伴发热烦躁，食少纳差，口干唇燥，溲赤便干。舌红，苔黄，脉细数。

护治原则：滋阴生津，清热托毒。

内治法：竹叶黄芪汤（《医宗金鉴》）加减。

外治法：初起用冲和膏箍围，以消肿止痛；脓成用七三丹、金黄膏外敷；若脓腐阻塞，引流不畅，采用"＋"或"＋＋"形切口切开排脓；脓腐已净，新肉渐生，用白玉膏加生肌散外敷。

护理措施：

①环境要求。病室环境宜整洁安静、空气清新，室温宜偏凉。尽可能避免一切噪声，保证患者良好的睡眠与休息。

②起居护理。以卧床休息为主，注意不可挤压疮口。

③情志护理。提高患者对疾病的认识能力，关心体贴患者，保持乐观的心态，积极配合治疗与护理。

④饮食护理。宜进滋阴、清热、托毒之品，如百合汤、莲子汤、梨汁等，宜偏凉食用；忌食生冷、辛辣、甜腻、鱼腥之物。

⑤给药护理。中药汤剂，宜饭前温凉服。外敷药的敷贴宜超过肿势范围，注意观察敷药效果及不良反应。

⑥对症护理。疼痛剧烈者，遵医嘱应用止痛剂。高热者，宜多饮开水，及时予以物理降温。必要时，遵医嘱给予药物降温。

3. 气虚毒滞证

临床表现：多见于年迈体虚者。肿势平塌，根脚散漫，皮色赤暗不泽，闷胀疼痛，脓水稀少，化脓迟缓，腐肉难脱，疮口成空壳；伴畏寒，高热，精神萎靡，面色少华，口渴喜饮，小便频数；舌淡红，苔白腻或微黄，脉数无力。

护治原则：扶正托毒。

内治法：托里消毒散（《医宗金鉴》）加减。

外治法：同阴虚火炽证。

护理措施：

①环境要求。病室宜整洁安静、干爽舒适；温度、湿度适宜，并定期进行空气消毒。

②起居护理。加强基础护理；注意御寒保暖，避免外邪侵袭。

③情志护理。因患者年老体弱，应加强基础护理。明确患者的心理状况，给予适当的解释和安慰。

④饮食护理。宜进健脾、益气、养血之品，如大枣、黄芪、莲子、山药、木耳等；忌食肥甘厚味、辛辣炙烤之物。

⑤给药护理。中药汤剂，宜饭前温服。外敷药宜敷于患处四周，以免阻止脓毒外泄。消渴病患者，应遵医嘱按时、定量地服用降糖、降脂、降压药物，并动态地监测病情变化。

⑥对症护理。畏寒、高热者，注意保暖，同时给予物理降温。必要时，遵医嘱给予药物降温。

【健康指导】

（1）养成良好的生活习惯，注意个人卫生。

（2）饮食调护。饮食宜清淡易消化，富含营养，寒凉适度，以提高机体抗邪能力。少吃或不吃膏粱厚味之品，以免脾失运化、火毒内生。

（3）情志调摄。保持乐观情绪，心态平和，忌忧思恼怒。适当参加文体活动，愉悦身心。

（4）生活起居调护。遵循"春夏养阳，秋冬养阴"的原则，适时调整作息时间，随时增减衣被。

（5）预防调护。对于年老、体虚之人，或消渴病患者，应保证充足的休息，以利于脏腑功能的恢复。适当参加体育锻炼，可使经络通畅，营卫气血调和，增强体质，抵御外邪。

（6）健康宣教。嘱患者切忌挤压、碰伤患处；外敷药应紧贴患部，掺药宜厚薄均匀；保持患处皮肤清洁；消渴病患者，积极进行综合治疗，控制血糖水平。

三、湿疮

湿疮是一种皮损形态多样，伴有瘙痒、糜烂、流滋的过敏性炎症性皮肤疾患，具有多形性损害、对称分布、剧烈瘙痒、渗出倾向、反复发作、易成慢性等临床特点，相当于现代医学的"湿疹"。发病率较高，男女老幼皆可发病，无明显季节性，但冬季常常复发。

祖国医学古代文献中无湿疮之名，一般依据其发病部位、皮损形态而有不同的名称，如浸淫遍体，滋水较多者，称为"浸淫疮"；以丘疹为主者，称为"血风疮"或"粟疮"；发于耳部者，称"旋耳疮"；发于四肢弯曲部者，称"四弯风"；发于手足部者，称为"瘑疮"；发于乳头者，称"乳头风"；发于脐部者，称"脐疮"；发于阴囊部者，称为"肾囊风"或"绣球风"；发于婴儿者，称"奶癣"或"胎症疮"。

现代医学的湿疹，可参照本节进行辨证施护。

【历史沿革】

湿疮在祖国医学古代文献中早有记载。《素问·至真要大论》云："诸痛痒疮，皆属于心……诸湿肿满，皆属于脾。"《医宗金鉴·血风疮》指出："此证由肝、脾二经湿热，外受风邪，袭于皮肤，郁于肺经，致遍身生疮。形如粟米，瘙痒无度，抓破时，津脂水浸淫成片，令人烦躁、口渴、瘙痒，日轻夜甚。"《诸病源候论》曰："浸淫疮是心家有风热，发于肌肤，初生甚小，先痒后痛而疮。汁出浸渍肌肉，浸淫渐阔，乃遍体。"《金匮要略》中称："浸淫疮，黄连粉主之。"由此可见，历代医家在湿疮的病名、病因病机、证候特点等方面，积累了丰富的理论知识和实践经验。

【病因病机】

由于禀赋不耐，湿热内生，复感风邪，内外两邪相搏，致风湿热邪浸淫肌肤所致。

1. 饮食不节

因禀赋不耐，过食辛辣鱼腥动风之品，或嗜酒，伤及脾胃，脾失健运，致脾虚湿蕴或湿热蕴结，浸淫肌肤发为本病。

2. 血虚风燥

因素体虚弱，脾为湿困，肌肤失养或因湿热蕴久，耗伤阴血，化燥生风而致血虚风燥，肌肤甲错发为本病。

急性者以湿热蕴结为主，亚急性者多与脾虚湿恋有关，慢性者则多病久耗伤阴血，血虚风燥，肌肤失养而甲错。发于小腿伴有青筋暴露者，常由于气血运行失常，湿热蕴阻，肤失濡养所致。

【诊断与鉴别诊断】

（一）诊断

1. 症状

（1）急性湿疮：自觉瘙痒，轻者微痒，重者剧烈瘙痒呈间隙性或阵发性发作，常在夜间增剧，影响睡眠。皮损广泛者，可有发热、大便秘结、小便短赤等全身症状。

（2）亚急性湿疮：自觉瘙痒，或轻或重，一般无全身不适。

（3）慢性湿疮：自觉瘙痒剧烈，尤以夜间、情绪紧张、食辛辣鱼腥动风之品时为甚。若发生在掌跖、关节部的易发生皲裂，引起疼痛。病程较长，数月至数年不等，常伴有头昏体乏、腰酸肢软等全身症状。

2. 病史

湿疮主要是由复杂的内、外因素所引起的一种迟发型变态反应性疾病。患者多为过敏体质，可由某些食物，如鱼、虾、蟹、牛肉、羊肉、奶糖；或花粉、灰尘、羊毛、动物羽毛、病灶感染、肠寄生虫病等引起；并与健康状况、环境因素、过度劳累、情志变化、神经因素等密切有关。急性湿疮起病较快，亚急性湿疮多由急性湿疮迁延而来，慢性湿疮多由急性、亚急性湿疮反复发作而来，也可起病即为慢性湿疮。

3.体征

（1）急性湿疮：常对称发生于身体的任何部位，也可泛发全身，以面部的前额、眼睑、颊部、耳部、口唇周围等处多见。初起皮肤潮红、肿胀、瘙痒，继而出现丘疹、丘疱疹、水疱，群集或密集成片，形态大小不一，边界不清。常因搔抓而水疱破裂，形成糜烂、流滋、结痂。该期可有多种皮损出现。

（2）亚急性湿疮：皮损渗出较少，以丘疹、丘疱疹、结痂、鳞屑为主，仅有少量水疱及轻度糜烂。

（3）慢性湿疮：皮损范围局限、边界清楚，好发于手足背、小腿伸侧、肘膝屈侧、阴部、股部及肛门周围等部位。皮损特点为浸润肥厚、表面粗糙、触之较硬、苔藓样变及色素沉着，常因搔抓致皮肤表面有糜烂或少量渗出。常伴有丘疱疹、痂皮、抓痕、鳞屑，间有糜烂、流滋。

4.辅助检查

主要进行组织病理检查。

（1）急性湿疮：角质层有角化不全及凝聚的血浆，偶见中性粒细胞；表皮内有水疱或大疱，水疱周围可见海绵形成和细胞内水肿；伴有以单核细胞为主的浸润及细胞外渗。

（2）亚急性湿疮：除急性湿疮的病理表现外，还有中等程度的棘层肥厚，角质层有不同程度的角化及结痂。

（3）慢性湿疮：角化过度及局限性角化不全，中等程度或明显的棘层增厚，表皮突延长，轻度海绵水肿，但无水疱。

特定部位、特殊类型的湿疮具有上述共同表现，但由于某些特定的环境或特殊的致病条件，其症状及皮损特点也略有不同。

（二）鉴别诊断

1.接触性皮炎

有明确的接触史。皮损局限于接触部位，以潮红、肿胀、红斑、水疱为主，形态单一，边界清楚，病因祛除后很快痊愈，不易复发。

2.牛皮癣

皮损好发于颈项、四肢伸侧、尾骶部。初起为多角形扁平丘疹，后融合成片，典型损害为苔藓样变，皮损边界清楚，无糜烂、流滋。

3.重型药疹

有明确的用药史。发病呈进行性加剧，皮损为全身皮肤弥漫性潮红、肿胀、糜烂、出血、结痂等，伴有高热、畏寒等全身症状。病情重，可导致重要脏器功能衰竭或继发严重感染而死亡。

【辨证施护】

（一）辨证要点

湿疮形于外而发于内，多因饮食伤脾，外受湿热之邪所致，内外湿热之邪互相搏结而发病。急性期，多因风性数变，往来肌肤则瘙痒，热性炎上，熏于体表，出现红斑丘疹、瘙痒，发无定处，局部灼热，舌质淡红，舌苔薄黄；因湿性重浊，聚于肌肤，出现水疱、糜烂、渗出，伴口苦咽干，大便秘结，小溲短赤，舌红苔腻，脉象滑数；又因湿性黏滞，故病程缠绵难愈。慢性期，湿热久羁，耗伤阴血而肌肤失养，皮肤肥厚、干燥、鳞屑或皲裂，伴神疲乏力，心悸失眠、口干不思饮，腹胀纳呆。舌淡、苔白，脉细弦。

（二）一般护理

1. 环境要求

保持病室整洁安静，光线柔和，空气流通，温湿度适宜。室内不放置芳香花卉，勿喷洒带香味空气清新剂，禁用卫生香，以免诱发湿疮。尽可能地避免一切烦杂噪声，保证患者良好的休息。

2. 起居护理

指导患者生活有节，起居有常。适当锻炼身体，促使气血流畅，提高身体抵抗力及对外界环境的适应能力。保持床铺整洁平展，避免毛皮织品、化学纤维、塑料、染料等直接接触皮肤。衣被、床单柔软，以棉织品为佳，不能穿盖过紧或过热。保持皮肤清洁，皮损处忌用盐水、热水、肥皂水、碱水等清洗，以免加重病情。嘱患者勤剪指甲，切忌搔抓，阻断"越痒越抓，越抓越痒"的恶性循环，以防继发感染，以利于皮损的消退。

3. 情志护理

注意调摄患者的情志，保持心情舒畅，恬淡虚无，避免忧、思、哀、怒等不良刺激而伤脾，脾失健运，湿热内生或郁怒伤肝，气火上逆，加重病情。同时，做好家属工作，给予患者家庭的温暖、关爱与支持，树立战胜疾病的自信心，积极配合治疗与护理。

4. 饮食护理

指导患者养成良好的饮食习惯，讲解食品的选择应根据病证的寒热虚实与食物的四性五味。饮食宜清淡，多吃新鲜果蔬；少吃榴莲、芒果、龙眼、荔枝等热性水果，以免病情"火上加油"；多吃绿豆、冬瓜、莲子、苦瓜等清热利湿之品；避免饮酒，喝咖啡，忌食辛辣、肥甘厚味、炙烤煎炸及鱼腥动风发物。

5. 给药护理

中药汤剂，不宜久煎，并根据病情、病性、病位和药物特点来决定服用时间与服用方法，以最大限度地发挥药物疗效。外敷药物的敷贴应超过皮损范围，药膏的摊制宜厚薄均匀，注意观察药物的疗效及不良反应。

6. 对症护理

剧烈瘙痒，难以入睡者，告知分散注意力的方法，如听催眠音乐、广播等，以减少不良刺激。睡前用热水泡脚或饮用适量牛奶，以促进患者入睡。全身性瘙痒患者应减少洗澡次数，洗澡时不要过度搓洗皮肤，禁用碱性肥皂。

7. 病情观察

观察皮损的色泽、形状、范围；溃后流滋的色、质、量及气味等；有无瘙痒及其程度；有无水疱、丘疹、结痂、鳞屑；观察体温的变化，是否伴有心烦口渴，大便干结、小便短赤；注意舌苔、脉象的变化，以判断证候类型及预测疾病的转归。

（三）分型护治

1. 湿热蕴肤证

临床表现：多见于急性湿疮患者。发病急，病程短；皮损潮红灼热，水疱密集，瘙痒无休，糜烂流滋。伴身热、心烦口渴，大便干结、小便短赤。舌质红，苔薄白或黄，脉滑或数。

护治原则：清热利湿止痒。

内治法：龙胆泻肝汤（《外科正宗》）加减。

外治法：a. 初起仅有皮肤潮红而无流滋者，以清热安抚、避免刺激为原则。可选用清热止痒的中药苦参、黄柏、地肤子、荆芥等煎汤外洗，或用10%黄柏溶液、炉甘石洗剂外搽。b. 若糜烂、水疱、流滋较多者，以收敛、清热、止痒为原则。可选用马齿苋水洗剂，黄柏溶液外搽，或3%硼酸液湿敷。c. 滋水减少、结痂者，以保护皮损、避免刺激、促进角质新生、消除残余炎症为原则。可选用黄连软膏、青黛膏外搽。

护理措施：

①环境要求。病室环境宜整洁安静、干爽舒适，空气流通，温度、湿度适宜。

②起居护理。生活规律，早睡早起，适当锻炼。随四时气候变化而增减衣被，避免冷热刺激。

③情志护理。加强心理疏导，鼓励和安慰患者，保持身心愉悦，恬淡虚无。

④饮食护理。宜进清热凉血、解毒止痒之品，如西瓜、苦瓜、海带、茭白、苋菜、芹菜、绿豆等。不宜饮浓茶和咖啡，忌食牛羊肉、葱蒜等热性食物和海鲜发物。

⑤给药护理。中药汤剂，宜空腹凉服。外搽药物不宜过厚，范围宜超过皮损处，每日2～3次。

⑥对症护理。剧烈瘙痒无渗出者，给予皮肤微波照射，修复受损皮肤，缓解瘙痒症状，直接涂抹含有金银花、荷叶、芦荟等药膏进行止痒，不宜随意自行使用一些含激素的外用药膏，如皮炎平、无极膏、肤轻松等皮质类固醇霜。

2.脾虚湿蕴证

临床表现：多见于亚急性湿疮患者。发病较缓，皮损潮红，瘙痒，抓后糜烂渗出，以丘疹、结痂、鳞屑为主；伴有食少纳差，神疲乏力，腹胀便溏。舌质淡胖，苔白或腻，脉弦缓。

护治原则：健脾利湿止痒。

内治法：除湿胃苓汤（《外科正宗》）加减。

外治法：以消炎、止痒、干燥、收敛为原则。有少量流滋者，选用苦参汤、三黄洗剂湿敷外搽；无流滋者，可选用祛湿散、青黛散、新三妙散等油调外敷或黄柏霜外搽。

护理措施：

①环境要求。病室环境宜整洁安静、空气清新、温湿度适宜，定时进行空气消毒。

②起居护理。衣被、床单柔软，以棉织品为佳，避免毛皮织品、化学纤维、塑料、染料等直接接触皮肤。适当锻炼身体，增强体质，提高机体抵抗力。

③情志护理。向患者介绍与疾病相关的知识，安慰鼓励患者，增强治疗信心，告知情绪波动对疾病的影响，使患者保持情绪稳定，开朗豁达。

④饮食护理。宜进健脾化湿、解毒止痒之品，如白术、党参、扁豆、绿豆、山药、莲子肉、薏苡仁等；忌食生冷、寒凉、辛辣、油腻之物。

⑤给药护理。中药汤剂，宜饭前温服；外敷洗剂或软膏宜酌情选用，每日3～4次，注意观察药物疗效。

⑥对症护理。糜烂渗出较多者，及时更换衣物，遵医嘱选用苦参汤、三黄洗剂湿敷外搽。有结痂者，可用纱布或棉球蘸植物油或生理盐水湿润后再轻轻擦去，切勿搔抓。

3.血虚风燥证

临床表现：多见于慢性湿疮患者。病久缠绵不愈，皮损色暗或色素沉着，剧痒，肥厚粗糙，鳞屑，苔藓样变；伴神情倦怠，心悸失眠、口干不思饮，纳差腹胀。舌淡、苔白，脉细弦。

护治原则：养血润肤，祛风止痒。

内治法：当归饮子（《证治准绳》）加减。

外治法：以止痒、抑制表皮细胞增生、促进真皮炎症浸润吸收为原则。可选用各种软膏、乳剂，根据瘙痒及皮肤肥厚程度加入不同浓度的止痒剂、角质促成和溶解剂，如青黛膏、湿疮膏、皮脂膏、5%硫磺软膏及皮质类固醇激素软膏等。

护理措施：

①环境要求。保持病室环境整洁安静、干爽舒适、温度与湿度适宜。

②起居护理。饮食有节，起居有常，适当锻炼身体。适时进行矿泉浴、糠浴和淀粉浴，并外涂护肤油脂，以保持皮肤清洁柔润，鳞屑减少，亦可控制痒感。不宜用热

水、肥皂烫洗，避免日光曝晒或寒冷刺激。

③情志护理。鼓励安慰患者，增强战胜疾病的自信心，避免忧思恼怒，保持心情舒畅。

④饮食护理。宜进清热、养血、润燥之品，如海参、黑芝麻、青豆、桂圆、枸杞、山药、黄芪、当归等；忌食腥发动风及辛辣酒酪之食。

⑤给药护理。中药汤剂，宜饭前温服。外搽药物以软膏为主，如甘草油、湿疮膏等，应酌情应用。尽量少用水洗剂，以免加重干燥、脱屑等症状。

⑥对症护理。全身性瘙痒者，宜减少洗澡次数，避免过度搓洗皮肤，禁用碱性肥皂。心悸失眠者，给予针对性的心理疏导，帮助患者将忧思恼怒宣泄出来。必要时，遵医嘱应用镇静催眠类药物。

【健康指导】

（1）养成良好的个人卫生习惯，保持皮肤清洁柔润。

（2）饮食调护。指导患者养成良好的饮食习惯；根据病情的寒热虚实与食物的性味归经，帮助患者选择适宜的食品；忌食生冷辛辣、炙烤油煎、肥甘厚味及海鲜等动风发物。

（3）情志调摄。精神紧张和情绪激动，均可加剧瘙痒，使病情进一步加重，故应帮助患者减轻精神负担，避免忧思恼怒等不良情绪。

（4）生活起居调护。顺四时阴阳变化，御寒保暖。衣物以柔软的棉织品为佳，内衣避免选用化纤、染织品等。创造良好的休息环境，保证患者充足的睡眠。

（5）预防调摄。湿疮是一种过敏性皮肤疾患，应使患者尽量避免一切可疑或明确的致敏性因素，如环境、饮食、衣物、气候等。注意多喝水，保持皮肤的水润爽滑，增强抗邪能力。

（6）健康宣教。瘙痒难忍者，可外用烊速消，禁忌用手抓搔，过度抓搔会导致皮肤苔藓化。不宜洗热水澡，因毛细血管扩张，可进一步加剧皮肤的干燥程度，导致瘙痒更剧。湿疮有反复发作、迁延不愈的倾向，鼓励患者宜坚持治疗。

四、脱疽

脱疽是指四肢末端坏死，严重时趾（指）节坏疽脱落的一种慢性周围血管疾病。又称脱骨疽。其临床特点是好发于四肢末端，以下肢多见，初起趾（指）间怕冷、苍白、麻木、间歇性跛行，继则疼痛剧烈，日久患趾（指）坏死变黑，甚至趾（指）节脱落，相当于现代医学的"血栓闭塞性脉管炎"。我国北方多见，好发于男性青壮年。常先一侧下肢发病，继而累及对侧，少数患者可累及上肢。患者多有受冷、潮湿、嗜烟、外伤等病史。

现代医学的血栓闭塞性脉管炎、动脉硬化性闭塞症、糖尿病足，出现相应临床表现时，可参照本节进行辨证施护。

【历史沿革】

有关脱疽的记载，最早见于《内经》，当时称为"脱痈"。脱疽之名最早见于《刘涓子鬼遗方·九江黄父痈疽论》："发于足趾，名曰脱疽，其状赤黑，不治。治之不衰，急斩之，治不去，必死矣。"《马培之外科医案》所载脱疽："有严寒涉水，气血冰凝，积久寒化为热。始则足趾木冷，继则红紫……皮肉筋骨俱死，节缝渐渐裂开，污水渗流，筋断肉离而脱，有落数趾而败者，有落至踝骨而不败者，视其禀赋之强弱。"《神医秘传》指出，应用金银花、玄参、当归、甘草，水煎服，治疗脱疽。《千金翼方》对痈疽提出了"毒沦肉则割，毒在骨则切"的手术原则。由此可见，历代医家在脱疽的病名、发病机制、临床表现及治疗方法等方面积累了丰富的理论知识与实践经验，对临床诊疗工作具有十分重要的指导意义。

【病因病机】

1. 脾肾亏虚

脾气不健，肾阳不足，则气血亏乏，内不能荣养脏腑，外不能濡养四肢。肾阳亏损，不能温煦四末，或脾肾阳虚，寒邪侵袭，四肢经脉气血不足，寒凝血瘀而发病。

2. 寒湿侵袭

寒邪侵袭致肢体怕冷，温养不足，故出现肢体麻木、行走无力、跛行。寒客经脉，气血凝滞，经络阻塞，不通则痛。四肢气血不充，失于濡养，则皮肉枯槁，坏死脱落。

3. 血脉损伤

跌仆等致血脉损伤，气血凝滞，经络不通，四肢失于濡养而致。

若寒邪久蕴，则郁而化热，湿热浸淫，则患趾（指）红肿溃脓。热邪伤阴，阴虚火旺，病久可致阴血亏虚，肢节失养，坏疽脱落。寒邪盛极，血凝脉闭，则可见肢体失荣、枯黑坏疽。久病可致气血双亏而出现全身消瘦、乏力、倦怠、纳呆，甚至全身衰竭。总之，本病的发生以脾肾亏虚为本、以寒湿外伤为标，而气血凝滞、经脉阻塞为其主要病机。

现代医学认为本病的发生与长期吸烟、饮食不节、环境、遗传、感染及外伤等因素有关。

【诊断与鉴别诊断】

（一）诊断

1. 症状

根据肢体缺血程度和表现，结合 Fontaine 分类法，临床分为四期。

（1）Ⅰ期：患肢有麻木、怕冷和针刺等异常感觉。行走时，足及小腿有酸胀疼痛感，足底硬胀不适而出现轻度间歇性跛行，短暂休息后可缓解。耐寒能力降低，冬季症状加重。

（2）Ⅱ期：以患肢活动后出现间歇性跛行为突出症状，随着病情的加重，行走的距离越来越短。

（3）Ⅲ期：以缺血性静息痛为主要症状，患肢出现持续性剧烈疼痛，夜间更甚，迫使患者日夜屈膝抚足，不能入睡。

（4）Ⅳ期：临床症状继续加重，剧烈疼痛。若继发感染，则干性坏疽转为湿性坏疽，患者可有寒战、高热、烦躁等全身中毒症状，病程长者伴消瘦、贫血。

2. 病史

脱疽多发于寒冷季节，以 20～40 岁男性多见。患者多有嗜烟、受冷、潮湿、外伤、感染及游走性浅静脉炎等病史，还与自身免疫功能紊乱、激素失调及遗传物质等因素相关。

3. 体征

根据肢体缺血程度和表现，结合 Fontaine 分类法，临床分为四期。

（1）Ⅰ期：患肢皮肤温度稍低，色泽较苍白，足背或胫后动脉搏动减弱，部分患者小腿出现游走性红硬条索（游走性血栓性浅静脉炎）。此期以功能性变化为主，患肢动脉仅有局限性狭窄。

（2）Ⅱ期：患肢皮肤温度降低、色泽更为苍白，皮肤干燥、趾（指）甲增厚变形，小腿肌萎缩，足背或胫后动脉搏动消失。此期患肢动脉狭窄的范围与程度均超过Ⅰ期，依靠侧支循环维持血供。

（3）Ⅲ期：患肢皮肤温度显著降低，明显苍白或出现紫斑。此期以器质性变化为主，患肢动脉广泛、严重狭窄，仅靠侧支循环无法代偿肢体静息时的血供，组织濒临坏死。

（4）Ⅳ期：以患趾（指）端发黑、干瘪、坏疽和溃疡为主要体征。此期动脉完全闭塞，侧支循环不足以代偿所需的血供，坏死肢端不能存活。

4. 辅助检查

（1）肢体血流图：有助于了解肢体血流通畅情况。血流波形平坦或消失，表示血流量明显减少，动脉严重狭窄。

（2）超声多普勒检查：可显示动脉的形态、直径和流速、血流波形等；血流的波形幅度降低或呈直线状态，表示动脉血流减少或动脉闭塞。同时，还可行节段动脉压测定，了解病变部位和缺血的程度。

（3）动脉造影：可明确动脉阻塞的部位、程度、范围及侧支循环建立的情况。患肢中小动脉多节段狭窄或闭塞是血栓闭塞性脉管炎的典型征象。

（4）特殊检查：测定患肢的皮肤温度；测定跛行距离和跛行时间；检查患肢远端动脉搏动情况；肢体抬高试验。

（二）鉴别诊断

1. 雷诺氏病

多见于青年女性，以上肢多见，好发于双手，两侧对称。由于寒冷或情绪激动，可使双手突然变冷，皮色苍白，继而潮红、紫绀。待诱因消失后，可恢复正常肤色，患肢动脉搏动正常，可伴有皮肤硬化，很少发生坏疽。

2.动脉硬化性闭塞症

多见于 50 岁以上的老年人，双侧下肢常同时发病，多数患者的血胆固醇含量较高，脂蛋白代谢异常，并伴有高血压、冠状动脉供血不足等并发症。

3.糖尿病性坏疽

患者有糖尿病的典型症状，即多饮、多食、多尿；实验室检查，尿糖阳性，空腹血糖增高；局部为湿性坏疽，范围较大，蔓延迅速。若不及时控制炎症，易至毒邪内陷。

【辨证施护】

（一）辨证要点

脱疽的辨证应重视局部辨证，兼顾全身辨证。局部辨证主要从皮肤温度、皮肤颜色和溃疡情况来进行综合分析。皮温降低属气虚阳气不足或气血瘀滞；皮温升高属热邪为患，但有实、虚之分，实者多为湿热下注所致，虚者则是阴虚所生。皮肤颜色苍白多属血虚，颜色发红属热证，可为实热，可为虚热。皮色紫红或青紫为瘀血，压之褪色者多为瘀在脉管，压之不褪色者多为瘀在脉外，黑色多为死肌之色。创面溃破腐烂，肉色不鲜，脓水恶臭，灼痛剧烈，夜间尤甚，多属热毒伤阴证。创面污浊不清，脓液伴有臭味，并易出血，创周紫暗，多为湿热瘀滞，热盛者脓液稠厚。湿盛者创面渗液较多，肉芽水肿。溃疡久不愈合，肉芽呈灰白色或如镜面，脓液少而清稀，多为气血两虚。

（二）一般护理

1.环境要求

病室宜整洁安静，阳光充足，光线柔和，室温宜在 20℃ 以上。注意通风换气，保持室内空气清新。

2.起居护理

注意肢体保暖，避免寒邪侵袭，以免加重疼痛。切忌用热水袋或热水给患肢直接加温，局温升高会使组织耗氧量增加，加重缺血、缺氧。急性期绝对卧床休息，保护病足，防止意外损伤。

3.情志护理

因久病难愈，疼痛难忍，患者易产生悲观、失望、烦躁、易怒等不良情绪，甚至对治疗失去信心。医护人员应同情、关心、体贴患者，给予心理支持，说明情志不畅对疾病的影响，帮助患者树立战胜疾病的信心，积极配合治疗和护理。

4.饮食护理

讲解合理膳食对疾病的重要性，指导患者选择适宜的食物应根据病证的寒热虚实与食物的四性五味；饮食宜清淡富含营养；多食瘦肉、豆制品及新鲜果蔬；忌食生冷、辛辣、肥甘厚味之品；禁忌饮酒、吸烟。

5. 给药护理

中药汤剂不宜久煎，一般在饭后 1h 或空腹时服用效果更佳。静脉滴注溶栓剂时，密切注意有无出血倾向，定期检测出凝血时间。使用血管扩张剂时，注意观察用药的疗效及不良反应。患肢溃疡者，定时换药。干性坏疽者，不宜用中药油膏外敷。湿性坏疽者，保持引流通畅。糖尿病、高血压者，应遵医嘱给予降糖、降压等药物治疗，动态地监测血糖、血压的变化。若出现异常情况，立即通知医师，进行紧急处理。

6. 对症护理

疼痛者，遵医嘱应用镇痛药物，注意用药剂量与次数，避免导致药物成瘾。高热者，及时进行物理降温。必要时，遵医嘱应用解热镇痛药。大便干结者，给予开塞露肛门注入或口服石蜡油。严重贫血者，禁用熏洗法、针灸治疗。

7. 病情观察

观察患肢的血运情况，如皮肤的温度、色泽及动脉搏动情况；患肢疼痛的性质、程度、持续时间长短；患肢有无肌萎缩、坏疽、溃疡和感染；患趾（指）有无坏死、溃疡、脓腐颜色及气味等；定时测量患肢跛行距离和跛行时间；是否伴有麻木、发凉、针刺等异常感觉；采取的镇痛措施是否有效；注意舌、苔、脉象的变化，以判断证候类型及预测疾病的转归。

（三）分型护治

1. 寒湿阻络证

临床表现：患趾（指）喜暖怕冷，麻木疼痛，遇冷痛剧，步履不利，多走痛剧，稍歇痛减，皮肤苍白，触之发凉；趺阳脉搏动减弱。舌淡，苔白腻，脉沉细。

护治原则：温阳散寒，活血通络。

内治法：阳和汤（《外科全生集》）加减。

外治法：①熏洗疗法：用温经散寒、活血祛瘀之中药煎汤，于患处先熏后洗，每次 20～30 分钟，每日 1 剂，每剂熏洗 2～3 次。②用红灵酒适量揉擦患肢足背和小腿，或手背和前臂，每日 2～3 次，每次 15 分钟。③可用冲和膏、红灵丹油膏外敷。④针灸疗法：可调节神经血管功能，缓解肢体血管痉挛，促进侧支循环建立，从而改善局部血液循环。上肢取曲池、内关、合谷，下肢取足三里、三阴交、阴陵泉等。

护理措施：

①环境要求。病室环境宜整洁安静、阳光充足、干爽舒适，室温宜保持在 22～25℃。

②起居护理。注意患肢保暖，禁忌采用热水袋、电热宝等局部热敷。鼓励患者多进行户外阳光浴及适当的功能锻炼，以缓步行走为主。患肢应避免潮湿。

③情志护理。讲解与疾病相关的知识，告知患者本证属于早期，帮助患者树立战胜疾病的自信心，积极配合治疗与护理，使病情得到良好的控制。

④饮食护理。宜进温阳、活血之品，如狗肉、羊肉、大枣、生姜等；忌食辛辣、寒凉、生冷等刺激之物。

⑤给药护理。中药汤剂，宜空腹温热服。药物熏洗不宜过热，以免烫伤。外用油膏宜摊制均匀。注意观察针灸疗法的治疗效果，若出现异常情况，及时通知医师。

⑥对症护理。教会患者应对疼痛的有效措施，如听音乐、看书、看电视、散步、与人交谈等，以分散对病痛的注意力，消除烦躁、焦虑的不良情绪。小腿痛胀甚者，可针刺承山、飞扬解痉止痛。

2. 血脉瘀阻证

临床表现：患趾（指）酸胀疼痛加重，步履沉重乏力，活动艰难，皮色暗红或紫暗，下垂更甚，触之发凉干燥，肌肉萎缩，趾（指）甲增厚；趺阳脉搏动消失。舌暗红或有瘀斑，苔薄白，脉弦涩。

护治原则：活血化瘀，通络止痛。

内治法：桃红四物汤（《医宗金鉴》）加减。

外治法：用红灵酒揉擦或用冲和膏外敷患部，每日更换1次；亦可用中药熏洗疗法。

护理措施：

①环境要求。病室环境宜整洁安静、光线柔和、空气清新，温度适宜或偏高。

②起居护理。注意保护患肢，保暖，避免一切意外损伤。嘱患者不宜自行修剪增厚的趾（指）甲。适当地进行功能锻炼，以床上肢体运动或床边活动为主。

③情志护理。此期患者多痛重难忍，容易产生悲观、失望、烦躁、易怒的不良情绪，应给予针对性的心理疏导，解释说明情志不畅对疾病治疗的影响，取得患者及其家属的理解、信任与合作。

④饮食护理。宜进活血、通络之品，如丝瓜、木瓜、葡萄、黄芩、丹参等；忌食辛肥甘厚味、生冷辛辣之物。

⑤给药护理。中药汤剂，宜饭前温服。药物熏洗，避免温度过高。毒麻药品，禁忌长期、过量应用，以免成瘾。

⑥对症护理。患趾（指）酸胀疼痛者，将抬高患肢30℃，以利于静脉血液的回流，减轻胀痛。教会患者应对疼痛的有效措施，如听音乐、看电视、散步、与人交谈等，以分散对病痛的注意力，消除紧张烦躁的不良情绪。

3. 湿热毒盛证

临床表现：患肢剧痛，日轻夜重，喜凉怕热，局部肿胀，皮肤紫暗，浸淫蔓延，溃破腐烂，肉色不鲜，气秽；伴有身热口干，食少纳差、溲赤便秘。舌红，苔黄腻，脉弦数。

护治原则：清热利湿，活血化瘀。

内治法：四妙勇安汤（《验方新编》）加减。

外治法：疮面外敷生肌玉红膏，其周围外敷金黄油膏，以箍围消肿；疮面较大，坏死组织难以脱落，可逐步清除痂皮；脓成应及时引流；重者可行截肢术。本证不宜使用针灸和熏洗疗法。

护理措施：

①环境要求。病室环境宜整洁安静、干爽舒适、温度适宜；保持室内空气流通，定时进行空气消毒，每日用消毒液擦拭地面等处。

②起居护理。病床应设置床栏，以防坠床。指导患者每日做患肢的屈伸动作、旋转活动，以防关节挛缩或肌肉萎缩。加强皮肤护理，预防压疮的发生。建议患者使用轮椅，24h宜有人陪护。

③情志护理。需截肢者，向患者解释说明病情的严重性及手术的必要性，取得患者及其家属的理解与信任，及时挽救患者生命，尽早进行肢体功能重建。

④饮食护理。宜进清热、解毒、利湿之品，如鸭肉、红豆、绿豆、冬瓜、海带、莴笋、玉米等；忌食油腻、炙烤、辛辣等热性之物。

⑤给药护理。中药汤剂，宜饭前凉服。外用油膏，涂抹范围宜超过患处。根据细菌培养的结果，选择敏感的抗生素。

⑥对症护理。严密观察患者生命体征的变化，若出现异常情况，立即进行抢救。建立静脉通路，维持患者的体液平衡，及时、足量地应用敏感的抗生素，控制感染，挽救生命。

4.热毒伤阴证

临床表现：患肢皮肤干燥，毫毛脱落，趾（指）甲增厚变形，肌肉萎缩，趾（指）呈干性坏疽；伴有口干欲饮，纳呆，溲赤便秘；舌红，苔黄，脉弦细数。

护治原则：清热养阴，解毒活血。

内治法：顾步汤（《外科真诠》）加减。

外治法：保持创面干燥，用75%酒精或新洁尔灭消毒后，再用干纱布包扎。坏死组织与健康组织分界清楚者，可行截趾或截肢术。

护理措施：

①环境要求。病室环境宜干爽舒适、空气清新、温度适宜，衣被保暖勿过。

②起居护理。患足切勿行走，避免外伤。保持患足皮肤清洁干燥，避免潮湿，以免继发感染。

③情志护理。此期患者恐惧手术清创，幻想坏疽足趾、肢体能够保留。应向患者解释说明病情的严重性及手术的必要性，取得患者及其家属的理解与信任，尽早手术，促进康复。

④饮食护理。宜进清热解毒、养阴活血之品，如鸭肉、绿豆、丝瓜、苦瓜、慈菇、海带、苋菜、莴笋等；忌食温燥、伤阴之物，如生姜、大蒜、韭菜、洋葱、荔枝、狗肉、羊肉等。

⑤给药护理。中药汤剂，宜饭前凉服。一般不宜外用油膏或软膏，以免感染加重。

⑥对症护理。坏疽分界处分泌物增多、味臭或周围红肿加重时，应首先考虑感染扩散，立即通知医师，进行紧急救治。

5.气血两虚证

临床表现：病程日久，坏死组织脱落后疮面久不愈合，肉芽暗红或淡而不鲜，脓液稀少；伴有面色无华，形体消瘦，倦怠乏力，食少纳差。舌淡，少苔，脉细无力。

护治原则：补气养血。

内治法：八珍汤（《正体类要》）加减。

外治法：外敷生肌玉红膏。

护理措施：

①环境要求。病室环境宜整洁安静、阳光充足、温度适宜、空气清新，定时进行室内消毒。

②起居护理。因患者体质虚弱、行动不便，故应加强生活护理、皮肤护理及口腔护理，以防并发症的发生。

③情志护理。讲解与疾病相关的知识，提高患者的认知能力。本证属疾病后期，应鼓励患者继续坚持治疗，切忌半途而废，有利于疾病的早日康复。

④饮食护理。宜进补气、养血之品，如乌鸡、猪肝、大枣、龙眼、菠菜、胡萝卜、党参、黄芪等；忌食生冷、寒凉之物。

⑤给药护理。中药汤剂，宜饭前温服。疮口严重缺血者，以清洁换药为主，不宜用中药粉剂外敷，以免形成药痂，阻碍肉芽生长、疮口收敛。禁用一切有刺激性、腐蚀性的药物。

⑥对症护理。疮面肉芽水肿严重者，可用3%～5%高渗盐水湿敷。有绿脓杆菌感染者，可用磺胺嘧啶银外搽。注意敷料隔离，按时进行器具的消毒灭菌。

【健康指导】

（1）养成良好的生活习惯，不吸烟、不饮酒；避免长时间维持同一姿势（站或坐）不变，以免影响血循环。

（2）饮食调护。养成良好的饮食习惯；饮食宜清淡富含营养；少食或不食高糖、高盐、高脂之物；忌食辛辣炙博及醇酒之品。戒烟酒。

（3）情志调摄。注意心理卫生，培养开朗、乐观的性格，保持愉快的身心。忧思恼怒等不良情绪可诱发本病，或使病情进一步加重。应教会患者控制和调节情绪的方法，以减轻精神负担、心理压力，以预防疾病、促进健康。

（4）生活起居调护。患者睡觉或休息时，应取头高脚低位，以利于血液灌注至下肢。起居有常，劳逸结合。寒湿阻络证、血脉瘀阻证者，可指导其进行患肢运动锻炼（Buerger运动），以促进侧支循环的建立。方法是：患者仰卧，抬高患肢45°以上，维持2～3分钟；然后，取坐位，将双足自然下垂2～5分钟，做足背屈、跖屈和旋转运动10次，再将患肢平放2～5分钟；如此重复练习5次，每日运动3次。

（5）预防调摄。注意四肢防寒保暖；鞋袜穿着宜宽大、舒适、不宜过紧过小；积极治疗足癣，预防感染；严禁掏挖趾（指）甲。

（6）健康宣教。积极治疗原发病，如冠心病、高脂血症、高血压、消渴病等。保护患肢，防止外伤或挤压。如发现肢端凉麻、动脉搏动减弱、间歇性跛行或游走性浅静脉炎等症状，应及早治疗。局部出现溃疡和坏疽，应及时就医，禁忌妄投药物或自行处理，以免造成严重后果。

第三节　乳房及肛肠病证

乳房及肛肠疾病包括乳房疾病、肛肠疾病，本节选择乳痈、痔、肛裂三个常见病进行阐述。

一、乳痈

乳痈是由热毒侵入乳房所引起，以乳房结块、肿胀疼痛、结脓成痈为临床特征的急性化脓性病证，俗称奶疮。常发生于哺乳期妇女，以初产妇多见，好发于产后 3～4 周，是乳房疾病中的常见病。根据发病时期不同，临床一般分为外吹乳痈、内吹乳痈和非哺乳期乳痈。发生于哺乳期者，称外吹乳痈；发生于妊娠期者，称内吹乳痈；发生于非哺乳期和非妊娠期者，称非哺乳期乳痈，又称不乳儿乳痈。男子和婴儿亦有罹患者，但临床较少见。

现代医学的急性乳腺炎，可参照本节进行辨证施护。

【历史沿革】

乳痈之病名始见于晋《肘后备急方》："凡乳汁不得泄，内结名妒乳，乃急于痈。"明代《寿世保元》提出"外吹、内吹"之名。金元《丹溪心法》说："乳房阳明所经，乳头厥阴所属，乳子之母，不知调养，怒忿所逆，郁闷所遏，厚味所酿，以致厥阴之气不行，故窍不得通而汁不得出，阳明之血沸腾，故热盛而化脓。"唐《外台秘要》说："乳痈大坚硬，赤紫色，衣不得近，痛不可忍。"清代《医宗金鉴》《外科理例》不仅较为具体地描述了乳痈的症状，而且提出脓成宜早期切开，否则有传囊之变。由此可见，历代医家在乳痈的病名、病因病机、辨证论治等方面，积累了丰富的理论知识和实践经验，对医疗卫生事业的发展具有十分重要的指导意义。

【病因病机】

1. 乳汁郁积

因乳头破损，怕痛拒哺；或乳头畸形或内陷，婴儿难以吸吮；或乳汁多而少饮，排乳不尽；或初产妇乳络不畅；或断乳不当，均可使乳汁瘀滞。宿乳壅积，乳络不畅，乳管阻塞，化热酿脓而成乳痈。

2. 肝郁胃热

女子乳头属肝，乳房属胃。因情志内伤，肝气不舒，厥阴肝经失于疏泄，乳汁发生壅滞而结块；或产后饮食不节，胃中积热，肝胃失和，肝郁胃热阻滞乳络，气血瘀滞，积热成脓而发乳痈。

3.感受外邪

新产体虚，汗出受风；或授乳露胸，复感风邪；或外邪从乳头皲裂处侵入；或乳儿含乳而睡，口中热毒之气侵入乳孔，使邪热蕴结于肝胃之经，致乳络郁滞不通，化热成痈。

【诊断与鉴别诊断】

（一）诊断

1.症状

患侧乳房肿胀疼痛，乳汁排出不畅；伴恶寒发热，头痛骨楚，胸闷纳呆，大便干结等全身症状；感染严重者，可并发脓毒症。

2.病史

外吹乳痈好发于产后 3 ~ 4 周的哺乳期妇女，初产妇尤为多见。常有乳汁排泄不畅或乳头破损；内吹乳痈多发生在妊娠后期；不乳儿乳痈成人多有假吸诱因，小儿乳痈有脐伤染毒史。

3.体征

（1）郁乳期：患侧乳房肿痛，出现结块（或无结块），多在乳房外下象限。

（2）成脓期：乳房结块逐渐增大，继而皮肤发红灼热，疼痛呈搏动性，有压痛，患侧腋窝淋巴结肿大和触痛，高热不退，此为化脓征象。若结块中央渐软，按之有波动感者，表明脓肿已熟。但深部脓肿波动感不明显，需进行穿刺才能确定。

（3）溃脓期：脓肿自然破溃或切开排脓后，一般肿消痛减，寒热渐退，逐渐向愈。若脓流不畅，肿热不消，疼痛不减，身热不退，可能形成袋脓，或脓液波及其他乳囊（腺叶），形成"传囊乳痈"，亦可形成败血症。若有乳汁从疮口溢出，久治不愈，则可形成乳漏。

4.辅助检查

（1）血常规检查：血白细胞计数及中性粒细胞比例升高。

（2）B 超检查：可显示深部脓肿部位和大小。

（3）诊断性穿刺：在乳房肿块波动最明显的部位或压痛最明显的区域穿刺，抽到脓液表示脓肿已形成，脓液应做细菌培养及药物敏感试验。

（二）鉴别诊断

1.炎性乳癌

炎性乳癌是一种罕见的特殊类型乳腺癌，多发生于年轻妇女，尤其在妊娠或哺乳期。乳房迅速增大，常累及整个乳房的 1/3 或 1/2 以上，病变迅速波及到对侧乳房。病变部位红肿显著，色暗红或紫红，毛孔深陷呈橘皮样或猪皮样改变，呈浸润状生长，患侧腋窝淋巴结明显肿大，全身炎症反应轻微。本病进展较快，预后较差。针吸细胞学病理检查可见癌细胞。

2. 粉刺性乳痈

粉刺性乳痈多发生于非哺乳期、非怀孕期，大部分患者伴有先天性乳头内陷等畸形，肿块多位于乳晕部，溃后脓液中夹有粉渣样物质，不易收口，可反复发作，形成乳漏。全身症状较乳痈为轻。

3. 乳腺导管扩张症

乳腺导管扩张症主要表现为乳房疼痛、乳头内陷，乳头溢液（浆液或脓液），乳房肿块与皮肤粘连等。应用抗炎治疗无效，乳腺导管造影显示导管扩张，乳头或乳晕下可触及增粗的导管。

【辨证施护】

（一）辨证要点

乳痈辨证首应审其虚实。以实证者多见，新病多实，久病多虚；体壮者多实，体弱者多虚。实证者，患乳肿胀、疼痛、皮肤焮红、脓汁稠厚，伴发热，口渴，溲赤，便秘，舌红，苔黄腻，脉洪数。虚证者，患乳结块，成脓较慢，脓水清稀，疮口愈合缓慢，伴全身乏力，面色少华，食少纳差，低热不退，舌淡，苔薄，脉弱无力。

（二）一般护理

1. 环境要求

病室环境宜整洁安静，光线柔和，空气流通。室内温湿度根据四时气候和不同证型进行合理调节。尽可能地避免一切烦杂噪声，保证患者良好的睡眠与休息。

2. 起居护理

起居有常，动静结合，适度锻炼身体，促使气血流畅，筋骨坚实，提神爽志，增强体魄，加强抵御外邪能力。

3. 情志护理

注意调摄患者的情志，进行针对性的心理疏导，以免肝气郁积而影响泌乳和排乳。严重感染或成脓者，耐心地讲解与疾病相关的知识，安慰和鼓励患者，树立战胜疾病的自信心，保持积极乐观的情绪，身心愉悦。

4. 饮食护理

讲解合理膳食的重要性，指导患者养成良好的饮食习惯与卫生习惯。根据病证的寒热虚实与食物的四性五味，选择相宜之食品。饮食宜清淡易消化、营养丰富，多食新鲜果蔬、豆制品、瘦肉等，忌食辛辣、肥甘厚味及鱼腥发物。

5. 给药护理

中药汤剂不宜久煎，并根据病情、病性、病位和药物特点来决定服用时间、服用方法，以最大限度地发挥药物的治疗作用。外敷药物，摊制薄厚宜均匀，敷贴应超过患处范围，宜暴露乳头，保持乳汁分泌通畅。注意观察药物的不良反应，若引起过敏反应，立即停药，并用青黛散香油调敷局部。

6. 对症护理

疼痛时，教会患者减轻或缓解疼痛的有效方法，如改变体位、分散注意力、冷热敷法等。必要时，遵医嘱给予针灸止痛或药物镇痛。

7. 病情观察

观察乳房皮肤的色泽、温度，乳房结块的数量、大小、波动感、疼痛程度，溃后脓液的色、质、量及气味等；观察脓出是否通畅，有无"袋脓"或"传囊"，疮口有无溢乳；观察体温的变化，是否伴有胸闷、头痛、恶心、呕吐；患侧腋窝淋巴结是否肿大、有无压痛等情况，了解舌、苔、脉象的变化，以判断证候类型及预测疾病的转归。同时，及时做好病情记录。

（三）分型护治

1. 气滞热壅证

临床表现：乳房结块，肿胀疼痛，皮色不变或微红，排乳不畅；伴恶寒发热，头痛骨楚，周身酸楚，食少纳差，口干，便秘。舌质正常或红，苔薄黄，脉浮数或弦数。

护治原则：疏肝清热，通乳消肿。

内治法：瓜蒌牛蒡汤（《医宗金鉴》）加减。

外治法：宜箍围消散。以金黄散或玉露散用凉开水调制外敷；或用鲜菊花叶、鲜蒲公英、仙人掌去刺捣烂外敷，或用六神丸研细末与适量凡士林调敷。

护理措施：

①环境要求。病室环境宜整洁安静、干爽舒适，空气流通，温度适宜或偏低。

②起居护理。随四时气候变化而增减衣被，注意御寒保暖。适当锻炼身体，使气血流畅，增强体质，提高抗病能力。

③情志护理。鼓励和安慰患者，加强心理疏导，使其身心愉悦，以利于泌乳和排乳。

④饮食护理。宜进清热、理气、活血之品，如苦瓜、藕粉、白萝卜、柑橘、山楂、三七、桃仁等；忌食辛辣肥甘及鱼腥发物。

⑤给药护理。中药汤剂，宜饭后凉服。外敷箍围消散药物，每日更换3~4次。

⑥对症护理。起病初期，乳汁郁积，尚未成脓，鼓励哺乳，促进乳汁排空，减少淤乳。局部热敷或乳房按摩，以疏通乳络，消肿散瘀。

2. 热毒炽盛证

临床表现：乳房结块增大，疼痛加剧，皮肤焮红灼热，结块中央渐软，有应指感；伴壮热不退，口渴喜饮，面红目赤，烦躁不宁；或切开排脓后引流不畅，红肿热痛不消，有"传囊"现象。舌红，苔黄腻，脉洪数。

护治原则：清热解毒，托里透脓。

内治法：五味消毒饮（《医宗金鉴》）合透脓散（《外科正宗》）加减。

外治法：清热排脓。

脓肿形成应切开排脓。一般循乳络方向呈放射状切口，以免损伤乳络并乳漏；乳晕部浅表脓肿，可沿乳晕边缘作弧形切口；乳房深部脓肿或乳房后脓肿，可在乳房下缘作弧形切口。脓肿小而浅者，可用针吸穿刺抽脓；脓腔较大者，必要时另加切口作对口引流。切口位置宜在脓腔最低位，切口长度与脓腔基底的大小基本一致，保持引流通畅，以防袋脓发生。

切开排脓后，用八二丹或九一丹提脓拔毒，并用药线插入切口引流，切口周围外敷金黄散，待脓净仅有黄稠滋水时，改用生肌散收口。

护理措施：

①环境要求。病室环境宜整洁安静，定时进行空气消毒，温度适宜或偏低。

②起居护理。产后多体虚，以静养为主，注意防寒保暖。如病情允许，可适当活动，使经络通畅，关节滑利，气血营卫调和，增强体质和抗邪能力。

③情志护理。感染严重者，或成脓者，或切开排脓时，耐心讲解与疾病相关的知识，提高患者的认知能力。关心体贴患者，加强心理疏导，消除患者紧张、恐惧的心理状况。

④饮食护理。宜进清热、解毒、泻火之品，如马齿苋、荠菜、苦瓜、鲜藕、芦根、银耳、绿豆、鸽肉、鸭肉等；忌食肥甘厚味及辛辣刺激之物。

⑤给药护理。中药汤剂，宜饭后凉服；根据病程进展，合理选择外敷药物，每日更换3~4次。

⑥对症护理。疼痛甚剧者，遵医嘱给予镇痛药物。切开排脓后，注意观察局部切口及敷料情况。若渗血较多，应立即通知医师，进行紧急止血处理。若渗液较多，应及时更换敷料。若脓腔较大或较深，换药时应填塞凡士林纱条，直至愈合。

3.正虚毒恋证

临床表现：溃脓后乳房肿痛虽轻，但疮口脓水不断，脓汁清稀，愈合缓慢或形成乳漏；伴面色少华，神疲乏力，心烦寐差，或低热不退，食少纳差。舌淡，苔薄黄，脉数。

护治原则：益气托毒。

内治法：透脓散（《外科正宗》）加减。

外治法：排脓拔毒。若有袋脓现象，可在脓腔下方用垫棉法加压，使脓液不致潴留。若有乳汁从疮口溢出，可在患侧用垫棉法束紧，排出乳汁，促进愈合。若成传囊乳痈者，可在疮口一侧用垫棉法加压。若无效，可另作一切口，以利引流排脓。若形成乳房部窦道者，可用五五丹药捻插入窦道至脓腔深处，以腐蚀管壁，至脓液减少后用九一丹药线，脓净则改用生肌散、红油膏，直至愈合。

护理措施：

①环境要求。保持病室整洁安静，空气流通，温度适宜或偏高。

②起居护理。以静养为主；活动时，用胸罩或三角巾托起患乳，以减轻肿痛。

③情志护理。耐心讲解与疾病相关的知识，强调情志调摄对疾病康复的重要性，

让患者身心愉悦，心态平和。

④饮食护理。宜进温阳、益气、解毒之品，如人参、黄芪、桂圆、当归、肉桂、羊肉、母鸡等；忌食炙烤煎炸、肥甘厚味及辛辣刺激之物。

⑤给药护理。中药汤剂，宜饭前温服。根据具体病情，合理选择外敷药物，定时更换敷料。

⑥对症护理。疼痛一般较轻微，不宜用镇痛药物，教会患者缓解疼痛的有效措施，如改变体位、分散注意力、穴位按压等。

【健康指导】

（1）养成良好的哺乳习惯，定时哺乳，每次哺乳时应将乳汁吸尽。

（2）饮食调护。饮食有节，寒凉适度。根据患者病情的寒热虚实与食物的性味归经来选择食品，忌食辛辣、炙烤煎炸、肥甘厚味之物。

（3）情志调摄。哺乳期间，乳母宜心情舒畅，情绪稳定。教会乳母控制和调节情绪的方法，避免情绪波动，保持身心愉悦，以利于泌乳和排乳。

（4）生活起居调护。产后多体虚，以静养为主。顺四时阴阳变化，御寒保暖。注意保持乳头、乳晕的清洁。

（5）预防调摄。做好妊娠期乳房护理，可经常用温开水或肥皂水清洗乳头。乳头内陷者，妊娠期应经常挤捏、提拉乳头。防止乳头、乳晕破损或皲裂。

（6）健康宣教。注意婴儿口腔卫生，及时治疗口腔炎症，切勿让婴儿含乳头入睡。断乳时，应先逐渐减少哺乳时间和次数，再行断乳。以胸罩或三角巾托起患乳，脓未成者，应减少活动，以免牵痛。溃后，应防止袋脓的发生。

二、痔

痔是直肠下段黏膜和肛管皮肤下的静脉丛瘀血、扩张和迂曲所形成的静脉团，俗称痔疮。痔的发病率是肛肠疾病的首位，是临床常见病、多发病，男女老幼皆可为患，故有"十人九痔"之说，其中以青壮年占大多数。根据发病部位不同，又可分为内痔、外痔、混合痔。发生在齿线以上的称为内痔，发生在齿线以下的称为外痔，两者同时发生的称为混合痔。

现代医学的痔，可参照本节进行辨证施护。

【历史沿革】

痔之名称，最早见于《庄子》，文内已有"痔"的记载。《医学纲目》认为："如大泽之中有小山突起为痔，于人九窍中凡有小肉突起者皆曰痔。"在《奇效良方》中，又对痔的症状做了形象的描述："痔生于肛门，或在外，或在内。有似鼠乳者，有似樱桃者，其形不一。其病有痛有痒，有软有硬，有脓溃者，有不溃者。有肿痛便难者，有随大便下清血不止者，有穿窍出血如线者。"这就指出了痔的主要症状是便血、疼痛、脱出、坠胀、异物感等。

痔的病因，早在《素问》中指出："因而饱食，筋脉横解，肠澼为痔。"痔的治疗方法，最早记载于《庄子·御寇篇》中；中医采用手术割治痔核，最早记载于《尸子》中。明清时期，完善了枯痔、结扎、挂线、割治等外治方法，并确立了以外治为主、以内治为辅的治疗原则。

【病因病机】

《素问》中指出："因而饱食，筋脉横解，肠澼为痔。"这就说明痔疮是血管及经脉的病变。经历代医家对痔病因病机的不断补充与完善，认为主要与风、湿、燥、热、气虚、血虚等因素有关。

1. 饮食不节，脏腑失调

多由饮食不节，醉饱无时，恣食肥腻、辛辣、炙煿、酒食、禽兽异类，致使脏腑机能失调，血脉充溢，积热不散，蓄热伤血，恶血积聚于下焦，不得疏通，浊气瘀血流注于肛门，俱能发痔。

2. 脏腑本虚，气血下坠

皆因脏腑本虚，内蕴湿毒，外伤风湿，醉饱交接，多欲自戕，以致气血下行结聚肛门，宿滞不散，而冲突为痔。

3. 久坐久行，负重远行

因久坐而血脉不行，或负重远行等使肛门气血凝滞，运行不畅，结聚肛门成痔。

4. 气血亏虚，损肺及肠

因久泻久痢，脾胃亦虚，久咳亦可伤气，使血气运化乏力，郁滞于下成痔。又因肺与大肠相表里，肺气不畅则大肠气机不利，气滞则血瘀；肺津不足，则大便秘结；肺腑有热，邪热下迫大肠及肛门，皆可生痔。

5. 如厕久蹲，久忍大便

如厕久蹲，可引起肛门周围黏膜松弛下脱，血管壁弹性减退，容易造成肛门直肠血流郁结成痔。久忍大便，燥矢便秘，便秘努责，促使静脉扩张成痔。燥粪擦伤黏膜破裂而致便血不止。

6. 妊娠多产，月经不调

妇人因月事伤风，经后伤冷，余血在心经，血流于大肠；又因产育过多，或有产后用力太过而生痔。

内痔的发生，主要是由于先天性静脉壁薄弱，兼因饮食不节、过食辛辣醇酒厚味，燥热内生，下迫大肠；久立久坐，负重远行，便秘努责；妇女生育过多，腹腔症瘕，致血行不畅，血液瘀积，热与血相搏，气血纵横，筋脉交错，结滞不散而成。

外痔根据病理特点的不同，分为以下三种，病因病机亦有所不同：①结缔组织外痔：肛门裂伤、内痔反复脱出或产后便秘努责，导致邪毒外侵，湿热下注，致局部气血运行不畅，筋脉阻滞，瘀结不散，日久结为皮赘。②静脉曲张性外痔：多因内痔反复脱出，或负重、经产，腹压增加致筋脉横解，瘀结不散而成。③血栓性外痔：由于排便努挣，或用力负重致肛缘痔外静脉破裂，离经之血瘀积皮下而成。

混合痔的发生，多因内痔反复脱出、经产、排便努挣、长期便秘或腹泻等引起腹压增加而致筋脉横解，瘀结不散而成。

【诊断与鉴别诊断】

（一）诊断

1.症状

（1）内痔：主要症状为便血。便血的特点是无痛性、间歇性便后出鲜血。若发生血栓、感染及嵌顿，可伴有肛门剧痛。便血较轻时，表现为粪便表面附血或便纸带血。严重时，则可出现喷射状出血，长期出血者可发生贫血。内痔按其临床过程可分为四度，症状有所不同：Ⅰ度排便时出血，便后出血自行停止；Ⅱ度常有便血；Ⅲ度、Ⅳ度偶有便血。

（2）外痔：

①结缔组织外痔：肛门有异物感，或排便后肛门部不易清洁，常有少量分泌物和粪便积存，刺激肛门而发生湿疹和瘙痒。

②静脉曲张性外痔：一般不疼痛、不出血，仅觉肛门坠胀或有异物感，多与Ⅲ期内痔和混合痔并发。

③血栓性外痔：是外痔中最常见的一种。排便或用力后，在肛门缘皮下突然起一圆形或椭圆形肿块，剧烈疼痛，活动或排便时疼痛加重。肛门有异物感，妨碍行走，坐卧不安。

（3）混合性痔：兼有内痔及外痔的症状。

2.病史

患者多有大便秘结、恣食肥腻、辛辣、炙煿、酒食、禽兽异类等致病因素。

3.体征

（1）内痔：主要体征为痔块脱出。内痔按其临床过程可分为四度，体征略有不同。

Ⅰ度：无痔块脱出。

Ⅱ度：痔块在排便时脱出肛门，排便后可自行回纳。

Ⅲ度：痔在腹内压增高时脱出，无法自行回纳，需用手辅助。

Ⅳ度：痔块长期脱出于肛门，无法回纳或回纳后又立即脱出。

（2）外痔

①结缔组织外痔：在肛门后部或前部正中，有一个或数个皮下垂物，呈黄褐色或褐黑色，突出易见，大小形状不等。

②静脉曲张性外痔：在肛门处可见圆形、椭圆形或棱形柔软的静脉团。

③血栓性外痔：在肛管内或肛缘外，可见圆形或椭圆形肿块，大小不等；肿块表面颜色稍暗，或呈紫红色，稍硬，触痛明显。

（3）混合性痔：兼有内痔及外痔的体征，严重时可呈环状脱出肛门，呈梅花状，又称环状痔；若发生嵌顿，可引起充血、水肿甚至坏死。

4. 辅助检查

行肛门镜检查，可观察痔块的部位、大小、数目、色泽及有无溃疡、出血点等，还可观察直肠黏膜有无充血、水肿、溃疡、肿块等。

（二）鉴别诊断

1. 内痔与下列病证鉴别

（1）直肠息肉：多见于儿童，可有大便带血或少量滴血，多无射血。脱出物为单个带蒂，表面光滑，质地较痔核硬。

（2）直肠脱垂：呈环状或螺旋状，长度 2～10cm 或更长，表面光滑，色淡红或鲜红，无静脉曲张，一般无出血。

（3）肛乳头肥大：为齿线附近的锥形、灰白色的表皮隆起，质地较硬，一般不出血。肛乳头过度肥大时，便后可脱出肛门外。

（4）直肠癌：多见于中年以上，经常在粪便中夹有脓血、黏液，便次增多，大便变形。肛门指诊时，可触及菜花状肿块或凹凸不平的溃疡，质地坚硬，推之不移。

（5）下消化道出血、直肠血管瘤、溃疡性结肠炎、憩室病、家族性息肉病等，均可有不同程度的便血，需做乙状结肠镜或纤维结肠镜检方可鉴别。

2. 外痔与下列病证鉴别

（1）肛乳头肥大与结缔组织外痔：前者是位于齿线以上的黏膜，多呈三角形或有蒂，质硬色灰白；后者是赘皮，形状不规则，质软。

（2）肛缘皮下脓肿与炎性外痔：前者炎症局限时有明显的波动感，破溃即有脓液流出；后者一般不化脓。

3. 混合痔与直肠癌鉴别

直肠癌在齿线上方或下方有呈菜花状的肿块，质硬、表面不平且有溃疡面，多与周围组织粘连；常有黏液性血便，气味奇臭，伴有直肠刺激症状和肠腔狭窄的临床表现。

【辨证施护】

（一）辨证要点

痔以便血、肿胀、痒痛、脱出及便秘等为主要症状。便血是由于血络受伤所致，由于体质不同，感邪之异，又有虚实之分。实证者，血色鲜红，或红而污浊，如滴如射，便秘、腹痛拒按；虚证者，血色淡红清稀，或晦而不鲜，伴有神疲乏力。肿胀痒痛是由于下焦湿热，结聚肛门，气血逆乱，筋脉横解，血脉瘀阻，发为痔核而致。若气血两虚，气虚升举无力，则以痔核脱出，不易回纳为主；气虚不摄，血不敛气，便血色淡而量多。便秘是由于肛门坠胀感而便意频频，或惧怕出血而不敢排便，致使腑气不畅而发。便秘也有虚实之分，实秘者为实热内结，灼伤津液，胃肠燥结，便干难解，腹满痛；虚秘者为肺失肃降，大肠传导无力，或血虚津枯，胃肠燥结，腹胀便秘，心悸自汗。

（二）一般护理

1. 环境要求

病室环境宜整洁安静，空气清新。室内温、湿度，应根据四时气候和不同证型进行适当调节。

2. 起居护理

生活有节，劳逸结合。避免久坐久卧，适当进行体育锻炼，促进胃肠蠕动，保持大便通畅。注意个人卫生，勤洗澡、勤换内衣。痔发作期应取侧卧休息，保持肛门及会阴部清洁，便后坐浴。

3. 情志护理

患者因反复便血或疼痛剧烈，容易产生紧张、忧虑的自卑情绪。护理人员应耐心地讲解与疾病相关的知识，加强心理疏导，增强战胜疾病的勇气与自信，积极配合治疗与护理。

4. 饮食护理

饮食宜清淡易消化，营养丰富。多食新鲜果蔬，忌食辛辣、醇酒、厚味、炙煿热性之物。指导患者养成良好的饮食习惯，即"饮食有节，按时定量；调和四气，谨和五味；辨证施食，相因相宜；食物多样，寒热协调"。

5. 给药护理

中药汤剂不宜久煎，应根据病位、病性、病情与药物特点来确定服用时间、服用方法。大便后，遵医嘱用中药熏洗，温度适宜，避免烫伤。肛门水肿者，只洗不熏。

6. 对症护理

排便时，若痔核脱出，应及时还纳。外痔伴有感染，或发生嵌顿、或突发血栓性外痔者，应以卧床休息为主，及时通知医师，并积极配合抢救与治疗。

7. 病情观察

了解患者排便时的情况，如排便有无困难，有无肛门疼痛；出血时大便表面带鲜血或是便后滴血、喷血，有无黏液；便血的次数、数量及是否伴有头晕、眼花、乏力等症状；了解患者排便后的情况，如有无肿块脱出；能否自行回纳；是否需用手推回；观察痔核的大小、有无脱出、表面是否糜烂或坏死；肛门皮肤有否瘙痒，有否肿块嵌顿史；观察舌、苔、脉象的变化，以辨明痔的类别与证候。同时，及时、准确地做好护理记录。

（三）分型护治

1. 内痔

（1）风伤肠络证

临床表现：多见于Ⅰ期内痔患者。大便带血，滴血或喷射而出，血色鲜红，或滴血；伴口干、肛门瘙痒或大便秘结。舌红、苔薄白或薄黄，脉浮数。

护治原则：清热凉血祛风。

内治法：凉血地黄汤（《外科大成》）加减。

外治法：消肿止痛、收敛止血。可用马应龙痔疮膏、桃花散等局部涂敷，或以中药外洗剂熏洗坐浴，或用化痔栓在大便后或睡前由肛门塞入。

护理措施：

①环境要求。病室环境宜整洁、舒适、安静，温度适宜或偏凉。

②起居护理。避免久坐久卧，适当进行体育锻炼。

③情志护理。与患者多沟通、多交流，消除其紧张、焦虑的负性心理。

④饮食护理。宜进清热、凉血、润肠之品，可选用豆浆、生地黄粥、茅根粥、荸荠、鸡冠花、藕汁等。鼓励患者多饮水，如饮冷蜜糖水、淡盐水等；忌食辣椒、葱蒜、生姜、羊肉、狗肉等热性之物。

⑤给药护理。中药汤剂用文火炖熟，宜饭前温服。熏洗药液温度适宜，一般为50~70℃，避免过热或过凉。外用药膏涂药前，宜清洁肛门。

⑥对症护理。便秘者，可进食芝麻糊、核桃等润肠通便之品。必要时，遵医嘱使用润肠剂或缓泻剂。

（2）湿热下注证

临床表现：多见于Ⅱ期内痔患者。便血，色鲜红，量较多，痔核脱出，可自行回缩，肛门灼热；伴口干不欲饮，口苦。舌红，苔薄黄腻，脉弦数。

护治原则：清热利湿止血。

内治法：止痛如神汤（《外科启弦》）加减。

外治法：以硬化剂注射为主。痔核间注射硬化剂聚桂醇后，可使肛垫组织纤维化，肛垫上提，减轻痔核脱垂症状；还可加强血管抵抗力，闭塞血管，以防痔曲张静脉破裂出血。

护理措施：

①环境要求。病室环境宜整洁安静，光线柔和，温度适宜或偏凉。定时通风换气，保持室内空气清新。

②起居护理。以卧床休息为主，尽量减少活动。

③情志护理。医护人员应多关心、多体谅、多安慰患者，及时进行心理疏导，以消除患者紧张、焦虑的不良心理状态。

④饮食护理。宜进清热、化湿、止血之品，如食马齿苋粥、苦瓜饮、苦参红糖鸡蛋等。鼓励患者多饮水或清凉饮料，如西瓜汁、绿豆汁等。忌食葱姜、胡椒、牛羊肉等辛辣温燥之物。

⑤给药护理。中药汤剂，宜饭前凉服。方剂中槐角有升血糖作用，若是消渴病患者，应监测血糖、尿糖变化。槐角有催生堕胎作用，故孕妇忌用。接受硬化剂治疗者，注意观察病情与疗效。

⑥对症护理。痔核脱出者，应及时回纳，以防内痔嵌顿。回纳后，宜多做肛门按摩，坚持每天做提肛运动，以防痔核再脱出。

（3）脾虚气陷证

临床表现：多见于Ⅲ期内痔患者。肛门坠胀，痔核脱出，需用手托还，大便带血，色鲜红或淡红，病程日久；面色少华，神疲乏力，少气懒言，纳少便溏；舌淡，苔白，脉弱。

护治原则：健脾补中益气，升阳举陷。

内治法：补中益气汤（《脾胃论》）加减。

外治法：肿胀明显时，先用苦参汤熏洗，再外敷消痔膏或九华膏。反复大量出血者，应考虑手术治疗。

护理措施：

①环境要求。病室环境宜空气清新，安静舒适，光线柔和，温度宜偏高。

②起居护理。以卧床休息为主，慎起居，防寒保暖，以免诱发感冒、腹泻等。

③情志护理。进行针对性的心理疏导，消除患者焦虑、恐惧的负性心理，增强战胜疾病的勇气与信心。

④饮食护理。宜进健脾、补中、益气之品，如黄芪山药莲子粥、参枣米饭、桂圆莲子粥等。产后体虚者，可服食归参栗子鸡或蜂蜜芝麻糊等。忌生冷、辛辣、油腻之物。

⑤给药护理。中药汤剂宜先浸泡15分钟后，再用文火煎煮，宜饭前空腹时温服。

⑥对症护理。便血量多者，以卧床休息为主，加强营养支持。必要时，遵医嘱输入新鲜血液。

（4）气滞血瘀证

临床表现：多见于Ⅳ期内痔患者。肛内肿物脱出，甚则嵌顿，肛管紧缩，坠胀疼痛，甚则内有血栓形成，肛缘水肿，触痛明显；舌暗红，苔白或黄，脉弦细涩。

护治原则：活血化瘀，行气止痛。

内治法：活血散瘀汤（《外科正宗》）加减。

外治法：以手术治疗为主（详见《外科护理学》）。

护理措施：

①环境要求。病室环境宜安静舒适，空气清新，温湿度适宜。

②起居护理。以静养为主，避免劳累。注意个人卫生，保持肛门清洁。

③情志护理。向患者及其家属耐心讲解情志护理的重要性，如情志不畅，可导致肝郁气滞，血行受阻，加重病情。予以针对性的心理疏导，使患者精神饱满，心情舒畅。

④饮食护理。宜进活血化瘀、润肠通便之品，如山楂汁、核桃仁、木耳粥等。忌食生冷、寒凉、辛辣、油腻及鱼腥动风发物。

⑤给药护理。中药汤剂顿服，宜半空腹时温服。

⑥对症护理。疼痛者，可用艾条灸肛周缓解疼痛。疼痛剧烈者，遵医嘱给予针刺止痛。必要时应用镇痛药物。

2. 外痔

（1）气滞血瘀证

临床表现：多见于血栓性外痔或静脉曲张性外痔患者。肛缘肿物突起，有异物感。排便时可增大，有胀痛或坠痛。局部可触及硬性结节。舌暗红，苔淡黄，脉弦涩。

护治原则：活血化瘀，理气通便。

内治法：活血散瘀汤（《外科正宗》）加减。

外治法：先用苦参汤煎水熏洗肛门，再外涂痔疮膏，每日1次。

护理措施：同"内痔"气滞血瘀证。

（2）湿热下注证

临床表现：多见于结缔组织外痔患者。肛缘肿物隆起，甚则渗流滋水，灼热疼痛，便干或溏。舌红，苔黄腻，脉滑数。

护治原则：清热利湿，消肿止痛。

内治法：萆薢渗湿汤（《疡科心得集》）加减。

外治法：合并感染者，局部热敷，用热水或中药煎水坐浴，外敷金黄膏、黄连膏或九华膏等。

护理措施：同"内痔"湿热下注证。

（3）脾虚气陷证

临床表现：多见于静脉曲张性外痔患者。肛门坠胀，痔核脱出，需用手托还，大便带血，色鲜红或淡红。舌淡，苔白，脉弱。

护治原则：调理脾胃，升阳固脱。

内治法：补中益气汤（《脾胃论》）加减。

外治法：肿胀明显者，先用苦参汤熏洗，再外敷消痔膏或九华膏。

护理措施：同"内痔"脾虚气陷证。

3. 混合痔

混合痔的内治法、外治法均可参照"内痔"。

【健康指导】

（1）养成每日定时排便的习惯，忌久蹲、久坐、努责；积极防治引发腹内压增高的疾病。

（2）饮食调护。合理膳食，饮食有节，寒凉适度。多食高纤维之物，如新鲜蔬菜、水果、粗粮等。忌食发物、辛辣、炙烤、油腻、肥厚之物。

（3）情志调摄。教会患者控制和调节情绪的方法，如移情法、暗示法、开导法、节制法、疏泄法等，使其保持乐观情绪，心态平和。

（4）生活起居调护。起居有常，劳逸适度。适度锻炼身体，能促使气血流畅，筋骨坚实，提神爽志，增强体魄及抵御外邪的能力。

（5）预防调摄。对于年老、体虚之人，或消渴病患者，多卧床休息，以利于脏腑功能的恢复。嘱患者每日进行提肛肌运动2~3次，每次10~15分钟。注意避免长时间保持同一姿势。

（6）健康宣教。长期便秘者，及时调整通便药物剂量，必要时行清洁灌肠，切忌过度努责，以免诱发心脑血管疾病。痔疮肿痛发作时，可予以热水坐浴，改善肛门部血液循环，出血期应改为凉水坐浴。保持肛门清洁，便后用温水冲洗肛周，也可用指腹按摩肛门。消渴病患者，给予综合治疗，以控制血糖水平。若有肛门不适、疼痛、坠胀、便血，应及时就医治疗。

三、肛裂

肛裂是指齿状线以下的肛管皮肤层裂伤后形成的经久不愈的小溃疡，是一种常见的肛管疾病，多见于青、中年人，女性多于男性。好发于肛管前、后正中处，以后位多见，前位多见于女性。裂口方向与肛管纵轴平行，长 0.5～1cm，呈梭形或椭圆形，以周期性肛门疼痛、大便带血、便秘为主要的临床特点。中医将本病称为"钩肠痔""裂痔"等。

现代医学的肛裂，可参照本节进行辨证施护。

【历史沿革】

祖国医学文献中没有肛裂的病名，认为此病属于"痔"的范畴，故有痔裂之称。《内经·生气通天论》云："风客淫气，精乃亡，邪伤肝也，因而饱食，筋脉横解，肠澼为痔。"隋代巢元方在《诸病源候论》中，第一次对痔的形状进行了描述："肛边长裂，痒而复痛出血者，脉痔也。"《疮疡经验全书·卷七》记有"担肠痔"，其痔横在肛门。《诸病源候论脉痔候》记有："肛边生裂，痒而复痛出血者，脉痔也。"《外科大成》明确提出了痔的具体治法："钩肠痔，肛门内外有痔，摺缝破烂，便如羊粪，粪后出血，秽臭大痛者，服养生丹，外用熏洗，每夜塞龙麝丸于谷道内，一月收功。"上述史料记载，为当代医疗卫生事业的发展，提供了详实的理论依据和宝贵的临床经验。

【病因病机】

《医宗金鉴》曰："肛门围绕，折纹破裂，便结者，火燥也。"经历代医家对肛裂病因病机的不断完善，认为主要与湿、热、瘀有关，病久易致血虚津亏，肠道失于濡养，大便秘结，排便努责而成。

1.血热肠燥

风热燥邪结于胃肠，耗伤津液，水不行舟而大便干结，难以排出，强努而损伤肛门。

2.阴虚津亏

阴虚内热，耗伤津液，津亏肠燥，肠道失于濡养，大便干结，损伤肛门，裂伤之处久治不愈。

3.气滞血瘀

肠道气机不畅，气血瘀滞，大便滞而不行，日久干结难下，如厕努责，损伤肛门。局部气机阻塞，气滞血瘀，导致"不通则痛"，血供不足，影响裂口愈合，久治不愈。

【诊断与鉴别诊断】

（一）诊断

1. 症状

（1）疼痛：为主要症状，表现为排便时和排便后肛门剧烈疼痛，常持续几分钟到数小时。其特点是周期性疼痛，即具有疼痛间歇期。

（2）便秘：便秘与肛裂是互为因果关系，往往先有便秘后有肛裂。大便干结，排便努挣，损伤肛门，形成肛裂。肛裂形成后，排便时肛门疼痛而恐惧排便，久忍大便又加重了便秘，形成恶性循环。

（3）出血：多为排便时出血，量少色鲜，多数仅是便纸上印血，或带血丝；裂口新鲜大便费力时，便血可增多，呈点滴而下。

2. 病史

患者多有不良的饮食习惯（如不喜食蔬菜、日常饮水较少等）及排便习惯；与女性患者的生育史有着十分密切的关系。

3. 体征

（1）急性肛裂：病程短，裂口新鲜，边缘齐整，底浅、色红，未形成瘢痕。

（2）慢性肛裂：因反复损伤与感染，基底深且不整齐，呈灰白色，质硬，边缘纤维化增厚。

（3）肛裂"三联征"：即"前哨痔、肛裂与肛乳状肥大"常同时存在。

4. 辅助检查

肛门检查，可见肛门后正中线有单发的纵行梭形裂口或肛裂"三联征"，即可确诊。已确诊为肛裂者，一般不宜行直肠指诊或肛镜检查，以免增加患者痛苦。

（二）鉴别诊断

1. 肛门皲裂

多伴有肛门湿疹、皮炎、瘙痒等病证，由于肛门周围皮肤皮革化后易发生皲裂。裂口多分布于肛门周围皮肤，裂口浅表，呈无规律分布，疼痛轻，便血少，无肛乳头肥大、前哨痔等异物突起。

2. 肛门损伤

因大便干结、外伤、肛门检查过于粗暴等原因引起肛管损伤，创口新鲜浅表，色鲜红，排便时便血相对较多，疼痛剧烈，裂口可发生于肛门任何部位，多可自愈，有明显外伤史或便秘史。

3. 肛管结核性溃疡

有结核病史，溃疡的形状不规则，边缘不整齐，底部呈污灰色苔膜，混有脓性分泌物，疼痛轻，无前哨痔，裂口可在肛门任何部位。

4. 克隆氏病的肛门溃疡

有克隆氏病史，反复出现腹痛、腹泻、低热等症状，肛管溃疡与肛门瘘管并存。

【辨证施护】

（一）辨证要点

肛裂的辨证首当辨其虚实。实证者，多因风热燥火结于胃肠，灼伤津液，水不行舟，大便坚硬干燥，强努损伤肛门成裂，或因气滞血瘀，结于魄门，肠道气化不利，大便失于推动，滞而不行，久则干结，用力损伤魄门成裂，证见形体健壮，肛门刺痛，脉数有力。虚证者，多因年老体虚，产后血虚，大量失血，阴血亏虚，肠道失养，津亏肠燥，大便秘结而成本病，证见形体衰弱，面色萎黄，脉细无力。

（二）一般护理

1. 环境要求

病室环境宜整洁舒适，阳光充足，空气流通。室内温湿度应根据气候变化和不同证型，进行合理调节。

2. 起居护理

养成晨起定时排便的习惯。不要久站久坐，适当增加运动，特别是提肛运动。积极参加各种体育活动，如做操、跑步、打太极拳、练气功等，以预防肛裂。注意保持肛周清洁。

3. 情志护理

因裂口剧痛难忍，患者易产生紧张、焦虑、恐惧等不良心理状况。应加强心理疏导，稳定患者情绪，帮助其树立战胜疾病的自信心。

4. 饮食护理

根据病证的性质和食物的性味归经，选用相宜的食物配膳。饮食宜清淡易消化、富含营养，多饮水，多食水果、蔬菜及高纤维食物，尤其是香蕉、蜂蜜等润肠通便的食物。

5. 给药护理

中药汤剂不宜久煎，并根据病情、病性、病位和药物特点来选择服用时间、服用方法。急性肛裂者，排便后遵医嘱用中药坐浴，或用生肌玉红膏涂于裂伤处。慢性肛裂者，遵医嘱给中药坐浴，可使肛门括约肌松弛，减轻疼痛，改善局部血液循环，促进炎症消散，有利于裂口愈合。

6. 对症护理

疼痛甚者，宜卧床休息，取侧卧位，避免裂口受压加重疼痛。必要时，遵医嘱给予针刺或药物镇痛。便秘者，切忌努责，遵医嘱应用润下剂或缓泻剂。

7. 病情观察

密切监测生命体征的变化情况，注意观察肛门疼痛的性质、程度与持续时间的长短；大便是否带血、滴血及出血量的多少；肛门裂口的位置、大小、深浅；有无便秘及其程度；有无肛裂三联征；了解舌、苔、脉象的变化，以判断证候类型及预测疾病的转归。

（三）分型护治

1. 血热肠燥证

临床表现：大便两三日一行，质干硬，排便时肛门疼痛，滴鲜血，或大便表面带血、或便纸染血，裂口色红；伴腹部胀满、溲黄。舌偏红，苔黄燥，脉弦数。

护治原则：清热凉血，润肠通便。

内治法：增液承气汤（《温病条辨》）加减。

外治法：消肿止痛、收敛止血。可用五倍子汤进行熏洗，也可用生肌玉红膏蘸生肌散涂于裂口，每日1～2次。每天便后，以1∶5 000高锰酸钾溶液或苦参汤坐浴。

护理措施：

①环境要求。病室宜整洁舒适，空气清新，温度宜偏凉。

②起居护理。生活起居有规律，动静结合，劳逸适度。养成良好的排便习惯。便后中药坐浴，保持肛周清洁。

③情志护理。向患者讲解与疾病相关的知识，提高其认知能力。加强心理支持，让患者精神饱满，心态平和。

④饮食护理。宜进清热凉血，润肠通便之品，如苹果、香蕉、苦瓜、芹菜、菠菜等果蔬。出血者，可食荠菜粥，以止血和脾。忌辛辣、甜腻、油炸之物。

⑤给药护理。中药汤剂，宜饭前凉服。中药坐浴药液温度为38～42℃，切忌温度过高，以免发生烫伤。

⑥对症护理。出血甚者，遵医嘱应用止血药。必要时，静脉输注同型红细胞或新鲜血液。

2. 阴虚津亏证

临床表现：大便干结，数日一行，便时疼痛，点滴下血，裂口深红；伴口干咽燥，五心烦热。舌红，苔少或无苔，脉细数。

护治原则：养阴生津补血，清热润肠通便。

内治法：润肠汤（《证治准绳》）加减。

外治法：活血祛瘀、脱腐生肌。可先用七三丹搽于裂口，3～5d后，改用生肌玉红膏外涂裂口，促进创面愈合。

护理措施：

①环境要求。病室宜安静、整洁，空气流通，温度适宜或偏低。

②起居护理。进行适当的运动，避免久坐久蹲。肛门皮肤宜保持干燥清洁。

③情志护理。加强心理疏导，减轻排便时的恐惧心理，增强战胜疾病的自信心。

④饮食护理。宜进健脾和胃、益气补血之品，如党参、黄芪、山药、羊肝、大枣、莲子等；忌生冷坚硬、肥甘厚味及鱼腥动风发物。

⑤给药护理。中药汤剂，宜饭前温热服。外涂药膏，摊制厚薄宜均匀，太薄药力不够，太厚则浪费药物。

⑥对症护理。便秘者，可服用缓泻剂或润肠剂，如蓖麻油、液体石蜡等，勿努责。

3.气滞血瘀证

临床表现：肛门刺痛明显，便时、便后尤甚，肛门紧缩，裂口色暗紫；舌紫暗，苔黄腻，脉弦或涩。

护治原则：理气活血，散瘀止痛。

内治法：六磨汤（《世医得效方》）加减。

外治法：活血祛瘀、消肿止痛。可先用五倍子汤进行熏洗，再从肛门内塞龙麝丸。每晚1丸，约1个月收功。

护理措施：

①环境要求。病室宜安静、整洁，温度、湿度适宜，空气清新。

②起居护理。劳逸结合，避免久坐久蹲。注意保持肛周清洁。

③情志护理。加强心理疏导，消除忧虑，树立信心，保持心情舒畅。

④饮食护理。宜进理气活血之品，如柑橘、白萝卜、藕粉、桃仁、三七等；忌辛辣、生冷、坚硬、油腻之物。

⑤给药护理。中药汤剂顿服，宜饭前温服。熏洗药液温度要适宜，太热会烫伤皮肤，太凉则会刺激皮肤，引起不良反应。

⑥对症护理。疼痛甚者，可用耳穴压豆（如大肠、直肠、肛门、盆腔等穴）。必要时，遵医嘱应用镇痛药物。

【健康指导】

（1）养成良好的排便习惯，及时治疗便秘；忌久蹲、久坐、努责。

（2）饮食调护。合理膳食，寒凉适度。多食高纤维之物，忌食辛辣、坚硬、油腻之品。

（3）情志调摄。教会患者控制和调节情绪的方法，如暗示法、移情法、开导法、疏泄法等。解除患者的思想顾虑，树立战胜病痛的信心，积极配合治疗与护理。

（4）生活起居调护。顺应四时，起居有常，劳逸结合，适当锻炼身体，增强体质。保持肛周清洁，避免感染。

（5）预防调摄。对于年老体虚、消渴病患者，以卧床休息为主。叮嘱患者每日进行提肛肌运动2~3次，每次10~15分钟。

（6）健康宣教。便秘者，宜多食清热凉血、润肠通便之物。必要时，清洁灌肠，切忌过度努挣。保持肛门清洁，便后用温水冲洗肛周，也可用指腹按摩肛门。若出现肛门不适、疼痛难忍、便血增多等异常情况，应及时就诊。

第四章　中医妇产科护理

中医妇产科护理学是一门古老而新兴的学科。由于女性在解剖上有胞宫、胞脉、子门、产道、阴户等特有的生殖系统，在生理上有经、孕、产、乳等特点，故产生了与经、带、胎、产等有关妇女特有的疾病，此类疾病在诊断、治疗、预防、护理诸方面都有它的特点，必须进行专门研究。

第一节　中医妇产科护理概论

一、内容与范围

中医妇产科护理学是运用中医学的理论研究妇女生理、病理特点和防治、护理妇女特有疾病的一门临床学科，是祖国医学的重要组成部分之一。本学科的研究对保障妇女健康有重要意义。

妇女生理特点主要表现在经、孕、产、乳上，而维持其功能正常又依赖于冲、任、督、带四脉，其中以冲、任二脉最为重要。正如《素问·上古天真论》曰："女子七岁肾气盛，齿更发长；二七而天癸至，任脉通，太冲脉盛，月事以时下，故有子……七七任脉虚，太冲脉衰少，天癸竭，地道不通，故形坏而无子也。"另外，女子经、孕、产、乳无不以血为本、以气为用。月经为气血所化，气血由脏腑化生，通过冲、任、督、带、胞络、胞脉运达胞宫，在天癸的作用下，为胞宫的行经、胎孕、产育及上化乳汁提供基本物质。因此，在研究妇女生理、病理，进行妇产科护理时，就必须认识到脏腑、气血、经脉在妇产科经、带、胎、产疾病中的主导作用。继承发展中医妇产科护理学，要以中医整体观念为指导思想、以脏腑经络学说为理论基础，研究女性的经、带、胎、产等生理、病理，吸取现代先进的诊疗技术与方法，进行疾病的诊断和鉴别诊断。同时，应强调辨证与辨病相结合、局部辨证与整体辨证相结合、一般护理与专科护理相结合。

中医妇产科护理学研究的范围，根据历代文献记载，分为调经、种子、崩漏、带下、临产、产后、杂病等项目。但概括起来，不外经、带、胎、产、杂病等几大类常见疾病的预防、诊治与护理。

二、病因病机述要

妇女的经、带、胎、产、杂病与脏腑、冲任、气血的功能失调有直接关系。各种原因引起气血和脏腑功能失调，冲任和胞宫功能受损，均可导致妇女经、带、胎、产等各种妇产科疾病。主要病因有寒、热、湿邪及七情，此外，多产、房劳、饮食不节、劳逸失常、跌仆损伤等因素，均能影响妇女脏腑、气血、冲、任、督、带正常生理功能，致使妇女经、孕、产、乳发生异常，导致妇产科疾病的发生。

上述六淫、七情及其他致病因素，基本属于外因，体质的强弱为内因，外因必须通过内因起作用。当机体正气虚弱时，便会引起气血失调，脏腑功能失调，冲、任、督、带损伤。胞宫、胞脉的正常生理活动受到影响，便会产生妇产科疾病。故平时应加强锻炼，增强体质，实行计划生育，积极采用安全可靠的避孕措施，加强自我保护意识，是防御疾病的重要环节。

1. 气血失调

气血失调，是妇产科常见的一种发病机理。妇女以血为本，月经、胎孕、产育、哺乳都是以血为用，皆易耗血，以致机体处于血分不足、气分有余的气血失调状态。在《灵枢·五音五味》中云："妇人之生，有余于气，不足于血，以其数脱血也。"气血之间是相互依存、相互资生的关系，在生理状态下，血的运行要靠气来推动，而气又要依靠血来营养才能发挥作用。所以说："气为血之帅，血为气之母。"因此，血分病可影响到气分，气分受病也可影响到血分。故在临床时，应辨别是以气分病变为主，还是以血分病变为主，或是气血同病。

2. 脏腑功能失调

妇女的生理特点经、孕、产、乳与脏腑的功能有密切关系，在脏腑中尤以肾、肝、脾、心具有更重要的作用。妇女以血为本，血生化于脾胃，总属于心，统摄于脾，蓄藏于肝，施化于肾。若脏腑功能失调，会引起多种妇产科疾病。

3. 冲、任、督、带损伤

冲、任、督三脉皆起于胞中，一源三歧，皆络于带脉，带脉络胞而过，冲、任、督、带均与胞宫有密切联系。冲为血海，任主胞胎，两者相资，故能有子。因此，无论脏腑功能失常，还是气血失调，必然损伤冲任，发生经、带、胎、产诸证。导致冲、任、督、带损伤的原因有直接和间接两个方面：直接原因多是由于感染邪毒、多产房劳、跌仆损伤等，引起气血失调，损伤冲、任、督、带，导致月经失调、痛经、产后发热、恶露不净、带下、胎动不安、癥瘕、不孕等病；间接原因是由于气血失调或脏腑功能失常引起冲任督带功能损伤，临床常见崩漏、流产、不孕、癥瘕、带下等病。

脏腑功能失常、气血失调及冲任督带损伤，虽各有不同的发病机理，但三者是相互影响的。脏腑功能失调可以导致气血失调和冲、任、督、带的损伤；反之，气血失调也可引起脏腑功能失常和损伤冲、任、督、带。总之，无论病变起于何脏何腑、何经何络，病机反应总是整体的。因此，在探讨病机时，既要了解邪中于何经、病在何脏，更要探求其相互影响，力求从千变万化之中，找出病机转变关键所在，从而作出正确的诊断。

三、护理要点

1. 环境要求

产妇的居室要保持空气流通，可在阳光充足的时间内开窗通风，但不可使产妇当风受凉。产后一般出汗较多，要用干毛巾或温热毛巾擦身，勤换内衣，注意保暖，以防感冒。

2. 起居护理

经期必须注意保暖，避免冒雨涉水，避免寒冷刺激，以预防痛经、闭经的发生。同时，还应注意经常清洁外阴，但禁止坐浴，可以淋浴。经行期间使用的内裤要勤洗勤换。妊娠期、产褥期妇女生活起居要有规律，劳逸适度，以"小劳不倦"为活动起居的基本原则。此外，妊娠期妇女衣着应宽松，质地柔软，鞋袜舒适，腹部及乳房不宜紧束，以免气血运行不畅而影响胎儿的发育。产褥初期的活动应量力而行，可在床上和室内进行简单的体操动作训练，有利于腹肌及盆底肌肉及形体恢复。

3. 情志护理

凡是心情抑郁、情绪烦躁、心神不定的患者，都要首先进行精神情绪的调整。要耐心听取患者的倾诉并加以启发和诱导。指导他们在白天多参与社会活动，锻炼身体，消耗部分体力，而夜间则使用镇静安神催眠的方法，养成早睡早起的习惯，适当调整作息时间，减轻自觉症状。根据个人的爱好。参加爬山、游泳、滑冰或坚持做健身操，或练习气功中的静养功，这是动静结合，颐养精神，调整情绪，治疗疾病的好方法。也可以采用五音疗法，通过节奏轻快的音乐或旋律优美的歌曲而使人振奋，调整心态。悠扬和抒情的歌曲还具有镇静情绪、放松情绪的作用，适合于更年期综合征焦虑烦躁患者欣赏。

4. 饮食护理

经行期间，应多喝开水并保持大便通畅。无绝对忌用之品，但以易消化而清淡食物为佳，不吃或少吃辛辣、生冷等刺激性的食物。因辛热类食物能使血热，迫血妄行，可致月经过多；生冷类食物常引起胞宫寒凉，导致痛经、闭经等。经期妊娠期饮食以保证胎儿的营养供应，保证母体能量的需要为原则，需要增加营养，但不可偏食、挑食、过饥过饱、暴饮暴食。妊娠早期恶心呕吐较重的时候，饮食宜清淡，少油腻，易消化，少滋补，用餐可少量多次。产妇的饮食应洁净卫生、易于消化、丰富多样。为保证母乳喂养成功，产后可服用促进乳汁分泌的饮食，如鸡汤、鱼汤、排骨汤、奶制品等富含水分和营养的物质。

5. 给药护理

张景岳说："凡经行之际，大忌寒凉之药。"经期应避免过食生冷寒凉之药，因血为寒凝，经行不畅，可致痛经、闭经、月经后期、月经量少等疾病。过暖，或大辛大热之食品或温补之药物，亦不宜食用，因血得热则行，得火热则妄行。叶天士说："由于过食椒姜辛热之物，热伤其血，逼血妄行。"妄行则导致月经先期，量多等病。妊娠期必须根据医生的指导合理用药。因为大多数药物可透过胎盘进入胎儿体内，某些药物还会对胎儿产生不良影响，甚至可能造成先天性畸形。所以，妊娠期间应避免药物对胎儿的影响，要慎重用药，合理用药。

6. 对症护理

妇产科疾病中有很多外阴及阴道诸病，在临床治疗时通常采用内治与外治结合进行整体调节。可对症采用以下方法：

（1）熏洗法。用热药水熏洗外阴局部的方法，用于治疗外阴病变，如瘙痒、湿疹、肿胀、溃疡等。方法：将所用中药包煎，必须煮沸25～30分钟后外用。将药水倒入专用盆内，趁热熏蒸患处，待温度适中后洗涤外阴或坐浴，每次10分钟。溃疡者不浸洗。7d 为一疗程，每日1剂，煎2次，早、晚各熏洗1次。

（2）冲洗法。用药水冲洗阴道、外阴的方法，主要用于阴道及宫颈的病变，如滴虫性阴道炎、霉菌性阴道炎、非特异性阴道炎、急慢性宫颈糜烂等。方法：将所用中药包煎，煮沸25～30分钟，待药液温度适宜，倒入阴道冲洗器内进行冲洗，力求将阴道皱襞内的分泌物及病原体冲洗干净。7d 为一疗程，每日1剂，煎2次，分早、晚冲洗。

（3）纳药法：将外用药物放置于阴道后穹隆和子宫颈部位的方法，用于慢性宫颈炎（糜烂）、宫颈癌、滴虫性阴道炎、霉菌性阴道炎、非特异性阴道炎、老年性阴道炎等。方法：将外治药物制成栓剂、膏剂或粉剂等消毒后备用。首先，将外阴、阴道作清洁处理。栓剂可放置于阴道后穹隆处，此法可指导患者自己操作；膏剂可涂于无菌纱布上，敷于患处；粉剂可撒在带线棉球上，由医务人员常规操作置于宫颈糜烂面上，24h 自行取出，7～10次为一疗程，1～3d 上药一次。

（4）保留灌肠法：将煎好的药液灌入直肠内，并保留在直肠内一段时间以待吸收的方法。用于急慢性盆腔炎、盆腔包块、输卵管阻塞等病。方法：将中药煎汤至100mL，用肛管插入肛门14cm 以上，药液温度大约42℃，将药液缓慢灌入直肠，灌后卧床1h 以上，每日一次，10次为一疗程。

在妇产科临床上使用外治法时，必须注意以下几点：所有外用制剂（栓、膏、散）必须按标准操作规程制作，消毒后使用；治疗部位应常规清洁或消毒；月经期前后三天内、妊娠期、新产后不宜采用外治法（特殊需要除外）；外用药物治疗期间，禁止房事或盆浴。

7. 病情观察

观察患者的神、色、形态与分泌物、排泄物等变化，密切观察月经、带下、恶露等情况，做好护理记录。

（1）面色。面色苍白是气虚失血之象，多见于月经过多、崩漏等。面色萎黄，多为脾虚或血虚，常见带下病。面色青而紫暗，多为寒瘀内阻，常见于痛经、癥瘕等。

（2）唇舌。唇舌紫红为血热，鲜红为阴虚火旺，常见于月经先期、月经过多、崩漏等。色紫暗或舌边尖瘀点瘀斑者，多属气滞血瘀或阳虚内寒，多见于痛经、癥瘕等。舌体胖嫩边有齿痕者，多属脾虚，常见于带下、崩漏等。舌质碎裂，多为阴虚，常见于月经先期、经间出血等。苔薄者病较轻，苔厚者病较重，苔燥者为伤津，苔润者为寒湿。白苔主寒，黄苔主热，苔腻为湿。

（3）月经。经量过多，多为血热与气虚。经量过少，多为血虚或气滞血瘀。经色鲜红多属阴虚血热。经色紫红多属血中实热。经色淡红多属气血虚弱。经色紫暗多属血瘀。月经质黏稠多属血热。月经质清稀多属脾虚血寒。血块较多者，属血瘀。

（4）带下。带下色白，量多，质稠如涕，多属脾虚湿注。带下量多，色白，质稀如水，多属肾虚寒。带下色黄或白，或赤白带下，淋漓不断，微有臭气者，多为肝经湿热。

（5）恶露。恶露臭秽者，多属有热；腥臭者，多为寒；腐臭难闻者，多为湿热蕴结成毒，多见于败脓或恶性肿瘤。带下气臭秽者为湿热，气腥者为虚寒。妊娠恶阻重，口有坏苹果味，多见酸中毒。妊娠之后，胎儿不动，腹不增大，口有臭气，多为胎死宫内。

第二节　月经病及带下病

凡月经的周期、经期或经量异常，或伴随月经周期或绝经前后出现一系列症状的病症，统称为月经病。其中，月经不调是指月经周期、经期和经量异常的一类病症；经间期出血是指两次月经之间周期性少量阴道流血的病症；闭经、崩漏是月经周期、经期和经量的严重失常和紊乱的一类病症；痛经、月经前后诸证是指伴随月经周期反复发作的某一主症或某些症状的病症；绝经前后诸证、经断复来和绝经后疏松是与绝经相关的病症。月经病主要是脏腑、气血功能失常导致冲任失调的病症，一般无明显器质性病变。月经病常见病症有月经不调、崩漏、痛经等。

带下病是指以带下量，或色、质、气味发生异常，或伴有局部、全身症状为主要表现的疾病。正常女性在经间期、经前期及妊娠期带下可稍有增多，不作疾病论。带下病是女性常见疾病，常伴阴痒、阴痛、月经不调等。

一、月经不调

月经不调是月经病中最常见的疾病，是以月经的周期、经期、经量异常为主症的病证。以周期异常为主症的有月经先期、月经后期、月经先后无定期，以经期异常为主症的有经期延长，以经量异常为主症的有月经过多、月经过少。

【历史沿革】

古代医籍中对月经不调有许多记载。明代以前，月经先期与月经后期、月经先后无定期、经期延长、月经过少等合并称为"月经不调"。月经不调在《金匮要略·妇人杂病脉证并治》中称"经候不调",在《诸病源候论》中称为"月水不调",至《备急千金要方》才正式提出"月经不调"之名,此为"月经不调"病名的首次记载。关于月经不调的表现,《圣济总录》认为:"月水不调者,或清或浊,或先期而来,或后期而至是也。"《妇科玉尺·月经》亦认为:"经贵乎如期。若来时或前或后,或多或少,或月二三至,或数月一至,皆为不调。"关于月经不调的病因,《冯氏锦囊秘录·经病》认为与先天禀斌有关。《妇科撮要·经候不调》认为:"苟或七情内伤,六淫外侵,饮食失节,起居失宜,脾胃虚损,则月经不调矣。"

月经先期最早见于《金匮要略》,书中有"带下,经水不利,少腹满痛,经一月再见者"的记载。《景岳全书·妇人规》说:"所谓经早者,当以每月大概论……勿以素多不调,而偶见先期为早。"《丹溪心法》指出:"经水不及期来者,血热也。"明代万全在《万氏女科》中,首开月经先期为独立疾病的先例。

月经后期最早也见于《金匮要略》,谓之"至期不来"。《丹溪心法》始将月经后期作为一个病证来研究,称为"经水过期",并从不同的期、量、色、质提出了辨证要点和治疗方药,将其辨证治疗推进了一大步。

月经先后无定期最早见于宋代《圣济总录》,称为"经水无定"。《景岳全书》云:"凡女人血虚者,或迟或早,经多不调,称之为经乱。"作者在论述时,分为"血虚经乱"和"肾虚经乱",较详尽地论述了病因病机、治法、方药、预后及调养方法。清代《傅青主女科》认为,"经来或前或后无定期"是肝气郁结,影响肾气而致。

经期延长最早见于《诸病源候论》:"妇人月水不断者,由损伤经血,冲脉任脉虚损故也,冲任之脉,为经脉之海,手太阳小肠之经也,手少阴心之经也,此二经为表里,主下为月水,劳伤经脉,冲任之气虚损,故不能制其经血,故令月水不断也。"指出经期延长的病机是因冲任虚损,不能制其经血。《校注妇人良方》曰:"妇人月水不断,淋漓腹痛,或因劳损气血而伤冲任,或因经行而合阴阳,以致外邪客于胞内,滞于血海故也。"指出本病有虚有实。

月经过多最早见于《金匮要略》,即有"月水来过多……"的记载。宋代的《圣济总录·论室女经候不调》中,又有"室女经水过多,连绵不绝……"的记载。至清代《傅青主女科》,第一次将"经水过多"作为一个病证来论述。

月经过少在《诸病源候论·月水不调候》中,有"月水……乍少"的记载。《证治准绳》曰:"经水涩少,为虚为涩,虚则补之,涩则濡之。"指出了月经过少的病机及治法。《邯郸遗稿》提出:"经水涩少不快,宜四物加红花、葵花;如经水行微少,或胀或疼,宜四物加延胡索、白芷,醋煎。经水涩少,渐渐不通,潮热瘦弱者,宜四物汤倍加泽兰治之。"

【病因病机】

(一) 月经先期

多因气虚,冲任不固;或热扰冲任,血海不宁所致。其主要发病机理是冲任不固,经血失于制约，遂致月经提前而至。

1.气虚

体质素虚，饮食不节，劳累过度，或思虑过多，伤脾，导致脾虚气陷，气虚统摄无权，经血失于制约；青春期肾气未充，绝经前肾气渐衰，或多次流产，伤肾，肾气不固，开合失司，导致冲任不固，经血妄行，形成月经先期。

2.血热

素体阳盛，过食辛辣，或感受热邪，环境过热，伤血，热迫血行，热扰冲任；郁怒伤肝，疏泄过度，热伤冲任，导致月经先期。

（二）月经后期

因营血亏虚，或因阳气虚衰，而致血源不足，或因气滞寒凝，冲任瘀阻，血海不能按时满溢所致。其主要发病机理是精血不足或邪气阻滞，血海不能按时满溢，遂致月经后期。

1.血虚

体质虚弱，营血不足，或久病失血，或产育过多，耗伤气血，或饮食劳倦，思虑伤脾，脾气虚弱，化源不足，均致营血亏虚，经脉失养，冲任不充，月经周期延后。

2.阳虚

阳气本虚，或久病伤阳，或房劳过度，耗损肾阳。阳虚失于温煦，脏腑功能衰退，影响血液化生，导致冲任不充，血海不能如期满溢，而致月经后期。

3.寒凝

经期产后，失于调摄，或外感风寒，或过食生冷，或误用寒凉药物，导致血为寒凝，运行涩滞，阻滞冲任，月经延后。

4.气滞

郁怒伤肝，肝失疏泄，气机郁结，血行不畅，阻滞冲任，血海不能如期满溢，故而月经延后。

（三）月经先后无定期

多因肾虚、脾虚，冲任不固；或肝郁气逆，冲任失司所致。其主要发病机理是冲任气血不调，血海蓄溢失常，遂致月经先后无定期。

1.肾虚

素体肾气不足，或久病失养，房劳多产，损伤肾气，封藏失职，气血失调，血海蓄溢失常，以致月经先后不定期。

2.肝郁

情志抑郁或忿怒伤肝，导致肝气逆乱，疏泄失司，血海蓄溢失常。疏泄过度，血不循经而妄行，月经先期而来；反之，疏泄不及则月经后期而至。

（四）经期延长

多因气虚，冲任不固；或阴虚内热，扰动血海；或瘀阻冲任，新血不得归经所致。其主要发病机理是冲任不固，经血失于制约，遂致经期延长。

1.阴虚内热

素体阴虚或久病伤阴，或孕产房劳损伤阴血，阴血不足，虚热扰动冲任，血海不宁，以致经血延期不绝。

2.血瘀

气郁血滞或外邪客于胞内，阻碍气血运行而成瘀，瘀血阻于冲任胞脉，新血不得归经，导致经水过期不止。

（五）月经过多

多因气虚，冲任不固，血失统摄；或热伤冲任，迫血妄行；或瘀阻冲任，血不归经所致。其主要发病机理是冲任不固，经血失于制约，遂致月经过多。

1.气虚

素体脾虚气弱，或饮食不节、劳倦过度损伤脾气，统摄无权，经血失于约制，故月经过多。

2.血热

素体阳盛，热扰冲任，迫血妄行而致月经过多。

3.血瘀

肝郁气滞，或过食辛燥，或感受热邪，或七情过极，郁而化热，热扰冲任，热迫血妄行，经血失于约制，故月经量多。

（六）月经过少

多因肾虚、精亏血少，冲任气血亏虚；或痰凝血瘀，气血运行不畅所致。其主要发病机理是精亏血少，冲任气血不足，血海满溢不多，遂致月经过少。

1.肾虚

先天禀赋不足，或房劳多产，大病久病，伤精耗气，肾精亏损，肾气不足，冲任亏虚，血海满溢不多，而致月经量少。

2.血虚

体质素弱，或大病久病伤血，或饮食劳倦伤脾，脾虚化源不足，冲任失养，血海满溢不多，而致经量过少。

3.血瘀

因气滞或寒凝，致血行不畅，瘀血内停，冲任气血不畅，血海满溢不多，故而月经量少。

4.痰湿

素体肥胖，或脾阳不足，痰湿内生，阻滞冲任，血海满溢不多，导致月经量少。

【诊断与鉴别诊断】

（一）诊断

1. 月经先期

（1）有情志内伤史或盆腔炎史。

（2）月经提早 7d 以上、2 周以内，经期基本正常者。可伴有月经过多。

（3）结合有关检查，如妇科检查、卵巢功能检查等，可协助确诊。

2. 月经后期

（1）先天不足，初潮来迟，或有感寒饮冷、情志不遂史。

（2）月经周期延后 7d 以上，甚至延后 3~5 个月一行，但经期基本正常者。

（3）结合有关检查，如妇科检查、卵巢功能测定、B 超检查等，可协助确诊。

3. 经期延长

（1）有盆腔感染史，有使用宫内避孕环及输卵管结扎术史。

（2）月经周期正常而月经持续的天数增加，或伴有经量增多，慢性盆腔炎病人可伴有少腹痛、腰骶坠痛或白带增多等。

（3）结合有关检查，如妇科检查及子宫内膜活组织检查等，可协助确诊。

4. 月经过多

（1）有大病久病，精神刺激，饮食不节，经期、产后感邪或不禁房事史，或有宫内节育器避孕史。

（2）月经周期、经期正常，经期的出血量明显多于以往，或伴有痛经、不孕、失血多，病程长者，易有血虚之象。

（3）结合有关检查，如妇科检查、卵巢功能测定、血常规、B 超检查、子宫内膜病理检查、纤维内窥镜、子宫碘油造影等，可协助确诊。

5. 月经过少

（1）有失血病和经期、产后感染史；宫腔内冷冻、电凝术史；发病前有使用过避孕药及有人流、刮宫术史；有结核病或结核病接触史。

（2）月经周期、经期正常，经量较以往明显减少，或经量减少的同时，经期也缩短，不足 2d。

（3）结合有关检查，如妇科检查、卵巢功能测定及子宫碘油造影、宫腔镜检查等，可协助确诊。

6. 月经先后无定期

（1）有七情内伤或劳力过度等病史。

（2）月经或提前或错后 7d 以上、2 周以内，但经期正常。观察 3 个周期或追溯 2 个周期有诊断意义。

（3）结合有关检查，如妇科检查和卵巢功能测定等，可协助确诊。

（二）鉴别诊断

1.月经不调与崩漏相鉴别

崩漏：是月经周期、经期和经量均发生严重紊乱的无周期性的子宫出血，量多如崩，或量少淋漓不尽，甚至出血不能自行停止。

月经先期伴月经过多：虽周期改变但提前不超过2周，经量虽多但经期正常且能自行停止。

经期延长：行经时间虽在7d以上，但往往在2周之内自然停止，且月经周期正常。

月经过多：月经过多但周期正常，通过病史、发病经过等的询问，结合临床症状，不难鉴别。

月经先后无定期：虽有周期紊乱，但经期正常。

2.月经不调与经间期出血相鉴别

经间期出血常发生在月经周期的第12~16天，出血量较月经量少，或表现为透明黏稠的白带中夹有血丝，出血持续数小时至2~7d自行停止，经间期出血与月经期出血形成出血量一次少、一次多相间的现象，结合基础体温（BBT）测定，若出血发生在排卵期，即可确诊。

月经先期：每次出血量大致相同，且出血时间不在排卵期内。

月经过少：虽然出血量少，但出血时间不在排卵期内。

3.月经后期与早孕应相鉴别

育龄期妇女，月经过期不来，应有妊娠可能。早孕者，有早孕反应，妇科检查子宫体增大、变软，宫颈着色；妊娠试验阳性反应，B超盆腔扫描可见子宫腔内有孕囊。月经后期者则无以上表现，且停经前多有月经失调病史。

4.经期延长与异位妊娠相鉴别

异位妊娠者，阴道少量出血有时持续1周以上，易与经期延长混淆，但异位妊娠多有停经史和早孕反应，妊娠试验可有阳性反应，妇科检查和盆腔B超可协助诊断；经期延长者无妊娠征象，且无停经史，月经在2周内能自然停止。

5.月经过少与激经、胎漏相鉴别

激经是妊娠以后，仍有规律的少量阴道流血而无损于胎儿发育的一种特殊生理现象，易与月经过少相混淆。但激经者应有恶心、呕吐等早孕反应，妊娠试验可有阳性反应，B超扫描可见子宫腔内有孕囊、胚芽或胎心搏动等现象。胎漏是在停经一段时间以后，发生的少量阴道流血，应与月经后期伴有月经过少相鉴别，胎漏者大多有早孕的各种临床表现。

6.月经先后无定期与月经先期、月经后期相鉴别

月经先后无定期以月经时而提前，时而延后7d以上，并要连续观察3个周期以上才能明确诊断。

月经先期：只有月经提前而无月经推后，通过病史的询问与症状的分析，多可鉴别。

月经后期：月经周期没有提前，只有延后，甚至延后 3～5 个月一行。

【辨证施护】

（一）辨证要点

月经不调病证首先当从月经周期、经期、经量来辨清属何种类型月经不调。其次，不同类型的月经不调当按寒热虚实来辨证。最后，对于虚实夹杂，多脏共病者，应仔细辨清本虚标实之主次。

（二）一般护理

（1）注意生活起居，寒温适宜，平素阳盛之体，衣被不宜过暖；平素阳虚之体，不可复感寒邪，防止外邪入侵，伤及脏腑、气血。

（2）注意劳逸结合，平时加强体育锻炼，增强体质。经期注意休息，不可过于劳累，严禁游泳、盆浴、阴道用药及阴道检查。如因病情需要做阴道检查者，需在严密消毒下进行。

（3）多与病人交流，及时与病人的家属共同做好病人的情志护理，多做解释工作，消除思想顾虑，保持心情舒畅，使患者配合治疗。

（4）保持外阴清洁，每日用温开水清洗外阴，勤换月经垫及内裤。

（5）节制房事，采取适当的避孕措施，以免房劳、多次堕胎流产损伤冲任肝肾。

（6）加强营养，饮食宜清淡营养，多食鱼、肉、蛋、奶类等，多食新鲜蔬菜。忌辛辣刺激。

（7）按医嘱准确给药，可在经前 1 周开始服药，各种类型的月经失调患者在服药过程中，都应注意观察月经量、色、质的改变。调经中药服用周期较长，如月经周期已趋正常，无需再服汤剂，所谓"衰其大半而止"。必要时，做妇科检查。如无异常，可再服丸剂一个月，处方不变。

（8）保持大便通畅，如大便燥结难解者，每日早、晚服蜂蜜 1 匙或麻仁丸 6g，以利润肠通便，减少腹压，防止出血。

（9）注意询问患者月经周期、经期的时间，观察出血的量、色、质，了解经期的伴随症状。严密观察病人的面色、脉象、舌象、汗出、二便、月经周期、阴道排出物、伴随症状等。

（三）分型护治

1. 月经先期

（1）气虚

临床表现：月经周期提前，或兼经量增多，色淡，质稀，神疲肢倦，气短懒言，小腹空坠，纳少便溏，舌淡红，苔薄白，脉缓弱。

护治原则：健脾益气，补肾益气，固冲调经。

代表方剂：补中益气汤（《脾胃论》）或固阴煎（《景岳全书》）加减。

护理措施：

①环境要求。居室空气清新，环境整洁舒适，室温宜偏高，阳光充足。

②起居护理。注意保暖，避免受寒。月经量多时应避免过度劳累，必要时卧床休息，减少活动，并协助做好生活护理。坐卧起立时，动作要缓慢，切忌过快，晨起及下蹲时间过久时，不要突然站立，防止晕厥发生。

③情志护理。加强患者自我调护，消除由月经失调带来的紧张焦虑。

④饮食护理。饮食宜清淡，富于营养之品，宜少食多餐，如牛奶、鸡蛋、豆浆、猪肝、菠菜等，平时可适当炖服吉林参、莲子、芡实、淮山药、黄芪等健脾益气之品，同时尽量少食寒凉生冷之品，如苦菜、马齿苋、冰淇淋等，以免损伤脾阳。若脾胃运化功能欠佳者，则不宜过于滋补。

⑤给药护理。中药汤剂宜用文火久煎，温热服、顿服。应遵医嘱服补血药，如适当补充铁剂，并告知患者不良反应和注意事项，以配合治疗。

（2）血热

临床表现：月经周期提前，经量多，色紫红，质稠，心胸烦躁，渴喜冷饮，小便短赤，大便干燥，面色红赤，舌红、苔黄，脉滑数。

护治原则：清肝解郁，养阴清热，凉血调经。

代表方剂：清经散（《傅青主女科》）或丹栀逍遥散（《内科摘要》）或两地汤（《傅青主女科》）加减。

护理措施：

①环境要求。居室空气清新，环境整洁舒适，病室宜凉爽背阴，光线柔和。

②起居护理。避免过度劳累，必要时卧床休息。

③情志护理。保持心情舒畅，消除由月经失调带来的紧张焦虑。

④饮食护理。可服食藕汁、生地汁、鲜旱莲草汁等以清热凉血止血，忌食辛辣煎炸助阳动火之品。可以用青蒿6g、丹皮6g、茶叶3g、冰糖15g泡茶饮，有清热凉血调经作用。

⑤给药护理。中药汤剂宜饭后凉服。应遵医嘱服补血药。

⑥对症护理。如有腹痛，禁止热敷下腹。

2. 月经后期

（1）血虚

临床表现：月经周期退后，量少，色淡，质清稀，小腹空痛，面色苍白或萎黄，头晕心悸，舌淡，少苔，脉虚细无力。

护治原则：补血养营调经。

代表方剂：大补元煎（《景岳全书》）加减。

护理措施：

①环境要求。居室空气清新，环境整洁舒适，室温宜偏高，阳光充足。

②起居护理。注意保暖，避免受寒。出现头晕眼花，应加强生活护理并指导患者自我调护，避免剧烈活动，防止晕厥发生。

③情志护理。关心体贴患者，消除紧张焦虑。

④饮食护理。加强营养，胃纳佳者，可进血肉有情之品补之，如瘦肉、猪肝、鸡肉、鱼肉之类；如脾胃欠佳者，则宜先健运脾胃，以素食为主，适当炖服精瘦肉淮杞汤，或牛杞子汤。忌辛辣油腻之品。

⑤给药护理。中药汤剂宜用文火久煎，热服、顿服。

⑥对症护理。合并心烦少寐或失眠者，可适当服用柏子养心丸或酸枣仁膏；或用耳穴神门、交感穴，宁心安神，指导患者每晚睡前按摩耳穴3分钟。

（2）虚寒

临床表现：月经后延，量少，色淡，质稀，小腹隐痛，喜温喜按，小便清长，大便稀溏，舌淡，苔白，脉沉迟。

护治原则：温经扶阳，养血调经。

代表方剂：艾附暖宫丸（《沈氏尊生书》）加减。

护理措施：

①环境要求。居室空气清新，环境整洁舒适，室温宜偏高，阳光充足。

②起居护理。注意保暖，避免受寒。

③情志护理。关心体贴患者，加强患者自我调护。

④饮食护理。宜进食温经活血行滞之品，如桃仁粥、艾叶生姜煮鸡蛋。忌食生冷、苦寒、酸涩之品。

⑤给药护理。中药汤剂宜热服。

（3）血寒

临床表现：月经后期，量少，色暗红，有血块，小腹冷痛拒按，得热痛减，畏寒肢冷，舌正常，苔白，脉沉紧。

护治原则：温经散寒，养血调经。

代表方剂：温经汤（《金匮要略》）加减。

护理措施：

①环境要求。居室空气清新，环境整洁舒适，室温宜偏高，阳光充足。

②起居护理。注意保暖，避免受寒。

③情志护理。消除思想顾虑，保持心情舒畅，使患者配合治疗。

④饮食护理。饮食以温热为宜，以养血散寒为主，平时加强营养，多吃温补气血之食物，如羊肉、鸡肉等，经期可服艾叶鸡蛋汤、生姜红糖汤，尽量避免食生冷瓜果，勿吃冰淇淋。

⑤给药护理。中药汤剂宜久煎，热服。

⑥对症护理。少腹冷痛者，可热饮红糖黄酒，以温经祛瘀，宜用药熨或热水袋热敷少腹，或艾灸关元、气海、天枢穴。出现少腹胀痛，经血有块时，遵医嘱选穴三阴交、足三里、中极、气海等，可针、灸并用。

（4）气滞

临床表现：经期延后，量少，色暗红，或有血块，胸胁、乳房、少腹胀痛，舌正常，脉弦。

护治原则：理气调经，活血调经。

代表方剂：乌药汤（《兰室秘藏》）加减。

护理措施：

①环境要求。居室空气清新，环境整洁舒适，病室环境宜安静、无刺激。

②起居护理。起居有常，经期适当休息，劳逸结合。

③情志护理。加强精神护理，多做解释工作，使其保持心情舒畅，避免抑郁、暴怒及精神刺激。

④饮食护理。饮食宜清淡、易消化，可食橘子、金橘饼等疏肝行气解郁之品。可选用佛手与粳米煮粥或用紫菜、白萝卜、陈皮等煮汤。忌食油腻酸涩、产气多的食物，如土豆、山芋等。可用苏木 30g，木耳 30g，加水酒煮服，有活血化瘀通经作用。

⑤给药护理。中药汤剂不宜久煎，宜微温服。

⑥对症护理。合并胸胁、乳房、小腹胀痛者，遵医嘱针灸穴位，如气海、三阴交、太冲、曲池、支沟、中极等。

3.月经先后无定期

（1）肝郁

临床表现：月经周期先后不定，经量或多或少，色紫暗，有血块，或经行不畅，胸胁、乳房、少腹胀痛，精神郁闷，烦躁易怒，苔薄白或薄黄，脉弦。

护治原则：疏肝解郁，理气调经。

代表方剂：逍遥散（《太平惠民和剂局方》）加减。

护理措施：

①环境要求。居室空气清新，环境整洁舒适，病室环境宜安静、无刺激，尽量避免其与其他具有焦虑情绪的患者或家属接触。

②起居护理。起居有常，劳逸结合。

③情志护理。加强情志护理，如帮助病人适应机转，给病人提供讨论情绪的机会，使病人能逐渐减轻压力。

④饮食护理。饮食以理气调经为主，可用香附、桃仁洗净后放入锅内，加水300mL，煮沸 5 分钟后加入红糖取汁，频频饮用；亦可用佛手煲瘦肉汤，平时可食橘子、金橘饼等。忌辛辣刺激阻气之物，如山芋、土豆等。

⑤给药护理。中药汤剂宜用文火煎煮，偏凉服、顿服。

（2）肾虚

临床表现：月经先后无定期，量少，色淡，质稀，腰骶酸痛，小便频数，头晕耳鸣，舌淡少苔，脉沉细。

护治原则：补肾益气，养血调经。

代表方剂：固阴煎（《景岳全书》）加减。

护理措施：

①环境要求。居室空气清新，环境整洁舒适，室温宜偏高，阳光充足。

②起居护理。注意保暖，避免受寒。

③情志护理。消除思想顾虑，保持心情舒畅，使患者配合治疗。

④饮食护理。加强营养，可选用红枣、淮山药、人参、党参、核桃、猪腰、鱼、紫河车、牛脯、羊肉、猪肝等补肾养血之品。可服用补肾饮食，如清炖甲鱼汤。对于发育不良者，争取早治，可按医嘱配合人工周期促进发育，调整月经。并可配合食疗，用紫河车煲瘦肉或当归、党参炖母鸡服食，以充养气血天癸，使月经生化有源。

⑤给药护理。中药汤剂宜文火久煎，温热服。

⑥对症护理。若出现月经先期量多合并腰骶酸痛，应注意休息，并按摩腰部。

4.经期延长

（1）血瘀

临床表现：月经淋漓八九日至十余日始净，量少，色暗有块，伴小腹疼痛拒按。舌质紫暗或有瘀斑瘀点，脉弦涩。

护治原则：活血祛瘀，固冲调经。

代表方剂：桃红四物汤（《医宗金鉴》）合失笑散（《太平惠民和剂局方》）加益母草、茜草。

护理措施：

①环境要求。居室空气清新，环境整洁舒适，病室宜凉爽背阴，光线柔和。

②起居护理。注意休息，起居有常。

③情志护理。关心体贴患者，使其保持心情舒畅，配合治疗。

④饮食护理。饮食应以活血化瘀止血为主，如丹参当归煲牛肉汤、田七煲鸡、云南白药兑酒适量顿服等，但经期应暂停食用。忌食酸辣生冷之品，以免经血不畅。可用苏木30g、木耳30g，加水酒煮服，有活血化瘀通经作用。

⑤给药护理。中药汤剂宜用文火煎煮，偏凉服、顿服。

⑥对症护理。少腹作痛时，可局部热敷、药熨等。

（2）阴虚血热

临床表现：经期延长，持续八九日至十余日，量少，色红，质稠，咽干口燥，或潮热颧红，五心烦热，舌红少苔，脉细数。

护治原则：养阴清热，凉血调经。

代表方剂：两地汤（《傅青主女科》）合二至丸（《医方集解》）加茜草炭、地榆炭、益母草。

护理措施：参照月经先期"阴虚血热"护理。

5.月经过多

（1）气虚

临床表现：经行量多，色淡红，质清稀，神疲乏力，少气懒言，小腹空坠，面色苍白，舌淡，苔薄，脉缓弱。

护治原则：补气升提，固冲止血。

代表方剂：举元煎（《景岳全书》）加阿胶、艾叶、炮姜炭。

护理措施：

①环境要求。居室空气清新，环境整洁舒适，室温宜偏高，阳光充足。

②起居护理。注意保暖，避免受寒。月经量多（超过常规15片卫生巾）者应绝对卧床休息，或取头低足高位，避免过多地移动病人，包括不必要的检查。若经量减少，可适当下床或户外活动，但要注意安全，防止病人眩晕跌仆。

③情志护理。消除思想顾虑，保持心情舒畅。

④饮食护理。饮食宜清淡，营养丰富，多食益气补血之品。如炖服红参，1天1次，连服2~3天；也可用黄芪、党参、桂圆肉、红枣煲鸡汤，服食期间不宜食萝卜，忌食辛辣助阳或生冷寒凉、肥腻之品，以免损伤脾阳。可服参芪白莲粥。

⑤给药护理。中药汤剂宜用文火久煎，温服。

⑥对症护理。按医嘱艾灸双隐白、双大敦穴等。

⑦病情观察。发现病人面色苍白、大汗淋漓、血压下降、脉搏细弱、气虚血脱等异常情况，应及时报告医生，并协助医生做好抢救准备工作，如吸氧、输液、输血或做诊断性刮宫的准备。

（2）血热

临床表现：经行量多，色鲜红或紫红，质黏稠有小血块，心烦多梦，口渴饮冷，尿黄便结，舌红，苔黄，脉滑数。

护治原则：清热凉血，固冲止血。

代表方剂：保阴煎（《保阴煎》）加减。

护理措施：参照月经先期"阳盛血热"护理。

（3）血瘀

临床表现：经行量多，色紫暗，有血块，经行小腹疼痛拒按，舌质紫暗或有瘀斑瘀点，脉细涩有力。

护治原则：活血化瘀，固冲止血。

代表方剂：桃红四物汤（《医宗金鉴》）加减。

护理措施：参照月经延长"血瘀"护理。

6. 月经过少

（1）肾虚

临床表现：月经量少，不日即净，或点滴即止，色淡暗，质稀，腰酸腿软，头晕耳鸣，小便频数，舌淡，苔薄，脉沉细。

护治原则：补肾益精，养血调经。

代表方剂：当归地黄饮（《景岳全书》）加减。

护理措施：参照月经后期"肾虚"护理。

（2）血虚

临床表现：经来量少，一二日即净，或点滴即止，经色淡红，质稀，头晕眼花，心悸失眠，面色萎黄或苍白，舌淡，苔薄，脉细无力。

护治原则：补血益气调经。

代表方剂：滋血汤（《经效产宝》）加减。

护理措施：参照月经后期"血虚"护理。

（3）血瘀

临床表现：经行涩少，色紫黑，有血块，小腹刺痛拒按，血块下后痛减，或胸胁胀痛，舌紫暗，或有瘀斑瘀点，脉涩。

护治原则：活血化瘀，理气调经。

代表方剂：桃红四物汤（《医宗金鉴》）加鸡血藤、炒香附。

护理措施：参照月经后期"血瘀"护理。

【健康指导】

（1）月经期可照常工作与劳动，注意劳逸结合。平时加强锻炼身体，增强体质，但避免过劳和剧烈运动，如打球、游泳、跑步、扛挑重担等。避免淋雨、涉水及用冷水洗澡、洗头、洗脚等。

（2）平素保持心情舒畅，避免激动、忧郁过度等情绪变化。

（3）加强饮食调护，指导根据不同证型的饮食要求进行饮食。

（4）教导病人有关本证的知识。对已婚妇女，应做好计划生育宣教工作，指导病人使用合适的有效的节育措施，尽量减少人流损伤宫腔，亦宜节制房事，防止房劳伤肾。注意经期、产后生理卫生，加强妇女保健，预防为主。不浸渍冷水，不盆浴，不坐浴，保持外阴清洁，预防感染。

（5）及早治疗相关疾病，如造血系统的疾病、脑肿瘤等。

二、崩漏

崩漏是指由于血热、脾虚、肾虚、血瘀等导致冲任损伤，不能约制经血，以经血非时而下，阴道突然大量出血，或淋漓下血不断者为主要表现的月经疾病。阴道突然大量出血，称为"崩中"；淋漓下血不断者，称为"漏下"。崩漏是月经周期紊乱，月经量严重失常的月经病，以或崩，或漏，或崩漏交替，或崩闭交替为特点。若经期延长达 2 周以上者，亦属崩漏范畴，称为"经崩"或"经漏"。

本证相当于西医学的无排卵型功能失调性子宫出血病、生殖器炎症和某些生殖器肿瘤引起的不规则阴道出血。

【历史沿革】

早在《素问·阴阳别论》中，就有"阴虚阳搏谓之崩"的记载，为后世医家研究崩漏奠定了理论基础。漏下之名则最早见于《金匮要略》，"妇人有漏下者，有半产后因续下血都不绝者，有妊娠下血者"，对妇科血证提出了初步鉴别。至《诸病源候论》，首次列出"漏下候""崩中候""崩中漏下候"，对崩中、漏下的病名含义、病因、病机都做了简明论述。如"非时而下淋漓不断谓之漏下""忽然暴下谓之崩中"，乃由"劳伤气血"或是"脏腑损伤"，以致"冲任二脉虚损""冲脉任脉气血俱虚""不能制约经血"。《女科撮要》补充了上述的不足，认为："脾胃虚损，不能摄血归源；或因肝经有火，血得热而下行；或因肝经有风，血得风而妄行；或因怒动肝火，血热而沸腾；或因脾经郁结，血伤而不归经；或因悲哀而崩。"《景岳全书·妇人规》云："崩漏不止，经乱之甚者也。"这些论述表明崩漏属月经病范围，其他病证所致的似崩似漏的下血证，如异位妊娠、产后出血、赤带以及癥瘕、外伤引起的阴道出血等，不属崩漏范畴。历代医家对崩漏的研究各有侧重，是后世研究崩漏的重要参考。如明代方约之提出塞流、澄源、复旧的治崩大法，至今仍为临床治疗崩漏所遵循。

【病因病机】

1. 肾虚

先天肾气不足，少女肾气稚弱；或更年期肾气渐衰；或后天损伤，大病久病，房劳多产等导致肾气渐衰，肾阳虚损，封藏失职，不能制约经血或肾阴虚，则虚火动血，最终导致崩漏。

2. 脾虚

饮食不节，忧思劳倦过度，损伤脾气，中气下陷，冲任不固，血失统摄，遂致崩漏。

3. 血热

素体阳盛，或感受热邪，或情志不遂，肝郁化火，或过服辛温助阳之品，火热内盛，热伤冲任，迫血妄行，非时而下，遂致崩漏。

4. 血瘀

七情内伤，气滞血瘀；或感受寒、热之邪，寒凝血瘀，或热灼血瘀，或经期、产后余血未尽，瘀阻冲任，血不归经，导致崩漏。

"经水出诸肾""四脏相移，必归脾肾""五脏之伤，穷必及肾"，故崩漏为病，病本在肾，病位在冲任，变化在气血，其发病过程往往是气血同病，多脏受累，因果相干，反复难愈。本病的主要病机是冲任不固，不能制约经血。《诸病源候论》指出："冲任之脉虚损，不能约制其经血，故血非时而下。"常见的病因有肾虚、脾虚、血热和血瘀。崩漏病因多端，可归纳为虚、热、瘀。因虚者，有因脾肾之虚，有因气血两虚，有因脏腑俱虚，前者是致病之本，后两者常是结果又是病因，故崩漏反复。因热者，有虚热，有实热，热伤冲任，迫血妄行。因瘀者，有肝郁气滞而瘀，有寒凝而瘀，有热甚灼阴燥涩成瘀，也可由湿热寒遏致瘀。崩漏治疗不及时，会发生阴血暴亡导致虚脱，甚至危及生命，是月经病中危、急、重、难之证。

【诊断与鉴别诊断】

（一）诊断

1. 症状

月经周期紊乱，出血时间长短不定，持续数日至数十日不等，血量时多时少，出血常发生在短期停经之后，或伴白带增多、不孕等证候。

2. 病史

多有月经失调史、精神创伤史、生殖器炎症和生殖器肿瘤病史，或使用避孕药物史，或宫内置节育器及输卵管结扎术史。

3. 体征

患者一般无明显阳性体征，出血时间长或出血量大的患者可表现为贫血貌；盆腔检查子宫大小及其他生殖器官均正常。注意通过妇科检查和全身检查排除生殖器官及全身器质性病变。

4. 辅助检查

如妇科特殊检查及血液化验、B超检查等，可帮助确诊。

（二）鉴别诊断

1. 月经不调

参见月经不调章节。

2. 经间期出血

经间期出血与崩漏同为非月经期的出血，但经间期出血常发生于两次月经的中期（排卵期），出血时间多持续 2~7d，能自然停止；而崩漏的出血其周期、经期都没有规律性。

3. 外阴、阴道外伤出血

外阴、阴道的损伤出血，应有外阴、阴道的创伤史或粗暴性交史，妇科检查可见外阴、阴道有伤口及活动性出血，宫颈口未见有血液自宫腔内流出，与崩漏的非时子宫出血不难鉴别。

4. 全身性疾病

如高血压病、肝脏疾病和血液病、甲状腺功能亢进或低下等，都会导致不正常的子宫出血。通过详细的病史询问、体格检查、妇科检查、血液分析、肝功能及凝血因子的测定、骨健细胞分析等，不难与崩漏相鉴别。

【辨证施护】

（一）辨证要点

崩漏以无周期性的阴道出血为辨证要点，临证时结合出血的量、色、质变化和全身证候辨明寒、热、虚、实。

（二）一般护理

（1）保持病室整洁、安静，空气流通，温湿度适宜，避免噪声和其他不良刺激。

（2）出血期间，避免淋雨、涉水，禁止盆浴、游泳、房事，禁止妇科检查。出血量多者卧床休息，以止血为要。坐卧起立动作要缓慢，切忌过快过猛。不宜单独外出或上厕所，以防眩晕跌仆。血崩量多势急者应绝对卧床休息，必要时取去枕平卧位。

（3）加强情志护理，安慰患者，解释病情，清除恐惧和紧张心理，使之配合治疗。

（4）加强营养，多食鱼类、肉类、禽蛋类及牛奶、新鲜蔬菜等食物。

（5）根据出血情况，调整中药汤剂。如果出血过多，暂不考虑活血通经，而是以止血为先，血止后再辨证调护。

（6）崩漏患者月经期长，出血多，继发贫血，故抵抗力低下，容易感染。应加强外阴护理，每日清洗外阴，勤换月经垫及内裤。

（7）当采取性激素治疗时，应严格控制服药时间，遵守用量。告诫患者按时服药，不得任意修改用量，否则会造成反复出血。在性激素治疗期间，可能会产生恶心、纳差，或毛发增多，声音嘶哑，或痤疮等副作用，但一般不明显，并且停药后自行消退，可向患者解释，不必顾虑。大量快速输血时，可引起急性充血性心力衰竭，故输血时须控制滴速。

（8）注意观察出血的量、色、质，以掌握辨证依据，准确估算出血量，及时记录，供医生参考。注意观察大出血患者的血压、心率、面色、神志、汗出、舌脉等变化。若患者出现面色苍白、神情烦躁或淡漠、汗出不止、肢冷、脉细数或芤大无力，血压下降，为休克前期症状，属阴血暴虚，气随血脱，阴阳离绝的脱证，可先灸百会、神阙、气海等穴，以回阳救逆，并立即报告医生，同时做好输血输液的一切抢救准备工作。

（三）分型护治

1.肾虚型

（1）肾阴虚

临床表现：经血非时而下，出血量或少或多，淋漓不断，色鲜红，质稠，头晕耳鸣，腰膝酸软，颧赤唇红，手足心热，夜寐不安，舌红，苔少，脉细数。

护治原则：滋肾益阴，固冲止血。

代表方剂：左归丸（《景岳全书》）加减。

护理措施：

①环境要求。保持病室整洁、安静、空气流通。

②起居护理。平素应节制房事，衣被不宜过暖。头晕耳鸣，出血量多时，应卧床休息，减少活动，起坐动作应缓慢，外出时需做好陪护，防止眩晕、跌仆。

③情志护理。安慰并鼓励患者，避免因紧张、恐惧而加重病情。

④饮食护理。加强营养，宜食甲鱼、紫菜、黑木耳等清养之品及红枣、山药、人参、党参、核桃、猪腰、鱼、紫河车、牛脯、羊肉、猪肝等补肾养血之品。同时，以藕汁、梨汁为饮料，忌葱、姜、辣椒等辛辣动火之品。可配合食疗，用紫河车煲瘦肉或当归、党参炖母鸡服食。

⑤给药护理。中药汤剂宜文火久煎，温热服。

⑥对症护理。对于发育不良者，争取早治。可按医嘱配合人工周期促进发育，调整月经。

（2）肾阳虚

临床表现：经血非时而下，出血量多，或淋漓不尽，色淡质稀，腰痛如折，畏寒肢冷，小便清长，大便塘薄，面色晦暗，精神不振，舌淡暗，苔薄白，脉沉弱。

护治原则：温肾助阳，固冲止血。

代表方剂：右归丸（《景岳全书》）加减。

护理措施：

①环境要求。病室温度偏温。

②起居护理。特别注意保暖，尤其腹部保暖。平素应节制房事。

③情志护理。关心体贴患者，态度和蔼，安慰并鼓励患者。

④饮食护理。可多食羊肉、韭菜等。可适当进食温补之品，待止血后，如病人脾胃健运，可多食当归生姜羊肉汤、鹿茸炖鸡，狗肉、红枣等温肾补血之品。

⑤给药护理。中药汤剂宜文火久煎，温热服。

⑥对症护理。止血可选用补骨脂、赤石脂各等量研细末冲服，每次 3g，每日 3 次。出现小腹冷痛时，可腹部热敷或艾灸关元、气海、归来、三阴交等穴 15～20 分钟。

2. 脾虚型

临床表现：经血非时而下，量多如崩，或淋漓不断，色淡质稀，神疲体倦，气短懒言，动则气促，不思饮食，四肢不温，或面浮肢肿，面色萎黄，舌淡胖，边有齿痕，苔薄白，脉缓弱。

护治原则：健脾益气，固冲止血。

代表方剂：举元煎（《景岳全书》）合安冲汤（《医学衷中参西录》）加炮姜炭。

护理措施：

①环境要求。病室宜温暖、向阳，忌当风直吹病人。

②起居护理。应注意保暖，不可复感寒邪，切忌劳累耗气，以免加重病情。尤其是夜间尿多者或大便稀溏者。

③情志护理。安慰并鼓励患者，避免精神紧张而加重出血。

④饮食护理。饮食宜富于营养，多摄入血肉有情的食品，可常食桂圆、红枣、山药、肉汤、鱼汤、鸡汤等。平时可适当炖服人参、莲子、芡实、淮山药、黄芪等健脾益气之品，冬日可多食生姜羊肉汤以温运脾胃之阳。应尽量少食寒凉生冷之品。

⑤给药护理。中药汤剂宜用文火久煎，温热服。

⑥对症护理。可用热敷、艾灸疗法，以助阳气恢复。还应加强营养支持治疗，补充足够的水分，增强体质，抵御感染。

3. 血热型

临床表现：经血非时而下，量多如崩，或淋漓不断，血色深红或紫红，质黏稠，或夹有少量血块，心烦少寐，渴喜冷饮，头晕面赤，便秘尿赤，舌红，苔黄，脉滑数。

护治原则：清热凉血，固冲止血。

代表方剂：清热固经汤（《简明中医妇科学》）加减。

护理措施：

①环境要求。保持病室整洁、安静，空气流通，避免噪声。

②起居护理。不可过暖，鼓励病人多饮开水，以补充水分。汗出时应及时擦干，以防着凉。

③情志护理。关心体贴患者，语言亲切，避免紧张、焦虑，防止情志化火的发生。

④饮食护理。饮食以清淡为主，忌食辛辣煎炸助阳动火之品。可服食藕汁、生地汁、鲜旱莲草汁等以清热凉血止血。阴虚血热者平时配合滋阴生津之食疗，如炖甲鱼、玉竹褒鸡菇汤、茜草乌龟汤、淡菜墨鱼汤、阿胶炖瘦肉等，多食鱼肉、鸡蛋、银耳及各种新鲜的蔬菜和水果。

⑤给药护理。中药汤剂宜饭后偏凉服。

⑥对症护理。如有腹痛，禁止热敷下腹。可选用仙鹤草、旱莲草等凉血止血药各30g，水煎服，一日3次，同时加强基础护理。出现血热口渴时，温服鲜藕汁200mL，以凉血止血。

4. 血瘀型

临床表现：经血非时而下，量多或少，淋漓不净，血色紫暗有块，小腹疼痛拒按，舌紫暗或有瘀斑瘀点，脉涩或弦涩有力。

护治原则：活血祛瘀，固冲止血。

代表方剂：逐瘀止血汤（《傅青主女科》）加减。

护理措施：

①环境要求。保持病室整洁、安静，空气流通，避免不良刺激。

②起居护理。劳逸结合，起居有常。

③情志护理。向病人解释心情舒畅能使气机调达，减轻病情，使其能自我控制情绪，勿忧思、悲观。同时，向其介绍本证的转归、预后情况和成功病例，以增强战胜疾病的信心。

④饮食护理。饮食除加强营养外，平时可多食金橘饼或用橘皮、佛手泡茶，以舒

郁理气。忌食辛辣酸涩、有刺激性及壅阻气机之食品。适量进食活血化瘀、止血止崩的食疗之品，如田七鸡汤、云南白药冲酒适量顿服。经前、经期可服山楂红糖水或益母草膏。

⑤给药护理。中药汤剂宜饭后温服，服药后观察出血量的变化。

⑥对症护理。少腹部疼痛拒按者，可予腹部热敷，以促使瘀血排出，减轻腹部疼痛。腹痛伴呕吐者，可遵医嘱针刺内关、合谷穴。也可给元胡粉 15g 冲服，以理气止痛。

【健康指导】

（1）向患者及其家属解释引起崩漏的主要原因及崩漏对机体造成的危害，使其明确本病证属难治之证，在消除紧张情绪的同时，积极配合医护人员采取综合治疗措施。教会病人观察月经的周期、血色、量及性质的变化，如有异常及时就诊。

（2）避免早婚、多产、反复人流、房劳过度，因这些因素会引起肾阴亏虚，耗伤精气，诱发本证。

（3）平素注意饮食的调养，加强营养，多食血肉有情之物，少食辛辣、刺激性食品。

（4）注意生活调摄，起居有常，避免过劳，损伤心脾。

（5）经期要注意休息与保暖，不要涉雨着凉，衣裤淋湿要及时更换。注意经期卫生，预防感染。出血期间，严禁房事、盆浴。勤换月经垫及内裤，月经垫及内裤应用消毒柔软之棉制品，忌用化纤制品。

（6）根据体质情况，选择适当的体育活动，如散步、跑步、打太极拳等。

三、痛经

痛经是指由外感六淫、情志不遂，导致冲任受阻，或因素体不足，胞宫失于濡养，导致经期或经行前后出现周期性小腹疼痛、或痛引腰骶，甚则剧痛而致昏厥的月经病，也称"经行腹痛"，是妇科常见病证，以初潮后 2～3 年的青年妇女为多见。月经将至或经行初期，有轻微的小腹胀痛或腰部酸痛，但不影响工作和生活，月经过后自然消失者，不作病论，一般不需处理。

【历史沿革】

有关痛经的记载，最早见于《金匮要略·妇人杂病脉证并治》："带下，经水不利，少腹满痛，经一月再见。"《诸病源候论》首立"月水来腹痛候"，并认为"妇人月水来腹痛者，由劳伤气血，以致体虚，受风冷之气客于胞络，损冲任之脉"，为研究痛经奠定了理论基础。《景岳全书·妇人规·经行腹痛》指出："经行腹痛，证有虚实。实者，或因寒滞，或因血滞，或因气滞，或因热滞；虚者，有因血虚，有因气虚。然实痛者，多痛于未行之前，经通而痛自减；虚痛者，于经行之后，血去而痛未止，或血去而痛益甚。大都可按可揉者为虚，拒按拒揉者为实。有滞无滞，于此可察。但实中有虚，虚中亦有实，此当于形气禀质兼而辨之，当以察意，言不能悉也……凡妇人经行作痛，夹虚者多，全实者少，即如以可按拒按及经前经后辨虚实，固其大法也，然有气血本虚而血未得行者亦每拒按，故于经前亦常有此证，此以气虚血滞无力流通而然。"这些论述，指出了痛经的病机应以虚实而论，并论述了痛经的辨证要点，至今仍具有指导意义。

【病因病机】

痛经的病因多为情志所伤、起居不慎或六淫为害，并与素体及经期、经期前后的特殊生理有关。

1.气滞血瘀

素性抑郁，情志不畅，或忿怒伤肝，肝气郁结，血海气机不利，或经期产后，余血内留，集而成瘀，导致冲任胞脉瘀阻，经血流通不畅，"不通则痛"而致经行腹痛。

2.寒凝胞宫

经期产后冒雨、涉水、游泳，或过食生冷，久居湿地，致风冷寒湿客于冲任、胞中；或素体阳气不足，脾胃虚弱，阴寒内盛，导致冲任虚寒，胞宫失于温煦，经血运行迟滞，"不通则痛"而致经行腹痛。

3.湿热蕴结

素有湿热内蕴，或于经期产后，感受湿热之邪，湿热与经血搏结，稽留于冲任、胞宫，以致气血凝滞不畅，流通受阻而致痛经。

4.气血虚弱

素体虚弱，气血不足，或脾胃素弱，化源不足，或大病久病，气血俱虚，加之经行血泻，血海更虚，冲任胞脉失于濡养，"不荣则痛"，故而痛经。

5.肝肾亏损

肝肾素虚，或多产房劳，损及肝肾，精亏血少，行经以后，精血更虚，冲任胞脉失于濡养，"不荣则痛"，故使痛经。

本病的发生与冲任、胞宫的周期性生理变化密切相关，故痛经病位在冲任、胞宫，变化在气血，表现为痛证。痛经的常见病因有气滞血瘀、寒凝胞宫、湿热蕴结、气血虚弱、肝肾亏损。发病机制分虚实两类，各种致病因素导致冲任胞脉瘀阻或寒凝经脉，使气血运行不畅，胞宫经血流通受碍，以致"不通则痛"；或素有气血、肝肾不足，加之经行血泻，致冲任、胞宫失于濡养，不荣而痛。虚者多责之肝肾之虚，实者多责之寒、热、湿之外邪侵袭。由于妇女本不足于血，即或因实证而痛，亦常兼不足，故痛经夹虚者多，全实者少。

【诊断与鉴别诊断】

(一)诊断

1.症状

每遇经期或经前、经后，小腹疼痛，随月经周期而发作。有的痛及腰骶，放射至肛门或两侧股部。有的甚至疼痛难忍，伴有呕吐、汗出、面青肢冷，以致晕厥。

2. 病史

有经行腹痛史，注意是否有精神过度紧张，或经期产后冒雨涉水，过食寒凉或不节房事等情况发生。有妇科手术史。

3. 体征

妇科检查无异常发现，个别女性可有子宫过度前倾或后屈倾向。

4. 辅助检查

妇科检查、妇科 B 超、腹腔镜、宫腔镜等有助于诊断。

（二）鉴别诊断

与异位妊娠、胎动不安相鉴别：三者均有腹痛表现，但异位妊娠与胎动不安均有停经史和早孕反应，妊娠试验阳性，而痛经无停经史和妊娠反应。盆腔 B 超扫描可有助于鉴别。

【辨证施护】

（一）辨证要点

痛经当以伴随月经周期而出现小腹疼痛为辨证要点。一般痛在经前多属实证，痛在经后多属虚证；痛甚者多为血瘀，胀甚者多为气滞；剧痛者多为实证，隐痛者多为虚证。本病以实证居多，虚证较少，也有虚实夹杂者。

（二）一般护理

（1）保持病室安静、舒适、整洁、阳光充足，空气清新，通风良好，避免噪声、烟尘、特殊气味的刺激。

（2）生活起居有规律，保持外阴清洁，每日用温开水清洗外阴，防止外邪入侵。经期注意多休息，避免劳累、避免淋雨、涉水，禁止性交、盆浴。

（3）坚持周期性治疗。原发性痛经患者可于经前 5～7d 开始服药。中药汤剂一般温服，根据疼痛发生的程度，可遵医嘱给患者适当服用镇静、镇痛、解痉药。但要注意镇痛剂的合理使用，特别是每一次经期都习惯服镇痛剂者，要防止成瘾性，尤其不鼓励使用麻醉药物来减轻疼痛。

（4）经前经期忌食生冷、酸性、寒凉等食物。平素饮食宜营养、清淡、均衡，避免饮食偏嗜。

（5）向患者提供精神心理支持，加强心理护理，注意情志疏导，消除患者恐惧、忧虑心理，使之明确精神紧张会加重气血运行不畅，使疼痛更剧，应保持心态平和，方能促进气血通畅并积极配合治疗。

（6）发生剧痛晕厥时，应使患者迅速平卧，保持头低足高体位，以改善脑部血液供应，并解开患者的衣领和腰带等，使其呼吸通畅，同时针刺或按压人中、合谷、内关等穴，以快速缓解症状。

（7）注意观察面色、出汗、脉搏、血压等情况，以免发生昏厥。若面色苍白，大汗淋漓，脉象细微，血压下降者，应立即采取平卧位，并注意保暖，同时报告医生，采取紧急止痛措施。

（三）分型护治

1. 气滞血瘀

临床表现：经前或经期小腹胀痛，拒按，月经量少或经行不畅，经色紫暗夹有血块，血块排出后痛减，或伴心烦，胸胁乳房胀痛，舌紫暗，或有瘀点，脉弦或弦滑。

护治原则：行气活血，祛瘀止痛。

代表方剂：膈下逐瘀汤（《医林改错》）加减。

护理措施：

①环境要求。保持病室安静、整洁、舒适，空气清新。

②起居护理。多卧床休息。

③情志护理。加强情志诱导，防止精神紧张。

④饮食护理。经后宜服养血活血之品，如红花适量浸泡于黄酒中，每日口服少许。

⑤给药护理。月经来临前3～5d口服中药，每日1剂，连服3～5d，睡前温服。

⑥对症护理。可针刺止痛。

⑦病情观察。注意并观察疼痛部位、程度与性质，一旦出现面色苍白、汗出、肢冷等虚脱症状时，立即报告并协助医生及时处理。

2. 寒凝胞中

临床表现：经前或经期小腹冷痛，拒按，得热痛减，经血量少，色暗黑有块，或畏寒肢冷，小便清长，舌紫暗，苔白腻，脉沉紧。

护治原则：温经散寒除湿，化瘀止痛。

代表方剂：少腹逐瘀汤（《医林改错》）加减。

护理措施：

①环境要求。室内温度可适当偏温，注意保暖，并适当降低病室湿度。

②起居护理。注意腹部保暖。

③情志护理。给予精神安慰，使之怡情悦志，以使气血运行通畅，减轻疼痛发作。

④饮食护理。经期饮食以温性食品为主，如红糖、大枣、鸡蛋、韭菜等。

⑤给药护理。中药汤剂宜热服。

⑥对症护理。艾灸气海、关元等穴，以达到温阳祛寒、流通血脉、缓解疼痛的目的。

3. 湿热蕴结

临床表现：经前或经期小腹灼痛拒按，痛连腰骶，或平时少腹时痛，经来加剧，月经量多，或经期延长，经色紫红，质稠有块，平时白带量多，色黄质稠，有异味，或伴低热，小便短赤，舌红，苔黄腻，脉弦数或濡数。

护治原则：清热除湿，化瘀止痛。

代表方剂：清热调血汤（《古今医鉴》）加减。

护理措施：

①环境要求。室温可偏凉，光线宜柔和。

②起居护理。多卧床休息。

③情志护理。保持心情舒畅，消除急躁易怒及经前畏惧感，做好心理安慰、开导工作。

④饮食护理。禁止过食辛辣助阳或烈性饮料或饮酒过度，以免助湿生热。经后可服薏米山楂粥（薏苡仁20g，山楂15g，大米适量，共煮粥服食）。

⑤给药护理。月经来临前3~5d口服中药，每日1剂，连服3~5d，睡前温服。

⑥对症护理。肝气犯胃，胃气上逆，呕吐痰涎时，指压合谷、内关、足三里等穴，或口含生姜片止呕，或背部刮痧，以脾腧、胃腧为主。呕吐后用温水漱口，保持口腔清洁，被污染的床单、衣服要及时更换。

⑦病情观察。注意并观察疼痛部位、程度与性质，一旦出现面色苍白、汗出、肢冷等虚脱症状时，立即报告并协助医生及时处理。

4.气血虚弱

临床表现：经期或经后小腹隐痛喜按，或小腹及阴部空坠，经血量少，色淡质稀，伴有倦怠乏力，头晕心悸，面色苍白，失眠多梦，纳少便溏，舌淡，苔薄，脉细弱。

护治原则：益气养血，和中止痛。

代表方剂：圣愈汤（《兰室秘藏》）加香附、延胡索。

护理措施：

①环境要求。保持病室安静、整洁、舒适，空气清新，阳光充足。

②起居护理。加强锻炼，增强体质，经前或行经期注意休息，保证充足的睡眠并注意保暖，防止外感邪气。

③情志护理。消除患者恐惧、忧虑心理，积极配合治疗。

④饮食护理。经后宜服滋阴养血之品，如红枣龙眼汤、百合银耳羹等，增加营养，饮食有常。注意饮食高营养、易消化，多进食蛋、肉、乳制品和新鲜蔬菜；还可常服当归生姜羊肉汤以温阳补血。亦可服益母草膏、红糖水或益母草煮鸡蛋，以助经血顺利排泄，缓解疼痛。忌食刺激性食物。

⑤给药护理。中药汤剂宜饭前热服。

⑥对症护理。经期、经后局部热敷或热熨，以温暖子宫，使气血调畅。或经期用食指、中指、无名指沿任脉（腹正中线）上下摩擦，以缓解疼痛。

5.肝肾亏损

临床表现：经期或经后小腹隐隐作痛，喜按，月经量少，色暗淡，质稀，伴有腰膝酸软，头晕耳鸣，或有潮热，舌淡红，苔薄白，脉细弱。

护治原则：益肾养肝，养血止痛。

代表方剂：调肝汤（《傅青主女科》）加减。

护理措施：

①环境要求。保持病室安静、舒适，空气清新，阳光充足。

②起居护理。平时注意节制房事。

③情志护理。保持心平气和，促进气血通畅。

④饮食护理。注意多进补益肝肾之品，如黑芝麻、核桃等，或平素服归芪羊肉汤。

⑤给药护理。中药汤剂宜饭前热服。

⑥对症护理。针灸肾腧、命门、关元或针刺太溪等补益肝肾之穴位。

【健康指导】

（1）向患者宣讲月经生理卫生有关知识，使患者明确痛经可能出现的各种反应，如小腹疼痛不适、剧痛晕厥、恶心、呕吐等，避免由于知识缺乏导致的不必要的恐慌，保持心情舒畅，消除急躁易怒及经前畏惧感。

（2）起居有常，经前经期注意保暖，防御外邪。经期避免冷水浴、涉水、淋雨、游泳等，忌坐卧潮湿之地。注意劳逸结合，保证充足睡眠。月经来潮前 3~5d，不宜参加重体力劳动和剧烈运动。

（3）保持阴部清洁，预防感染。勤换内裤、卫生巾，行经时忌盆浴、房事和游泳。

（4）饮食规律营养，经期忌食辛辣香燥及寒凉生冷等刺激性食物。

（5）当怀疑有子宫内膜异位症或盆腔炎症等情况时，遵医嘱指导患者接受腹腔镜等相关检查。

四、带下

本节主要介绍带下过多。带下过多是指以带下量明显增多，色、质、气味发生异常，或伴有局部、全身症状为主要表现的疾病。

西医学的阴道炎、盆腔炎、宫颈炎等，凡导致阴道分泌物异常者，可参照本节进行辨证施护。

【历史沿革】

"带下"是首见于《素问·骨空论》："任脉为病……女子带下瘕聚。"《神农本草经》称"沃""白沃""赤沃"，又称"漏下赤白"。《金匮要略》称"下白物"。《诸病源候论》始称"五色带"，即白带、赤带、黄带、青带、黑带，又称"白崩"。带下有广义和狭义之分。广义带下属妇产科疾病，因其发生在带脉以下，故称"带下"。如《金匮要略心典》中云："带下者，带脉之下，古人列经脉为病，凡三十六种，皆谓之带下病，非今人所谓之赤白带下也。"又如《史记·扁鹊仓公列传》记载："扁鹊名闻天下，过邯郸，闻贵妇人，即为带下医。"狭义带下包括生理性带下和病理性带下。若带下量明显增多，或色、质、气味异常，即为带下病。"带下病"之病名，首见于《诸病源候论·妇人杂病诸候·带下候》。《女科证治约旨》对带下过多的病因、病机及症状做了系统的论述："若外感六淫，内伤七情，酝酿成病，致带脉纵弛，不能约束诸脉经，于是阴中有物，淋漓不降，绵绵不断，即所谓带下也。"《傅青主女科·带下》以此列为首篇，提出"夫带下俱是湿证"，并根据带下颜色的不同，分述了白、黄、赤、青、黑五色带下的论治。

【病因病机】

带下病主要因湿邪为患，以致带脉失约，任脉不固而形成。湿邪有内湿和外湿之分，内湿者多为脾虚运化失职，水湿内停，下注任带；或肾阳不足，气化失常，水湿内停，又关门不固，津液下滑而致。外湿多为外感湿邪，湿邪可兼夹寒、热、毒邪而直接侵犯所致。

1. 脾虚

饮食所伤，劳倦过度，或忧思气结，损伤脾气，运化失职，湿浊停聚，流注下焦，伤及任带，任脉不固，带脉失约而致带下病。

2. 肾阳虚

禀赋不足，素体肾虚，或恣情纵欲，或年老体衰，或久病失养，导致肾阳虚损，气不化水，寒湿内停，下注冲任，损及任带，而致带下。若肾阳虚损，封藏失职，精关不固，津液滑脱，也可致带下病。

3. 阴虚夹湿

素禀阴虚，或年老真阴亏虚，相火偏旺，阴虚失守，或复感湿热之邪，损及任带，约固无力，而成带下病。

4. 湿热下注

脾虚湿盛，郁久化热，或饮食不节，酿成湿热，或久居湿地，冒雨涉水，感受湿邪，蕴而化热，或情志不畅，肝郁化火，肝热脾湿，湿热互结，流注下焦，损及任带，约固无力，而成带下病。

5. 湿毒蕴结

经期产后，胞脉空虚，忽视卫生，或房事不禁，或手术损伤，热毒乘虚直犯冲任、胞宫，或湿热郁久酿毒，损伤任带，约固无力，而成带下病。

带下病以湿邪为患，脾肾功能失常是发病的内在条件；病位在带脉以下，前阴、胞宫等处；任脉损伤，带脉失约是带下病的主要病机。带下病有虚有实，实者多属湿邪、湿热，或湿毒为患；虚者为脾肾阳虚，或阴虚内热。带下病虚实错杂者为多，全虚者较少。

【诊断与鉴别诊断】

（一）诊断

1. 症状

带下明显增多，淋漓不断，色白或黄，或赤白杂下，质黏腻，或质清稀，或呈黏液脓性，或呈血性带，或呈泡沫黄绿色带，或白色豆渣样，或凝乳状带，或如黄水样，或无臭气，或秽臭、腐臭、血腥臭气，或伴阴部灼热肿痛，或外内痛痒，或坠痛不适，或腰骶酸胀，或尿急尿痛，或性交痛，甚则下腹或全身不适，或伴不孕，或伴月经不调、崩漏、闭经交替而作。

2. 病史

有经期、产后余血未净之际，忽视卫生，不禁房事，或妇科手术后感染邪毒病史。

3. 体征

体征可无见异常，或见外阴、阴道、宫颈红肿、充血、糜烂，或阴道触痛，或阴道口、外阴前庭区黏膜红肿，表面附白色膜状物，拭去后见表面糜烂，或表浅溃疡，或见阴道黏膜红肿，有散在出血点；或见宫颈糜烂；或宫颈肥大，或宫颈管黏膜局部增生，逐渐向外形成鲜红色舌突状蒂细长之息肉；或宫颈外观光滑，宫口内有脓性分泌物；或子宫颈外翻，见阴道内白带多，色黄、灰、绿、红，质稠或稀，或泡沫样，豆渣样等。

4. 辅助检查

妇科检查、实验室常规检查、阴道涂片检查、B超等可协助确诊。

（二）鉴别诊断

1. 与白浊病相鉴别

白浊是指尿窍流出混浊如脓之物的一种疾患，色白者谓之白浊。而带下秽物出自阴道。

2. 与白淫病相鉴别

白淫指欲念过度，心愿不遂时，或纵欲过度，过贪房事时，从阴道内流出的白液，有的偶然发作，有的反复发作，与男子遗精相近。

【辨证施护】

带下病辨证当首辨其寒热虚实，主要根据带下量、色、质、气味。其次，根据伴随症状及舌脉进行判断。如带下量多色白或淡黄，质清稀，多属脾虚；色白质清稀如水，有冷感者属肾阳虚；量不甚多，色黄或赤白相兼，质稠或有臭气，多为阴虚挟湿；带下量多色黄，质黏稠，有臭气，多为湿热下注；带下量多，色黄绿如脓，或浑浊如米泔，或赤白带下，质稠，恶臭难闻，多属湿毒重证。临证时，尚需结合全身症状及病史等综合分析，方能作出正确的辨证。

（一）一般护理要点

1. 环境要求

病室环境宜安静、舒适，温湿度适宜，保持室内空气流通，切忌潮湿。

2. 起居护理

注意休息，避免劳累。急性期宜卧床休息，取半坐卧位以利于阴道分泌物引流。

3. 情志护理

带下病缠绵难愈，易反复发作，患者易产生情绪波动，宜耐心帮助患者消除顾虑，增强治疗的信心。

4. 饮食护理

饮食宜清淡、易消化、营养丰富，多饮汤水。忌肥甘厚味及甜腻食品，以免酿湿生痰。勿过食生冷之品，以免损伤脾胃。

5. 给药护理

中药汤剂宜饭后温服，辨证为湿热、阴虚内热或湿毒者，宜偏凉服用。配合使用外治法，如中药保留灌肠、阴道坐浴或纳药。用药期间，如有阴道灼热疼痛，难以忍受等情况，应及时报告医生。

6. 对症护理

外阴瘙痒者，嘱其不可搔抓，以免加重水肿或引起感染。可用局部按压法止痒。外阴或阴道局部瘙痒严重者，可用黄柏、蛇床子、白鲜皮等中药煎汤坐浴、熏洗。阴部干涩者，可用紫草油外擦。

7. 病情观察

观察患者带下的量、色、质、气味、伴随症状及舌脉等，结合体征及辅助检查，判断患者的病情及治疗情况。如发现外阴溃烂、全身皮疹等症状，应警惕性病的可能。如患者出现高热、寒战、头痛、食欲不振，甚至恶心呕吐、腹胀腹泻、腹痛拒按等症状，为病情严重，应立即报告医生。

（二）分型护治

1. 脾虚

临床表现：带下色白或淡黄，质黏稠，无臭气，绵绵不断，面色㿠白或萎黄，精神疲倦，四肢不温，纳少便溏，舌淡苔白或腻，脉缓弱。

护治原则：健脾益气，升阳除湿。

代表方剂：完带汤（《傅青主女科》）加减。

护理措施：

①环境要求。病室安静整洁，通风良好，避免阴冷、潮湿的居住环境，室温可稍高。

②起居护理。注意保暖，尤应避免腹部受凉。注意休息，勿过度劳累。

③情志护理。安慰、开导患者，使其消除顾虑，坚持治疗。

④饮食护理。饮食有节。可服用腐竹白果粥（《饮食疗法》）等。便溏者适当多食山药、扁豆、泥鳅等健脾化湿之品。两足跗肿者，食用芹菜饮、冬瓜汤、赤小豆粥（《本草纲目》）等利湿之品。忌食油腻、生冷之品。

⑤给药护理。中药汤剂宜文火久煎，饭前温热顿服。

⑥对症护理。便溏者针刺足三里、三阴交、关元、带脉、气海、脾俞、胃俞等穴，用补法。面目虚浮，两足跗肿者，可抬高下肢，按摩水泉、照海、大钟、太溪等穴位。

2. 肾阳虚

临床表现：白带清冷，量多，稀薄如水，终日淋漓不断，面色晦暗，腰酸，畏寒肢冷，小腹冷感，小便频数清长，夜间尤甚，大便溏薄，舌质淡，苔薄白，脉沉迟。

护治原则：温肾培元，固涩止带。

代表方剂：内补丸（《女科切要》）加减。

护理措施：

①环境要求。病室安静整洁，病室温度可稍高，室内空气清新，避免异味。

②起居护理。尤需注意保暖，特别是腰腹部应特别注意，可适当增加衣被，避免感受寒湿。注意休息，不可劳累。但应适当锻炼，从事力所能及的体育运动，以增强体质。

③情志护理。患者病势缠绵，病情又涉及隐私。应关心、体贴患者，消除顾虑，使患者保持心情舒畅，积极治疗疾病。

④饮食护理。宜用温肾助阳，固涩止带之品，如羊肉、鹿肉、芡实、狗肉、雀肉等温肾滋补食物。忌食油腻、生冷之品。可服白果莲肉粥（《濒湖集简方》）等。

⑤给药护理。中药汤剂宜久煎温热服。

⑥对症护理。若小腹有冷感者，可用温热疗法，如热水袋热敷、艾灸或用神灯、频谱照射等。腰酸腰痛者，可在腰下垫一软枕，并给予局部按摩，还可针刺肾腧、次髎等穴。

3. 阴虚夹湿

临床表现：带下量或多或少，色黄或赤白相兼，质黏稠或有臭味，阴部干涩不适，或有灼热感，头晕耳鸣，五心烦热，失眠多梦，舌红少苔或黄腻苔，脉细数。

护治法则：益肾滋阴，清热止带。

代表方剂：知柏地黄丸（《症因脉治》）加减。

护理措施：

①环境要求。病室通风、安静，病室湿度可稍高，温度偏低，可选择背阳的病室。

②起居护理。生活起居有常，作息规律，避免劳累，适当运动。

③情志护理。患者常出现心烦急躁，失眠多梦等情志症状。应亲切地为患者进行日常护理，耐心地解答患者疑问，使患者消除急躁、焦虑的负面情绪，有利于疾病治疗。

④饮食护理。饮食宜清淡，可食滋阴利湿之品，如甲鱼、淡菜、菱角、鲜蘑、白木耳、乌鸡、海参、紫菜、莲子等，忌食烟酒及燥热动火之品。

⑤给药护理。中药汤剂宜温凉服。

⑥对症护理。失眠多梦者应给其提供舒适、安静的睡眠环境，睡前避免兴奋，可用热水泡脚，并按摩脚底涌泉穴。

4. 湿热下注

临床表现：带下量多，色黄或黄绿，质黏稠，有臭秽味，或如豆渣，或如米泔水样，有泡沫，外阴灼热瘙痒，小便短赤，或伴少腹痛。舌苔黄腻或厚，脉濡数。

护治原则：清利湿热止带。

代表方剂：止带方（《世补斋·不谢方》）加减。

护理措施：

①环境要求。病室保持清洁、通风、凉爽。

②起居护理。急性期患者应卧床休息，取半卧位。勤换内裤，保持外阴清洁。

③情志护理。指导患者放松情绪，做好情志疏导。鼓励患者进行自我情志调节，控制情绪，正确对待疾病，树立信心。

④饮食护理。饮食宜清淡、营养、易消化，多饮汤水，多食鲜藕、冬瓜、扁豆及新鲜水果。平时可饮用绿茶、绿豆薏苡仁汤等，以清热利湿。忌煎炸油腻辛辣食物。可服用加味蒲公英粥（《粥谱》）等。

⑤给药护理。中药汤剂宜温凉服，服药后观察用药效果及反应。指导患者正确使用喷雾剂及灌洗剂。

⑥对症护理。外阴瘙痒者可用黄柏、土槿皮、一枝黄花煎汤，坐浴、熏洗或清洗外阴，每日2次。患者内裤也可以外用药液浸泡消毒。阴部干涩灼痛者，可外擦紫草油，每日1~2次。腹痛腰酸者，可配合毫米微波等理疗方法。

5. 湿毒蕴结

临床表现：带下量多，黄绿如脓，或赤白相兼，状如米泔，秽臭难闻，小腹作痛，腰骶酸痛，口苦咽干，小便短赤，舌红，苔黄腻，脉滑数。

护治原则：清热解毒除湿。

代表方剂：五味消毒饮（《医宗金鉴》）加减。

护理措施：

①环境要求。病室保持安静、整洁、凉爽，避免强光、噪声、异味等刺激。

②起居护理。注意休息，避免劳累。勤换内裤，保持外阴清洁。患者的会阴垫、便盆、被褥等用后立即消毒，出院患者做好终末消毒。

③情志护理。通过与患者交流，建立良好的护患关系，稳定患者情绪，鼓励其积极参与治疗和护理，争取家人的支持与帮助，减轻患者的恐惧和忧虑。

④饮食护理。饮食宜清淡，多食清热解毒利湿之品，如冬瓜、芹菜、扁豆、薏苡仁及新鲜水果等。平时可饮用绿茶，绿豆薏苡仁汤等，以清热利湿。忌煎炸油腻辛辣食物。可服茯苓车前子粥（《家庭药粥》）、草薢银花粥（《食疗百味》）等。

⑤给药护理。中药汤剂宜偏凉服，遵医嘱用中药汤剂熏洗后坐浴，每日1次，勿搔抓或烫洗外阴。

⑥对症护理。若带下赤白（血性）或如脓样恶臭，应及时做进一步检查，排除恶变的可能。

【健康指导】

（1）保持外阴清洁，经期、流产后、产褥期尤应注意，养成良好的卫生习惯。

（2）洁身自好，避免不洁性行为。

（3）长期从事坐位或站位工作的妇女，容易产生便秘、盆腔瘀血而致带下增多或加重原有的慢性盆腔炎。因此，应避免久站、久坐，并适当活动，如做体操等。

（4）提倡使用淋浴及蹲式厕所，公共卫生设施严格消毒，如游泳池、坐便器、床单等，防止交叉感染细菌、病毒、滴虫、霉菌等病原微生物。

（5）勿久居湿地，勿过食辛辣厚味，以免滋生湿热，诱发本病。

（6）定期进行妇科检查，发现病变，及时治疗，不可忽视或讳疾忌医而延误病情。

第三节　妊娠病及产后病

妊娠期间，由于生理上发生变化，因而容易导致一些与妊娠有关的病证及并发的病证，称为妊娠病，又称为胎前病。妊娠病不但影响孕妇的健康，还可妨碍胎儿的正常发育，甚至造成堕胎、小产。因此，必须注意平时的预防和发病后的调治。常见的妊娠病有妊娠恶阻、胎动不安等。

产妇在新产后及产褥期内发生的与分娩或产褥有关的疾病，称为"产后病"。常见的产后病有产后发热、产后缺乳等。

一、妊娠恶阻

妊娠恶阻是指妊娠早期出现恶心呕吐，头晕厌食，或食入即吐的疾病，取其"恶心而阻其饮食"之意。妊娠恶阻又称"妊娠呕吐""子病""病儿""阻病"等，一般发生于妊娠早期的3个月内。若妊娠早期仅见恶心嗜酸、择食，或晨间偶有呕吐痰涎，为妊娠早期常有的反应，妊娠3个月后会逐渐自行消失，不属病态。

现代医学中的妊娠呕吐、妊娠剧吐可参照本病证辨证施护。

【历史沿革】

恶阻记载最早见于《金匮要略·妇人妊娠病脉证并治》："妊娠呕吐不止，干姜人参半夏丸主之。"隋代巢元方《诸病源候论·恶阻候》首次提出恶阻病名，较为详细地描述了恶阻的主要特征，指出："恶阻病者，心中烦闷，头眩，四肢烦疼，懈惰不欲执作，恶闻食气，欲啖咸酸果实，多睡少起，世云恶食，又云恶字是也……此由妇人元本虚羸，血气不足，肾气又弱，兼当风饮冷太过，心下有痰水夹之，而有娠也。"《妇人大全良方》："妊娠呕吐恶食，体倦嗜卧，此胃气虚而恶阻也。"《胎产心法·卷上》："恶阻者，谓有胎气，恶心阻其饮食也。妊娠禀受怯弱，中脘宿有痰饮，便有阻病……心中愦闷，呕吐痰水，胸膈烦满，恍惚不能支持，此皆胃气弱而兼痰与气滞者也。"《傅青主女科》则认为"肝血太燥"，"肝急则火动而逆也"，"故于平肝补血之中，加以健脾开胃之品……宜用顺肝益气汤"。

【病因病机】

本病的主要病机是"冲气上逆，胃失和降"，其发生与孕早期生理上的特殊改变及体质因素相互作用有关。

1. 肝胃不和

孕后阴血聚于下以养胎，阴血不足，则肝气偏旺。若素体肝旺或郁怒伤肝，则肝气愈旺，肝之经脉挟胃，肝旺侮胃，胃失和降而呕恶。

2. 脾胃虚弱

受孕之后，经血不泻，冲脉之气较盛，冲脉隶属阳明，若脾胃素虚，冲气上逆则可犯胃而作呕恶。或因脾虚不运，痰湿内生，冲气挟痰湿上逆而致恶心呕吐。

3. 痰湿阻滞

脾阳素虚，痰饮内停，孕后经血壅闭，冲脉气盛，冲气挟痰饮上逆，以致恶心呕吐。

另外，由于呕吐频频，或持续日久，耗气伤阴，可导致气阴两虚。

【诊断与鉴别诊断】

（一）诊断

1. 症状

呕吐发作频繁，厌食，甚至食入即吐，不食也吐。严重者可致全身乏力，精神萎靡，明显消瘦，出现血压降低，体温升高，黄疸，嗜睡或昏迷。

2. 病史

有停经史、早期妊娠反应。

3. 体征

子宫增大如孕周大小。

4. 辅助检查

妊娠试验阳性。测定尿酮体，血红细胞计数，血细胞比容，血红蛋白，二氧化碳结合力，钾、钠、氯等电解质，以及肝肾功能、心电图等，可协助诊断。

（二）鉴别诊断

1. 与葡萄胎相鉴别

停经后呕吐较甚，可伴有不规则阴道出血，或有水泡样物排出。子宫增大超过妊娠月份，血 HCG 异常升高，B 超检查可明确诊断。

2. 与妊娠期合并病毒性肝炎相鉴别

恶心呕吐伴腹胀腹泻及肝区痛，或发热、黄疸；检查肝功能、血清胆红素等有助于鉴别。

3. 与孕痈（妊娠合并急性阑尾炎）相鉴别

转移性右下腹疼痛，伴恶心、呕吐、腹泻，可有发热；麦氏点压痛、反跳痛及腹肌紧张；白细胞计数增高。

4. 与妊娠合并急性胃肠炎相鉴别

多有饮食不洁史，呕吐宿食，伴腹痛、腹泻，粪便检查可见白细胞及脓球。

5. 与妊娠合并急性胆囊炎相鉴别

进食油腻食物后左上腹绞痛向右侧肩背部放射，恶心呕吐，右上腹压痛、肌紧张、莫菲征阳性，常伴发热，白细胞计数增高。

【辨证施护】

（一）辨证要点

辨证着重了解呕吐物的性状（色、质、气味），结合全身证候、舌脉进行综合分析，以辨寒、热、虚、实。呕吐酸水、苦水，气热臭秽者，多属肝胃不和，胃中有热；呕吐物清冷味淡，甚至呕吐清水，或夹不消化食物者，多为脾胃虚弱；呕吐痰涎，口中淡腻，多为痰湿阻滞。

（二）一般护理

1. 环境要求

保持病室整洁、安静、无异味，及时清理呕吐物及被污染的衣物，避免各种噪声和不良刺激，避免一切可诱发呕吐的因素。

2. 起居护理

注意生活起居，适当休息，寒温适宜。剧吐者，宜绝对卧床休息。恶阻轻者可根据自身条件适当活动，如做保健操、散步等。

3. 情志护理

做好解释工作，解除患者的思想顾虑，增加治疗疾病及顺利妊娠的信心，安定情绪，静心休养。

4. 饮食护理

予营养丰富、易于消化的清淡饮食，如米汤、稀粥、豆浆、藕粉等，多食新鲜蔬菜、水果。

5. 给药护理

中药汤剂浓煎，少量频服，温度宜偏凉。食入即吐，服药亦吐者，嘱患者服药后，即以冷水浸过之湿毛巾敷于颈部、胸部，可防止吐药。服药后宜静卧，观察用药后反应。

6. 对症护理

呕吐剧烈者，可针刺足三里、内关等穴，予轻刺激，留针20分钟。保持大便通畅，便秘者可给蜂蜜调服。

7. 病情观察

持续观察患者尿量、皮肤弹性、有无眼眶凹陷等。

（三）分型护治

1. 肝胃不和

临床表现：妊娠初期呕吐酸水或苦水，恶闻油腥，胸满胁痛，心烦口苦，嗳气叹气，头胀而晕，舌淡红，苔微黄，脉弦滑。

护治原则：抑肝和胃，降逆止呕。

代表方剂：苏叶黄连汤（《温热经纬》）加减。

护理措施：

①环境要求。妊娠初期嗅觉过敏，病房或家庭内要清除一切诱发呕吐的因素，保持室内空气清新和卫生清洁。随时清除呕吐物，避免恶性刺激。居室通风，凉爽。

②起居护理。注意保暖，防止受凉。气候变化后，应及时添减衣被。

③情志护理。此型患者常有情志不调，应特别加强心理调护。避免抑郁、恼怒，给予安慰和心理支持，鼓励其树立战胜疾病的信心。指导患者采用放松疗法，如听音乐、看娱乐性电视节目等，分散注意力而减轻焦虑。

④饮食护理。饮食宜辛温食物，忌食生冷、油腻，或气味特殊之品。可用陈皮泡水代茶饮以和胃理气，食用一些酸味食物以抑肝止呕，如柑橘、乌梅、陈皮梅等。可服用麦地粥（《圣济总录》）等。

⑤给药护理。中药汤剂浓煎，偏凉服，肝胃有热者加竹沥或生姜汁数滴再行服药。

⑥对症护理。肝旺化火，肝阳上扰清窍而见头胀头晕者，宜卧床休息，保证充足睡眠，避免跌仆损伤胎元。热扰心神者，可用菊花或黄芩煎水代茶饮。

2. 脾胃虚弱

临床表现：妊娠初期，呕吐不食，或吐清水，头晕倦怠，思睡，脘痞腹胀，舌淡，苔白，脉缓滑。

护治原则：健脾和胃，降逆止呕。

代表方剂：香砂六君子汤（《古今名医方论》）加减。

护理措施：

①环境要求。病室清洁舒适，无异常气味，温暖向阳。

②起居护理。注意保暖，防止受凉，特别注意腹部保暖。气候变化，应及时添减衣被。

③情志护理。此型患者脾胃虚弱，气血不足，头晕体倦，怠惰思睡，易出现闷闷不乐，情绪抑郁，对妊娠丧失信心。应耐心向患者解释妊娠生理特点，早期出现轻度恶心呕吐属正常现象，使患者解除顾虑，安心休养。

④饮食护理。饮食宜清淡、易消化、富于营养。随孕妇喜好鼓励其进食健脾和胃之品，切不可因恶心呕吐而停止进食。适当多吃山药、莲子、南瓜、大枣、薏苡仁等，可选用砂仁粥（《老老恒言》）等。忌生冷瓜果及寒性食物，以免进一步损伤脾胃。

⑤给药护理。中药汤剂浓煎，少量频服，药液宜温热。服药前用鲜生姜片擦舌或姜汁滴舌，也可将姜汁滴入汤药中服用，以温中降逆止呕。

⑥对症护理。呕吐剧烈者，可用灶心土30g，冲入开水中，澄清后将半匙姜汁滴入温服。或用灶心土、生姜煎汤频服。脾胃虚寒而致呕吐者，可在胃脘部热敷。

3. 痰湿阻滞

临床表现：妊娠早期，呕吐痰涎，胸膈满闷，不思饮食，口中淡腻，头晕目眩，心悸气短，舌淡胖，苔白腻，脉滑。

护治原则：化痰除湿，降逆止呕。

代表方剂：青竹茹汤（《普济方》）加减。

护理措施：

①环境要求。病室安静、舒适、温暖、通风、干燥。

②起居护理。患者宜卧床休息，眩晕严重者应绝对卧床休息，以防止跌仆损伤，甚至伤及胎儿。呕吐后用淡盐水漱口，清洁口腔。

③情志护理。加强情志护理，多与患者及其家属沟通，解释疾病发生的原因、治疗及预后，使其充满信心地配合护治。

④饮食护理。饮食宜清淡化痰，适当多食橙饼、西瓜、冬瓜、薏米、红小豆、竹笋等，忌食油腻肥甘、生冷、烟酒等物，以防助湿生痰。

⑤给药护理。中药汤剂浓煎，少量频服。服药前，口含鲜生姜片或少许姜汁。

⑥对症护理。呕吐剧烈者应暂时禁食，呕吐停止后给予半流质饮食。呕吐伴头晕者可按摩内关、中脘、丰隆、风池等穴。

4.气阴两虚

临床表现：妊娠剧吐，甚至吐苦黄水或兼血水，频频发作，持续日久，以致精神萎靡，嗜睡消瘦，双目无神，眼眶下陷，肌肤干瘪无泽，低热口干，尿少便干，舌红少津，苔薄黄或光剥，脉细滑数无力。

护治法则：益气养阴，和胃止呕。

代表方剂：生脉散（《内外伤辨惑论》）合增液汤（《温病条辨》）加减。

护理措施：

①环境要求。环境舒适安静，保持室内温度适宜，避免空气干燥。及时清理呕吐物及被污染的衣物。

②起居护理。卧床休息，取舒适卧位，尽量减少不必要的搬动及护理操作。呕吐后，协助患者用温开水漱口。

③情志护理。患者病情较重，顾虑大，应耐心、亲切地安慰患者，讲解疾病有关知识，帮助患者消除紧张恐惧情绪，保持情志调和，使之从有利胎儿的角度积极配合护治。

④饮食护理。呕吐剧烈者，暂禁食，予静脉补充营养。症状缓解后，逐渐恢复进食。忌烟酒及葱韭类辛热食物，以免伤阴动血。可食香菇等，可服用黄芪粥（《调疾饮食辨》）等。多饮水，或饮服绿豆汤、梨汁、鲜藕汁等，或用鲜芦根、麦冬、太子参泡水饮，以益气养阴。大便干燥者，可予蜂蜜一汤匙早晚冲服，以润肠通便。平时多食生梨、香蕉、甘蔗、番茄、生瓜子仁、生松子仁等。

⑤给药护理。中药汤剂浓煎，少量频服。遵医嘱静脉补液。

⑥对症护理。严密监护孕妇，观察皮肤弹性，评估呕吐情况，正确记录出入量，遵医嘱抽血化验，避免电解质紊乱及病情加重。若经治疗无好转，体温持续38℃以上，

心率超过 120 次/分钟，或持续出现黄疸、蛋白尿时，应据理说服孕妇及其家属，考虑终止妊娠。

【健康指导】

（1）妊娠早期对气味尤其敏感，"恶闻食嗅"，应保持室内空气清新，避免异味刺激引发呕吐。

（2）节房事，慎起居，生活有规律，预防感冒发热。

（3）孕期适当活动，如做保健操、散步等。恶阻治愈后，可继续上班。适当活动有助于气血调和，增进食欲，有利妊娠。

（4）向患者讲解孕后的生理变化，使之理解妊娠早期偶有呕吐为正常现象，从而减少焦虑，保持心情舒畅，消除忧思、郁怒、焦虑等不良情绪。

（5）孕妇应饮食有节，勿食生冷及辛辣刺激之品。切不可因为恶心而不进食，可采取少吃多餐的方法，以保证妊娠所需的营养。呕吐止后，不宜猛然进食过多，应逐渐增加进食量。

（6）汤药要浓煎，少量频服。

（7）定期进行产前检查。

二、胎动不安

妇女在妊娠期间出现阴道少量出血，时下时止者，称"胎漏"，亦称"漏胎"或"胞漏"；若妊娠期仅有腰酸，腹部胀坠作痛，或伴有少量出血者，称"胎动不安"。

胎动不安者，若胎元正常，多数患者经保胎治疗，阴道流血停止，腰酸腹痛消失，妊娠得以继续。若病情进一步发展，或因胎元缺陷，胚胎不能成形者，最终将导致堕胎或小产。

本病发生在妊娠早期，类似于现代医学中的先兆流产；若发生于妊娠中、晚起则类似于现代医学中的先兆早产、前置胎盘等，可参考本病证辨证施护。

【历史沿革】

胎动不安之名首见于《诸病源候论·妇人妊娠病诸候》，本书对胎动不安的病因病机及分治原则进行了详细的描述，在"妊娠胎动候"中提出了"其母有疾以动胎，治母则胎安；若其胎有不牢固致动以病母者，治胎则母瘥"。《妇人大全良方·妊娠门》在"胎动不安方论"中指出，"轻者转动不安，重者必致伤堕"，认识到胎动不安可发展为堕胎，并在"妊娠堕胎后下血方论"中指出，"堕胎后，复损经脉而下血不止，甚则烦闷至死"，认识到一旦发生堕胎可能对孕妇产生严重后果。《丹溪心法·妇人》云："产前安胎，白术、黄芩为妙药也。"把白术、黄芩作为安胎圣药，对后世影响较大。《景岳全书·妇人规》提出安胎应辨证施治。张锡纯的寿胎丸为安胎的基础方，为后世广泛使用。

【病因病机】

本病的基本病因病机是由于母体和胎元两方面的原因，导致冲任气血不调，胎元不固而发病。主要病因有肾虚、气血虚弱、血热、血瘀及跌仆损伤等，亦有因痼疾、误食毒物、孕后罹患他病而直伤胎元或影响母体气血而引起。

1. 肾气亏虚

禀赋素弱，先天亏欠，肾气不足；或妊娠后恣情纵欲，房事不节，劳伤肾气，损伤胎元。肾气虚弱，冲任不固，胎失所系，发而为病。

2. 气血虚弱

素体虚弱，或妊娠后饮食调摄失宜，使脾胃受损，化源不足，气血虚弱，气不摄血，以致冲任失养，胎元不固，发而为病。

3. 阴虚血热

素体阳盛，或妊娠后过食燥烈温补，或肝郁化热，或久病温热，热盛伤阴；或素体阴虚，派生内热。热扰冲任，迫血妄行，胎气受损，发而为病。

4. 气血郁滞

妊娠之后，起居不慎，劳力过度，或跌仆闪挫，外力挤压；或情志过极，气郁伤肝。肝失疏泄，以致气血逆乱，冲任不固，胎气受损，发而为病。

综上所述，胎动不安多发于妊娠早期，病位在胞宫、冲任，与肝、脾、肾关系密切，尤其是肾。临床以肾虚、血热多见。

【诊断与鉴别诊断】

（一）诊断

1. 症状

妊娠期间出现腰酸、腹痛、下腹坠胀，或阴道少量流血者。诸症不必俱悉，但见二三症便是。

2. 病史

有停经史。

3. 体征

子宫增大与孕周相符，子宫颈口闭合，阴道流血来自宫腔，但流血量少，色鲜红或暗红。

4. 辅助检查

妊娠试验阳性；B超检测提示宫内妊娠，胚胎大少符合孕周，孕7周左右可见胚胎原始心管搏动。

（二）鉴别诊断

1. 与激经相鉴别

激经是妊娠早期仍按月经周期有少量的阴道流血，有明显的节律性；而胎漏下血则没有周期，时作时止。

2. 与崩漏相鉴别

崩漏乃经乱之甚，可有停经，继而不规则阴道流血，但无妊娠征象，妊娠试验和B

超检查有助于诊断。

3. 与难免流产相鉴别

阴道出血量比先兆流产者多，下腹疼痛加剧。子宫大小虽与妊娠周数相符，但子宫颈口逐渐扩张，塔氏征阳性，胎膜膨出或已破裂。尿妊娠试验可呈阴性或阳性反应。

4. 与不全流产相鉴别

出血量比先兆流产明显增多，甚至可发生出血性休克，宫腔内组织有部分自阴道排出，子宫颈扩张或有组织堵塞，子宫较妊娠周数为小，尿妊娠试验多呈阴性反应。

5. 与完全流产相鉴别

有组织自阴道排出，并于组织排出后出血减少、腹痛减轻或消失。子宫颈口关闭，但较松。子宫大小正常或稍大，妊娠试验呈阴性反应。

6. 与异位妊娠相鉴别

起病即伴有剧烈的下腹部撕裂样疼痛，且常局限于一侧；阴道出血多为点滴状，色暗，常伴有与阴道出血不成比例的失血性休克。B超提示宫内无孕囊，宫外有包块或见胚胎结构。

【辨证施护】

（一）辨证要点

本病的辨证要点主要是以阴道下血、腹痛、腰酸、下坠四大症状的性质、轻重程度和全身情况，来辨别其虚、热、瘀及转归。阴道流血量少，色淡红、质地清稀者多虚；兼见小腹坠痛，神疲肢倦，面色无华，心悸气短，舌淡，苔薄白，脉细滑者，为气血虚弱；兼腰膝酸软，头晕耳鸣，小便频数，夜尿多或尿失禁，舌淡，苔白，脉沉滑，为肾虚；阴道流血量少，色鲜红或紫红，质地黏稠者多为血热；阴道出血不止，色暗黑有块，多为癥疾所患。

（二）一般护理

1. 环境要求

病室环境宜整洁、安静，温湿度适宜，空气流通，避免刺激性气体。虚证患者室温宜偏暖，实证患者病床忌向阳。避免过多的人员走动，保持室内空气流通。

2. 起居护理

绝对卧床休息，直至阴道流血停止3~5d，方可适当活动。有滑胎史者，休息时间应超过流产史中最晚的日期。禁性生活，避免过劳、腰部后伸、用力咳嗽或进行灌肠、阴道检查等。保持大便通畅，多食高纤维素食品。保持外阴清洁，勤换卫生用品及内裤，每天用温开水或1:5 000高锰酸钾溶液清洗会阴1~2次，预防感染。使用便盆收集和观察排出物，以了解情况。保证充足睡眠，生活起居有规律。

3. 情志护理

过激的情感活动不仅导致气机紊乱，而且损害五脏正常的生理机能。因此，可以导致胎动不安的发生和加重先兆流产病人的病情。胎动不安患者既担心自身健康，又忧虑妊娠结局，心理压力巨大。多予其关心和安慰，消除紧张、恐惧和焦虑情绪，从有利于胎儿的角度，控制自己的情绪，安心静养。对于确已发展成为胎陨难留或胎元不良没有保胎价值者，在给予安慰的同时，耐心说服其尽早去胎益母。

4. 饮食护理

饮食宜营养丰富，清淡易消化，如鸡蛋、牛奶、瘦肉、鱼类、肝类、各类新鲜瓜果蔬菜等。忌食生冷、寒凉、滑利或辛辣刺激之品。

5. 给药护理

安胎药多为补益剂，汤剂宜文火久煎，饭前半小时温服。药后静卧少动。早孕反应较明显，服药时出现恶心欲呕者，可先服姜汁少许。

6. 对症护理

如大便燥结者，每日早、晚用温开水 100mL 冲服蜂蜜 1 汤匙，以润肠通便，减少腹压，防止出血。胎堕不保者，可针刺合谷、三阴交等穴，强刺激，促进下胎。同时，做好手术终止妊娠的准备。腰腹坠痛者，可用菟丝子、桑寄生、杜仲、黄芪、青盐等煎水浴足。

7. 病情观察

密切观察阴道出血的量、色、质、血块以及神色、腹痛、腰酸等伴随症状。指导患者正确测量基础体温。若晨温不降，一般提示预后良好。若晨温突然下降，多提示保胎希望不大。动态观察血 β – HCG 水平和 B 超情况，以便及时了解胚胎发育和妊娠进展。若出血量超过正常月经量，或腰酸腹痛下坠加剧者，必须防止流产，应立即将病情变化报告医生，并做好各种准备，如输液、输血及刮宫手术的准备。

（三）分型护治

1. 肾气亏虚

临床表现：妊娠期，阴道少量出血，色淡暗，腹坠痛。头晕耳鸣，腰膝酸软，小便频数，夜尿多，或曾屡次堕胎，舌淡苔白，脉沉滑尺弱。

护治原则：固肾安胎，佐以益气。

代表方剂：寿胎丸（《医学衷中参西录》）加减。

护理措施：

①环境要求。病室空气流通，整洁舒适，室温偏暖。

②起居护理。绝对卧床休息，随气候变化及时加减衣物，尤其注意腹部保暖。经常巡视病房，了解患者生活所需，协助照料其生活。尽可能使患者适应使用便盆，以防起身如厕发生意外，同时便于收集和观察排出物和出血情况。

③情志护理。指导孕妇了解本病的相关知识，保持情志舒畅。

④饮食护理。饮食宜多用补益肾气食品，如黑芝麻、胡桃、鸡蛋、猪腰、牛羊肉等。可用桑寄生红枣汤、乌鸡炖人参汤、蒸核桃肉、炖服阿胶、杜仲煨猪肾汤等，禁食薏苡仁、绿豆等寒凉之品。

⑤给药护理。中药汤剂文火久煎，宜温热服。

⑥对症护理。腰酸腰痛者，可于腰下垫一软垫。小便频数、夜尿多者，不可减少饮水量或憋尿。可指导孕妇适当进行缩肛运动，或遵医嘱服用缩泉丸等中成药。

2. 气血虚弱

临床表现：妊娠期，阴道少量流血，色淡红，质稀薄；或腰腹胀痛或坠胀，伴神疲肢倦，面色无华，心悸气短，舌质淡，苔薄白，脉细滑。

护治原则：补气养血，固肾安胎。

代表方剂：胎元饮（《景岳全书》）加减。

护理措施：

①环境要求。病室安静、整洁、舒适，温度、湿度适宜。

②起居护理。卧床休息，慎起居，避风寒，预防感冒，避免接触有毒物质，尽量减少探视，保证睡眠。

③情志护理。全面观察、了解、分析和掌握病人的心理状态，主动与患者及家属讲解病证相关知识，帮助患者消除紧张、焦虑、恐惧、悲观等不良情绪，鼓励患者树立乐观向上的思想，减轻心理压力，保持精神愉快，增强保胎信心，以最佳身心状态接受治疗和护理。

④饮食护理。饮食宜补脾肾、益气血，可适当选用黄芪南瓜粥（《千家食疗妙方》）等。

⑤给药护理。中药汤剂每日1剂，分2次或3次饭前30分钟温服。

⑥对症护理。心悸、气短者，给予吸氧，可遵医嘱服归脾丸6～9g，或针刺内关、神门、足三里等穴，以调养气血，安神定悸。

3. 阴虚血热

临床表现：妊娠期，阴道下血，色鲜红，或腰腹坠胀作痛。伴心烦不安，手心烦热，口干咽燥，或有潮热，小便短黄，大便秘结，舌质红，苔黄而干，脉滑数或弦滑。

护治原则：滋阴清热，养血安胎。

代表方剂：保阴煎（《景岳全书》）加减。

护理措施：

①环境要求。病室宜安静、舒适、通风、凉爽，但不可冷风直吹。

②起居护理。多卧床休息，减少活动，尽量减少不必要的阴道检查，以减少对子宫的刺激。避免刺激乳房，以免引起子宫收缩。

③情志护理。耐心、亲切、细致地与患者及其家属沟通，消除不良情绪。进行各种护理操作时，语言应和蔼，身体微倾，动作轻柔，熟练准确。

④饮食护理。饮食宜清热养血，适当多食丝瓜、芦根、梨、山药、南瓜等，但不可过食生冷。辛辣刺激、油腻及偏湿热的食物，如辣椒、羊肉、狗肉、猪头肉、姜、葱、蒜、酒等。口干咽燥者，饮用梨汁、藕汁、甘蔗汁等清热生津之品。

⑤给药护理。中药汤剂文火煎，温凉服。

⑥对症护理。自觉发热或潮热者，密切观察体温变化。心烦不安、睡眠欠佳者，可用肉桂粉敷贴足底涌泉穴，有引火归元之效；或针刺神门、三阴交、肾腧、心腧、太溪等穴，平补平泻，以交通心肾而改善睡眠。

4.气血郁滞

临床表现：宿有癥积，孕后常有腰酸，腹痛下坠，阴道不时下血，色暗红，或妊娠期跌仆闪挫，继之腹痛，或阴道少量出血，舌暗红，或有瘀斑，脉弦滑或沉弦。

护治原则：益气和血消癥，补肾安胎。

代表方剂：圣愈汤（《兰室秘藏》）或桂枝茯苓丸（《金匮要略》）合寿胎丸（《医学衷中参西录》）加减。

护理措施：

①环境要求。病室宜安静舒适，光线柔和，温度、湿度适宜，避免异味、噪声等。

②起居护理。起居有常，生活规律，谨防意外。

③情志护理。患者宿有痼疾，或遭受跌仆意外，紧张和恐惧心理更甚。嘱患者保持心情舒畅，避免七情过度，可根据患者兴趣，采用音乐疗法、阅读、听广播等方法移情养性。

④饮食护理。饮食宜清淡平补，有癥疾者，不可过用补益，忌食甲鱼、阿胶、桂圆、红枣、蜂王浆等温燥或有类激素作用的食物，少食或不食羊肉、虾、蟹、鳗鱼、咸鱼、黑鱼等海膻发物。

⑤给药护理。跌仆损伤者不可擅自服用破血治伤的药物，遵医嘱慎用麝香追风膏、红花油等外用药物，特别是腰以下部位严禁使用，以防流产。

⑥对症护理。跌仆造成外伤者，及时清洁伤口，遵医嘱使用青霉素等对妊娠无害的抗生素预防感染。不慎闪挫者以休息为主，根据情况遵医嘱用药。

【健康指导】

（1）提倡婚前、孕前检查，在夫妻双方身体最佳状态下妊娠。保持心情舒畅，避免紧张、恐惧、忧虑、悲观等，安心养胎。注意孕期保暖，防止外感。孕期生活起居应有规律，不可过度劳累，避免攀高举重、跌倒闪挫、涉水远游等。孕期宜节制房事。

（2）注意饮食卫生，不吃变质、生冷食物，以免损伤脾胃。加强饮食调理，可预防流产。保持大便通畅，多食新鲜蔬菜及水果。

（3）孕期谨慎用药，严格在医生指导下使用，禁用或慎用有损于胎儿的药物。避免接触X线、放射性物质、有机汞、铅、砷、镉及有机磷农药等可能导致胎儿畸形及流产的有害因素。

（4）安胎失败者，给予心理支持。同时，指导其找出原因，积极治疗，告知再次受孕时间最少间隔半年到一年。

三、产后恶露不尽

产后血性恶露持续10d以上者，称为"产后恶露不绝"，又称"产后恶露不止"

"恶露不尽"。恶露指胎儿、胎盘娩出后，胞宫中遗留的余血浊液，随着胞宫的收缩恢复而逐渐排出，总量为 250~500mL。正常的恶露有血腥味，但无臭味，3 周左右干净。若产后子宫复旧不全或宫腔内残留胎盘、胎膜或合并感染时，恶露的时间会延长。

西医学的产后子宫恢复不全、子宫轻度感染、胎盘胎膜残留、晚期产后出血及人工流产、药物流产后阴道流血淋沥不尽者，以产后恶露不绝为主要表现者，均可参照本章护治。

【历史沿革】

汉代张仲景《金匮要略·妇人产后病脉证并治》首载"恶露不尽"："产后七八日，无太阳证，少腹坚痛，此恶露不尽。"隋代巢元方《诸病源候论》列"产后恶露不尽候"，认为"新产而取风凉，皆令风冷搏于血，致使血不宣消，蓄积在内，则有时血露淋沥不尽"，"产伤于经血，其后虚损未平复，或劳役损动，而血暴崩下……若小腹急满，为内有瘀血，不可断之；断之终不断，而加小腹胀满，为难矣"，指出本病可由"风冷搏于血""虚损""内有瘀血"所致，归纳了本病病因病机及治则。宋代陈自明《妇人大全良方》提出用牡蛎散、独圣汤等方药治疗。《医宗金鉴·妇科心法要诀》提出根据恶露的颜色、形质、气味辨虚实的原则。清代阎纯玺《胎产心法》较为全面地论述了本病的病因病机："产后恶露不止……由于产时伤其经血，虚损不足，不能收摄，或恶血不尽，则好血难安，相并而下，日久不止……火动病热，下血日久不止，此产后间有之实证。"

【病因病机】

本病的病因主要有气虚、血热、血瘀。

1. 气虚

素体虚弱，正气不足，或孕期调摄不慎，或产时气随血耗，或产后劳倦伤脾，致中气下陷，冲任不固，则恶露日久不止。

2. 血热

素体阴虚，加之产时失血伤阴，营阴更亏而虚火妄动；实热者或素体阳盛，产后过热过补，或因情志不畅，或产时感染邪毒，致热扰冲任，迫血妄行，而恶露不止。

3. 血瘀

多因产时产后胞宫、胞脉空虚，寒邪趁虚而入，致寒凝血瘀；或七情内伤，气滞血瘀；或素有癥瘕，冲任瘀阻，而恶露不止。

本病病位在冲任。冲为血海，任主胞胎，恶露为血所化，而血源于脏腑，注于冲任，若脏腑失调，冲任不固，则可导致产后恶露不绝。主要病机是胞宫藏泻失度，冲任不固，气血运行失常。本病有虚实之分，虚者多为气虚冲任不固，血失统摄，实者多为热扰冲任，迫血下行，或瘀血内阻，血不归经，在临床多表现为气虚、血瘀、血热之证。本病如治疗及时，预后较好。如治疗不及时，或身体抵抗力差，恶露日久不止，可致气虚更甚，进一步发展为气滞血瘀。

【诊断与鉴别诊断】

（一）诊断

1.症状

产后或人工终止妊娠后，血性恶露持续 10d 以上，并可伴有色、质、气味的异常；或伴有腹痛，出血多时，可合并贫血，重者可致虚脱血晕。

2.病史

素体虚弱，或气虚或阴虚，或素有癥瘕；产时感受寒邪，或操作不洁，或产后情志不遂；多产、滞产及流产；胎盘胎膜残留、宫内感染、子宫复旧不全。

3.体征

子宫复旧不良，子宫较同期正常产褥子宫大而软，轮廓不清，或伴压痛。子宫一侧或双侧压痛或扪及增粗的输卵管或炎性包块。宫口松弛，宫颈黏膜充血、水肿。有时可见血块或残留胎盘堵塞于宫颈处，或见软产道损伤。腹部触诊有压痛、反跳痛和肌紧张。

4.辅助检查

血常规、凝血功能检测等，了解感染及贫血情况，除外凝血机制障碍。血 HCG、尿 HCG、血人胎盘生乳素（HPL）检测，有助于诊断胎盘残留、胎盘部位滋养细胞肿瘤。B 超了解宫腔内是否有残留组织，有无子宫黏膜下肌瘤，了解子宫切口愈合情况。刮出物送病理检查，以确诊有无胎盘、胎膜残留、胎盘部位滋养细胞肿瘤。

（二）鉴别诊断

1.与子宫肌瘤引起的产后阴道流血不止相鉴别

子宫肌瘤在妊娠后肌瘤会明显增大，分娩时可使子宫收缩乏力，导致产程延长、产后出血。可通过盆腔 B 超辅助诊断。

2.与绒毛膜癌相鉴别

绒毛膜癌多继发于足月产 2~3 个月后，表现为不规则的阴道出血，常伴贫血、水肿，有时可见咳血等转移症状，妇科检查子宫均匀增大或不规则增大，或见阴道紫蓝色结节。血 HCG、HPL 升高。盆腔 B 超、诊断性刮宫有助于确诊。

3.与产后外伤出血相鉴别

产后外伤多有产褥期性交或外伤史。妇科检查可见阴道或宫颈有裂伤。

4.与凝血功能障碍引起的产后阴道流血不止相鉴别

凝血功能障碍患者有血小板减少症、再生障碍性贫血、白血病、重症肝炎等病史，多数在妊娠前即存在。可通过血液检查明确诊断。

【辨证施护】

（一）辨证要点

本病重在辨其寒、热、虚、实。若恶露量多，色淡红，质清稀，无臭气者，多为气虚证；若量多，色红或红绛，质黏稠或有臭味者，多为血热证；若恶露量时多时少，色紫暗，时有血块，多为血瘀证。

（二）一般护理

（1）保持室内空气流通，注意保暖，避免直接吹风，以免外邪乘虚而入。产后体虚易汗，更换湿衣时要注意防止受凉。血量多时，卧床休息，取半卧位或抬高床头。血量不多时，鼓励患者起床走动，或做适当的医疗体操，促进子宫收缩。保持外阴清洁，勤换卫生垫。每日用温水清洗，或以1∶5 000高锰酸钾坐浴或清洗阴部。

（2）饮食宜清淡富有营养，补充高蛋白、适量维生素和含铁食物，以利于产褥期机体恢复。可服红糖水，活血化瘀，促进子宫收缩，忌食生冷及辛辣油腻食物。

（3）中药早饭前、晚饭后温服，注意观察服药后恶露及腹痛的情况。

（4）加强情志护理，安慰患者，消除思想顾虑。嘱患者避免情绪激动，保持心情舒畅。尤其是气滞血瘀患者，情志舒畅利于气血运行。

（5）恶露不绝者，采用乳房按摩的方法，促进自身产生催产素，增强子宫收缩力，利于宫内残留组织和陈旧性血块的排出，达到止血目的。按摩方法：用热毛巾（温度以皮肤耐受为宜）敷乳房10分钟，产妇双手拇指和其余4指自然分开，手托乳房，用指腹轻轻按摩乳房，然后双手提拉乳房乳头15～20分钟，每日3～4次，7d为1个疗程。

6. 小腹疼痛者，局部热敷。或灸天枢、气海、归来、三阴交等穴位，采用隔姜灸或雀啄灸，每个穴位5～10分钟。

（三）分型护治

1. 气虚证

临床表现：产后恶露逾期不止，量多，色淡，质稀，无臭气；面色苍白，神疲倦怠，气短懒言，小腹空坠；舌淡，苔薄白，脉缓弱。

护治原则：益气摄血固冲。

代表方剂：补中益气汤（《脾胃论》）加减。

护理措施：

①环境要求。病室宜温暖；避免直接吹风，以免外邪乘虚而入。

②起居护理。卧床休息，抬高床头，避免劳倦耗气。病情好转后适当活动，以不引起疲劳为度。

③情志护理。向患者耐心讲解病情与治疗方法，解除产妇及其家属的疑问。

④饮食护理。可选用参芪胶艾粥（经验方）等。忌大补、过饱，禁食生冷油腻不易消化食物。

⑤给药护理。中药汤剂宜空腹温服。

⑥对症护理。保持会阴的清洁干燥，及时更换会阴垫。可配合红外线烤灯照射会阴部，促进伤口愈合。

2.血热证

临床表现：恶露逾期不止，量较多，色红或深红，质稠，或色如败酱，气臭秽；面色潮红，口燥咽干，或有腹痛、便秘，或兼五心烦热；舌红，苔燥或少苔，脉滑数或细数。

护治原则：养阴清热，凉血止血。

代表方剂：虚热证用两地汤（《傅青主女科》）合二至丸（《医方集解》）；实热证用保阴煎（《景岳全书》）。

护理措施：

①环境要求。病室宜干净、凉爽。

②起居护理。衣被适宜，不宜过暖。

③情志护理。鼓励产妇倾诉心中的不安、表达自己的情绪，提供心理支持。

④饮食护理。饮食宜多食新鲜的水果，如鲜藕、梨、橘子、西瓜等，忌辛辣温燥之品。可选用桃仁莲藕汤。口燥咽干者可服用藕蜜膏。

⑤给药护理。中药汤剂宜饭后凉服。

⑥对症护理。按医嘱使用 1 : 20 聚维酮碘溶液，进行会阴冲洗或擦洗，每日 2 次。

3.血瘀证

临床表现：恶露过期不尽，量时多时少，淋沥涩滞，色紫暗有块；小腹疼痛拒按，块下痛减；舌紫暗，边尖有瘀斑瘀点，脉沉弦涩。

护治原则：活血化瘀止血。

代表方剂：生化汤（《傅青主女科》）加减。

护理措施：

①环境要求。病室宜整洁、通风，避免噪声。

②起居护理。注意保暖，避免受寒。适当活动，以利于气血运行。

③情志护理。在母婴分离期间，选择适当的时机提供母婴接触的机会，以减轻产妇的焦虑。

④饮食护理。饮食宜活血化瘀之品以辅助药物疗效。可选用益母草粥，也可食山楂香附饮等。

⑤给药护理。中药汤剂宜饭后温服。

⑥对症护理。需要进行脓肿引流术、清宫术、后穹隆穿刺术的患者，需做好术前准备及护理工作。

【健康指导】

（1）临产分娩时，应注意保暖，防止受凉引起产后恶露不绝。孕 28 周后避免性生活，以防胎膜早破。由于产妇生产时消耗大量体力，产后哺乳，体质较虚，进食宜富于营养，补充蛋白质、适量维生素及铁剂，增强体质，以防邪气乘虚侵入与余血搏结，致瘀阻胞宫，而发生产后恶露不绝。

（2）分娩后，应注意卧床休息，要注意阴道卫生，每天用温开水或 1 : 5 000 高锰酸钾清洗外阴。选用柔软消毒卫生纸，经常换月经垫和内裤，减少邪毒侵入机会。

（3）坚持母乳喂养，以利于子宫收缩和恶露的排出。指导产妇孕妇增强信心，消除紧张焦虑情绪。

第四节　妇产科杂病

凡不属于经、带、胎、产疾病范围，而又与妇女解剖、生理、病机特点密切相关的各种妇产科疾病，统称为妇科杂病。

常见妇科杂病有症瘕、盆腔炎等。

一、癥瘕

妇人下腹结块，伴有或胀、或痛、或满、或异常出血者，称为癥瘕。癥瘕有形可征，固定不移，痛有定处；瘕者假聚成形，聚散无常，推之可移，痛无定处。一般以症属血病，瘕属气病，但临床常难以划分，故并称癥瘕。

西医学的子宫肌瘤、卵巢肿瘤、盆腔炎性包块、子宫内膜异位症结节包块、盆腔结核性包块及陈旧性宫外孕血肿等，若非手术治疗，可参考本病证辨证施护。

【历史沿革】

癥瘕见于《金匮要略·妇人妊娠病脉证并治》："妇人宿有症病，经断未及三月，而得漏下不止，胎动在脐上者，癥瘕。"瘕始见于《素问·骨空论》："任脉为病……女子带下瘕聚。"癥瘕名见于《神农本草经》及《金匮要略·疟病篇》。《金匮要略·妇人妊娠病脉证并治》提出了治疗妇科癥瘕第一方桂枝茯苓丸。《诸病源候论》较全面地阐述了癥瘕病因病机及临床证候特点，病因多责于脏腑虚弱，气候变化，寒温本调，饮食生冷不洁，并依据病因、病机分别命名为癥瘕。

【病因病机】

癥瘕发生，主要是由于机体正气不足，风寒湿热之邪内侵，或情志因素、房事所伤、饮食失宜，导致脏腑功能失调，气机阻滞，瘀血、痰饮、湿浊等有形之邪凝结不敬，停聚下腹胞宫，日月相积，逐渐而成。出于病程日久，正气虚弱，气、血、痰、湿互相影响，故多互相兼夹而有所偏重，极少单纯的气滞、血瘀或痰湿。主要病因病机可归纳为气滞血瘀、痰湿瘀结、湿热瘀阻和肾虚血瘀。

1.气滞血瘀

素性忧郁或情志内伤，肝气郁结，冲任阻滞，血行受阻，气聚血凝，积而成块；或经行产后，血室正开。风寒侵袭，血脉凝涩不行，邪气与余血相搏结，积聚成块，逐日增大而成症瘕。

2.痰湿痈结

素体脾虚，脾阳不振，饮食不节，脾失健运，水湿不化，凝而为痰，痰浊与血气相搏，凝滞气血，痰湿瘀结冲任、胞宫，积聚不散，日久渐生癥瘕。

3. 湿热瘀阻

经行产后，血室正开，胞脉空虚，正气不足，湿热之邪内侵，与余血相结，滞留于冲任胞宫，湿热瘀阻不化，久而渐生癥瘕。

4. 肾虚血瘀

肾藏精，主生殖，妇人以血为本，气血之根在于肾。若先天肾气不足或后天伤肾，肾虚则气血瘀滞而为肾虚血瘀，或瘀血久积，化精乏源，亦可成肾虚血瘀，阻滞冲任胞宫，日久渐成癥瘕。

【诊断与鉴别诊断】

（一）诊断

1. 症状

妇人下腹结块，伴有或胀、或痛、或满、或异常出血。

2. 病史

有长期使用雌激素病史，可有尿频、便秘、下腹坠胀不适、腹围增大等病史。

3. 体征

下腹结块大时，可在下腹部扣及不规则的肿块，妇科检查子宫增大，表面不规则单个或多个结节状突起。黏膜下肌瘤突于子宫颈口或阴道内，呈红色，表面光滑；伴感染时，可有坏死、出血及脓性分泌物。

4. 辅助检查

妇科检查时，通过双合诊或三合诊，可发现不同类型的子宫肌瘤相应的局部体征。可借助 B 超、探针探测宫腔深度和方向、宫腔镜、腹腔镜、子宫输卵管造影等检查，协助明确诊断。

（二）鉴别诊断

1. 与妊娠子宫相鉴别

有停经史，尿 HCG 阳性，妇检宫颈呈紫蓝色，子宫增大与停经月份相符，质软。B 超宫内见孕囊。

2. 与尿潴留相鉴别

月经正常，有排尿不畅史。肿块位于下腹部，较表浅固定，一般较大，触之有明显囊性感，包块界限不清。导尿有助于鉴别。

【辨证施护】

（一）辨证要点

本病之辨证，重在辨病之善恶及气病、血病、新病、久病。善证宜药物治疗，恶证应尽快手术，或配合放疗、化疗。善证之病在气者，以理气行滞为主，佐以理血；病在血者，以活血破瘀散结为主，佐以理气；新病体质较强者，宜攻宜破；久病体质较弱者，可攻补兼施，或先攻后补，或先补后攻，随证施治。同时，必须遵循"衰其大半而止"的原则，不可猛攻，以免损伤元气。恶证者手术后或放疗、化疗期间，亦可配合中药治疗。善证者瘤体较大，也需手术切除。

（二）一般护理

1.环境要求

病室安静舒适、空气清新、阳光充足。

2.起居护理

卧床休息，注意保暖，气候变化，随时给患者增添衣被。

3.情志护理

给予患者精神安慰，调畅情志，消除紧张、忧虑、恐惧等心理，使其保持心情舒畅，以利症瘕消散。

4.饮食护理

饮食宜富含高蛋白，如瘦肉、禽、蛋类食物，以增强体质。忌食生冷肥腻、辛辣及海腥发物之品，以免损脾凝血。血瘀者可多食活血化瘀、消积除症之品，如海带、木耳、山楂等食物。

5.给药护理

中药汤剂宜空腹热服，注意观察药后不良反应。血瘀者服用化瘀消症药后，不可随意外出，以免阴道突然出血，发生意外。

6.对症护理

针灸治疗，采用体针、耳针等；穴位敷贴，选择膻中、心腧、内关等；其他适宜疗法，如足浴等。

7.病情观察

注意观察症瘕的部位、大小、性质、活动度以及疼痛时间、程度和性质，月经有无异常及伴随症状。注意腹部疼痛、恶心呕吐、阴道大量出血、面色苍白、肢冷汗出、血压下降、脉细微弱等症状，一旦出现立即做好输液、输血的手术准备，并配合救治。

（三）分型护治

1.气滞血瘀证

临床表现：下腹部结块，触之有形，按之痛或无痛，小腹胀满，月经先后不定，经血量多有块，经行难净，经色暗；精神抑郁，胸闷不舒，面色晦暗，肌肤甲错；舌质紫暗，或有瘀斑，脉沉弦涩。

护治原则：行气活血，化瘀消癥。

代表方剂：香棱丸（《济生方》）加减。

护理措施：

①环境要求。病室安静舒适、空气清新、阳光充足。

②起居护理。注意休息，切勿劳累，可参加轻微活动，禁止剧烈运动。

③情志护理。加强情志护理，安慰患者消除忧虑。

④饮食护理。宜食瘦肉、禽、蛋类增强患者体质。

⑤给药护理。中药汤剂宜空腹热服，注意观察药后不良反应。

⑥对症护理。气滞证腹胀痛者，遵医嘱服用元胡粉；或针三阴交、气冲穴；或按揉关元、足三里穴。

2. 痰湿瘀结证

临床表现：下腹结块，触之不坚，固定难移，经行量多，淋漓难尽，经间带下增多；胸脘痞闷，腰腹疼痛；舌体胖大，紫暗，有瘀斑、瘀点，苔白厚腻，脉弦滑或沉涩。

护治原则：化痰除湿，活血消癥。

代表方剂：苍附导痰丸（《叶天士女科诊治秘方》）合桂枝茯苓丸（《金匮要略》）。

护理措施：

①环境要求。病室向阳，避免久居潮湿之地。

②起居护理。注意休息，切勿劳累。

③情志护理。给予患者精神安慰，调畅情志。

④饮食护理。饮食忌生冷辛辣，可选百合粥食用，润肺清痰，健脾除胀。

⑤给药护理。汤药宜温服，注意观察服药后有无腹痛及胃肠道不适等反应。

⑥对症护理。痰湿证腹痛者，应遵医嘱，针关元、水道、丰隆、足三里穴；或按摩背部、膈腧、脾腧及下腹部。

3. 湿热瘀阻证

临床表现：下腹部肿块，热痛起伏，触之痛剧，痛连腰骶，经行量多，经期延长，带下量多，色黄如脓，或赤白兼杂；兼见身热口渴，心烦不宁，大便秘结，小便黄赤；舌暗红，有瘀斑，苔黄，脉弦滑数。

护治原则：清热利湿，化瘀消癥。

代表方剂：大黄牡丹汤（《金匮要略》）加木通、茯苓。

护理措施：

①环境要求。保持室内安静、整洁、光线柔和。

②起居护理。患者体质虚弱，宜注意保暖。

③情志护理。安慰患者消除忧虑，稳定情绪。

④饮食护理。宜食瘦肉、禽、蛋类增强患者体质，还须多进食活血化瘀、消积除癥之品。

⑤给药护理。汤药宜温服，服化瘀消癥之药。

⑥对症护理。炎性包块可遵医嘱，用中药熨敷或中药保留灌肠，注意经期停用。手术治疗者，按妇产科手术护理常规进行。

4. 肾虚血瘀证

临床表现：下腹部结块，触痛；月经量多或少，经行腹痛较剧，经色紫暗有块，婚久不孕或曾反复流产；腰酸膝软，头晕耳鸣；舌暗，脉弦细。

护治原则：补肾活血，消癥散结。

代表方剂：益肾调经汤（《中医妇科治疗学》）加减。

护理措施：

①环境要求。安静舒适，光线充足，注意通风。

②起居护理。肾阴虚者，衣被不宜过暖。肾阳虚及脾虚患者，应注意保暖。

③情志护理。安慰患者消除忧虑，稳定情绪，清除恐惧和紧张心理。

④饮食护理。多进食活血化瘀、消积除癥之品，如海带、海蜇、木耳、山楂等。忌生冷辛辣酸涩之品，以免损脾凝血。

⑤给药护理。中药宜空腹热服，观察药物的效果和不良反应。

⑥对症护理。血瘀证腹痛者，针血海、三阴交、足三里等穴，或活血化瘀中药腹部熨敷。

【健康指导】

（1）注意防寒保暖，可参加轻微活动，禁止剧烈运动。

（2）注意经期、产后卫生，勤换内裤，保持外阴清洁。

（3）调畅情志，避免劳累和七情刺激，节制房事，禁止饮酒。

（4）30岁以上妇女，定期妇产科检查，做到早发现、早诊断、早治疗。

（5）若腹部有包块，应定期复诊，注意观察肿块物的生长速度及性质变化。

二、盆腔炎

女性内生殖器官及其周围结缔组织、盆腔腹膜发生的炎症，称为盆腔炎，是妇产科常见病。盆腔炎可分为急性盆腔炎和慢性盆腔炎。

急性盆腔炎发病急、病情重、病势进展迅速，延迟治疗，可发展为脓毒血症、败血症、感染性休克。慢性盆腔炎部分为急性盆腔炎未能彻底治疗，或患者体质虚弱，病程迁延所致；常可无急性发病史，起病缓慢，病情反复，顽固不愈。

【历史沿革】

中医古籍无盆腔炎之名，根据其临床特点，可散见于"热入血室""带下病""经病疼痛""妇人腹痛""癥瘕""不孕"等病证中。《金匮要略·妇人杂病脉证并治》云："妇人中风，七八日续来寒热，发作有时，经水适断，此为热入血室，其血必结，故使如疟状，发作有时。"又说："妇人腹中诸疾痛，当归芍药散主之。"此二条经文的描述，可理解是有关急、慢性盆腔炎临床症状的最早记载。其后，《景岳全书·妇人规》曰："瘀血留滞作癥，唯妇人有之，其证则或由经期，或由产后，凡内伤生冷，或外受风寒，或恚怒伤肝，气逆而血留……总由血动之时，余血未净，而一有所逆，则留滞日积，而渐以成癥矣。"此论述与慢性盆腔炎症的发病与临床特点相似。

【病因病机】

（一）急性盆腔炎

急性盆腔炎多在产后、流产后、宫腔内手术处置后，或经期卫生保健不当之际，邪毒乘虚侵袭。

1. 热毒炽盛

经期、产后、流产后，手术损伤，体弱胞虚，气血不足，房事不洁，邪毒内侵，客于胞宫，滞于冲任，化热酿毒，致高热腹痛不宁。

2. 湿热瘀结

经行产后，余血未净，湿热内侵，与余血相得，冲任脉络阻滞，瘀结不畅，则瘀血与湿热内结，滞于少腹，致腹痛带下日久，缠绵难愈。

（二）慢性盆腔炎

经行产后，胞门未闭，风寒湿热，或虫毒之邪乘虚内侵，与冲任气血相搏结，蕴积于胞宫。

1. 湿热瘀结

经行、产后，血室正开，余邪未尽，正气未复，湿热之邪内侵，阻滞气血，导致湿热瘀血内结冲任、胞宫，缠绵日久。

2. 气滞血瘀

七情内伤，脏器不宣，肝气郁结，气机不畅，气滞则血瘀，冲任、胞宫脉络不通。

3. 寒湿凝滞

素体阳虚，下焦失于温煦，水湿不化，寒湿内结，或寒湿之邪乘虚侵袭，与胞宫内余血浊液相结，凝结瘀滞。

4. 气虚血瘀

正气内伤，外邪侵袭，留蓄于冲任，血行不畅，瘀血停聚；或久病不愈，瘀血内结，日久耗气，正气匮乏，致气虚血瘀。

【诊断与鉴别诊断】

（一）诊断

1. 症状

下腹痛伴发热、阴道分泌物增多。腹痛呈持续性、活动或性交后加重。病情严重者可有寒战、高热、头痛、食欲不振等。或者表现为全身症状不明显，有时可有低热，易感疲劳。常伴有下腹坠胀、隐痛及腰骶部酸痛，在月经前后、劳累及性交后加剧。严重者可导致不孕。

2. 病史

有流产史或宫腔手术史。或个人卫生习惯不良，多个性伙伴等。

3. 体征

若子宫内膜炎，可出现子宫增大、压痛；若输卵管炎症，在子宫一侧或双侧可触及呈索条状的增粗输卵管，伴有轻度压痛；若输卵管积水或输卵管卵巢囊肿，盆腔一侧或双侧可触及囊性肿物，活动受限；若盆腔结缔组织炎，子宫常呈后倾、后屈，活动受限或粘连固定，子宫一侧或双侧有片状增厚、压痛，宫骶韧带常增粗、变硬，有触痛。

4. 辅助检查

妇科检查与体征相同，必要时可通过腹腔镜协助诊断。血白细胞总数及中性粒细胞增高，血沉加快；宫腔分泌物或血培养可找到致病菌；B 超提示盆腔内有炎性渗出或炎性包块。

（二）鉴别诊断

1. 急性盆腔炎应与异位妊娠流产或破裂鉴别

异位妊娠流产或破裂大多有停经史；下腹一侧撕裂样腹痛，阴道不规则流血，甚至晕厥；HCG（＋），后穹隆穿刺可抽出暗红色不凝固血液。

2. 急性盆腔炎与急性阑尾炎鉴别

急性阑尾炎一般无妇科感染病史；疼痛自脐周开始逐渐转移局限于右下腹部，麦氏点压痛、反跳痛；妇科检查正常。

3. 急性盆腔炎与卵巢囊肿蒂扭转或破裂鉴别

卵巢囊肿蒂扭转或破裂有卵巢囊肿史；突发下腹一侧剧痛，伴有恶心呕吐；HCG（－），妇科检查在子宫旁可触及张力较大的肿块，同侧子宫外触痛明显，或原有的肿块消失或缩小。

4. 盆腔炎性疾病后遗症与子宫内膜异位症鉴别

子宫内膜异位症病程较长，一般腹痛见于经期，呈渐进性疼痛加剧，性交痛明显；妇科检查宫体后壁、宫骶韧带可扪及触痛性结节，一侧或双侧卵巢囊性包块；腹腔镜检查可确诊。

5. 盆腔炎性疾病后遗症与盆腔瘀血综合征鉴别

盆腔瘀血综合征可见长期下腹疼痛、腰骶痛；妇科检查无异常；通过盆腔静脉造影术、腹腔镜检查可确诊。

【辨证施护】

（一）辨证要点

急性盆腔炎发病急、病情重、病势凶险，病因以热毒为主，兼有湿、瘀。慢性盆腔炎多为邪热余毒残留，与冲任之气血相搏结。

（二）一般护理

1. 环境要求

居室应环境幽雅、安静。

2.起居护理

急性盆腔炎患者卧床休息或取半卧位，利于炎症局限和分泌物的排出。慢性患者可以自由活动，但应避免过劳。

3.情志护理

耐心解释疾病的发展规律，鼓励患者保持心情舒畅。

4.饮食护理

发热期间宜食清淡易消化饮食，对偏热伤阴的病人可给梨汁、苹果汁等。

5.给药护理

应在饭后或睡前服药，以减轻胃脘不适。

6.对症护理

急性盆腔炎体温超过39℃时，可行物理降温，以酒精或温水擦浴，或冰袋敷前额。

7.病情观察

注意观察白带的色、量、气味，以及体温、腹痛的变化。

（三）分型护治

1.急性盆腔炎

（1）热毒炽盛

临床表现：高热腹痛，恶寒或寒战，下腹部疼痛拒按，咽干口苦，大便秘结，小便短赤，带下量多，色黄或赤白相间，质黏稠，味臭秽，月经量多或淋漓不净；舌红，苔黄厚，脉滑数。

护治原则：清热解毒，利湿排脓。

代表方剂：五味消毒饮（《医宗金鉴·外科心法要诀》）合大黄牡丹皮汤（《金匮要略》）。

护理措施：

①环境要求。调节室温，注意通风，保持空气新鲜。

②起居护理。宜卧床休息，取半卧位，以利于恶露引流及炎症局限。

③情志护理。安慰病人，解释病情，使其精神愉快，心情开朗。

④饮食护理。对高热伤津的患者，可给予梨汁、苹果汁、西瓜汁等饮用，但不可冰镇。

⑤给药护理。中药外敷四黄散、中药外敷金黄散等需研细末，水煮热敷下腹部。

（2）湿热瘀结

临床表现：下腹部疼痛拒按或胀满，热势起伏，寒热往来，带下量多色黄，质稠，味臭秽，大便溏或燥结，小便短赤，经量增多，经期延长；舌红有瘀点，苔黄厚，脉弦滑。

护治原则：清热利湿，化瘀止痛。

代表方剂：仙方活命饮（《校注妇人良方》）加减。

护理措施：

①环境要求。病室应空气流通，温度、湿度适宜。

②起居护理。避免直接吹风，复受外邪。

③情志护理。解释病情，以消除其紧张恐惧情绪，鼓励病人，增强信心。

④饮食护理。调节饮食，以清淡富有营养的食物为主。

⑤给药护理。湿热瘀结型多为虚证，灌肠药的温度宜稍高，以40℃为宜，药量应为100mL。中药汤剂宜饭后偏凉服下。

⑥对症护理。下腹疼痛采用腹部外敷。

2. 慢性盆腔炎

（1）湿热瘀结

临床表现：少腹部隐痛，或疼痛拒按，痛连腰骶，低热起伏，经行或劳累时加重，带下量多，色黄，质黏稠，胸闷纳呆，口干不欲饮，大便溏或秘结，小便短赤；舌体胖大，色红，苔黄腻，脉弦滑或滑数。

护治原则：清热利湿，化瘀止痛。

代表方剂：银甲丸（《王渭川妇科经验选》）或当归芍药散（《金匮要略》）加减。

护理措施：

①环境要求。调节室温，温度、湿度适宜，注意通风，保持空气新鲜。

②起居护理。避免久坐，因久坐使盆腔静脉回流受阻、瘀血阻滞而加重盆腔炎。

③情志护理。向患者解释病情，以消除其紧张恐惧情绪；鼓励病人，增强其康复信心。

④饮食护理。注意饮食调护，加强营养。

⑤给药护理。中药汤剂宜饭后偏凉服下。

⑥对症护理。少腹隐痛可指导患者选用内生殖器、盆腔、肾上腺、内分泌、交感等耳穴，施按、捻、摩手法弱刺激10分钟，3~5次/天。

（2）气滞血瘀

临床表现：少腹部胀痛或刺痛，经期加重，经血量多有块，瘀块排出则痛减，带下量多，婚久不孕，经前情志抑郁，乳房胀痛；舌质紫暗、有瘀斑，苔薄，脉弦。

护治原则：活血化瘀，理气止痛。

代表方剂：膈下逐瘀汤（《医林改错》）加减。

护理措施：

①环境要求。病室应空气流通，温度、湿度适宜，空气新鲜清洁。

②起居护理。注意休息，避免过劳。

③情志护理。若精神抑郁，胸胁乳房胀痛，应劝导思想开朗，精神愉快，以免肝气郁结，加重病情。

④饮食护理。应多食行气、活血化瘀之品，忌食油腻煎炸食品。

⑤给药护理。气滞血瘀型多为实证，灌肠药的温度不宜太高，以38℃为宜，药量

可达 150mL。中药汤剂宜饭后温服。

⑥对症护理。若腹痛拒按，并可按及包块者，可采用下腹部外敷中药、中药保留灌肠等外治法。

（3）寒湿凝滞

临床表现：小腹冷痛，或坠胀疼痛，经行腹痛加重，喜热恶寒，得热痛减，经行错后，经量减少，色暗，带下淋漓，神疲乏力，腰骶冷痛，小便频数，婚久不孕；舌暗红，苔白腻，脉沉迟。

护治原则：祛寒除湿，活血化瘀。

代表方剂：少腹逐瘀汤（《医林改错》）加减。

护理措施：

①环境要求。调节病室温度，温度、湿度适宜，常开窗通风，应保持空气流通新鲜。

②起居护理。做好起居护理，注意保暖，勿受寒，特别注意下腹保暖。

③情志护理。应详细讲解本病发生、发展、转归和保健知识，消除其焦虑和不安。

④饮食护理。饮食应忌生冷，多食温补之品。

⑤给药护理。寒湿凝滞型灌肠药的温度及药量可参照湿热瘀结型。中药汤剂宜空腹服用。

⑥对症护理。可用热水袋敷于少腹部或用炒大青盐 2.5 kg，布包敷于下腹部热敷。中药保留灌肠以及穴位封闭与气滞血瘀型同。若患者腹中冷痛严重者，中药灌肠方中加入附子 9 g、肉桂 9 g。

（4）气虚血瘀

临床表现：下腹部疼痛结块，缠绵日久，痛连腰骶，经行加重，经行量多有块，带下量多，精神不振，疲乏无力，食少纳呆；舌质暗红，有瘀斑、瘀点，苔白，脉弦涩无力。

护治原则：益气健脾，化瘀散结。

代表方剂：理冲汤（《医学衷中参西录》）加减。

护理措施：

①环境要求。温湿度适宜，空气新鲜清洁。

②起居护理。保证充足的休息和睡眠，避免冒雨涉水、久卧湿地等，以免外邪侵袭。经期应特别注意腹部保暖。

③情志护理。鼓励患者坚持治疗，以发生在患者身边的治愈病例来激发其战胜疾病的信心。

④饮食护理。给予清淡易消化、富含营养的饮食，忌食煎烤油腻、辛辣之物。疲乏无力、腰痛者，可食肉蛋类血肉有情之品，以滋补强壮。

⑤给药护理。中药汤剂宜饭后温服。

⑥对症护理。可进行穴位按摩。

【健康指导】

（1）做好经期、孕期、产褥期卫生，保持外阴清洁。

（2）各种妇产科手术应严格无菌操作，杜绝一切感染因素。术后做好护理，预防感染。

（3）已有感染的，禁用阴道灌洗，避免不必要的妇产科检查。进行床旁隔离，会阴垫、便盆、被褥等用后立即消毒。

（4）有感染者应及时彻底治愈，防止转为慢性炎症而反复发作，导致输卵管粘连或阻塞。

（5）卧床休息，饮食应加强营养，选择易于消化的食品。

（6）慢性恢复期病人可以做锻炼身体、增进机体抗病能力的运动。

（7）解除思想顾虑，正确认识疾病，增强治疗的信心。

第五章　中医儿科护理

中医儿科护理学是祖国医学的重要组成部分，是一门古老而新兴的学科。《圣济总录·小儿初生法》中，记载了对婴幼儿的护理原则："小儿始生，肌肤未成，不可暖衣，暖即令筋骨缓弱；不可不见风日，不见风日，即令肌肤脆软。"数千年来，中医儿科护理学随着中医药学的发展而逐渐形成和发展，对保障儿童的身心健康，以及中华民族的繁衍昌盛，起到了十分重要的作用。小儿不是成人的缩影，其护理与成人各科中医护理有明显区别。

第一节　中医儿科护理概论

一、内容与范围

中医儿科护理学，是以中医学理论体系为指导，用中国传统的护理方法为手段，吸取现代医学先进的诊疗护理技术与方法，研究从胎儿至青春期这一阶段的生长发育、生理病理、喂养保健，疾病预防与护理的一门中医临床护理学科。

小儿无论是在形体、生理方面，还是在病因、病理及保健、疾病诊治等其他方面，都与成人有着显著的不同，且年龄越小表现越明显。历代儿科著作中，有关小儿生理病理特点的论述颇多。归纳起来，在生理方面主要表现为脏腑娇嫩、形气未充、生机蓬勃、发育迅速，在病理方面主要表现为发病容易、传变迅速、脏气清灵、易趋康复。掌握这些特点，对于指导小儿保健、护理和疾病防治，都有着重要的意义。

1.脏腑娇嫩，形气未充

脏腑，是指与五脏六腑相应的组织、器官、系统功能；娇嫩，有柔弱、娇气之意；形，是指形态结构；气，是指生理功能；未充，有不充实、不完善之意，指小儿时期身体各系统和器官的形态、生理功能都处在不断发展成熟的过程中，对外界环境适应能力较差，容易受到外界的干扰和破坏。历代医家对此特点有颇多论述。《灵枢·逆顺肥瘦篇》曰："婴儿者，其肉脆，血少气弱。"隋代《诸病源候论》说："小儿脏腑娇弱。"宋代《小儿药证直诀·变蒸》指出："……骨气未成……五脏六腑，成而未全……全而未壮。"吴鞠通曾用"稚阳未充，稚阴未长"来概括小儿的生理特点，后世医家简称为"稚阴稚阳"，其含义与脏腑娇嫩、形气未充基本一致。

2. 生机旺盛，发育迅速

所谓生机，是指生命力、活力，古人常用旭日初升、草木方萌来形容小儿在身体结构、系统生理功能等各方面随着年龄的增长迅速地、不断地成熟完善，而且年龄越小，生长发育速度越快。古代医家把小儿这种特点概括为"纯阳之体"。

3. 发病容易，传变迅速

所谓发病容易，是指因小儿脏腑娇嫩、形气未充，加之小儿冷暖不能自调，乳食不知自节，十分容易外感邪气、内伤饮食而发病。医家常说小儿"肺常不足""脾常不足""肾常虚"，是指小儿各类疾病与肺、脾、肾三脏关系密切，这也是导致小儿发病容易的原因。

所谓传变迅速，是指小儿为"稚阴稚阳"之体，一旦发病，病情很容易发生各种变化，表现为"易虚易实""易寒易热"。"易虚易实"是指小儿发病后，由于其特殊的生理特点，导致邪气易实，正气易虚或实证可迅速转化为虚证，虚证也可转化为实证，或虚实并见等错综复杂的证候。"易寒易热"是指小儿容易受风寒邪气侵犯，甚至容易伤阳虚脱，出现凶险的阴寒之证，如小儿感受风寒之邪，易入里化热，导致痰热闭肺，引发肺炎喘嗽（实热证）。若治疗养护不及时，会导致肺气闭阻，血脉运行不畅，出现心阳虚衰、阳气外脱的肺炎并发心衰（寒热错杂之虚证）。小儿感邪由于其为"纯阳之体"，故邪易化热，在疾病过程中往往表现为"患病热多冷少"或"寒热错杂"之证。所以，在辨证施护的过程中，必须仔细观察、明辨小儿疾病的寒热、虚实，才能掌握小儿的病情变化，采取合理、有效、正确的护理措施。

4. 脏气清灵，易于康复

"脏气清灵"是指小儿在生机旺盛的时期，发育迅速，充满活力，再生和修复能力较强，且少有七情六欲干扰，病因单纯，内伤五劳之病较少，对药物治疗反应灵敏，故病程短，恢复快。即使病情比较严重，只要治疗及时，护理得宜，病情也较成人好转得快，容易恢复健康。正如《景岳全书·小儿则》所说："其脏气清灵，随拨随应，但能确得其本而撮取之，则一药可愈，非若男妇损伤，积痼痴顽者之比，余故谓其易也。"

二、病因病机述要

小儿脏腑娇嫩，常会出现肺、脾、肾气之不足。小儿发病常因肺卫不固，易感六淫发生肺系病证，外邪易从口鼻、皮毛而入，导致肺失宣降，故常见感冒、咳嗽、哮喘等疾病；或脾气不足，易伤饮食发生脾胃病证，如厌食、积滞、呕吐、腹痛、泄泻、疳证等病证；或先天禀赋不足，易发生肾精虚亏病症，致解颅、胎怯、五迟五软等疾病。

小儿形气未充，小儿的御邪能力较弱，抗病能力不强，易于感受各种时邪，常见流行性感冒、麻疹、流行性腮腺炎、风疹、水痘、痢疾、霍乱等传染病，且传变迅速，病证表现"易虚易实""易寒易热"，甚至易引发惊厥、抽搐等肝风内动病证。

三、护理要点

"小儿多未能言，言亦未足取信。"尤其婴幼儿，寒温不能自调，生活不能自理，言语表达不清，因此，中医儿科护理工作具有特殊的意义。

1. 病情观察

病情观察是中医儿科护理工作的重要内容之一，也是护理人员的基本功。儿科常被称作"哑科"，小儿常对自己的患病情况描述不全，特别是婴幼儿不能自述苦楚，患病情况、病情变化主要靠家属和医护人员的仔细观察获得。同时，小儿病情变化迅速，稍有延误，即会造成严重的后果。因此，对患儿的病情观察必须及时、细致、全面、准确。必须向家属按要求详细询问并记录小儿年龄、病情经过、二便、饮食、睡眠、出生情况、既往史等。日常巡视中，要仔细观察测量患儿的体温、呼吸、脉搏、神志、面色、囟门、苗窍、指纹、皮肤、黏膜、饮食、睡眠、二便、哭声等，并做详细记录，根据记录进行辨证施护，确定中医护理方案。病危患儿，每15～30分钟巡视1次，或设特护；一般患儿，每1～2h巡视1次。

2. 环境要求

室内应该做到空气流通、阳光充足，冷暖湿度适宜（见表5－1），尽量避免六淫外邪的侵袭，保证小儿安全。新生儿病区必须区分，一般分为感染性病房与非感染性病房，严格消毒，做好隔离措施，防止交叉感染。小儿神气怯弱，易受惊恐，所以室内应保持安静，避免噪声，做到"四轻"，即走路轻、说话轻、操作轻、关门轻。室内应整洁、美观、温馨，适合小儿心理特点，减少恐惧感。窗帘、寝具等应采用明快颜色，用图画或玩具装饰病房。小儿活动范围内要保证安全，如床、阳台、窗户等设施要安装护栏，小孩玩具尽量避免细小、尖锐、带状物品，远离热水瓶、热锅、暖气、打火机、炉灶等，防止外伤、烫伤和误吞异物等意外伤害。

表5－1　各年龄段小儿适宜温湿度

年龄段	室温（℃）	室内相对湿度（%）
新生儿期	24～25	55～65
婴儿期	20～22	55～65
幼儿期～成人	18～20	50～60

3. 起居护理

小儿无论形体、脏腑功能还是神情意志，都在不断成熟完善。这个过程需要充足的睡眠，以保元气，促进生长发育。小儿年龄越小，睡眠时间越长。小儿若逐渐能按时起居、乳食、睡眠、二便如常，是健康无病的表现。反之，则是身体不适的表现。小儿要养成按时睡觉的良好习惯，如抱、背、开灯、含物入眠等都属于不良习惯，应及时纠正。

婴幼儿生活不能自理，对外界气候变化的适应能力差，不能避寒就暖。正如《冯氏锦囊秘录》所说："寒则加衣，热则除棉，过寒则气滞而血凝，过热则汗出而腠理泄，以致风邪易入，疾病乃生。"因此，小儿日常生活的衣被厚薄必须适宜，且需宽大松软舒适，不宜太小太紧，以免束缚四肢活动。

《诸病源候论》指出："小儿始生……宜时见风日……数见风日，则血凝气刚，肌肉硬密，堪耐风寒，不致疾病。"这就说明了小儿每日户外锻炼的重要性，这些经验对于预防五迟、五软，促进生长发育，具有重要意义。

起居护理中还要重视小儿的皮肤护理。小儿肌肤娇嫩，容易引起损伤及感染，保持皮肤清洁非常重要，可根据不同季节及患儿的病情，定期擦浴或沐浴，冬季每周至少1次，夏季每日至少1次。对小儿进行沐浴、抚触、臀部清洁等护理时，动作需轻柔、敏捷，指甲要剪短，同时检查小儿的全身皮肤，以便发现红臀、皮疹、出血、皮肤损伤或其他异常情况，并及时进行处理。

4. 情志护理

《千金翼方》说："十岁以下，以礼国小，而不得苦精功程，必令儿失心惊惧，及不得苦行杖罚亦令儿得癫痫；此事大可伤悍；但不得大散大漫，令其志荡；亦不得称赞聪明，尤不得诽毁小儿；十一以上，得渐加严教，此养子之大经也。不依此法，令儿损伤，父母之杀儿也，不得怨天尤人。"这是典籍对小儿情志养成的论述，小儿的感觉、记忆、思维、想象、情绪、性格、社会行为等多方面，随年龄的增长，一直处于不断的成熟完善过程中，必须循循善诱，言传身教，才能保证儿童的心理、行为健康发展。

在小儿患病的过程中，虽有"小儿少七情六欲"之说，但疾病的痊愈除需要及时而正确的治疗外，还决定于患儿的精神状态。所以，要注重小儿的情志护理。医护人员对不接受治疗的小儿，不能大声斥责或谩骂、恐吓。要针对不同情况给予精神安慰和教育，耐心诱导，取得患儿的信任和合作，增强患儿接受治疗、战胜疾病的信心。同时，可以根据患儿的年龄与病情，安排适当的文娱活动，使其精神愉快，安心休养。

5. 饮食护理

儿童生长发育迅速，对水谷之精气的需求比成人更为迫切。但小儿脾胃功能尚未健全，且饮食不知自节，故饮食护理尤为重要。"乳贵有时，食贵有节。"小儿饮食需按时、定量、多样、卫生。婴幼儿以乳品为主，母乳为佳。《婴童类萃》中提出，"儿初离胞胎，血气脆弱，乳母之乳而养生焉，乳母肥实，则乳浓厚，儿吮之则气充实"，可见母乳喂养的重要性。1岁以上的儿童，给予易消化、富有营养的细软的各类食物，每日可少食多餐，不可食后即睡，应适当活动以促进脾胃运化。对于小儿挑食、偏食、边吃边玩、吃零食等不良习惯，要及时纠正。热病、过敏性疾病患儿忌食油腻、炸烤等刺激性食物及海鲜类食物。

6. 中药护理

煎煮小儿的汤剂，一些先煎、后下、包煎、烊冲药物的处理，与成人基本相同。但煎煮时间及煎出的药量、服用的量和次数与成人不同。中药煎煮前，先用清水浸泡半小时，所加水量盖过药面即可。煎药开始用武火，煮沸后改用文火，解表药、清热药煎 15~20 分钟，补益药煎 25~30 分钟。在一般情况下，一剂（付）药煎三次合并药汁备用。服用中药药量的多少，应根据年龄与病情遵医嘱而定。在服药过程中，要掌握正确的喂药方法，不可急于求成。对拒绝服药的患儿，可在药中加少许冰糖或白糖（不可加红糖、蜂蜜），少量多次服用或将药与甜食交叉喂服。若婴幼儿抗拒服药，必须固定其头和手，用小勺或喂药器将药液放到舌根部，使之自然吞下，切勿捏鼻，以防呛入气管。此外，对于小儿服用丸散剂、片剂等，可以研磨调化在米汤、温水中服用；昏迷患儿可采用鼻饲给药。服药后的护理可参照成人的给药护理。

第二节　肺脾系病证

肺系疾病为儿童各系统疾病发病率之首。肺为"娇脏"，小儿"肺常不足"，冷暖不知自调，故极易感触外邪引发肺系疾病，又因小儿"脾常不足"，肺系疾病常累及脾胃，本章将肺系与脾系疾病合并编写，旨在提醒脾主运化，胃主受纳，脾胃壮实，四时安宁，脾胃虚弱，百病蜂起。故在中医儿科护理中，无论何种疾病，都需注意脾胃的调护。

肺脾系常见病证有小儿感冒、小儿哮喘、泄泻、厌食、积滞、疳证等。

一、小儿感冒

感冒是感受外邪引起的一种常见的外感疾病，临床以发热、恶风、恶寒、鼻塞、流涕、喷嚏、咳嗽为主要特征。俗称"伤风"，是儿童时期的常见病、多发病，任何年龄均可发病，以婴幼儿时期最为多见。

现代医学的急性上呼吸道感染、流行性感冒等上呼吸道炎症，表现感冒特征者，均可参照本病证进行护理。

【历史沿革】

宋代杨仁斋《仁斋直指方·诸风》最早记载了感冒："感冒风邪，发热头痛，咳嗽声重，涕唾稠黏。"感冒常因气温骤变，寒热失常，外邪从皮毛、口鼻而入，侵袭肺卫，导致卫表不和，故见发热恶寒，头痛身痛，鼻塞流涕，咳嗽咽痛等。

【病因病机】

小儿感冒病因以感受风邪为主，风为百病之长，故感受风邪的同时常兼夹寒、热、暑、湿、燥、时邪等外邪。病位主要在肺，可累及肝脾。病机关键为肺卫失宣。外邪客于肺卫，导致卫阳受遏，肺气失宣，因而出现发热、恶风、鼻塞流涕、喷嚏及咳嗽等症。

1. 风寒感冒证

小儿冷暖不能自调，腠理疏薄，风寒之邪，由口鼻或皮毛而入，束于肌表，寒主收引，致使肌肤闭郁，卫阳不得宣发，导致恶寒、发热无汗；寒邪束肺，肺气失宣，气道不利，则致鼻塞、流清涕、咳嗽；寒邪可致气血凝滞不通，则致头痛、身痛、肢节酸痛等症。

2. 风热感冒证

风热之邪，侵犯肺与咽喉，喉为肺之门户，风热上乘咽喉，则致咽红肿痛等证候。风热之邪在卫表，卫气不畅，则致发热较重、恶风有汗；风热之邪上扰，则头痛；热邪客于肺卫，肺气失宣，则致鼻塞、流稠涕、咳嗽；小儿为"纯阳之体"，风热感冒也常由风寒感冒传变而导致，也常见表寒未解，病邪入里化热，形成寒热夹杂之证。

3. 暑邪感冒证

暑为阳邪，袭表而致，暑易夹湿，卫表失宣，发热、无汗；暑多夹湿，暑湿之邪困脾，阻滞中焦，使清阳不升，气机不畅，脾胃升降失常，而致头晕、头痛、身重困倦、胸闷、泛恶、食欲不振，甚至呕吐、泄泻。

4. 时疫感冒证

时疫性烈，起病急骤，易于传变，常犯于肺胃二经。邪犯肺卫，郁于肌表，则初起发热、恶寒、肌肉酸痛；疫火上炎，则目赤咽红；邪毒犯胃，胃气上逆，则见恶心、呕吐等症。

5. 感冒夹痰证

感受外邪，气机不利，津液输布失常，内生成痰，痰多阻滞气道而见喉间痰鸣，咳嗽加剧等症状。

6. 感冒夹滞证

小儿脾常不足，感受外邪后，容易脾失健运，稍有饮食不节，则饮食停滞，阻滞中焦，出现脘腹胀满，不思饮食，呕吐，大便失调等症状。

7. 感冒夹惊证

小儿神气怯弱，"肝常有余"，感邪之后，热扰心神，而见心神不宁、睡眠不安；邪热引发肝风内动，而见惊厥抽风。

【诊断与鉴别诊断】

（一）诊断

1. 症状

恶风、恶寒、鼻塞、流涕、喷嚏、发热、稍有咳嗽为特征。感冒伴有兼证患儿可见咳嗽加剧，喉中痰鸣等症状为夹痰；脘腹胀满，不思饮食，呕吐，大便失调等症状为夹滞；夜卧不安，惊厥抽风等症状为夹惊。

2.病史

诱因常见气候突变，冷暖失调，或有与感冒病患接触史。

3.体征

心肺听诊无异常，咽部充血、扁桃体肿大、颌下淋巴结肿大等。

4.辅助检查

血常规细菌感染见白细胞总数及中性粒细胞增高；病毒感染见白细胞总数正常或降低，淋巴细胞增高。

（二）鉴别诊断

1.咳嗽

咳嗽以气逆有声，咯吐痰涎等肺失宣降表现为特征，流涕、鼻塞的表现较轻。

2.肺炎喘嗽

肺炎喘嗽以发热、咳嗽、痰壅、气急、鼻扇为主要症状，重者涕泪俱闭、面色苍白发绀。肺炎喘嗽患儿肺部听诊可闻及固定的中细湿啰音，而感冒患儿肺部听诊无异常。

【辨证施护】

（一）辨证要点

本病重在辨风寒、风热、暑湿、时邪、兼夹证。根据发病季节与流行特点，冬春二季多见风热、风寒感冒；夏季多见暑湿感冒；冬末春初，发病呈流行性者多为时邪感冒。根据症状，凡见鼻塞，流清涕，恶寒，发热无汗，稍有咳嗽痰白，舌淡，苔薄，为风寒感冒证；凡见稠涕鼻塞，咽痛，发热恶风，有汗，稍有咳嗽痰黄，舌红苔薄，为风热感冒证；凡见起病急，发热，头痛，身痛，肢节酸痛，咳嗽，咽喉肿痛，舌红绛，苔干燥，多为时疫感冒；凡在夏月酷暑之时见发热较高，无汗，口渴心烦，身重困倦者，为暑湿感冒。

上述各类主要证型若兼见咳嗽加剧，痰多，喉间痰鸣，舌苔厚腻，可辨为某型感冒夹痰证；若见脘腹胀满，不思饮食，口臭，恶心呕吐，大便失调酸臭等症状，可辨为某型感冒夹滞证；若见心神不宁，睡眠不安，惊惕惊叫，惊厥抽风症状，可辨为某型感冒夹惊证。小儿感冒主证和兼证的关系是：主证减轻，兼证也缓解。若主证减轻而兼证加重时，要注意鉴别是否有其他病证。

（二）一般护理

（1）居室温度以 18～22℃ 为宜，湿度维持在 55%～60%；室内保持空气新鲜、流通，但应避免对流风；定期进行空气消毒。

（2）病情轻者应适当休息，限制剧烈活动，发热患儿应卧床休息。

（3）为患儿提供充足的营养与水分，母乳喂养患儿可继续哺乳，年长患儿饮食宜清淡，给予富含维生素、清淡、易消化的流质或半流质饮食，避免进食辛辣刺激食物，少吃豆类、花生、禽蛋类等。鼓励患儿多饮水，必要时遵医嘱静脉补充营养和水分。

（4）对于发热的患儿，需松解衣服及包被，促进散热。当体温超过38.5℃时，需酌情采用物理降温，防止小儿热性惊厥，方法可用中药灌肠、小儿推拿（开天门50次，推坎宫50次，揉太阳100次，清肺经300次，清天河水100次）、温水擦浴、头部冷敷、枕冰袋或放置冰袋（在颈、腋窝、腹股沟处）、冷盐水灌肠等。使用物理降温时需注意，辨证为风寒表证发热者，不可用冷敷法降温，以防毛孔闭塞，邪无出路，加重病情。对物理降温效果不佳者，遵医嘱给予口服退热药。体温下降后，及时更换汗湿的衣服、床单等物品，保持皮肤清洁、干燥，注意保暖及补充水分，观察有无虚脱的表现。

（三）分型护治

1.风寒感冒证

临床表现：恶寒，发热，无汗，鼻塞，流清涕，喷嚏，咳嗽，痰白清稀易咯，头身痛，口不渴，咽部无红肿疼痛，舌淡红，苔薄白，脉浮紧，指纹浮红。

护法原则：疏风解表散寒。

代表方剂：荆防败毒散（《摄生众妙方》）加减。

护理措施：

①环境要求。病室应暖和，阳光充足，忌空气潮湿。

②起居护理。注意保暖，防止受凉，着衣适当。

③情志护理。安慰患儿，减少治疗痛苦（如选择输液时尽量选用静脉留置针），使其精神愉快，心情开朗，避免哭闹等不良情绪。

④饮食护理。宜辛温食物，忌食生冷、酸性、油腻之品。饮食中可加用豆豉、葱白、生姜等调味品，多饮热水。

⑤给药护理。中药汤剂不宜久煎，宜热服，服药后加盖衣被，取微汗，以助药力驱邪外出。

⑥对症护理。发热少汗、恶寒重者可用羌活30g、独活30g、细辛15g、防风30g、紫苏叶30g、白芷30g、桂枝20g、葱白30g、淡豆豉30g，煎水3 000mL，候温沐浴（此方只可外用，严禁内服），每日1~2次。可在大椎、肺腧穴拔罐，每日1次。拔罐时注意，留罐时间不宜太长，防止皮肤损伤。选用艾灸法，取大椎、风门、肺腧，用艾灸1~2壮，依次灸治，每穴5~10分钟，以皮肤表面温热为宜，每日1~2次。

2.风热感冒证

临床表现：发热，恶风，有汗或少汗，鼻塞，流稠涕，喷嚏，头痛，口渴，咽红肿痛，或咳嗽，痰稠色黄，面色红赤，哭闹不安或烦躁不宁，小便黄赤，舌质红，苔薄黄，脉浮数，指纹浮紫。

护法原则：疏风解表清热。

代表方剂：银翘散（《温病条辨》）加减。

护理措施：

①环境要求。室内宜通风，温度适宜或偏凉。

②起居护理。注意休息，着衣适当，避免劳累。

③情志护理。安慰患儿，减少治疗痛苦（如选择输液时尽量选用静脉留置针），使其精神愉快，心情开朗，避免哭闹等不良情绪。

④饮食护理。忌食辛温食物，煎炸油腻之品。可食梨、枇杷等水果，或枇杷叶粥、鲜芦根粥等。

⑤给药护理。中药汤剂不宜久煎，宜温服。小儿服药困难者，可将方药按小儿口服量，加水浓煎至所需量（每次 30～100mL），做保留灌肠，保留 20～30 分钟，每日 1～2 次。

⑥对症护理。发热明显患儿可选用，药浴外治疗法用金银花 30g、连翘 30g、柴胡 30g、桑叶 30g、大青叶 30g、薄荷 20g、蝉蜕 30g、栀子 30g，煎水 3 000mL，候温沐浴，每日 1～2 次。咽红肿痛，口干渴时，鼓励病儿多饮银花大青叶水、菊花芦根水、糖盐水等。便秘患儿可用番泻叶泡茶饮用，以保持大便通畅。

3. 暑邪感冒证

临床表现：夏季发病，壮热，汗出热不解，头晕头痛，鼻塞，喷嚏，身重困倦，面色红赤，哭闹不安或烦躁不宁，咽红肿痛，口渴欲饮或口干不欲饮，纳呆，恶心呕吐，泄泻，小便短赤，舌质红，苔黄腻，脉数，指纹紫滞。

护法原则：清暑解表化湿。

代表方剂：新加香薷饮（《温病条辨》）加减。

护理措施：

①环境要求。室内要凉爽，通风，避免贪凉而在露天睡眠，以防重感暑邪。

②起居护理。注意休息，着衣适当，避免劳累。

③情志护理。安慰患儿，减少治疗痛苦（如选择输液时尽量选用静脉留置针），使其精神愉快，心情开朗，避免哭闹等不良情绪。

④饮食护理。饮食清淡，避免油腻或黏腻食品，多喂服绿豆汤、芦根水等，以清热祛暑。

⑤给药护理。中药汤剂不宜久煎，宜温服。

⑥对症护理。高热无汗或汗出热不解，可用温水毛巾擦身，或用香薷 30g、金银花 50g、连翘 50g、柴胡 30g、防风 30g、淡豆豉 30g、扁豆花 30g、石膏 50g、板蓝根 50g，煎水 3 000mL，候温沐浴，每日 1～2 次。

4. 时疫感冒证

临床表现：起病急骤，全身症状重，高热寒战，头晕头痛，鼻塞，喷嚏，咳嗽，面目红赤，哭闹不安或烦躁不宁，咽红肿痛，无汗或汗出热不解，肌肉骨节酸痛，腹胀腹痛，或有呕吐、泄泻，舌质红或红绛，苔黄燥或黄腻，脉洪数，指纹紫滞。

护法原则：疏风清热解毒。

代表方剂：银翘散（《温病条辨》）合普济消毒饮（《东垣试效方》）加减。

护理措施：

①环境要求。室内要凉爽，通风。

②起居护理。全身症状重，高热无汗或汗出热不解者，应卧床休息，解开衣扣，不可用冷敷。汗多衣湿者，要及时换去湿衣，以免受凉复感，并观察体温变化。

③情志护理。安慰患儿，减少治疗痛苦（如选择输液时尽量选用静脉留置针），使其精神愉快，心情开朗，避免哭闹等不良情绪。

④饮食护理。注意饮食清淡，避免油腻或黏腻食品，咽红肿痛，口干渴时，鼓励病儿多饮银花大青叶水、菊花芦根水等。

⑤给药护理。中药汤剂不宜久煎，宜温服。

⑥对症护理。高热无汗或汗出热不解，可用温水毛巾擦身。高热不退者，可采用物理降温措施，也可针刺或拔罐大椎、曲池。

5.兼证

（1）感冒夹痰证

临床表现：感冒兼见咳嗽，痰多，喉间痰鸣，舌苔厚腻，脉浮滑或滑数。

护法原则：风寒夹痰者，辛温解表，宜肺化痰；风热夹痰者，辛凉解表，清肺化痰。

代表方剂：风寒夹痰者加用二陈汤（《太平惠民和剂局方》）合三拗汤（《太平惠民和剂局方》）加减；风热夹痰者加用桑菊饮（《温病条辨》）加减。

护理措施：

①环境要求。病室应暖和，阳光充足。

②起居护理。注意保暖，防止受凉，着衣适当。

③情志护理。安慰患儿，减少治疗痛苦（如选择输液时尽量选用静脉留置针），使其精神愉快，心情开朗，避免哭闹等不良情绪。

④饮食护理。宜辛散食物，忌食生冷、酸性、油腻之品。

⑤给药护理。中药汤剂不宜久煎，宜温服。

⑥对症护理。痰稠色白或黄，痰多喉鸣者，宜定时拍背，以利痰液排出，必要时用吸痰器吸出；多饮萝卜汤，以消食化痰。

（2）感冒夹滞证

临床表现：感冒兼见脘腹胀满，不思饮食，口气秽臭，恶心呕吐，吐物酸腐，大便酸臭，或腹痛泄泻，或大便秘结，舌苔垢腻，脉滑。

护法原则：解表兼以消食导滞。

代表方剂：在疏风解表基础上加用保和丸（《丹溪心法》）加减。

护理措施：

①环境要求。室内要凉爽，通风，避免贪凉而在露天睡眠，以防重感寒邪。

②起居护理。注意休息，着衣适当，避免劳累。

③情志护理。安慰患儿，减少治疗痛苦（如选择输液时尽量选用静脉留置针），使其精神愉快，心情开朗，避免哭闹等不良情绪。

④饮食护理。饮食清淡，避免油腻或黏腻食品，多喂服绿豆汤、芦根水、西瓜皮汁等，以清热祛暑。

⑤给药护理。中药汤剂不宜久煎，宜温服。

⑥对症护理。腹胀腹痛可配合按摩脐部及脐周，顺时针摩腹按压；也可予小儿推拿疗法，如推板门、清大肠、补脾土、摩腹，逆运内八卦，点揉天突等消食导滞、健脾和胃。

（3）感冒夹惊证

临床表现：感冒兼见惊惕惊叫，烦躁不宁，甚至骤然两目凝视，肢体抽搐，口唇发绀，舌质红，脉浮弦或弦数。

护法原则：解表兼以清心镇惊。

代表方剂：在疏风解表基础上加用镇惊丸（《证治准绳》）加减。

护理措施：

①环境要求。室内宜通风，温度适宜或偏凉。

②起居护理。注意休息，着衣适当，避免劳累。

③情志护理。安慰患儿，减少治疗痛苦（如选择输液时尽量选用静脉留置针），使其精神愉快，心情开朗，避免哭闹等不良情绪。

④饮食护理。忌食辛温食物，煎炸油腻之品。可食梨、枇杷等水果，或枇杷叶粥、鲜芦根粥等。

⑤给药护理。中药汤剂不宜久煎，宜温服。小儿服药困难者，可将方药按小儿口服量，加水浓煎至所需量（每次 30～100mL），做保留灌肠，保留 20～30 分钟，每日1～2次。

⑥对症护理。密切观察病情，按时测量体温，体温大于 38.5℃ 时需物理降温。若高热不退或曾有高热惊厥史的患儿，需警惕高热惊厥的发生，若出现兴奋、极度烦躁、肌肉微微抽动、凝视、斜视等惊厥先兆表现时，立即通知医生，并遵医嘱给予镇静及降温治疗。

【健康指导】

（1）婴儿期提倡母乳喂养，按时添加辅食，年长儿要均衡膳食，保证营养供给。

（2）按时进行预防接种，防治营养不良、营养性贫血、佝偻病等。

（3）随天气变化为小儿增减衣服，注意保暖。

（4）保证小儿每日充足的睡眠，结合小儿年龄、活动能力，开展户外活动或进行适当的体格锻炼，增强小儿体质，适当活动，避免劳累；提倡冷水洗脸和温水沐浴，以提高耐寒能力。

（5）婴幼儿避免到人群拥挤的公共场所；在托幼机构中，感染患儿要适当与其他儿童隔离，以防交叉感染。

（6）小儿感冒流行期间，在家庭和儿童机构中，常用食醋熏蒸法或焚烧艾叶（艾条）法进行空气消毒。进行空气消毒时，关闭门窗，每立方米空间用食醋 2～10mL，加水 1～2 倍，加热熏蒸至完全气化为止，每日 1 次，连续数日；或用 500g 纯艾叶或艾条，放置在金属盆内，在房间内点燃，燃熏约 1h。进行空气消毒时，人员需离开房间，直到消毒完毕通风换气以后，才可进入室内活动。

二、小儿哮喘

小儿哮喘是一种以反复发作的痰鸣气喘为特征的一种气道高反应性疾病，是儿童时期常见的肺系疾病。哮指声响言，喘指气息言，哮必兼喘，故通称哮喘。临床以发作时喘促气急，喉间痰鸣，呼气延长，严重者不能平卧，张口抬肩，大汗淋漓，口唇青紫为特征。本病发作有明显的季节性，气候多变和冬季容易发作，且常在清晨或夜间发作；有遗传倾向，各个年龄段均可发病，以 1～6 岁多见。本病若在正确的治疗和调护下，大多数患儿可治愈。若长时间反复发作，影响肺功能，甚至会造成肺肾两虚，导致哮喘终身不愈，反复发作。部分患儿病情会发展为难以控制的哮喘持续状态，危及生命。

现代医学的小儿支气管哮喘、喘息性支气管炎等，在发病时以反复发作的痰鸣气喘为主要症状时，均可参照本病证进行护理。

【历史沿革】

我国古代医籍关于哮喘的记载很多。《丹溪心法·喘论》首先提出"哮喘"这一病名，并提出"哮喘专主于痰"的治疗原则。《幼科发挥·喘嗽》提出，"小儿素有哮喘，遇天雨而发者"，以及"发则连绵不已，发过如常，有时复发，此为宿疾……"，提出本病有反复发作、难以根治的特点。

【病因病机】

本病由内因和外因同时作用而发作。内因责之于肺、脾、肾三脏功能不足，痰饮留伏于肺，此为哮喘之凤根。外因常为感受外邪（风寒、风热为主），接触异物、异味或嗜食咸酸等。

本病病位在肺，但常见肺、脾、肾三脏不足，正所谓"痰之本水也，源于肾；痰之动湿也，主于脾；痰之末饮也，贮于肺"。

哮喘发作时，邪实为主，病机为痰饮留伏，感受外邪而诱发。邪入肺经，肺失宣降，肺气不利，引动伏痰，痰气交阻于肺道。雍塞之气，外感之邪，胶固之痰，三者相合，闭阻气道，搏击有声，发为哮喘。若为外感风寒、内伤生冷，或素体阳虚、寒痰内伏者，则发为寒性哮喘。若为外感风热，或风寒化热，或素体阴虚、痰热内伏者，则发为热性哮喘。若为外寒未解，内热已起，则为外寒内热之证。若为痰饮雍肺未消，肾阳虚衰已显，则为肺实肾虚之证。

哮喘缓解期，以正虚为主，出现肺脾气虚、脾肾阳虚、肺肾阴虚的不同证候，但痰饮留伏未动，不出现喘息症状，正所谓风有动静、痰有鼓息，一旦外邪侵袭，又将发作。哮喘反复发作，则导致肺之气阴耗伤、脾之气阳受损、肾之阴阳亏虚，发作迁延，虚实夹杂的复杂证候。

【诊断与鉴别诊断】

（一）诊断

1.症状

气短喘促，喉间痰吼哮鸣，呼气延长，呼吸困难，严重者张口抬肩，不能平卧，口唇发绀为特征。

2.病史

多有在婴儿期有湿疹、小儿鼻炎等过敏性疾病，或家族有哮喘史。

3.体征

发作时，两肺闻及哮鸣音，以呼气时明显，呼气延长。

4.辅助检查

血常规：白细胞总数正常，嗜酸性粒细胞可增高。

（二）鉴别诊断

本病需与咳嗽、肺结核、呼吸道异物、肺炎喘嗽等病鉴别。

1.咳嗽

咳嗽以气逆有声，咯吐痰涎的肺失宣降表现为特征，流涕、鼻塞的表证较轻，肺部听诊无哮鸣音。

2.肺炎喘嗽

肺炎喘嗽以发热、咳嗽、痰壅、气急、鼻扇为主要症状，重者涕泪俱闭、面色苍白发绀。肺炎喘嗽患儿肺部听诊可闻及固定的中细湿啰音，无呼气延长和发作性的呼气延长或呼吸困难。

【辨证施护】

（一）辨证要点

本病临床分发作期和缓解期，辨证主要从寒热虚实和肺脾肾三脏入手。

发作期以邪实为主，进一步辨外感内伤寒热。实证者呼吸深长有余，呼出为快，气粗声高，伴有痰鸣咳嗽，脉数有力。因于外感者，发病急骤，病程短，多有表证；因于内伤者，病程多久，反复发作，外无表证。

缓解期以正虚为主，辨其肺、脾、肾三脏不足，进一步辨其气血阴阳。虚喘呼吸短促难续，深吸为快，气怯声低，少有痰鸣咳嗽，脉象微弱或浮大中空，病势徐缓，时轻时重，遇劳则甚。肺虚者操劳后则喘，肾虚者静息时亦气息喘促，动则更甚。心气、心阳衰弱时，喘息持续不已，伴有紫绀，心悸，浮肿，脉结代。

（二）一般护理

（1）病室内要保持空气新鲜，并保持一定的温湿度。病室内不要摆放花草，禁止吸烟，防止油漆味、烟尘、煤气灯进入室内。清扫病室时先洒水，以免尘土飞扬，减少各种诱发因素。

（2）注意保暖，随天气变化增减衣服，预防感冒。根据病情适当锻炼，逐渐增加活动量，以增强体质。

（3）饮食宜清淡，避免过咸、过甜、过酸，忌辛辣、油腻、海腥发物，忌烟酒。

（4）尽量避免患儿的情绪激动。哮喘发作时，患儿会出现焦虑不安。因此，护士应关心、安慰患儿，给予心理支持，及时执行治疗措施，以缓解恐惧心理，确保患儿安全、放松。

（5）哮喘发作出现喘促时，取半卧位或坐位。按医嘱，可立即给予平喘剂吸入，必要时给予吸氧。保持呼吸道通畅，及时清除鼻腔分泌物。咳痰困难者，拍背或用雾化吸入法以助排痰，必要时可用吸痰器。

（6）观察患儿哮喘情况，呼气性呼吸困难程度、呼吸加快和哮鸣音的情况，警惕心力衰竭和呼吸骤停等合并症的发生，还应警惕哮喘持续状态的发生。

（7）哮喘发作时，可予推拿平喘。先横推胸腹部（以华盖、膻中为主）、腰背部（自上而下以肺腧、膈腧、命门为主）、脊柱及两侧。

（8）非经医生许可，不能随便使用镇静剂或止咳剂。

（9）三伏贴可用于缓解期肺、脾、肾气虚、阳虚，痰饮内伏证培本治疗。用白芥子21g、延胡索21g、甘遂12g、细辛12g，共研细末，分为3份，每隔10d使用1份。用时取药末1份，加生姜汁调和，取直径约1.5cm，分别贴在肺腧、心腧、膈腧、膻中穴，贴2~4h揭去。若贴后皮肤发红或局部出现疱疹，可提前揭去。贴药时间为每年夏季的初伏、中伏、末伏3次，连用3年。

（三）分型护治

1. 发作期

（1）风寒束肺证

临床表现：气喘、喉间痰鸣，胸闷，咳嗽痰多，痰泡沫多，形寒肢冷，鼻流清涕，面色淡白，恶寒无汗，口不渴，或渴喜热饮，小便清长，大便溏薄，舌淡红，舌苔薄白或白腻，脉浮紧，指纹红。

护治原则：温肺散寒，化痰定喘。

代表方剂：小青龙汤（《伤寒论》）合三子养亲汤（《韩氏医通》）加减。

护理措施：

①环境要求。病室宜温暖、阳光充足，注意防寒保暖。

②起居护理。注意保暖，随天气变化增减衣服，预防感冒。

③情志护理。关心、安慰患儿，给予心理支持，尽量避免情绪激动。

④饮食护理。饮食有节制，避免过食生冷食物及冷饮，避免吃气味特殊食品及接触不良气味。可用羊肉250g，生姜9g，小麦仁60g，炖粥食。

⑤给药护理。中药汤剂宜温服，服药后给热水或热粥以助药力，同时避免汗出当风。

⑥病情观察。观察气喘、痰鸣的程度。鼓励患儿勤换体位，鼓励排痰，及时清洁口鼻分泌物。

（2）痰热阻肺证

临床表现：气喘，声高息涌，喉间哮吼痰鸣，咳嗽，痰稠黄，胸膈满闷，身热面赤，咽红口干，夜卧不安，烦躁不宁，渴喜冷饮，小便黄，便秘，舌红，苔黄腻，脉滑数或浮数，指纹紫。

护治原则：清热化痰，止咳定喘。

代表方剂：麻杏石甘汤（《伤寒论》）合苏葶丸（《医宗金鉴》）加减。

护理措施：

①环境要求。病室要经常通风，保持一定的湿度，室温不可过高。

②起居护理。注意保暖，随天气变化增减衣服，预防感冒。发热患儿需卧床休息，发热汗出时，注意皮肤、内衣的清洁，并避免直接当风。

③情志护理。安慰患儿，告知病情，给予心理支持，尽量避免情绪激动。

④饮食护理。饮食要清淡，忌过咸和辛辣、油腻之品，多饮水或梨汁、荸荠汁助清热化痰。

⑤给药护理。中药汤剂要温服或偏凉服。

⑥病情观察。喘息严重者，采取半卧位，吸氧。痰多黄稠难以咯出者，可用川贝粉 0.5g 或蛇胆陈皮末加鲜竹沥水 10mL 调服。经常给患儿翻身、拍背，以助痰液排出，必要时吸痰。

（3）外寒内热证

临床表现：喘促气急，鼻塞喷嚏，流清涕，恶寒，咯痰稠色黄，咽红，口渴喜饮，发热无汗，面色红赤，夜卧不安，小便黄赤，大便干结，尿黄，舌质红，苔薄白或黄，脉浮紧或滑数，指纹浮红或沉紫。

护治原则：解表清里，定喘止咳。

代表方剂：大青龙汤（《伤寒论》）加减。

护理措施：

①环境要求。病室空气湿度适宜，温度保持稳定。

②起居护理。注意保暖，随天气变化增减衣服，预防感冒。

③情志护理。安慰患儿，告知病情，给予心理支持，尽量避免情绪激动。

④饮食护理。饮食宜清淡，忌辛辣刺激之品。

⑤给药护理。中药汤剂要温服。

⑥病情观察。观察恶寒发热的程度，发热时注意保暖，恶寒时避免受风。投药后，注意观察药后反应，记录体温、哮喘情况。喘促时，采取半卧位，给氧。呼吸道分泌物多者，应及时吸痰。

（4）肺实肾虚证

临床表现：气喘，喉间哮鸣，哮喘持续不已，胸闷，动则喘甚，咳嗽痰多，痰稀，色白，易咯，畏寒肢冷，神疲纳呆，面色苍白或晦滞少华，尿频或小便清长，舌淡，苔薄白或白腻，脉细弱或沉迟，指纹淡。

护治原则：泻肺平喘，补肾纳气。

代表方剂：偏于肺实者用苏子降气汤（《太平惠民和剂局方》）加减；偏于肾虚者用都气丸（《张氏医通》）合射干麻黄汤（《金匮要略》）加减。

护理措施：

①环境要求。病室空气湿度适宜，温度保持稳定。

②起居护理。加强一般护理，动则喘甚时，应减少活动。畏寒肢冷、神疲时，应注意休息，防止劳累、说话过多。咳喘痰多时，及时吸痰、鼓励排痰。

③情志护理。安慰患儿，告知病情，给予心理支持，尽量避免情绪激动。

④饮食护理。饮食宜清淡，忌辛辣刺激之品。食疗方药：用黑母鸡，加入少许醋，炖汤，常服。

⑤给药护理。中药汤剂宜温服。

2. 缓解期

（1）肺脾气虚证

临床表现：多反复感冒，气短自汗，咳嗽无力，神疲懒言，形瘦纳差，面白少华或萎黄，纳差，便溏，舌质淡胖，苔薄白，脉细无力，指纹淡。

护治原则：健脾益气，补肺固表。

代表方剂：人参五味子汤（《幼幼集成》）合玉屏风散（《医方类聚》）加减。

护理措施：

①环境要求。保持室内空气新鲜，避免直接通风。

②起居护理。应注意气候变化，随时增减衣物。适当锻炼身体，但避免气候突变时室外活动。气短自汗、咳嗽无力时，防止汗出当风，减少剧烈活动。

③情志护理。适当陪患儿玩耍，使其保持心情开朗，配合服药。

④饮食护理。食易消化之物，防止生冷、油腻过度损伤脾胃。可经常服用黄芪、浮小麦粥。

⑤给药护理。中药治疗时间应长，汤药宜温服。

（2）脾肾阳虚证

临床表现：喘促乏力，动则气喘，气短心悸，形体消瘦，形寒肢冷，腰膝酸软，咳嗽无力，面色苍白，形寒肢冷，脚软无力，腹胀纳差，发育迟缓，夜尿多，大便溏泄，舌质淡，苔薄白，脉细弱，指纹淡。

护治原则：温补脾肾，固摄纳气。

代表方剂：金匮肾气丸（《金匮要略》）加减。

护理措施：

①环境要求。保持室内空气新鲜，避免直接通风。

②起居护理。因患儿体质虚弱，故要适当休息，减少活动量。

③情志护理。适当陪患儿玩耍，使其保持心情开朗，配合服药。

④饮食护理。饮食易消化，防止生冷、油腻过度损伤脾胃。大便溏泄时，饮食调养用黑芝麻、补骨脂、胡桃仁煮粥或研细炒香食用。

⑤给药护理。中药治疗时间应长，汤药宜温服。

（3）肺肾阴虚证

临床表现：咳嗽时作，喘促乏力，动则气喘，干咳少痰或咳痰不爽无力，口咽干燥，面色潮红，夜间盗汗，消瘦气短，腰膝酸软，手足心热，便秘，舌红少津，苔花剥，脉细数，指纹淡红。

护治原则：养阴清热，敛肺补肾。

代表方剂：麦味地黄丸（《中国药典》）加减。

护理措施：

①环境要求。室内要安静，利于患儿休息，特别要注意保持室内温湿度。

②起居护理。注意保暖，防止受凉。盗汗过多，要随时擦干，及时更换衣服，避免吹风。

③情志护理。关心患儿，安慰患儿，使其心情愉快。

④饮食护理。宜食甲鱼、银耳、蜂蜜、冰糖等以滋补肺肾。

⑤给药护理。中药治疗时间应长，汤药宜温服。

【健康指导】

1. 介绍防病知识

协助家长评估家庭和生活环境中的过敏原，帮助家长确认哮喘患儿发作的因素。进行保护性隔离，避免患儿与呼吸道感染的人接触，以免诱发哮喘。教会家长辨认哮喘发作的早期征象，并掌握适当的处理方法。教会家长掌握患儿常用药物的名称、剂量、用法、副作用和注意事项等，教会患儿在运动前使用气管扩张剂以预防哮喘的发作。

2. 指导呼吸运动

在执行前，应先清除患儿鼻道分泌物。①腹式呼吸。平卧，双手平放置身体两侧，膝弯曲，脚平放床板。用鼻吸气，腹部伴随吸气而抬起，但胸部不扩张。缩紧双唇，慢慢吐气直到吐完。重复以上动作 10 次。②向前弯曲运动。坐在椅上，背伸直，头向前倾，双手放在膝上。由鼻吸气，扩张腹部，胸部保持直立不动，由口将气慢慢吹出。重复以上动作 10 次。

三、泄泻

泄泻是以大便次数增多，粪质稀薄或如水样为特征的一种小儿常见疾病，常因小儿脾常不足，感受外邪、内伤乳食或脾肾阳虚等，导致脾胃运化功能失调而发生。常见于 2 岁以下小儿，夏秋季节发病率较高。本病若治疗及时得当，预后良好。治疗不当会泄下过度，易见气阴两伤，阴竭阳脱，或迁延不愈者，转为疳证或慢惊风。

现代医学的小儿腹泻病等，在发生以大便次数增多，粪质稀薄或如水样为主症时，均可参照本病证进行护理。

【历史沿革】

关于泄泻的记录最早出现在《内经》一书中，如《素问·气交变大论》中有"鹜溏""飧泄""注下"等病名，将其病因病机阐述："寒客于小肠，小肠不得成聚，故后泄腹痛矣。"《素问·至真要大论》曰："暴注下迫，皆属于热。"《素问·阴阳应象大论》强调："湿盛则濡泄，春伤于风，夏生飧泄。"指出风、寒、湿、热皆可致泄，并有长夏多发的特点。《医宗必读·泄泻》在总结前人治泻经验的基础上，提出了著名的治泻九法，即淡渗、升提、清凉、疏利、甘缓、酸收、燥脾、温肾、固涩。

【病因病机】

小儿泄泻的病因主要以感受外邪、内伤饮食及脾胃虚弱为多见，病位主要在脾胃。《古今医统》曰："泄泻乃脾胃专病，凡饮食寒热三者不调，此为内因，必致泄泻。又经所论春伤于风，夏生飧泄，夏伤暑，秋伤湿，皆为外因，亦致泄泻。医者当以各类求之。"将泄泻的病因作了归纳性的总结。

基本病机是脾虚湿盛。湿为阴邪，易困阻脾阳。湿邪困脾，健运失职，水谷不分，合污而下，则成泄泻。由于时令节气不同，感邪有异，体质有别，故临床表现不同。长夏暑湿当令，尤以湿热泻最为多见；冬春风寒当令，故风寒泻较为多见；内伤乳食则发生伤食泻。若病情进展，或素体脾虚，脾胃虚弱，腐熟运化失职，则可水反为湿，谷反为滞，清浊不分，合污而下形成脾虚泻。若久泻不愈，脾损及肾，脾肾阳虚，阴寒内盛，火不暖土，水谷不化，并走肠间，则导致脾肾阳虚泻。此外，由于小儿具有"稚阴稚阳"的生理特点和"易虚易实，易寒易热"的病理特点，加之泄泻常易伤津耗气，故病情重者，常可发生"伤阴""伤阳"的变证；病情危重者，也可阴损及阳，或者阳损及阴，而出现阴竭阳脱之变证。

【诊断与鉴别诊断】

（一）诊断

1. 症状
以大便次数增多，粪便呈稀薄或如水样为主要特征。

2. 病史
多有喂养失宜、饮食不洁病史。

3. 体征
腹部听诊肠鸣音活跃。

4. 辅助检查
大便镜检：稀薄，可有脂肪球，或少量白细胞、红细胞。
大便病原学检查：可有轮状病毒等病毒检测阳性，或致病性大肠杆菌等细菌培养阳性。

（二）鉴别诊断

细菌性痢疾是由痢疾杆菌引起的肠道传染病，好发于夏秋季。临床主要表现为发热、腹痛、腹泻、里急后重和黏液脓血便。小儿泄泻在一般情况不会出现黏液脓血便，大便常规与病原学检查可做鉴别。

【辨证施护】

（一）辨证要点

本病分常证和变证，常证辨证重在辨寒、热、虚、实，变证重在辨阴、阳。

常证按起病缓急、病程长短分为暴泻、久泻。暴泻属实，久泻属虚或虚中夹实。其中，湿热泻、风寒泻、伤食泻属暴泻，脾虚泻、脾肾阳虚泻属久泻。

变证起于泻下不止，而致气阴两伤或阴竭阳脱，都属于危重症。

（二）一般护理

1. 环境要求

保持病室环境清洁，排泄物要及时妥善处理。感染性腹泻患儿要执行床边隔离。

2. 口腔护理

保持口腔清洁、湿润、避免干裂、破溃。可用银花甘草液漱口，3 次／天。

3. 对症护理

①保持臀部清洁、干燥，防止臀红。勤换尿布，每次便后用温水清洗肛门及会阴部，擦干后扑上爽身粉，以保护皮肤。如果发生肛门周围红肿湿疹，可用 10% 黄连水冲洗局部，擦干后用红外线照射 15 分钟，再涂以紫草油膏。②各型腹泻可用鬼针草60g 煎水适量，先熏蒸，后水温以不烫灼皮肤为度，将患儿双脚浸泡水中，水温转凉，即可中止，每日 2～4 次，连用 3～5 天。

4. 饮食护理

饮食以清淡、易消化、无渣及营养丰富的流质或半流质为宜。忌食油腻、生冷、辛辣等刺激性食物。根据年龄大小和病情轻重程度，适当控制饮食。应由少到多、由稀到稠来调节饮食，但不能禁食。母乳喂养儿要减少喂奶次数，延长间隔时间。人工喂养儿，年龄在 6 个月内者，用等量米汤或水稀释牛奶或其他代乳品喂养 2～3 天后，再恢复正常饮食。年龄在 6 个月以上者，给予平常已经习惯的饮食，可选用粥、面条、烂饭，加蔬菜、鱼泥、肉末，可喂一些新鲜水果汁或水果补充钾，待症状减轻后再逐渐恢复正常饮食。同时，给患儿口服足够的液体以预防脱水。

5. 病情观察

（1）遵医嘱及时、准确地留取大便标本送验。

（2）注意观察大便的次、质、色、味和量，有无里急后重等，准确记录出入量。

（3）观察体温、脉搏、舌苔、口渴、饮水、尿量和皮肤弹性等变化。若见神萎或烦躁，皮肤干燥，眼眶、前囟凹陷，口渴，暴泻不止，频繁呕吐，则为脱水表现。若久泻者出现面色苍白，四肢厥冷，大汗淋漓，呼吸深长、烦躁不安、精神恍惚、四肢厥冷、尿少或无尿时则为阳气外脱的表现，应立即报告医生，配合抢救。

（三）分型护治

1.常证

（1）湿热泻

临床表现：大便水样，或如蛋花汤样，泻下急迫，量多次频，气味秽臭，或见少许黏液，腹痛时作，食欲不振，或伴呕恶，神疲乏力，或发热，呕吐，烦燥，口渴，小便短黄，舌质红，苔黄腻，脉滑数，指纹紫。

护治原则：清肠解热，化湿止泻。

代表方剂：葛根黄芩黄连汤（《医方集解》）加减。

护理措施：

①环境要求。保持病室环境清洁，排泄物要及时妥善处理。

②起居护理。注意保暖，防止受凉。

③情志护理。关心患儿，使患儿心情愉快。

④饮食护理。饮食宜清淡易消化，忌辛辣油腻。

⑤给药护理。中药汤剂宜温服。

⑥对症护理。应密切观察排便情况，小便量，患儿的神情，四肢温度等，注意是否发生变证，做好护理记录。兼有发热，口渴欲饮，可给予淡茶、淡盐水、橘子水，频服。清补脾土，清大肠，清小肠，退六腑，揉小天心。

（2）风寒泻

临床表现：大便清稀，夹有泡沫，臭气不甚，肠鸣腹痛，或伴恶寒发热，鼻流清涕，咳嗽，舌质淡，苔薄白，脉浮紧，指纹淡红。

护治原则：疏风散寒，化湿和中。

代表方剂：藿香正气散（《太平惠民和剂局方》）加减。

护理措施：

①环境要求。保持病室环境清洁，排泄物要及时妥善处理。

②起居护理。注意保暖，尤其是腹部，防止复感。

③情志护理。关心患儿，可触摸患儿，使患儿产生安全、愉快的感觉。

④饮食护理。饮食宜清淡易消化，忌辛辣油腻。

⑤给药护理。汤药宜热服，药后增加衣被，并取微汗。

⑥对症护理。腹痛者注意局部保暖，可做热敷或用木香、砂仁煎水饮。艾灸中脘、天枢、上巨虚、阴陵泉、神阙等穴，以温中散寒。揉外劳宫，推三关，摩腹，揉脐，揉龟尾。

（3）伤食泻

临床表现：大便稀溏，夹杂乳凝块或食物残渣，气味酸臭，或如败卵，脘腹胀满，便前腹痛，腹痛拒按，泻后痛减，嗳气酸馊，或有呕吐，不思乳食，夜寐不安，舌苔厚腻，或微黄，脉滑实，指纹滞。

护治原则：运脾和胃，消食化滞。

代表方剂：保和丸（《丹溪心法》）加减。

护理措施：

①环境要求。保持病室环境清洁，排泄物要及时妥善处理。

②起居护理。注意保暖，防止受凉。

③情志护理。关心患儿，使患儿产生安全、愉快的感觉。

④饮食护理。控制饮食。发病后暂禁食，待恶心、呕吐、泄泻等症状缓解后，再进少量流质、半流质。

⑤给药护理。伤于乳者用麦芽，伤于肉食用焦山楂，伤于面食用炒莱菔子，伤于谷食用神曲，脾胃薄弱夹积用谷芽。

⑥对症护理。腹胀腹痛可配合按摩脐部及脐周，顺时针摩腹按压。可予推拿疗法：推板门、清大肠、补脾土、摩腹，逆运内八卦，点揉天突用于伤食泻。

（4）脾虚泻

临床表现：大便稀溏，色淡不臭，多于食后作泻，时轻时重，面色萎黄，形体消瘦，神疲倦怠，舌淡苔白，脉缓弱，指纹淡。

护治原则：健脾益气，助运止泻。

代表方剂：参苓白术散（《太平惠民和剂局方》）加减。

护理措施：

①环境要求。保持病室环境清洁，排泄物要及时妥善处理。

②起居护理。平时注意休息和保暖，尤其是腹部的保暖，以避免风寒侵袭。

③情志护理。关心患儿，使患儿产生安全、愉快的感觉。

④饮食护理。加强饮食护理，食物、药物宜热饮服用，少量多次。可选稀粥、烂面等半流质或少渣饮食。可多用薏苡仁、山药、扁豆、芡实等健脾食物煮粥吃。忌油腻、生冷、不消化之食。

⑤给药护理。中药汤剂宜热服。

⑥对症护理。大便清稀，可用干姜煎水热饮，以温中散寒。可予推拿疗法：推三关、补脾土、补大肠、摩腹、推上七骨节、捏脊，并重按肺腧、脾腧、胃腧、大肠腧。

（5）脾肾阳虚泻

临床表现：久泻不止，大便清稀，澄澈清冷，完谷不化，食入即泻，形寒肢冷，面色㿠白，精神萎靡，睡时露睛，舌淡苔白，脉细弱，指纹色淡。

护治原则：温补脾肾，固涩止泻。

代表方剂：附子理中汤（《三因极一病证方论》）合四神丸（《内科摘要》）加减。

护理措施：

①环境要求。保持病室环境清洁，排泄物要及时妥善处理。

②起居护理。平时注意休息和保暖，尤其是腰骶部的保暖，以免着凉。

③情志护理。关心患儿，使患儿产生安全、愉快的感觉。

④饮食护理。加强饮食护理，可选稀粥、烂面等半流质或少渣饮食。平时多吃干姜、羊肉等健脾温肾食物，忌油腻、生冷、不消化之食。

⑤给药护理。中药汤剂宜热服。

⑥对症护理。久泻不止，可用暖脐膏贴脐部，也可针灸脾俞、中脘、天枢、足三里等穴。取足三里、中脘、神阙，隔姜灸或艾条温和灸，每日 1~2 次。用于脾虚泻、脾肾阳虚泻。

2. 变证

（1）气阴两伤

临床表现：泻下无度，质稀如水，神萎乏力或烦躁，目眶及前囟凹陷，皮肤干燥或枯瘪，啼哭无泪，口渴引饮，小便短少，甚至无尿，唇红而干，舌红少津，苔少或无苔，脉细数。

护治原则：益气养阴，酸甘敛阴。

代表方剂：人参乌梅汤（《温病条辨》）加减。

护理措施：

①环境要求。保持病室环境清洁，排泄物要及时妥善处理。

②起居护理。注意保暖，防止受凉。

③情志护理。关心患儿，使患儿产生安全、愉快的感觉。

④饮食护理。饮食宜清淡易消化，忌辛辣油腻。

⑤给药护理。中药汤剂宜温服。中成药可给生脉饮口服液。

⑥对症护理。密切观察病情，若出现呕吐频繁、泄泻不止、尿少或无尿、精神萎靡或烦躁等气阴两伤的征象，应立即报告医生进行抢救。便次多、尿少、烦躁、口渴而无呕吐者，可给予生姜 1 份、食盐 2 份、绿茶 3 份，煎水 500mL，口服。也可予口服补液盐。

（2）阴竭阳脱

临床表现：泻下不止，次频量多，神疲气弱，面色青灰或苍白，哭声微弱，啼哭无泪，尿少或无，四肢厥冷，舌淡无津，脉沉细欲绝。

护治原则：挽阴回阳，救逆固脱。

代表方剂：生脉散（《医学启源》）合参附龙牡救逆汤（《中医儿科学》）加减。

护理措施：

①环境要求。保持病室环境清洁，排泄物要及时妥善处理。

②起居护理。注意保暖，多加衣被，宜住向阳房间。

③情志护理。关心患儿，可触摸患儿，使患儿产生安全、愉快的感觉。

④饮食护理。如患儿能进食，则给予清淡易消化之品，忌辛辣油腻。

⑤给药护理。本证是危重证候，应及时给予液体疗法，并做好病情观察。

⑥对症护理。若久泻者出现面色苍白，四肢厥冷，大汗淋漓，呼吸深长、烦躁不安、精神恍惚、四肢厥冷、尿少或无尿时则为阳气外脱的表现，应立即报告医生，配合抢救。

【健康指导】

1. 指导家长合理喂养

宣传母乳喂养的优点，尽量坚持母乳喂养。如需人工喂养，应教会家长科学育儿的方法，逐渐添加辅食，切忌几种辅食同时添加，避免在夏季断奶。

2. 培养患儿良好卫生习惯

注意食物清洁、新鲜。奶瓶及其他食具每次用后要洗净，之后再煮沸或高温消毒。饭前便后要洗手。

3. 增强体质

有营养不良、贫血、佝偻病等，应及时治疗，适当进行体育锻炼，以增强体质。注意天气变化，以防受凉或过热。

四、疳证

疳证是因喂养不当或多种疾病影响，导致脾胃受损、气液耗伤而形成的一种慢性疾病。临床以形体消瘦，面色无华，毛发干枯，精神萎靡或烦躁，饮食异常为特征。各年龄段皆可发病，但以5岁以下小儿最多见。其发病不受季节、地区的限制。本病起病缓慢，病程迁延，会不同程度地影响小儿的生长发育，故被列为儿科四大证之一。经积极治疗后，大多数患儿能治愈，仅少数重症者预后较差。

现代医学的蛋白质-能量营养不良、维生素营养障碍、微量元素缺乏等，在发生以形体消瘦，面色无华，毛发干枯，精神萎靡或烦躁，饮食异常为主症时，均可参照本病证进行护理。

【历史沿革】

疳之病名首见于《诸病源候论·虚劳骨蒸候》，其曰："蒸盛过伤，内则变为疳，食入五脏。"认识到疳为内伤慢性疾病，可涉及五脏。《备急千金要方·卷十五》云："凡久下一月不差，成疳候。"由此可见久泻可以成疳。《颅囟经》中列举了肝疳、心疳、脾疳等十七种不同类型的疳证，并提出用胡黄连丸、调中丸等方治疗。《太平圣惠方》创立小儿五疳论，搜集各类疳证的治疗方剂近三百首，可称之为宋以前疳证辨证、治疗、判断经验的汇编。《小儿药证直诀·脉证治法》强调，"疳皆脾胃病，亡津液之所作也"，认识到疳证的病位、病机变化主要在脾，并指出大病、吐泻、误治均可致疳。《活幼心书·疳证》已能系统阐明疳证病因病机转化因素。《婴童百问》对疳证临床有详尽而切合实际的记述。《保婴撮要》指出先天禀赋不足是疳证病因之一。《幼科发挥》则认为"疳为虚证"。《幼幼集成》重视治疗时应注意患儿体质情况。以上各家不同的学术观点和临证经验，使疳证的理论和治法更加充实、完备。

【病因病机】

疳证的病因主要有饮食不节、喂养不当、营养失调、疾病影响和先天禀赋不足。其病变部位主要在脾胃，可涉及五脏。其基本病机为脾胃虚损、气血津液消亡。

根据病情轻重，疳证可分为三个阶段。病初，仅表现为脾胃不和，运化失健，即疳气阶段。如进一步脾失健运，积滞内停，壅滞气机，则为疳积阶段。当病久脾脏虚损，津液消亡，导致干疳。疳积和干疳是重症阶段，会累及它脏而出现各种兼证。如脾病及肝，而致"眼疳"；脾病及心，而致"口疳"；脾病及肺，而致"肺疳"；脾病及肾，而致"骨疳"；脾虚失运，气不化水，水湿泛滥，而致"疳肿胀"。

【诊断与鉴别诊断】

（一）诊断

1.症状

形体消瘦，饮食异常，大便不调为主要特征，重者干枯羸瘦，腹胀，面色不华，毛发稀疏枯黄，精神烦躁不宁或萎靡不振，揉眉擦眼，吮指，磨牙。

2.病史

多见于5岁以下，多有喂养不当史、病后饮食失调史、寄生虫病史、消化系统疾病史、慢性消耗性疾病史、厌食及偏食史。

3.体征

皮下脂肪减少，体重比正常儿童平均值降低15%以上。

4.辅助检查

血常规。

（二）鉴别诊断

1.厌食

由于喂养不当，脾胃运化功能失调所致，无明显消瘦，病在脾胃不涉及其他脏腑。

2.积滞

以不思乳食，食入不化，脘腹胀满，大便酸臭为特征，无明显消瘦。但若本病日久不愈，可发展为疳证。

【辨证施护】

（一）辨证要点

本病有主证、兼证之不同：主证应以八纲辨证为纲，重在辨清虚、实；兼证宜以脏腑辨证为纲，以分清疳证所累及之脏腑。主证按病程长短、病情轻重、虚实分为疳气、疳积、干疳三种症候。兼证及危重症常在干疳或疳积严重阶段出现，因累及脏腑不同，症状有别。

（二）一般护理

1. 起居护理

合理安排患儿生活，保证充足睡眠和适当活动，注意防寒保暖，预防感冒。

2. 饮食护理

饮食以高蛋白、高热量、高维生素、宜消化为原则，并尽量选用适合患儿消化能力和需要的食物。应由少到多、由简单到复杂，逐渐增加食物种类。忌生冷、油腻之食。

3. 对症护理

疳肿胀严重者，要暂时限制水、食盐的摄入，并记录 24h 尿量。体温过低者，给予保暖。加强口腔护理，防止口腔炎。

4. 给药护理

汤药宜温服，按时给药。对吸吮能力差者，可予鼻饲。

5. 病情观察

重症及有并发症的患儿，应密切观察病情变化，防止阴阳离决的发生。

（三）分型护治

1. 疳气

临床表现：形体略瘦，面色萎黄少华，毛发稀疏，不思饮食，精神欠佳，性情急躁，大便干稀不调，舌质略淡，苔薄微腻，脉细有力。

护治原则：调脾健运。

代表方剂：资生健脾丸（《全国中药成药处方集》）加减。

护理措施：

①环境要求。保持病室环境清洁，病室内安静舒适，温度、湿度适宜，注意保暖。

②起居护理。合理安排患儿生活，保证充足睡眠，注意防寒保暖，预防感冒。适当开展户外活动，在阳光下呼吸新鲜空气，锻炼身体，以增强抗病能力。

③情志护理。安慰病人，解释病情，使其精神愉快，心情开朗。

④饮食护理。根据致病原因不同，调护时应注意饮食和喂养方式的改变。食物要富有营养且易于消化，可以麦类为主。添加辅食应由少到多、由稀到稠、由单一到多种，循序渐进。可给予黄芪党参粥、薏苡仁粥等，以补养脾胃。

⑤给药护理。汤药宜温服，按时给药。

⑥对症护理。对因其他病影响脾胃功能时，应及时治疗原发病。对性情急躁、脾气古怪的患儿不要随意训斥，应耐心诱导。可用佛手、香橼煎水代茶饮，以疏肝理气。可配以推拿和捏脊疗法。

2. 疳积

临床表现：形体明显消瘦，肚腹膨胀，甚则青筋暴露，面色萎黄，毛发稀黄结穗，性情烦躁，睡眠不宁，或伴揉眉挖鼻，吮指磨牙，动作异常，食欲减退，或善食易饥，或嗜食异物，大便酸臭、夹有不消化食物，舌淡苔腻，脉沉细而滑。

护治原则：消积健脾。

代表方剂：肥儿丸（《太平惠民和剂局方》）加减。

护理措施：

①环境要求。保持病室环境清洁，病室内安静舒适，温度、湿度适宜，注意保暖。

②起居护理。合理安排患儿生活，保证充足睡眠和适当活动，注意防寒保暖，预防感冒。

③情志护理。安慰病人，解释病情，使其精神愉快，心情开朗。

④饮食护理。改变饮食结构，养成良好饮食习惯是本证护理的关键。饮食应定时、定量、定质，以予高热量、高蛋白、易消化食物为主，忌油腻、生冷瓜果。对于脾胃功能差，饮食稍不慎就吐泻的小儿，要合理添加辅食，应遵循先稀后干、先荤后素、先少后多的原则。

⑤给药护理。汤药宜温服，按时给药。对吸吮能力差者，可予鼻饲。

⑥对症护理。胃内有食物积滞者，可用导吐法，至腹部柔软喜按为止。虫积患儿应注意腹痛情况、面色、呕吐和二便的变化，如发现面色苍白、四肢厥冷、剧烈呕吐、大便秘结等症，此为虫聚肠中，梗塞肠道，应立即报告医生。服驱虫药后，要注意观察排虫情况。若虫已排出，即可停药，转为调理脾胃。可配以推拿和捏脊疗法。

3. 干疳

临床表现：形体极度消瘦，皮肤干瘪起皱，呈老人貌，大肉已脱，皮包骨头，毛发干枯，精神萎靡，啼哭无力，腹凹如舟，不思纳食，大便稀溏或便秘，舌淡嫩，苔少，脉细弱。

护治原则：补益气血。

代表方剂：八珍汤（《丹溪心法》）加减。

护理措施：

①环境要求。保持病室环境清洁，病室内安静舒适，温湿度适宜，注意保暖。

②起居护理。合理安排患儿生活，保证充足睡眠和适当活动，注意防寒保暖，预防感冒。

③情志护理。安慰病人，解释病情，使其精神愉快，心情开朗。

④饮食护理。注意饮食调补，保证一定能量。能进食者，予以流质、半流质饮食，少量多餐；不能进食者，应补液治疗。

⑤给药护理。汤药宜温服，按时给药。对吸吮能力差者，可予鼻饲。

⑥对症护理。如消瘦、皮肤干瘪，应做好皮肤护理，以防发生褥疮。

⑦病情观察。注意观察患儿的体温、呼吸、脉搏，以防突然虚脱而死。注意保暖，防止受凉。体质虚弱者应特别注意卫生护理，以防感染。

【健康指导】

（1）加强婴幼儿营养保健指导，如母乳喂养、混合喂养、人工喂养的具体方法。

（2）纠正患儿不良饮食习惯。

（3）合理安排生活，保证充足睡眠，加强锻炼。

（4）防治传染病，按时预防接种。

（5）定期测量体重，做好生长发育的检测工作。

第三节　新生儿病症与肾系病症

新生儿病证与肾系病证：婴儿从出生断脐后至 28d 以内，称为新生儿期。新生儿时期是儿科中发病率和病死率最高的阶段，古代将新生儿疾病称为"胎疾"。古人认为，小儿甫生，先天禀受肾精未充，既生之后，又赖后天脾胃摄取水谷之精的滋养，才能不断补充和化生。肾为先天之本，内寄元阴元阳，为生命之根，各脏之阴依赖肾阴的滋润，各脏之阳依赖肾阳之温煦，肾之精不断被消耗。小儿"脾常不足"，不能充养肾精，而且君火、相火消烁肾精，"一水不胜二火"。因此，明代万密斋在《育婴秘诀·五脏证治理论》中，将此总结为小儿"肾常虚"的生理特点，也预示着新生儿和婴幼儿病理上容易出现诸如胎怯胎弱、五迟五软、解颅、佝偻等肾精不足之疾患。本节选择胎黄、五迟五软、遗尿三个常见病进行阐述。

一、胎黄

胎黄与胎禀因素有关，以新生儿皮肤、黏膜、巩膜发黄为特征，故称"胎黄"，又称"胎疸"。黄疸的发病率，东方人高于西方人，我国南方高于北方，母乳喂养儿高于人工喂养儿。新生儿轻度黄疸对身体并无损害。若血清未结合胆红素明显增高时，可导致神经细胞中毒性病变，引起严重的胆红素脑病（核黄疸）。

西医学称为新生儿黄疸，包括了新生儿生理性黄疸和病理性黄疸。新生儿病理性黄疸又称为新生儿高胆红素血症，包括新生儿溶血性黄疸、肝细胞性黄疸、胆道畸形、胆汁淤滞、败血症等。在发生以新生儿皮肤、黏膜、巩膜发黄为主症时，均可参照本病证进行护理。

【历史沿革】

早在《诸病源候论》中就有对胎疸的论述。《婴童百问》指出了胎黄有阳黄、阴黄的区别，并用茵陈蒿汤、栀子柏皮汤、茵陈五苓散等方分别治疗。《医宗金鉴·黄疸门》提出："阴黄多缘转属成，脾湿肾寒两亏生，温脾茵陈理中治，温肾茵陈四逆灵。"现代对各类新生儿病理性黄疸的研究很多，在妊娠时服用中药预防新生儿溶血病等也取得成果，扩大了中医药在新生儿疾病防治领域的应用。

【病因病机】

新生儿病理性黄疸发生的原因，主要为胎禀湿蕴，病变脏腑在肝胆、脾胃。其发生机制主要为胎中禀受脾胃湿热、寒湿内蕴，或日久气滞血瘀，以致肝失疏泄、胆汁外溢，形成黄疸。

此外，尚有因先天缺陷，胆道不通，胆液不能疏泄，横溢肌肤而发黄者。

【诊断与鉴别诊断】

（一）诊断

1.症状

目黄、身黄、尿黄，伴有纳差、呕恶、腹胀、倦怠、面色晦暗、精神萎靡或哭闹不安等症状。

2.病史

生理性黄疸在生后第2~3日出现，第4~6日达高峰。足月儿在生后2周消退，早产儿可延迟至3~4周消退。病理性黄疸在生后24h内出现，并迅速加重；或黄疸消退延迟，黄疸退而复现。

3.体征

可见肝脾肿大。

4.辅助检查

血清学检查：血清总胆红素升高、直接胆红素或间接胆红素升高、血清总胆汁酸升高。

尿常规：尿胆红素、尿胆原阳性。

肝功能：丙氨酸氨基转移酶、γ-谷氨酰转肽酶、碱性磷酸酶均可升高。

（二）鉴别诊断

胎黄可见于多种疾病，需加鉴别的病种包括新生儿溶血病、败血症、新生儿肝炎综合征、胆汁淤积综合征、胆道闭锁、母乳性黄疸。本病还需与生理性黄疸鉴别。

【辨证施护】

（一）辨证要点

本病辨证首先要区分生理性胎黄与病理性胎黄，然后再对病理性胎黄辨其阴黄、阳黄。凡病程短，肤黄，色泽鲜明，舌质红，舌苔黄腻者为阳黄；病程长，皮肤色泽晦暗，舌质淡，舌苔白腻者为阴黄。

（二）一般护理

1.环境要求

室内要安静，利于患儿休息。特别注意保持室内温湿度，室温以22~24℃，湿度以65%为宜。窗户遮以深色窗帘，避免强光刺激病儿眼睛。

2.起居护理

保持皮肤清洁，可用温水清洗局部，剪去指甲，防止抓破皮肤而感染。

3.饮食护理

耐心喂养，早期开奶。

4. 情志护理

细心照顾患儿，医护人员经常触摸患儿，使患儿产生安全、愉快的感觉。

5. 给药护理

中药汤剂宜温服。

6. 对症护理

蓝光照射患儿，注意保护双眼、会阴部及四肢，适当喂服温开水。黄疸重症者应设专人护理，并加强皮肤、口腔护理。

7. 病情观察

密切观察病情变化，如黄疸突然加深、腹胀痛、恶心呕吐、体温升高，及时报告医师处理。密切观察神志变化，每4h测体温、脉搏、呼吸、血压1次。

（三）分型护治

1. 湿热郁蒸

临床表现：面目及周身皮肤发黄，黄色鲜明如橘色，精神疲倦，不欲吸吮，或大便秘结，小便短赤，严重者可见烦躁不安，口渴呕吐，腹胀，舌红苔黄腻，指纹红紫。

护治原则：清热利湿退黄。

代表方剂：茵陈蒿汤（《外台秘要》）加减。

护理措施：

①环境要求。病房内保持安静，治疗护理尽量集中进行，以减少刺激。

②起居护理。居室温度不宜过高，衣被不可过暖，保持干燥，以利湿热消退。保持皮肤及臀部清洁，防止破损。必要时实施光照疗法，注意对患儿口腔及眼睛的护理，加强对眼睛的保护。

③情志护理。细心照顾患儿，医护人员经常触摸患儿，使患儿产生安全、愉快的感觉。

④饮食护理。乳母饮食宜清淡而富有营养，少进辛辣炙煿、肥甘厚味。需保证足够的营养，患儿要按计划哺乳，定时喂开水。

⑤给药护理。中药汤药宜少量多次喂服，可用茵陈、栀子、大黄、甘草煎汤，保留灌肠，每日或隔日1次。

⑥对症护理。缺氧者给予吸氧，根据病情，按医嘱给予液体输入，严格控制输液速度。密切观察患儿生命体征、面色、精神、尿量及肝脾情况。注意巩膜、皮肤黄染的程度，如黄色迅速加深，应及时通知医生采取措施。注意患儿全身情况，如出现嗜睡、肌张力减退、拒食等胎黄重证的早期表现，立即做好抢救准备。及时观察大、小便颜色，定期检测尿液、粪便。

2. 寒湿阻滞

临床表现：面目皮肤发黄，黄色暗淡，或黄疸日久不退，精神疲倦，四肢不温，不思乳食，食而易吐，腹胀，大便溏薄，色灰白，小便短少，舌质淡，苔白腻，指纹色淡。

护治原则：温中化湿退黄。

代表方剂：茵陈理中汤（《伤寒全生集》）加减。

护理措施：

①环境要求。注意保暖，室温不可过低。

②起居护理。衣被要松软，特别应注意胸腹的保暖。

③情志护理。经常抚摸患儿，使其有安全感。

④饮食护理。母乳喂养，忌食生冷、肥甘厚味之品。

⑤给药护理。汤药宜浓煎，少量多次热服。患儿服用温中化湿中药后，应观察记录四肢温度变化，腹胀程度，二便的量、色、质的变化。

⑥对症护理。腹胀严重的患儿，可将葱白与食盐拌匀炒热，熨脐腹部，以助温中散寒。

3. 气滞血瘀

临床表现：面目皮肤发黄，颜色逐渐加深，晦暗无华，甚则色呈墨绿，右胁下痞块质硬，肚腹膨胀，青筋显露，或见瘀斑、衄血，唇色暗红，小便短黄，大便不调或灰白，舌质紫、可见瘀点，舌苔黄或白。

护治原则：理气化瘀消积。

代表方剂：血府逐瘀汤（《医林改错》）加减。

护理措施：

①环境要求。病室内安静舒适，温度、湿度适宜，注意保暖。

②起居护理。减少不必要的搬动，以减少耗氧量。

③情志护理。经常拥抱抚摸患儿，使其有安全感，减少恐惧。

④饮食护理。饮食宜少量多餐，耐心喂养，必要时通过静脉补充能量和水。

⑤给药护理。中药汤剂浓煎，少量多次喂服，服药后及时观察记录。

⑥对症护理。密切观察生命体征及皮肤、巩膜、二便的颜色，注意腹部情况。若大便由灰白转向黄色，腹胀缓解，则是好转的表现。

【健康指导】

（1）婴儿出生后，密切观察皮肤颜色的变化，及时了解黄疸的出现时间及消退时间。

（2）新生儿注意保暖，早期开奶。

（3）注意观察胎黄患儿的全身证候，有无精神萎靡、嗜睡、吸吮困难、警惕不安、两目直视、四肢强直或抽搐，以便对重症患儿及早发现和治疗。

二、五迟五软

五迟指立迟、行迟、齿迟、发迟、语迟，五软指头项软、口软、手软、足软、肌肉软，均属于小儿生长发育障碍的病症。五迟主要见于婴幼儿，五软常见于 6 岁以下小儿，两者既可单独出现，也可同时存在。若症状较轻，治疗及时，由后天调护失当引起者，常可康复。若证候复杂，病程较长，往往成为痼疾，预后不良。

西医学中佝偻病、脑发育不全、脑性瘫痪、智能低下等病症可参见本证护理。

【历史沿革】

早在《诸病源候论·小儿杂病诸候》中，便有"齿不生候""数岁不能行候""头发不生候""四五岁不能生候"的记载，但未明确提出"五迟"一名。直至《医宗金鉴·幼科心法》，方将古代分述的各类迟证归纳在一起，并冠以"五迟"名称。在宋代以前，"五软"多与"五迟"并论。直至《婴童百问·五软》，方始提出"五软"名称。《保婴撮要·五软》所论"五软"具体是头、项、手足、肉、口，并指出产生机理。

【病因病机】

（一）病因

其病因可概括为先天因素和后天因素两方面。先天因素如父母精血虚损，或孕期调摄失宜，精神、起居、饮食、药治不慎等致病因素遗患胎儿，或年高得子，或堕胎不成而成胎者。后天因素如分娩时难产、产伤、颅内出血；或生产过程中胎盘早剥、脐带绕颈；或生后护理不当，发生窒息、中毒；或温热病后，因高热惊厥、昏迷造成脑髓受损；或乳食不足，哺养失调，致脾胃亏损，气血虚弱，精髓补充，而致生长发育障碍等。

（二）病机

其基本病机可概括为正虚和邪实两个方面。正虚是五脏不足，气血不足，精髓不充。故肝肾脾不足，则筋骨肌肉失养，可现立迟、行迟；头项软而无力；手软无力而下垂；足软无力；口软乏力、咀嚼困难、肌肉软弱、松弛无力。肾精不足，则可见牙齿出迟、发迟或发稀而枯。心气不足，肾经不充，髓海不足，则见言语迟缓、智力不聪。邪实为痰瘀阻滞心经脑络，心脑神明失主。故可见心窍昏塞，神识不明而失聪，肢体活动失灵，常常表现为智力低下、脑性瘫痪。

【诊断与鉴别诊断】

（一）诊断

1.症状

小儿2～3岁不能站立、行走、说话；新生儿无发或少发，随年龄增长仍头发稀疏发育迟缓；12个月以后牙齿未萌发为特征。

2.病史

母亲怀孕期间有调回失宜，药物损害，产伤，早产，喂养不当，父母为近亲结婚等。

3.体征

智力低下，姿势异常，肌张力异常等。

4. 辅助检查

可做智力筛查、头颅 CT 检查、遗传筛查等。

（二）鉴别诊断

与甲状腺功能低下鉴别。甲状腺功能低下是甲状腺素分泌缺乏或不足而出现的综合征，儿童表现为智能落后、生长发育迟缓、生理功能低下。医学上一般认为，如果在 2 个月内发现，及时治疗，终身服药，智力基本正常；大于 10 个月发现、治疗的，智商只能达到正常的 80%；大于 2 岁发现的，智力落后不可逆。

【辨证施护】

（一）辨证要点

本病辨证先辨脏腑，如立迟、行迟、齿迟、头项软、手软、足软，主要在肝、肾、脾不足；语迟、发迟、肌肉软、口软，主要在心脾不足。伴有脑性瘫痪、智力低下者，常兼有痰浊瘀血阻滞心经脑络。再辨病因，如肉眼能查出的脑病（包括遗传变性）及原因的不明的先天因素、染色体病，可归属于先天不足，病多在肝肾脑髓；代谢营养因素所致者病多在脾；不良环境，社会心理损伤，伴发精神病者，病多在心肝；感染、中毒、损伤、物理因素所致者，多属痰浊瘀血。本病需与智力低下及同时存在适应功能（如社交能力、社会技能、日常生活自理能力等）缺陷或损害相鉴别。

（二）一般护理

1. 环境要求

病室宜温暖，阳光充足，通风良好，保持一定的湿度。

2. 起居护理

养成良好的生活习惯，讲卫生，多锻炼，以增强体质，促进生长发育。避免风寒，预防感冒。

3. 饮食护理

给予营养丰富、易消化、含钙、锌丰富的食物，如瘦肉、肝脏、蛋黄、乳类、新鲜蔬菜水果等，合理喂养，定时定量。进餐时，不与患儿说话，进食不宜过快，保证患儿有充分的咀嚼时间。

4. 安全护理

因患儿发育迟缓，各种动作发育迟于同龄正常儿童，故应专人守护，注意安全，以免意外发生。

（三）分型护治

1. 肝肾亏损证

临床表现：筋骨萎弱，发育迟缓，坐起、站立、行走、生齿等明显迟于正常同龄小儿，头项萎软，天柱骨倒，头型方大，目无神采，反应迟钝，囟门宽大，易惊，夜卧不安，舌淡苔少，脉弱，指纹淡。

护治原则：补肾填髓，养肝强筋。

代表方剂：加味六味地黄丸（《医宗金鉴》）加减。

护理措施：

①环境要求。保证室内有充足的阳光，天气晴好时，多晒太阳，保证每日2次，每次15~20分钟，注意勿灼伤皮肤。

②起居护理。根据患儿自身条件，适当活动四肢，锻炼体力，强壮筋骨。但应注意安全，以免跌仆、烫伤。

③情志护理。安慰患儿，关心患儿，使其心情开朗，配合治疗。

④饮食护理。常食用骨头汤。煨汤时，加食醋2mL，可令骨中钙质脱出。

⑤给药护理。汤药宜温服，按时给药。

⑥对症护理。因患儿发育迟缓，各种动作发育迟于同龄正常儿童，故应专人守护，注意安全，以免意外发生。

2. 心脾两虚证

临床表现：语言迟钝，精神呆滞，智力低下，发迟，发稀萎黄，四肢萎软，肌肉松弛，口角流涎，吮吸咀嚼无力，或见弄舌，纳食欠佳，大便秘结，舌淡胖，苔少；脉细缓，指纹色淡。

护治原则：健脾养心，补益气血。

代表方剂：调元散（《活幼新书》）加减。

护理措施：

①环境要求。病室宜温暖，阳光充足，通风良好，保持一定的湿度。

②起居护理。养成良好的生活习惯，讲卫生，多锻炼，以增强体质，促进生长发育。避免风寒，预防感冒。

③情志护理。安慰患儿，关心患儿，使其精神愉快，心情开朗。神情呆滞者，可引逗其嬉笑，诱导其看图画、听故事、搭积木等活动，以促进智能发育。

④饮食护理。加强饮食调护，合理喂养。可配合食疗，多食桂圆、大枣、莲子、黄芪、党参、胡桃、薏苡仁、山药等，以补益心脾。

⑤给药护理。汤药宜温服，按时给药。

⑥对症护理。因患儿发育迟缓，各种动作发育迟于同龄正常儿童，故应专人守护，注意安全，以免意外发生。语迟者，艾灸心俞穴，每次3壮，每日1次，注意避免烫伤。协助患儿锻炼，可每日空腹做俯卧动作，使其头抬起，每日2~3次，以扩展胸廓。手软者可用姜黄、桂枝煎水饮，以温通筋脉。足软者，可用杜仲、川断煎水饮，以强壮筋骨。

3. 痰瘀阻滞证

临床表现：失聪失语，反应迟钝，意识不清，动作不自主，或有吞咽困难，口流痰涎，喉间痰鸣，或关节强硬，肌肉软弱，或有癫痫发作，舌胖有瘀斑瘀点，苔腻，脉沉涩或滑，指纹暗滞。

护治原则：涤痰开窍，活血通络。

代表方剂：通窍活血汤（《医林改错》）合二陈汤（《太平惠民和剂局方》）加减。

护理措施：

①环境要求。病室宜温暖，阳光充足，通风良好，保持一定的湿度。

②起居护理。养成良好的生活习惯，讲卫生，多锻炼，以增强体质，促进生长发育。避免风寒，预防感冒。

③情志护理。安慰患儿，使其精神愉快，心情开朗，鼓励患儿配合治疗。

④饮食护理。给予营养丰富、易消化及含钙、锌丰富的食物，如瘦肉、肝脏、蛋黄、乳类、新鲜蔬菜水果等，合理喂养，定时定量。进餐时，不与患儿说话，进食不宜过快，保证患儿有充分的咀嚼时间。

⑤给药护理。汤药宜温服，按时给药。

⑥对症护理。因患儿发育迟缓，各种动作发育迟于同龄正常儿童，故应专人守护，注意安全，以免意外发生。鼓励患儿每日活动各个关节，指导并协助患儿移动。对痉挛形患儿，除按摩、推拿之外，应鼓励其多做某些动作及语言训练，锻炼肌肉的力量和耐力，协助肢体恢复。加床档保护，防止坠床发生。锻炼时，注意周围环境，移开阻挡物，并加强保护。

【健康指导】

（1）宣传优生优育知识，禁止近亲结婚，婚前进行健康检查，以免发生遗传性疾病。

（2）孕期注意养胎、护胎，加强营养，不乱服药。

（3）婴儿应合理喂养，注意防治各种急慢性疾病。

三、遗尿

遗尿又称尿床，是指 3 周岁以上小儿睡中小便自遗，醒后方觉的一种疾病。1 岁以下婴幼儿因经脉未盛，气血未充，脏腑未坚，排尿自控能力差，或学龄儿童因白天游戏过度，睡前饮水过多，睡眠太深，而偶发遗尿，不属于病态。本病多见于 10 岁以下的儿童，轻者数夜一次，重者一夜数次。遗尿若长期不愈，使儿童产生自卑感，心理负担过重，会影响其智力、体格的发育。尤其对年龄偏大的学龄儿童，其影响更为突出。

【历史沿革】

早在《内经》就有关于本病的病名和发病机理的阐述。如在《素问·宣明五气篇》中云："膀胱不利为癃，不约为遗溺……督脉为病……遗溺。"《灵枢》中提出，"足厥阴肝所生病"和"三焦虚"均可引起遗溺。后世医家均认为小儿遗尿多系虚寒所致，常用温补之法。直到明清两代，对该病的认识有所发展。明代张介宾认识到，小儿遗尿与发育未全有关。《景岳全书·遗溺》曰："梦中自遗者，惟幼稚多有之。俟其气壮而固，或少加调理可愈，无足疑也。"说明小儿待发育健全，注意调理教育，遗尿便可自愈。

【病因病机】

正常尿液的生成和排泄与肾的蒸腾气化和膀胱的储藏功能密切相关，故遗尿多与肾和膀胱的功能失调有关。另外，肝的疏泄条达也是一个重要因素。

1. 肾气不足

肾为先天之本，职司二便，与膀胱相表里，尿液的贮存与排泄，全赖于肾气的固摄和气化。若肾气不足，下元虚冷，不能温养膀胱，膀胱气化功能失调，闭藏失职不能约束水道，而为遗尿。

2. 脾肺气虚

肺通调水道，下输膀胱，脾主运化水湿，肺脾二脏共同维持正常水液代谢。若肺气虚则治节不行，固摄失职，决渎失司，膀胱不约，津液不藏；脾气虚则不能散津于肺，制水于下。脾肺气虚，水道约束无权，而见遗尿。

3. 肝经湿热

肝主疏泄，通利三焦，调摄水道，且肝之经脉循绕阴器，抵少腹。若湿热蕴于肝经，导致肝之疏泄失调。加之郁而化火，迫注膀胱，则膀胱失约而发为遗尿。

此外，有些儿童素有痰湿内蕴，入睡后沉迷不醒，呼叫不应，也可致遗尿。亦有小儿自幼没有养成夜间主动起床排尿的习惯，任其尿床，此乃习惯性遗尿。

【诊断与鉴别诊断】

（一）诊断

1. 症状

3岁以上小儿不能从睡眠中醒来而反复发生无意识排尿行为，每周超过2次，症状持续3个月以上。

2. 病史

3岁至5岁常见，部分患儿5岁以上仍然发病。

3. 体征

无明显异常。

4. 辅助检查：尿常规、尿培养无阳性发现。部分患儿腰骶部X射线光片显示隐性脊柱裂。

（二）鉴别诊断

尿路感染：尿痛，尿急，白天清醒时小便也急迫难耐而排尿，尿常规有白细胞合或红细胞。

【辨证施护】

（一）辨证要点

本病辨证重在辨虚实寒热，但虚寒者多，实热者少。虚寒者病程长，体质弱，尿频清长，舌质淡，苔薄滑，或舌边齿印，舌体胖嫩，兼见面白神疲、纳少乏力、肢冷自汗、大便溏薄、反复感冒等症。实热者病程短，体质尚壮实，尿量少、黄臊，舌质红，苔黄，兼见面红唇赤、性情急躁、头额汗多，龄齿夜惊，睡眠不宁，大便干结等症。本病需与热淋（尿路感染）及尿失禁相鉴别。

（二）一般护理

1. 起居护理

生活有规律，适当控制活动，尤其是白天勿游玩过度或学习过度疲劳。养成每日午睡的习惯，避免夜间睡眠太深，而不能自醒排尿。睡前应控制饮水量，如有汤药要服，尽量在白天服完。睡前排空膀胱，夜间按时唤醒排尿。夜间睡眠宜取侧卧位，被褥不宜太厚，被子不宜裹紧，内裤要宽松。如发生尿床，应及时更换衣被，以免着凉。

2. 情志护理

年龄较大的遗尿患儿多有羞涩、自卑的心理状态，护理人员应给予体贴和安慰，帮助患儿及家属正确认识病情，以消除患儿的负面情绪。

3. 给药护理

遗尿频作患儿，可针刺夜尿穴（位于掌面小指第二指关节横纹中点），每次留针15分钟，每日或隔日1次，7d一疗程。五倍子、何首乌各3g，研末，用醋调敷于脐部，外用纱布覆盖，每晚1次，连用3~5次。

4. 病情观察

注意观察遗尿的原因、时间、次数，精神，面色，情绪等变化，以及有无腰膝酸软、畏寒怕冷、小便臊臭、心烦失眠等症状。

（三）分型护治

1. 肾气不足证

临床表现：寐中多遗，可达数次，醒后方觉，精神倦怠，面白少华，畏寒肢冷，腰膝酸软，双下肢无力，智力可较同龄儿略差，小便清长，舌质淡，苔白，脉沉细无力。

护治原则：温补肾阳，固涩止遗。

代表方剂：菟丝子散（《太平圣惠方》）加减。

护理措施：

①环境要求。病室宜温暖，阳光充足，通风良好，保持一定的湿度。

②起居护理。生活有规律，适当控制活动，尤其是白天勿游玩或学习致过度疲劳。养成每日午睡的习惯，避免夜间睡眠太深，而不能自醒排尿。睡前应控制饮水量，如有汤药要服，尽量在白天服完。睡前排空膀胱，夜间按时唤醒排尿。夜间睡眠宜取侧卧位，被褥不宜太厚，被子不宜过紧，内裤要宽松。如发生尿床，应及时更换衣被，以免着凉。

③情志护理。年龄较大的遗尿患儿多有羞涩、自卑的心理状态，护理人员应给予体贴和安慰，帮助患儿及家属正确认识病情，以消除患儿的负面情绪。

④饮食护理。饮食不可过咸。常食芡实、莲子、大枣粥，可补益肾气，也宜食动物肝脏、肾脏、羊肉、狗肉等，以温补肾阳。食疗方：益智仁、乌药、小茴香各 10g，装入猪膀胱内，用线将口扎紧，加鸡内金 10g。一起用砂锅以文火煮，煮至膀胱熟烂，去药渣，加盐 10g。早晨及下午空腹吃猪膀胱、喝汤，连服 5 剂为 1 疗程。

⑤给药护理。中药汤剂宜温热服，尽量在白天服完。

⑥对症护理。每晚睡前用艾条灸关元、气海穴，以皮肤稍红为度，每次约 15 分钟。或针刺关元、中极、三阴交、肾俞、膀胱俞，以补益肾气。或予推拿疗法，揉丹田、揉肾俞、揉龟尾、按揉三阴交、补肾经、推三关。

2. 脾肺气虚证

临床表现：睡中遗尿，日间尿频量多，少气懒言，面色少华，神疲乏力，食欲不振，大便溏薄，自汗易感，舌质淡，苔薄白，脉弱。

护治原则：补肺健脾，固涩止遗。

代表方剂：补中益气汤（《脾胃论》）合缩泉丸（《魏氏家藏方》）加减。

护理措施：

①环境要求。病室宜温暖，阳光充足，通风良好，保持一定的湿度。

②起居护理。生活有规律，适当控制活动，尤其是白天勿游玩或学习致过度疲劳。养成每日午睡的习惯，避免夜间睡眠太深，而不能自醒排尿。睡前应控制饮水量，如有汤药要服，尽量在白天服完。睡前排空膀胱，夜间按时唤醒排尿。夜间睡眠宜取侧卧位，被褥不宜太厚，被子不宜过紧，内裤要宽松。如发生尿床，应及时更换衣被，以免着凉。

③情志护理。年龄较大的遗尿患儿多有羞涩、自卑的心理状态，护理人员应给予体贴和安慰，帮助患儿及家属正确认识病情，以消除患儿的负面情绪。

④饮食护理。宜选易消化、营养丰富的食物。晚餐少吃稀粥、喝汤，晚餐后少喝饮料和水。可给予黄芪粥、山药粥、芡实粥等，以滋补脾胃。在秋冬季，每晚睡前吃荔枝干 10 个，连吃 1~2 个月，有补脾健胃的功效。

⑤给药护理。汤药宜温服，按时给药。

⑥对症护理。自汗者注意皮肤护理，及时擦干汗液，防止受凉。食少便溏者可按摩腹部，也可用炮姜煮水饮，以温脾祛寒。可用猪膀胱一个，洗净后纳入黄芪 30~50g，白果 20~30g，用细绳将口扎紧，置入砂锅内，加适量冷水、少许盐和生姜 10g，用文火煮 1.5 小时左右，去除药渣吃肉喝汤，每周一次。推拿疗法：揉丹田、揉肾俞、揉龟尾、按揉三阴交、按百会、补脾经、补肺经、揉外劳、揉中脘。

3. 肝经湿热

临床表现：睡中遗尿，小便量少色黄，味腥臊难闻，目睛红赤，平素性情急躁，夜卧易惊，夜梦纷纭或寐中龄齿，舌质红，苔黄腻，脉弦数。

护治原则：清热利湿，缓急止遗。

代表方剂：龙胆泻肝汤（《太平惠民和剂局方》）加减。

护理措施：

①环境要求。病室宜温暖，阳光充足，通风良好，保持一定的湿度。

②起居护理。生活有规律，适当控制活动，尤其是白天勿游玩或学习致过度疲劳。养成每日午睡的习惯，避免夜间睡眠太深，而不能自醒排尿。睡前应控制饮水量，如有汤药要服，尽量在白天服完。睡前排空膀胱，夜间按时唤醒排尿。夜间睡眠宜取侧卧位，被褥不宜太厚，被子不宜过紧，内裤要宽松。如发生尿床，应及时更换衣被，以免着凉。

③情志护理。年龄较大的遗尿患儿多有羞涩、自卑的心理状态，护理人员应给予体贴和安慰，帮助患儿及家属正确认识病情，以消除患儿的负面情绪。

④饮食护理。饮食宜清淡，忌食辛辣炙煿，肥甘厚味，多食新鲜水果和蔬菜。

⑤给药护理。汤药宜温服，按时给药。

⑥对症护理。针刺关元、中极、肾腧、太冲、三阴交、膀胱腧等穴，用泻法。性急，尿少味腥臊，可用龙胆草、栀子煎水频饮，以泻肝胆实热。龋齿，可用黄连、木通、朱茯苓煎水饮，以清心安神，泄热导赤。

【健康指导】

（1）向家长介绍小儿出生后的护理和调养知识。

（2）从小培养儿童良好的饮食习惯，睡前不宜多饮、多食，可用温水泡脚。1岁起，培养按时排尿的习惯。

（3）患儿尿床后，要关心体贴他们，不可采取简单粗暴的态度。

（4）根据患儿病情，进行饮食调理。鼓励患儿参加文体活动，消除自卑，保持良好的心态。

第四节　儿科时行病证

时行病证即传染性病，属中医学温病范畴，又称为"外感热病""温病""瘟疫""疫疠"等。有发病急骤、病情危笃、传染性强、易于流行的特点。小儿为稚阴稚阳之体，脏腑娇嫩、形气未充，即小儿脏腑器官及体格发育尚未成熟，功能还不完善，与成人相比较，是处于脏腑未壮，精气未充，经脉未盛，气血不足，神气怯弱的状态，并且更容易感触疫疠之气，且容易传变，需及时治疗护理，否则容易危及生命。本节选择麻疹、水痘两个常见病进行阐述。

一、麻疹

麻疹是因感受麻疹时邪（麻疹病毒）引起的一种呼吸道传染病，临床以发热、咳嗽、流涕、泪水汪汪，口腔两颊近臼齿处可见麻疹黏膜斑及周身皮肤出现斑丘疹为特征。麻疹的命名，中西医相同。各地称谓有异，江浙地区称之为痧子，北方地区称为疹子。

【历史沿革】

我国有关麻疹的文献资料内容丰富。早在《伤寒论》《诸病源候论》《备急千金要方》等书中，就记载有发疹性疾病。宋代《小儿药证直诀·疮疹候》中提及"面燥腮赤，目胞亦赤，呵欠顿闷，乍凉乍热，咳嗽喷嚏，手足梢冷"，可以说是麻疹的最早记载。明代《证治准绳·幼科》将麻疹分为"初热期""见形期""收没期"3 期，迄今在临床应用。清代《麻科活人全书》中提出了麻疹出疹时必发热的重要论点。现代对麻疹顺证、逆证的辨证论治与护理都积累了丰富的经验。

【病因病机】

本病的病因是感受麻毒时邪。病机为正气与时邪交争，其主要病变在肺脾。麻疹时邪侵袭肺卫，郁阻于脾，外泄于肌肤，发为麻疹，是为麻疹顺证。若邪毒炽盛，或正气不足，毒邪传变内陷，则发生麻疹逆证。

病之初，时邪从鼻口而入，侵犯肺卫。卫表失和，枢机不利，肺气失宣，可见肺卫表证发热咳嗽、鼻塞流涕、喷嚏等。继而邪气入里，正邪交争剧烈，壮热如潮。若正气能够驱邪外泄，则邪毒泄于肌表，皮疹按序布发。疹透之后，毒随疹泄，麻疹渐次收没。因麻毒时邪热炽于内，灼伤阴津，热去之后，津伤液耗，皮肤可见糠麸样脱屑和色素沉着。患儿渐趋康复。若邪毒炽盛，或正气不足，或治疗不当，或调护失宜等，可导致正虚不能托邪外泄，因而邪毒内陷，则可产生逆证。如若时邪夹痰上攻咽喉，则成邪毒攻喉之证。若邪毒炽盛，正气不支，内陷厥阴，蒙蔽心包，引动肝风，则成邪陷心肝之证。

【诊断与鉴别诊断】

（一）诊断

1. 症状

发热、上呼吸道炎症、眼结膜炎等，而以皮肤出现红色斑丘疹和颊黏膜上有麻疹黏膜斑（Koplik 斑）及疹退后遗留色素沉着伴糠麸样脱屑为特征。

2. 病史

发病前 1~2 周有与麻疹患者接触史。

3. 体征

出疹前期可见颊黏膜上有麻疹黏膜斑。

4. 辅助检查

血常规，血清学，病原学检查。

（二）鉴别诊断

与幼儿急疹、猩红热、风疹相鉴别。

幼儿急疹是婴幼儿常见的急性发热出疹性疾病，其特点为婴幼儿在高热 3~5 天后，体温突然下降，同时出现玫瑰红色的斑丘疹。

猩红热为 A 组 β 型溶血性链球菌（也称为化脓链球菌）感染引起的急性呼吸道传染病。其临床特征为发热、咽峡炎、全身弥漫性鲜红色皮疹和疹退后明显脱屑。

风疹在出疹前 1～2 天，症状轻微或无明显前驱期症状。可有低热或中度发热，伴头痛、食欲减退、乏力、咳嗽、喷嚏、流涕、咽痛和结合膜充血等轻微上呼吸道炎症；偶有呕吐、腹泻、鼻衄、齿龈肿胀等。

【辨证施护】

（一）辨证要点

麻疹辨证首辨顺证、逆证。顺证分为初热期、见形期、收没期。具体表现为：身热不甚，常有微汗，咳嗽而不气促。3～4 天后，开始出疹。先见于耳后发际渐次延及头面、颈部，而后急速蔓延至胸背腹部、四肢，最后鼻准部及手心、足心都见疹点，疹点色泽红润，分布均匀，无其他合并证。疹点约在 3 天内透发完毕，随后隐没回退，热退咳减，精神转佳。

麻疹逆证多因邪盛正虚而发生。麻疹发病过程中，如见形期壮热持续不退，肤干无汗，烦躁不安；或麻疹暴出，皮疹稠密，疹色紫暗；或麻疹透发不畅，疹出即没，且疹稀色淡，面部无皮疹者；或见形期面色苍白、四肢厥冷等，均为麻疹逆证征象。

（二）一般护理

1. 环境要求

室内宜安静，以利病儿休息，特别注意保持室内温湿度，室温以 18～20℃，湿度以 65% 为宜。窗户遮以深色窗帘，避免强光刺激病儿眼睛。

2. 起居护理

保持皮肤清洁，皮肤瘙痒者可用温水清洗局部，剪去指甲，防止抓破皮肤而感染。

3. 情志护理

尊重、体贴、安慰患儿，解释病情，以消除其紧张恐惧情绪。

4. 饮食护理

饮食应清淡，富于营养。高热出疹期，不宜进食干硬、油腻和过甜食物，以半流质或流质为主，如稀粥、藕粉等，少量多餐。热退后，可食软饭，并逐渐给予易消化及营养丰富的食物，如牛奶、猪肝、瘦肉及蔬菜等。

5. 给药护理

中药汤药宜温服，药后盖被，取遍身微汗，以助疹透发。

6. 对症护理

出疹时用浮萍、苏叶各 30g 煎水热拭胸背部、手足心，以助疹外透。透疹不畅时，可用鲜芫荽煎水服用或抹身。

7. 病情观察

观察体温及出疹情况，做好消毒隔离，麻疹流行期间，易感患儿勿去公共场所，避免感染。隔离麻疹病儿，控制传染源。

（三）分型护治

1. 顺证

（1）邪犯肺卫（初热期）

临床表现：发热咳嗽，微恶风寒，喷嚏流涕，两目红赤，泪水汪汪，畏光羞明，咽喉肿痛，神烦哭闹，纳减口干，小便短少，大便不调。发热2～3天，口腔两颊黏膜红赤，近第一臼齿处可见麻疹黏膜斑，周围绕以红晕。舌质偏红，苔薄白或微黄，脉浮数。

护治原则：辛凉透表，清宣肺卫。

代表方剂：宣毒发表汤（《痘疹活幼至宝》）加减。

护理措施：

①环境要求。室温不宜过低，切忌当风。

②起居护理。注意保暖，防止受凉。气候变化，应及时添减衣物。

③情志护理。安慰病人，解释病情，使其精神愉快，避免恐惧。

④饮食护理。多食鱼汤、瘦肉汤、胡萝卜汤。切忌酸涩收敛食品，以免碍疹透发。

⑤给药护理。中药汤药宜温服，药后盖被，取遍身微汗，以助疹透发，切忌大苦、大寒过汗之剂，可给予黄豆、赤小豆煎汤频饮，以助发汗透疹。

⑥对症护理。发热时忌用退热药及冷敷、擦浴等降温措施，以免闭邪于内。

（2）邪入肺脾（见形期）

临床表现：壮热持续，起伏如潮，肤有微汗，烦躁不安，目赤眵多，咳嗽阵作，皮疹泛发，疹点由稀少而逐渐稠密，疹色先红后暗，压之褪色，抚之稍碍手，大便干结，小便短少，舌质红赤，苔黄腻，脉数有力。

护治原则：清凉解毒，透疹达邪。

代表方剂：清解透表汤（验方《中国中医药报》）加减。

护理措施：

①环境要求。室温不宜过低，切忌当风。

②起居护理。注意保暖，防止受凉。气候变化，应及时添减衣物。

③情志护理。安慰病人，解释病情，使其精神愉快，避免恐惧。

④饮食护理。饮食宜清淡，多饮水。在出疹期间，可吃些诱发的食物，如香菜、竹笋、蘑菇、鱼虾等助透发。疹出透时，可用鲜藕、芦根、萝卜煎汤当饮料。

⑤给药护理。中药汤药宜温服，药后盖被，取遍身微汗，以助疹透发。

⑥对症护理。体温过高时，可用温湿毛巾敷额头，不宜急于退热，更忌用冰袋等退热。应保持遍身有微汗，以利透疹，不可随意揭被以免因受凉导致邪毒内陷逆证。加强口腔护理，可用生理盐水或银花甘草液漱口，每天3次。饭后应漱口，避免口中残留饭渣引起口腔感染。

（3）阴津耗伤（收没期）

临床表现：皮疹出齐，发热渐退，神宁疲倦，咳嗽减轻，胃纳增加，皮疹依次渐回，皮肤可见糠麸样脱屑，并有色素沉着，舌红少津，舌苔薄净，脉细无力或细数。

护治原则：养阴益气，清解余邪。

代表方剂：沙参麦冬汤（《温病条辨》）加减。

护理措施：

①环境要求。室内空气清新，避风寒。

②起居护理。可下床在室内轻微活动。

③情志护理。可适当收看少儿节目，保持心情舒畅。

④饮食护理。饮食宜富营养，易消化，可食牛奶、鸡蛋、猪肝、瘦肉等，宜食沙参粥、百合莲子粥等及各种蔬菜水果。但勿饮食过量，以防食复。忌食生冷、油腻、生硬粗糙等不易消化之品。

⑤给药护理。中药汤剂少量多次，勿强灌，宜温服。

⑥对症护理。疹退脱屑时皮肤瘙痒，应注意皮肤清洁，防止乱抓，不宜过早洗澡，以防皮肤感染。

2. 逆证

（1）邪毒闭肺

临床表现：高热不退，烦躁不安，咳嗽气促，鼻翼扇动，喉间痰鸣，唇周发绀，口干欲饮，大便秘结，小便短赤，皮疹稠密，疹点紫暗，或疹出未齐，或疹出骤没，舌质红赤，苔黄腻，脉数有力。

护治原则：宣肺开闭，清热解毒。

代表方剂：麻杏石甘汤（《伤寒论》）加减。

护理措施：

①环境要求。定期室内空气消毒，每日对流2次，避免对流风。

②起居护理。加强生活护理，随时更换汗湿衣物，汗出时不要当风着凉。

③情志护理。做好安慰解释，避免惊恐。

④饮食护理。饮食宜清淡易消化。

⑤给药护理。中药汤剂宜温服。

⑥对症护理。气促时应及时吸氧，注意呼吸节律、次数，保持呼吸道通畅，随时清除口腔分泌物。密切观察病情变化，并配合医生处理。

（2）邪毒攻喉

临床表现：咽喉肿痛，或溃烂疼痛，吞咽不利，饮水呛咳，声音嘶哑，喉间痰鸣，咳如犬吠，甚则吸气困难，胸高胁陷，面唇紫绀，烦躁不安，舌质红赤，舌苔黄腻，脉象滑数。

护治原则：清热解毒，利咽消肿。

代表方剂：清咽下痰汤（《中医儿科学》）加减。

护理措施：

①环境要求。室内避免干燥和烟尘刺激。

②起居护理。避免去人多的公共场所，防外感加重病情。

③情志护理。陪伴患儿，减少心理恐惧。

④饮食护理。咽喉肿痛可用金银花等煎水含饮，喂服时宜少量多次，避免呛咳。

⑤给药护理。中医治法为清热解毒，利咽消肿。中药汤剂宜温服。

⑥对症护理。呼吸困难时，及时给予氧气吸入，并做好气管切开准备。严密观察呼吸及全身情况，及时做好抢救准备。

（3）邪陷心肝

临床表现：高热不退，皮疹稠密，聚集成片，色泽紫暗，喉间痰鸣，烦躁谵妄，甚至昏迷抽搐，舌质红绛，苔黄起刺，脉数有力。

护治原则：平肝熄风，清心开窍。

代表方剂：羚角钩藤汤（《重订通俗伤寒论》）加减。

护理措施：

①环境要求。室内空气新鲜、清洁、舒适，温度、湿度适宜，避免对流风，防风寒侵袭。

②起居护理。昏迷较深者，设专人守护，加强基础护理。

③情志护理。关心、体谅、疏导病人。

④饮食护理。给予沙参粥、百合莲子粥等。

⑤给药护理。中药汤剂宜温服。

⑥对症护理。高热不退者，可给予物理降温，以防抽搐。同时，配合针刺退热，常用大椎、天柱、曲池、合谷等穴位，或点刺少商穴以泄热，必要时给予退热剂。

【健康指导】

（1）按计划接种麻疹减毒活疫苗。在流行期间有麻疹接触史者，可及时注射丙种球蛋白，以预防麻疹的发病。

（2）麻疹流行期间，勿带小儿去公共场所和流行区域，以减少感染的机会。

（3）病儿接触传染源后，应隔离观察21天。

（4）尽早发现麻疹病儿，隔离至出疹5天，合并肺炎者延长隔离至出疹后10天。一般对接触者宜隔离观察14天，已免疫接种者观察4周。

（5）麻疹的护理工作极为重要，如护理得当，可无并发症，使病儿顺利康复。

（6）卧室空气流通，温度、湿度适宜，避免直接吹风受寒和过度阳光刺激，床铺被褥舒适柔软，环境安静。

（7）注意补充水分，饮食应清淡、易消化，出疹期忌油腻辛辣之品，收没期根据食欲增加丰富的食物。

二、水痘

水痘是感染水痘－带状疱疹病毒引起的一种急性出疹性传染病，临床以发热，皮肤黏膜分批出现，同时存在瘙痒性斑丘疹、疱疹及结痂为特征。

本病一年四季均可发生，但以冬春季节多见。任何年龄皆可发病，以6～9岁小儿为多见。本病传染性极强，从出疹前一日到皮疹全部干燥结痂（7～8天）均有传染性，易在集体托幼机构发生流行。易感儿初次感染后引起水痘，再次感染或患水痘后病毒未被彻底清除者，在神经节中潜伏，一旦毒力再现即表现为带状疱疹。患病后，大多数可获终身免疫。本病病情较轻，痊愈后皮肤一般不留瘢痕，预后良好。少数患儿可因邪毒炽盛而出现内陷厥阴或邪毒闭肺之变证，甚至危及生命。

【历史沿革】

古代医籍对本病的记载丰富。《景岳全书·痘疹诠》说："凡出水痘，先十数点，一日后其顶尖上有水疱，二日三日又出渐多，四日浑身作痒，疮头皆破，微加壮热即收矣。但有此疾，须忌发物，七八日乃瘥。"详细论述了本病的临床表现及预后。《医宗金鉴·痘疹心法要诀》："水痘皆因湿热成，外证多与大痘同，形圆顶尖含清水，易胀易靥不浆脓。初起荆防败毒散，加味导赤继相从。"明确了本病的临床特征、病机和治法。

【病因病机】

本病病因为外感水痘时邪。其病变主要在肺脾二经。时行邪毒由口鼻而入，蕴郁肺脾，与内湿相搏，蕴蒸于肌表，则发为水痘。

1. 邪郁肺卫

时行邪毒，由口鼻而入，蕴伏于肺，邪伤肺卫，宣发失常，则见发热、咳嗽、流涕等肺卫症状。卫气与邪气交争，邪毒外泄肌表，则痘疹外露。

2. 毒炽气营

若禀赋不足，素体虚弱，或感邪较重，邪盛正衰，热毒炽盛，内犯气营，外透机表，则致壮热、烦躁、水痘稠密、疹色暗紫、疱浆混浊等。邪毒炽盛，内陷心肝者，症见神昏、抽搐症；邪毒闭肺者，则见高热咳嗽、喘急、鼻扇等症。

【诊断与鉴别诊断】

（一）诊断

1. 症状

皮肤黏膜上分批出现的斑疹、丘疹、水疱和痂疹为特征的急性传染性皮肤病。

2. 病史

起病前2～3周有接触史。

3. 体征

全身皮肤黏膜上分批出现的斑疹、丘疹、水疱和痂疹。

4.辅助检查

血常规，病原学，血清学检查。

（二）鉴别诊断

手足口病。发热1~2天后开始出现皮疹，通常在手足、臀部出现，或出现口腔黏膜疱疹。有的患儿不发热，只表现为手、足、臀部皮疹或疱疹性咽峡炎，病情较轻。

【辨证施护】

（一）辨证要点

水痘辨证首辨轻重。轻证发热不高，流涕咳嗽，皮疹细小，分布稀疏，疹色红润，疱浆清亮，病在卫气；重证壮热烦渴，皮疹粗大，分布稠密，疹色紫暗，疱浆混浊，病在气营，并常因邪毒炽盛，累及它脏而出现变证。若邪陷心肝，则见神昏、抽搐等；邪毒闭肺，则见咳喘、气急等。本病需与脓疱疹及水疥（丘疹样荨麻疹）相鉴别。

（二）一般护理

1.环境要求

室内宜清洁、温暖，避免对流风。

2.起居护理

注意隔离，待水痘结痂脱落为止。衣服宜宽大，要清洁、柔软。

3.情志护理

安慰病儿，解释病情，使其精神愉快，避免恐惧。

4.饮食护理

饮食宜清淡易消化，忌食生姜、辣椒等物。多饮水，或用胡萝卜、甘蔗等煎水饮。

5.给药护理

中药汤剂宜少量多次饮服，服药后以微汗为宜。

6.对症护理

注意观察生命体征，壮热不退者，可用物理降温，以防高热惊厥；便秘者，可用番泻叶3~5g，泡水代饮；牙龈红肿、口舌生疮者，做好口腔护理，可用银花、甘草煎水，凉后漱口；出现气急鼻扇或惊厥等症时，及时采取措施配合抢救。

7.病情观察

注意观察患儿精神、食欲、皮肤、体温、舌苔、脉象的变化，及时记录水痘出现的部位、时间、色泽、形态等。发热者多饮开水或芦根水，必要时针刺曲池、合谷散热；咳嗽时可用枇杷叶、大青叶泡水饮。如发现出疹后持续高热不退、咳喘，或呕吐、头痛、烦躁不安或嗜睡，惊厥时，应及时通知医生并配合处理。

（三）分型护治

1.邪伤肺卫

临床表现：发热轻微，或无热，鼻塞流涕，喷嚏，咳嗽，1~2d后皮肤出疹，疹色红润，疱浆清亮，根盘红晕不明显，点粒稀疏，躯干部较多，伴有痒感，舌质淡，苔薄白，脉浮数。

护治原则：疏风清热，利湿解毒。

代表方剂：银翘散（《温病条辨》）加减。

护理措施：

①环境要求。病室宜清洁温暖，定时通风。保持患儿皮肤清洁、干燥，防止痘疹破溃感染。

②起居护理。注意勤剪指甲，以免抓伤皮肤。保持床单清洁干燥，衣被柔软松适，不宜过紧。注意避风寒，防复感。

③情志护理。患儿皮肤瘙痒吵闹时，可用讲故事、听音乐等移情法，转移其注意力。

④饮食护理。饮食宜流质、半流质等清淡、易消化之品，忌油腻、荤腥、姜椒辣物。多饮水，或用胡萝卜、荸荠、甘蔗等煎水代茶。

⑤给药护理。中药汤剂宜少量多次饮服，服药后以微汗为宜。

⑥对症护理。皮肤瘙痒甚时，可用炉甘石洗剂或者5%碳酸氢钠涂擦。疱疹破溃者可用青黛散撒布，以清热除湿。疱疹继发感染者局部可涂黄连膏或青黛散。

2. 毒炽气营

临床表现：壮热烦躁，口渴欲饮，面赤唇红，口舌生疮，痘疹分布密集，疹色紫暗，疱浆混浊，大便干结，小便短黄，舌红或绛，苔黄糙而干，脉数有力。

护治原则：清气凉营，解毒化湿。

代表方剂：清胃解毒汤（《痘疹传心录》）加减。

护理措施：

①环境要求。病室宜凉爽，定时通风。

②起居护理。注意保暖，防止受凉。气候变化后，应及时添减衣物。

③饮食护理。鼓励患儿多饮水，或用芦根、荸荠、萝卜等煎水代茶饮，保持身体有微汗出，以利透疹。

④给药护理。中药汤药宜温服，药后盖被，取遍身微汗，以助疹透发。

⑤对症护理。高热时可用温水擦浴，切勿用冰敷法降温，以免毛窍闭塞，邪热内遏。大便秘结者，可用番泻叶泡水服用，观察体温变化。若出现持续高热，气急鼻扇或惊厥等症，应立即报告医生，并做好抢救准备。

【健康指导】

（1）保持室内空气流通、新鲜，注意避免风寒，防止发生感染。

（2）饮食宜清淡、易于消化，多饮温开水，忌食辛辣刺激性食物。

（3）保持皮肤清洁，避免搔抓损伤皮肤，内衣要柔软勤换，以防擦破皮肤，引起感染。

（4）水痘患儿禁用激素，对原用激素者及时减至生理量。

第六章　中医眼科护理

中医眼科学具有悠久的历史，它积淀了中华民族几千年来与眼病作斗争的丰富经验，是中医临床学科中不可缺少的一个重要组成部分。中医眼科学是在中医基本理论基础上利用眼部疾病的发生发展和体内脏腑经络的功能关系研究眼的生理、病理和眼病的临床表现、诊断、辨证、治疗与预防的专门学科。中医眼科重视护理工作，认为正确的护理可以缩短病程，提高疗效，中医眼科护理是中医眼科医疗工作中不可忽视的环节。历经诸代，特别是大量现代仪器设备的应用，现代眼科护理技术的推广，提高了中医眼科的诊疗、护理水平，中医眼科护理知识及内容日趋完善，中医眼科护理逐渐形成一门独具特色的学科。

第一节　中医眼科护理概论

一、内容与范围

中医眼科护理学是运用中医学理论研究眼的生理、病理和防治、护理眼科疾病的一门临床学科，是祖国医学的重要组成部分之一。其任务是防治眼病，维护人体视觉器官的健康。

眼居头面局部。由于它的位置、结构和功能特殊，中医眼科护理具有本学科的特点。同时，眼又是人体不可分割的一部分，通过经络与全身保持着密切的联系。五脏六腑之精气能上注于目。心、肝、脾对血的主持、储藏、调节和统摄，肺气的输布，脾气的运化，肾的藏精和主津液等功能，使眼得到精血濡养而维持正常的视功能。目为心之使，视功能既是心神在目的表现，又与其他各脏息息相关，如肝和则能辨五色；神光与胆、命门关系密切。若脏腑功能失调，不能生化精血，或精血无以输送至目，使目失精血的濡养而影响视功能。由于眼是脏腑精血所注而成，通过检查眼的证候，可测知脏腑的虚实。根据眼与脏腑密切相关的理论，将眼部组织由外至内分为眼睑、两眦、白睛、黑睛和瞳神五个部位称为五轮，即肉轮、血轮、气轮、风轮、水轮，分属于脾、心、肺、肝和肾五脏。眼部疾病的发生发展和体内脏腑经络的功能正常与否，相互影响、相互关联。

中医眼科护理学的基本理论和辨证施护体系是建立在中医基本理论的基础之上的，

并与中医临床学科密切相关，是中医临床护理学中不可缺少的一个重要组成部分。由于视觉器官解剖学的特点和其功能的复杂性，决定其检查、处理和研究方法与其他临床学科有较大差别。中医眼科护理学专业知识和技能的传授是中医临床护理学人才培养过程中的重要环节，可使护士认识、掌握常见眼病的临床表现、治疗、护理、健康教育等内容。

二、病因病机述要

眼与外界环境直接接触，内与脏腑经络密切联系，其结构精细而又脆弱，故很容易遭受体内外各种致病因素的侵害而发病。眼病的病因是多种多样的，可由各种外来因素所造成，亦可因人体内在机能失调而发病。外来因素包括外伤与时邪（六淫和疠气），而外邪往往通过人体内在机能失去相对平衡的条件下才引起发病，即《内经》所谓"邪之所凑，其气必虚"。而七情、劳倦、饮食不节之发病，又多涉及脏腑、经络、气血机能失调。

眼病分为外障和内障两大类。外障，是肉轮、血轮、气轮和风轮等部位病变的总称，多为六淫之邪外袭或外伤所致，也可因食滞、湿毒或痰火等因素而起。以发病突然，外证明显，证候变化快为临床特征，如胞睑红肿，睑弦赤烂，热泪如汤，眵多黏结，白睛红赤，黑睛混浊，翳膜遮睛等；多伴有目痒目痛，羞明流泪等自觉症状。外障眼病多属有余之证，也有内虚所致的。内障是指水轮病变，有狭义内障和广义内障之分。狭义内障专指外观所看到的瞳神部位的病变，包括瞳神的大小、颜色、形态与位置的变化，特别是注重瞳神颜色的变异。广义内障，泛指瞳神及瞳神以内各组织的眼病。除外观所看到的瞳神部位的病变外，还含瞳神端好，唯有视力与视觉方面出现异常的眼病，如自觉视物昏花、视物变形、视瞻有色、视惑、青盲、暴盲等，眼底检查可见渗出物、出血或水肿等病理改变。内障多因七情所伤、劳瞻竭视或劳倦等因素，导致精血耗损，阴虚火动，脉络阻滞，引起脏腑、经络、气血、津液功能失调，或外伤所致，故内障眼病有虚证、实证和虚中夹实证。

三、护理要点

1.环境要求

保持环境清洁，安逸舒适，空气流通，去除各种不安全因素。不宜接近高温炉灶，更须避免烟熏。病室、治疗室等处的陈设要整齐，物品尽可能放置在墙边。通道两旁宜有扶手，无障碍物，地面铺设防滑砖等适宜低视力或目盲者生活的设施。协助住院患者尽快熟悉病区环境及呼叫系统的使用。

2.起居护理

协助患者做好日常生活护理，患者使用的物品要定位放置。凡传染性眼病，患眼的眵泪不要沾污他人，用过的毛巾、手帕、枕巾等要煮沸消毒。如一眼先患病，不要交叉擦眼，卧位宜取患侧，以免眵泪流入对侧，引起健眼发病，同时眼部禁止封盖，以免加重病情。凡眼病患者，一般要少用目力，特别在急性期不要做阅读、抄写等增加目力负担的工作，即使较轻的慢性眼病，只宜适当阅读书报，不宜过度，应稍读稍息，避免用目力过度而加重眼病。如为黑睛等部位的疾病，可戴用有色眼镜，避免强光刺激，室内窗户可置帘幔，灯光适当遮挡，以免光线过强，刺激患眼。如有绿风内障等，在暗室和晚间不宜使用目力。对于眼内出血所致的暴盲，必须减少体力活动或增加卧床休息，以免活动过多加重病情。肾虚引起的内障眼病，必须节制或暂忌房事。

3. 情志护理

对于难以速愈或预后较差的眼病，要注意了解病人思想情况，劝其心情开阔，保持七情和畅，切勿焦虑忧郁，正确对待疾病。要温和体贴，多安慰鼓励，减少病人的思想负担。

4. 饮食护理

实热性质的眼病，忌辛辣、煎炒炙煿及腥发之物，以免助热生火，或蕴成脾胃湿热，加重病情。宜多食瓜果疏菜等清润之品，以助清利头目。虚寒性质的眼病，戒食寒凉凝滞之物，以免损伤脾胃，致运化失司，妨碍康复。戒烟酒。

5. 给药护理

急病重病，以汤剂为主，且可日服 1~2 剂，以使药力相续。慢性眼病，可用膏丹丸散，逐渐调理，缓以图功。患者取仰卧位或坐位，头略后仰，眼睛向上注视，医务人员站在患者的侧前方，用左手拇指和食指将上、下眼睑轻轻分开，两手指分别固定于上、下眶缘，暴露下穹隆部。右手持滴眼液滴管，距眼约 3cm，将药液滴入下结膜囊内 1~2 滴，将上眼睑轻轻提起，使结膜囊内充满滴眼液，用消毒棉球拭去溢于眼外的药液，嘱患者闭眼并用消毒棉球按压泪囊 2~3 分钟，以增强药物效果，避免引起不良反应。局部用药动作要轻巧敏捷，药瓶不要碰触睫毛。外敷药物时，勿将药末掉入眼内，一般可用纱布一层隔垫，不要直接敷于眼上。

6. 对症护理

出血早期不宜使用热敷、热熨、艾灸、眼部直流电药物离子导入等方法。如撞击伤目所致的血灌瞳神早期，应取半坐卧位，严重者应遮盖双眼，限制双眼活动，以免增加出血，加重病情。眼部有分泌物者，应及时用蘸湿的棉签拭除，或用黄连液、鱼腥草液冲洗眼部。若有睑结膜伪膜形成者，应及时拭除，遵医嘱冲洗眼部。需要眼部手术治疗者，按眼手术护理常规进行。术前调理身体，术后头枕要安稳，进食宜粥饭，便时勿用力，避免呕逆咳嗽等。

7. 病情观察

使用抗生素、糖皮质激素和中药注射液类药物，用药过程中要注意是否出现不良反应，如眼部出现剧烈疼痛，伴有恶心呕吐，多属激素性青光眼发作；出现上腹部疼痛，柏油样大便，多属糖皮质激素引起的胃黏膜应激性溃疡，应报告医师，及时进行处理。真睛破损者，除注意伤眼情况外，还应注意健眼情况，避免误诊或漏诊交感性眼炎。

第二节　眼科病证

眼科病证包括胞睑病证、两眦病证、白睛病证、黑睛病证、瞳神病证、眼眶及眼肌病证等，本节选择天行赤眼、圆翳内障这两个常见病证进行阐述。

一、天行赤眼

天行赤眼是指外感疫疠之气，以白睛暴发红赤、点片溢血，畏光流泪涩痛，眵多黏结，能迅速传染并引起广泛流行为特征的眼病。常累及双眼，多发于夏秋之季。

西医学的急性传染性结膜炎，或流行性结膜角膜炎与本证相似，可参照本章护理。

【历史沿革】

本病多数眼科专著皆有论述，元末《银海精微》论述最为全面。《银海精微·天行赤眼》："谓天地流行毒气，能传染于人，一人害眼传于一家，不论大小皆传一遍……肿痛沙涩难开，或五日而愈，此一候之气，其病安矣……此症只气候瘴毒之染，虽肿痛之重，终不伤黑睛瞳仁。"对本证的病因、传染流行性、症状及预后均做了描述。《证治准绳·杂病·七窍门》对本病病因描述除强调天时流行热邪外，还提出与内在原因有关系："有人或素有目疾及痰火热病，水少元虚者，则尔我传染。"同时，还对本病的预后有所描述谓："若感染轻而源清，邪不胜正者，则七日而自愈，盖火数七，故七日火气尽而愈，七日不愈而有二七者，乃再传也，二七不退者，必其犯触及本虚之故，防他变证矣。"明代《龙树菩萨眼论》论述了本病愈后应注意的事项："若眼因天行病后……不慎口将息，食饮失度所致，患起，食多热毒之食，必损其眼也……不尔，当生翳障，疼痛不可忍。"指出了本证若治护不当，日久不愈，极易并发黑睛翳障。本病的治疗，各专著均主张内服外点，而《银海精微》提出本病不可用刷洗。

【病因病机】

本病因外感疫疠之气或肺胃积热，内外合邪交攻于目而发。

1. 疫疠之气侵扰于目

疫疠之气侵扰于目，致使眼痛，局部气血亢盛，进而白睛红肿热痛。若毒邪风重则流泪而痒，而热毒盛则生眵而黏，且热痛难忍，甚则热迫血络而使白睛之血外溢。

2. 肺胃蕴热，兼感疠毒

肺主气轮为白睛，胃主胞睑。风热上受，或痰热内积，致使肺失清肃；饮食不节，嗜烟酗酒，脾胃失其健运。两经蕴热即可导致胞睑白睛红赤肿痛，又兼感受时行疫疠之毒，内外合邪，病势急速而赤痛肿胀甚。

【诊断与鉴别诊断】

（一）诊断

1. 症状

自觉刺痒、异物感和烧灼感，患眼白睛红赤，怕热羞明，眵多胶结。

2. 病史

发病急骤，双眼同时或先后发病，有接触史。

3. 体征

结膜充血、水肿。幼年病儿结膜上常有假膜。

4. 辅助检查

分泌物涂片或结膜上皮刮片可查到细菌。

（二）鉴别诊断

1. 暴风客热

暴风客热为外感风热突然发病，但其不会引起流行，患眼兼有白睛浮肿、多泪，伴有恶寒发热，头痛鼻塞，口渴，溲赤便秘等。

2. 天行赤眼暴翳

天行赤眼暴翳为感染疫疠之气而致白睛、黑睛同时发病，病势急骤，且能传染流行。患眼白睛混赤浮肿，眵少泪多，耳前多伴肿核，按之疼痛，当白睛红赤稍减，黑睛则见星翳簇生，以致视物不清。全身可伴有倦怠、头痛、发热等。

【辨证施护】

（一）辨证要点

本病因感受疫疠之气所致，处在流行区都有染病的可能。本病辨证关键在辨病邪与正气的关系。如感邪轻而正气强，则发病轻而易愈，否则病情较重。若日久不愈，每易并发黑睛星翳。

（二）一般护理

（1）居室清静凉爽、空气流通、光线柔和偏暗，避免阳光直射刺激患眼。

（2）注意休息，保证充足睡眠。减少阅读、书写、看电视等，避免劳累和用眼过度。

（3）饮食宜清淡、易消化，多食菠菜、苦瓜、冬瓜、西瓜、梨等新鲜蔬果。忌食辛辣、炙煿发物，如虾、蟹、海鲜、烧鹅等。戒烟酒。

（4）注意隔离，加强传染源的管理。病人的手帕、洗脸用具、枕巾及水源等物品，均需隔离消毒。医护人员接触患眼后，要进行手的消毒。接触过患眼的医疗器械、用物及污物等，也要严格消毒处理。

（5）禁忌遮盖和热敷患眼，以免迫邪入里，使热毒更盛。可根据细菌培养及药物敏感试验结果，选用2～3种抗生素眼药水交替滴眼，或用黄连西瓜霜眼药水、10%～

15%千里光眼药水滴眼，每小时10次，病情改善后逐渐减少至每日4~6次，直至痊愈。睡前可予涂抗生素眼膏或胆汁二连膏，以发挥持续的治疗作用。在应用抗菌药物的同时，配合皮质类固醇激素滴眼，可提高治疗效果。但应注意掌握浓度和用药期限，若长期局部应用，可致部分病人发生激素性青光眼。

（6）注意眼部清洁，勿用手揉擦眼睛。如眵泪分泌物多时，应及时用消毒的棉签蘸生理盐水轻轻抹洗。如有假膜者，应及时用消毒棉签擦除，并按医嘱用3%双黄连液或生理盐水冲洗患眼。冲洗时，勿将冲洗液溅入健眼，以免交叉感染。眼部症状严重者，可遵医嘱针刺合谷、曲池、攒竹、丝竹空、睛明、瞳子髎等穴位，用泻法。亦可点刺患侧眉弓、眉尖、太阳、耳尖放血。

（7）注意观察患眼情况和伴随症状，发现异常及时报告医师，并协助医师对症处理。

（三）分型护治

1. 初感疬气证

临床表现：眼病初起，结膜突然充血，涩痒，羞明流泪，眼睑红肿，眵稀薄。全身伴恶寒、发热、鼻塞涕清、苔薄白或薄黄、脉浮数。

治护原则：清热解毒，疏风散邪。

代表方剂：驱风散热饮子（《审视瑶函》）加减。

护理措施：

①环境要求。居室应清静凉爽、空气流通。

②起居护理。注意避风，保暖。出汗时，及时用干毛巾擦干。

③情志护理。安慰、劝导患者，使其保持心情舒畅，避免情志过激或抑郁。

④饮食护理。宜清淡性凉之品，多食新鲜蔬菜、水果，忌辛辣、煎炸食物及烟酒。

⑤给药护理。中药汤剂宜上午热服，药后加盖衣被，以取微汗，助药力驱邪外出。

⑥对症护理。发热时多饮开水和清凉饮料，可用菊花、夏枯草、桑叶煎水代茶。

2. 热毒炽盛证

临床表现：患眼灼热疼痛，胞睑红肿，白睛赤丝满布，弥漫溢血，眵泪黏稠，兼见头痛身热，烦躁口渴，便秘溲赤。舌红苔黄，脉洪数。

治护原则：清热泻火，解毒散邪。

代表方剂：以普济消毒饮（《东垣试效方》）为主方加减。

护理措施：

①环境要求。病室光线柔和偏暗，避免阳光直射刺激患眼。

②起居护理。不宜做阅读、抄写等伤眼神的工作，以免加重眼患。勿用手揉擦眼睛，以防加重溢血。

③情志护理。积极引导患者，保持开朗、乐观心情。

④饮食护理。常食绿豆粥、西瓜汁、冬瓜荷叶薏米汤等，以清肺胃积热。

⑤给药护理。中药汤剂宜凉服，早晚分服。

⑥对症护理。注意口腔卫生，常用银连漱口液或淡盐水含漱，以消除口臭，防止口腔炎症。保持大便通畅，便秘者，可用大黄5~10g泡服，以通便泻热；也可遵医嘱针刺合谷、曲池、大肠腧等穴位；或予灌肠通便。

【健康指导】

（1）保持室内清洁，室内光线要适宜，空气流通。慎起居，适时增减衣被，避免过度疲劳。晨间户外活动，呼吸新鲜空气，如打太极拳、做操、散步等，以增强体质。

（2）饮食有节，食宜清淡，忌肥腻厚味、辛辣刺激、煎炸炙煿之品。年老病人多伴有高血压、动脉硬化等心血管疾患，故应避免肥腻厚味、浓茶、咖啡。

（3）注意用眼卫生，勿用不洁物品擦抹眼睛。养成剪指甲、勤洗手的卫生习惯，饭前便后洗手。接触外界环境后洗手，保持手的清洁，不要用手揉擦眼睛。

（4）了解该病的传播方式，掌握简单的消毒措施。避免病人到公共场所，尤应禁止到游泳池游泳，以免引起传播流行。病人的手帕、洗脸用具、枕巾及儿童玩具等，均需隔离消毒。接触过患眼的手、用物及污物等，也要严加消毒处理。

（5）流行季节，健康人可常用治疗本病的眼药水滴眼，或用菊花、夏枯草、桑叶等煎水代茶饮用，可起到预防作用。

二、圆翳内障

圆翳内障是因年高体弱、精血日衰、目失涵养，致晶珠混浊，视力渐降，最终在瞳神之中出现圆形银白色或棕褐色翳障，导致视力障碍的内障类眼病。临床上主要表现为视物模糊逐渐加重，渐至不辨人物，仅有光感，无目红、眼痛、流泪等症。本病多见于老年人。常两眼发病，但有先后发生和轻重程度不同之别。当翳定障老时，经手术治疗可以恢复一定视力。

本病相当于西医学的老年性白内障。此外，先天性白内障、外伤性白内障、并发性白内障及代谢性白内障，因其眼部症状与本证相似，故也可参照本章护理。

【历史沿革】

隋代王焘《外台秘要》的记载最早："眼无所因起，忽然膜膜，不痛不痒，渐渐不明，久历年岁，逐致失明。"书中提及金蓖决内障是中医文献中对眼科金针拨内障手术的最早记载。晚唐《龙树菩萨眼论》云："眼不痒不痛，端然渐渐不明，遂即失明，眼形不异，唯瞳人里有隐隐青白色，虽不辨人物，犹见三光者，名曰内障。"说明了本病的证候特征。至《秘传眼科龙木论》，对本病的认识已比较全面："凡眼初患之时，眼前多见蝇飞花发，垂蟢。薄烟轻雾，渐渐加重；不痛不痒，渐渐失明，眼与不患相似，且不辨人物，惟睹三光。患者不觉，先从一眼先患，向后相牵俱损。此是脑脂流下，肝风上冲。玉翳青白，瞳人端正，阳看则小，阴看则大，其眼须针，然后服药。"本书还记载了与本病类同者计十余种之多，如浮翳、沉翳、滑翳、枣花翳、黄心白翳、如银内障等。其名虽异，实则均为晶珠混浊，只是病变之阶段、程度、部位、颜色有所差别而已。此后，黄庭镜在《目经大成·内障》对类同者浮翳、沉翳、滑翳等进一步描述，并在《审视瑶函·内障》拨内障八法的基础上进一步将八个操作步骤依次以审机、点睛、射覆、探骊、扰海、卷帘、圆镜、完璧命名。

【病因病机】

多因年老体衰，肝肾两亏，精血不足，或脾虚失运，精气不能上荣于目所致。此外，肝经郁热或阴虚夹湿热上攻，也能引起本病。

（1）年老体衰，肝肾两亏，精血不足，不能上荣于目，晶珠失养而混浊。

（2）饮食不节，劳伤形体，脾虚气弱，运化无力，五脏六腑之精气不能上荣于目，晶珠失养而混浊。

（3）忧思暴怒，肝火上炎或肝郁化火，上扰于目，热灼晶珠，晶珠混浊。

（4）脾胃湿热蕴结，熏蒸于目，或湿热郁久，化热伤阴，不能濡养于目，晶珠失养。

【诊断与鉴别诊断】

（一）诊断

1. 症状

视力逐渐下降，初期有固定黑影或单眼复视。

2. 体征

（1）初发期：晶状体周边皮质混浊，呈扇形、楔形灰白色，赤道部呈辐射状混浊。

（2）未成熟期：晶状体皮质混浊加重，向瞳孔区发展，体积膨胀，前房浅，半月状虹膜投影，视力明显下降。

（3）成熟期：全晶体呈弥漫性乳白色混浊。视力仅有光感，光定位及色觉正常，虹膜投影消失，前房深浅正常。

（4）过熟期：晶状体纤维分解溶化，排出水分，体积缩小，前囊可见彩色胆固醇结晶或白色钙质沉着，黄色晶体核下沉，前房加深，虹膜震颤，晶状体脱位，可有复视。

3. 病史

45岁以上，双眼先后发病，病程数月至数年不等。

（二）鉴别诊断

1. 老年性核硬化

老年性核性白内障须与老年性核硬化相鉴别。核硬化不影响视力，眼底镜彻照法检查眼底时，核硬化无遮光现象。

2. 并发性白内障

囊膜下白内障须与并发性白内障相鉴别。并发性白内障早期在面包屑样混浊中有彩光泽，混浊沿视轴区向前发展，边界模糊。有眼部其他疾病病史。

3. 蓝点状白内障

蓝点状白内障为静止性先天异常，混浊呈斑点状，可呈灰白色或天蓝色，一般较小，不影响视力。

【辨证施护】

（一）辨证要点

本病病程较长，药物治疗适用于早期，早期当辨病之虚实。若晶珠灰白混浊，已明显障碍瞳神，则药物难以奏效，宜待翳定障老之后，施行手术治疗。

（二）一般护理

1. 早期护理

（1）环境舒适，光线适宜，不过亮及过暗。外出时戴变色眼镜，防止紫外线对眼睛的刺激损害。

（2）生活起居有序，适当控制阅读及看电视等，减轻眼睛疲劳，避免用目过度引起眼胀痛甚至头痛。

（3）指导病人建立良好的饮食习惯。饮食宜清润、富有营养，食物搭配合理。适当添加纤维素含量高的食物，如水果、蔬菜，以补充足量维生素 C。不过食辛辣类食物，烟酒应尽量戒除，以免加重眼部疾患。年老病人要忌肥甘、寒凉、生冷食物。

（4）保持心情舒畅，避免忧虑郁怒、过度紧张。由于圆翳内障病人年龄大、视力差，行动非常不便，常会出现社交及心理障碍，故对病人应细致关怀，加强心理护理。及时解除患者的顾虑，消除其心理压力。

（5）圆翳内障初发期及未成熟期，可在医生的指导下用治疗白内障眼药水滴眼，每日 3 次，以延缓圆翳内障的发展。滴眼药水前，先洗净双手。滴眼药方法：患者取仰卧或坐位，头稍后仰，向患侧倾斜。操作者先用棉签擦去分泌物，一手轻轻分开上、下眼睑，暴露结膜囊，另一只手持眼药水，将药滴于结膜囊内，轻提起上睑，嘱患者闭目 1~3 分钟，用棉签擦去溢出的药液。或遵医嘱针刺睛明、球后、攒竹、合谷、足三里、三阴交等穴位，每日或隔日 1 次，每次 2~3 穴，10 次为一疗程。

（6）失眠者，可睡前热水泡脚，同时双手交替按摩足心（涌泉穴）。绿风内障者可在膨胀期内发生，应遵医嘱酌情加用降眼压药物。瞳神紧小症急性虹膜睫状体炎发生于过熟期，可根据病情，遵医嘱用龙胆泻肝丸、金匮肾气丸、知柏地黄丸等。

2. 手术护理

（1）术前护理：

①病人多为高龄，故应全面照顾其生活，帮助其尽快适应新环境。外出各种检查、治疗和行走应有人陪伴，防止跌仆、碰伤。

②做好解释工作，讲解手术性质与配合、注意事项，使患者情绪稳定，保证手术顺利进行。

③注意保暖，预防感冒。睡眠要充足，睡觉时宜抬高枕头。睡眠不佳者，必要时

遵医嘱予安眠药物，以防眼压升高。

④观察有无手术禁忌证，如咳嗽、发热、妇女经期等。术前训练床上含漱、解大小便。同时，准备术后用物。

⑤遵医嘱滴抗生素眼药水或冲洗结膜囊，以防止感染。

⑥应禁食。

（2）术后护理：

①嘱病人不要弄湿、污染和自行拆开眼垫。为防止在睡眠中手无意识地触碰到眼部，可在眼垫外加金属或塑料眼盾保护，或入睡前适当约束双手。

②遵医嘱取合适卧位静养休息。病人不得用力挤眼、闭目、咳嗽、喷嚏或大声说话，避免震动头部。术后2d内卧床休息，可轻轻擦脸、漱口，但不宜刷牙，上厕所可取坐位。术后1周可洗脸、沐浴，但应减少头部活动及弯腰动作。针拨术后病人，应取半坐卧位，以使脱位的晶体安定在颞下方；避免低头弯腰动作，以防拨下的晶体再度浮起。

③饮食宜甘淡之品、半流质或软食，避免进食太快而发生误咽、打呛，禁忌咀嚼硬的食物。多食深色蔬菜、瓜果及含硒、锌的食物，有助于疾病的恢复，忌食炙烤、肥甘之品，不宜吃助火升阳、油腻难化之食，如干姜、辣椒、胡椒、狗肉，少吃油炸、烘烤食物，禁止喝浓茶、咖啡，戒烟酒。

④病人术后3d内，避免过度用腹压，否则对创口不利。若病人发生便秘，应给缓泻剂通便，如用开塞露塞肛或番泻叶泡茶饮用。

⑤按时巡视病人，注意询问和观察眼部和全身情况，注意眼垫有无松动、移位和渗血等，防止并发症发生。若术眼突然剧痛，伴有头痛、恶心呕吐及其他情况，应及时报告医师，并协助医师做好对症处理。

⑥超声乳化术后，应注意并指导患者保护术眼，重视眼部卫生，勿用手揉眼，遵医嘱按时、准确滴眼药。如出现眼部发红、眼痛、眼胀、视力下降，要及时报告医生处理。人工晶体术后禁用扩瞳剂。散瞳时须十分慎重，严格按医嘱执行。滴扩瞳药水后，告知患者不能做低头动作。禁止患者大声谈笑。

（三）分型护治

1. 肝肾两亏证

临床表现：晶珠混浊，视物模糊，头晕耳鸣，腰膝酸软，或面白畏冷，小便清长。舌淡脉细，脉沉弱。

治护原则：补益肝肾。

代表方剂：杞菊地黄丸（《医级》）加减。

护理措施：

①环境要求。保持室内清洁，空气流通。

②起居护理。慎调寒温，衣着适中，注意保暖、防寒，避免对流风。应卧床休息，

保证睡眠充足，注意劳逸结合。节制房事，保存肾精。

③情志护理。安慰、开导、关心患者，使其保持心情舒畅。

④饮食护理。多食补肝肾、养精血的食物，如枸杞子、黄精、核桃仁、羊肉、狗肉等。可用芡实、羊肾煲粥，或沙苑子、母鸡煲汤食用。可食桑葚酒（桑葚250g置于低度白酒500g中，浸泡30d）、清蒸枸杞桂圆（枸杞子30g，桂圆肉20g放入碗内，加入清水，上笼用旺火蒸至烂熟即成）。

⑤给药护理。中药汤剂宜饭前热服。

2.脾虚气弱

临床表现：晶珠混浊，视物昏花，兼见精神倦怠，肢体乏力，面色萎黄，食少便溏，少气懒言，舌淡苔白，脉缓或细弱。

治护原则：补脾益气。

代表方剂：补中益气汤（《脾胃论》）加减。

护理措施：

①环境要求。病室宜温暖向阳，但应避免光线过强。

②起居护理。卧床休息，避免劳累过度，少用目力。注意保暖，及时添减衣物，避免感受外邪。气虚出汗应及时用干毛巾擦干，并做好皮肤护理，注意防寒保暖。

③情志护理。鼓励、劝慰患者，避免患者产生恐惧不安心理。

④饮食护理。宜食健脾益肾、清热明目之品，戒食寒凉凝滞之物，以保护脾气。可食珍珠母汤（珍珠母60g、苍术24g、人参3g）、山药膏（山药50g，切成小块，加水煮熟，加入白糖少许，略煮片刻即成）、山药红枣粥（山药60g切成碎粒，与洗净的大枣30g、粳米100g放入锅内，加入清水1 000g煮成粥，加入白糖调味即成）、夜明砂粥（将夜明砂9g、淮药30g、菟丝子9g，用布包好，加水5碗，煎成3碗，去渣后入粳米60g、红糖适量煮粥）。

⑤给药护理。中药汤剂宜空腹热服。

3.肝热上扰

临床表现：晶珠混浊，视物昏朦，或有眵泪、目涩，兼见头痛，口苦咽干，舌红苔黄，脉弦。

治护原则：清热平肝。

代表方剂：石决明散（《普济方》）加减。

护理措施：

①环境要求。室温宜偏低，环境清静，避免噪声和烦扰。

②起居护理。卧床静养，保证睡眠充足，注意劳逸结合。

③情志护理。调畅情志，开导病人，保持心情愉快。

④饮食护理。以平肝熄风、滋肾养阴食物为宜。忌食大温大热之品，如生姜、大葱、辣椒、羊肉、狗肉等，少饮咖啡、浓茶。可食菊苗粥（甘菊30g，洗净切细，同粳米60g、冰糖适量煮粥）、桑麻糖（桑叶100g，烘干，研为细末，黑芝麻120g捣碎，和

蜂蜜加水煎至浓稠，入桑叶末混匀，制成糖块，每次嚼食约 10g）、决明茶（炒决明子 30g 水煮，弃渣饮用）、五味子酒（五味子 60g 浸泡在低度白酒 500g 内封固 10d）。

⑤给药护理。中药汤剂饭后温服或偏凉服。

⑥对症护理。做好口腔护理，常用银连漱口液含漱，保持口腔清洁卫生。大便不畅时，可指导病人做腹部顺时针方向按摩，以利行气排便。

【健康指导】

（1）室内光线要适宜，光线太强会使瞳孔缩小，光线太弱瞳孔持续放大，均易引起视疲劳。生活起居要有规律，睡眠充足，劳逸结合，避免用眼过度导致疲劳而诱发目疾。

（2）饮食宜清淡、富营养、易消化，多食新鲜蔬菜、水果，忌辛辣、煎炸食物及烟酒。年老病人多伴有高血压、动脉硬化等心血管疾患，故应避免肥腻厚味和少饮浓茶、咖啡。

（3）保持心情舒畅，避免情志过激或抑郁。

（4）注意用眼卫生，勿用不洁物品擦抹眼睛。连续阅读或看电视时，不要超过 1 小时，且中间需休息 10~15 分钟。避免坐车颠簸、用力咳嗽、提拉重物、剧烈运动。外出时，可配戴眼镜。恢复期可适当进行锻炼，如散步、慢跑、打太极拳、练五禽戏等，以增强机体抗病能力。

（5）按时、准确滴眼药水。术后半年内，避免体力劳动，每周门诊复查一次。3 个月后，验光配戴眼镜。单眼手术者可选用角膜接触镜矫正。若有感冒、咳嗽应积极治疗，以避免产生并发症。

第七章　中医耳鼻喉科护理

　　中医耳鼻喉科护理学是一门古老而新兴的学科。夏商时代，就有了关于耳鼻喉口腔疾病的记载。然而，历经数十朝代，中医耳鼻喉科学的发展相对于其他中医学科的发展比较滞后，直到新中国成立以后，随着一批中医研究机构、中医药院校及中医院的建立，中医耳鼻喉科学才有了长足的发展。同时，中医耳鼻喉科护理学也迎来了发展的新时代。耳鼻咽喉为五脏六腑之外窍，与五脏六腑关系密切，与脏腑在生理功能和病理变化上互相影响，五脏六腑的病变多反映于耳鼻咽喉。继承和发展中医耳鼻咽喉科护理学，要以中医整体观念为指导思想，以脏腑经络学说为理论基础，研究耳、鼻、咽喉的生理、病理，疾病的诊断和鉴别诊断，吸取了现代先进的诊疗技术与方法，强调辨证与辨病相结合、局部辨证与整体辨证相结合、一般护理与专科护理相结合。

第一节　中医耳鼻喉科护理概论

一、内容与范围

　　中医耳鼻喉科护理学是运用中医基本理论和方法研究人体耳、鼻、咽、喉的生理、病理及其疾病防治与护理规律的一门临床科学，是祖国医学的重要组成部分。由于脏腑不同的生理功能，经络循行不同的途径，使耳、鼻、咽喉与不同的脏腑发生密切的关系。因此，耳、鼻、咽喉的病变与脏腑的盛衰密切相关。

　　（1）耳为肾之外窍，司听觉，主平衡，位于头面部，是清阳之气上通之处，属"清窍"之一。由于全身各大脉络聚会于耳，使耳与全身各部及脏腑发生密切的联系，脏腑的生理功能和病理变化，常循经脉反映于耳。相反，耳发生病变，亦可循经脉伤及所属脏腑。耳多与肾、心、胆、肝、脾等脏腑的关系较为密切。耳病常见症状为耳胀、耳痛、耳痒、流脓、耳鸣、耳聋不聪、堵塞感、头晕、头痛等。

　　（2）鼻为肺之外窍，司嗅觉、助发音，是气体出入之门户，鼻又是头面清阳交会之处，有"明堂"之称，清阳之气从鼻窍出入，故又属"清窍"。鼻通过经络与五脏六腑紧密联系，其中与肺、脾、胆、肾关系更为密切。鼻病常见症状为鼻塞、喷嚏、流涕、嗅觉减退、鼻衄、头痛、耳聋等。

　　（3）喉为肺系所属，咽为胃系所属，是经脉循行之要冲，司饮食、行呼吸、发声音，上连口腔，下通肺胃，与五脏六腑关系密切，其中与肺、胃、脾、肾、肝的关系更为密切。咽喉病常见症状为咽喉红肿痛、声嘶、异物感、梗阻感，甚者有溃烂、口干、咽痒、咳嗽等。

二、病因病机述要

耳鼻喉病的病因复杂，凡六淫侵袭、七情不和、饮食失调、劳逸过度、外伤及禀赋不足等，均可直接或间接地成为耳鼻咽喉疾病的病因。这些因素可引起机体邪正抗争和脏腑、经络、阴阳、气血失调，以致产生种种耳鼻喉病变。

（1）耳病的发生和变化是正邪斗争的反映，是五脏六腑功能失调的结果，由于病邪的性质、受邪的轻重、正气的强弱、脏腑的病变等不同，而发生不同的病理变化和不同的病症。在耳病中，致病外因多为风、热、湿邪侵犯与外伤，脏腑病变多为肝、胆、肾、心、脾。实证多为风、热、湿邪侵袭，脏腑病变多为肝、胆、心等；虚证多为湿邪，脏腑病变多为肾、脾。其病因病机为：邪毒外犯，见于病初起，邪在表，症较轻；胆肝湿热，见于邪热壅盛于里，病情加重；邪犯心经，见于热入营血，犯及脑髓的重症；肾脏亏损，属虚性、慢性疾病，其病理变化分为肾阴虚、肾阳虚，亦有心肾不交或肝肾合病的病症；脾虚湿困，亦属虚性、慢性疾病；脾肾两虚，多属病情较重之症。

（2）鼻病的病因，外邪多为风热寒湿，脏腑病变多见于肺、脾、肾、胆。邪毒侵袭有风热、风寒之分；胆经火热有失去升发清阳之功和邪热随胆经气上犯之分；脾胃湿热有外受湿热和湿热内蕴之分，有偏于热和偏于湿之分；肺气虚弱有肺气虚和肺脾气虚之分；脾虚湿聚有湿浊滞留和湿浊久滞之分；肾精亏损有气根不固、摄纳无权和阳气不固、耗散于外、鼻失温养之分。

（3）咽喉易为外邪及其他致病因素所犯，如六淫之邪，情志不遂，过食炙煿，素体虚弱，或妊娠期、经前、经后的体质变异等，均可能是引起咽喉疾病的因素。病理变化可概括为："咽喉诸病皆属于火"，以火热上炎最为常见。上炎之火，分为虚火、实火。实火者，病邪多为风、热、痰，脏腑病变多为肺、脾、胃、肝；虚火者，病邪多为风、寒、湿，脏腑病变多为肺与肾。咽喉病变发病迅速，易引起咽喉的危重病。邪毒侵袭有风热风寒之分，见于病初起，邪在卫表，病情较轻。脾胃热盛，见于热毒壅盛传里，火热盛而病情重，其病变分偏于脾热、偏于胃热和火热壅聚。肺经虚损有肺阴亏损和肺气耗伤之分。肾阴亏损，常兼虚火上炎，可致咽喉功能减退，属慢性虚证。肝气郁结可致痰气凝结、气血凝聚、久郁化火等病证。

三、护理要点

1. 环境要求

官窍与外界环境应适应，适应有限度，越之则病。病室应保持清洁、安静、舒适。

耳疾患者尤应避免噪声刺激，乱则震耳伤神，噪声可致耳聋。尘多火燥环境会耗津伤阴，致发鼻衄、喉痹。实热证患者室温宜较低，空气凉爽清新，忌闷热。身热不扬者，中午及下午尽量减少户外活动，尤其是在炎热的夏季，更应避免烈日暴晒。虚寒证患者的室温宜较高，避免直接吹风。

2. 起居护理

注意个人卫生，戒除挖耳、挖鼻等习惯。注意保暖，以防风邪侵袭，减少或防止耳鼻喉病证。莫当风而卧，防止邪气直犯空窍，引起耳聋、口眼㖞斜、喉痹、喉喑诸证。喉疾患者应注意休息，尽量减少长时间或高声讲话，避免过劳，宜早睡早起，保证足够的休息和睡眠，以免虚火上炎，导致喉疾加重。有头晕头痛，体倦乏力者，应多卧床休息。如需外出进行辅助检查时，或户外活动时，要有人陪伴，以防跌仆等意外的发生。

3. 情志护理

关心患者，耐心解释，消除患者疑虑，使患者保持心情舒畅，精神愉快，避免郁怒忧思等不良情绪。喜怒不节伤阴，思虑过度伤神，均可促发突聋、耳鸣及眩晕，亦可产生梅核气和喉喑。精神愉快、舒畅，有病可促进速愈，无病可以养身。

4. 饮食护理

饮食必须适度有节，戒烟酒，咽喉诸症多为火热之证，应少食膏粱厚味、辛辣刺激助火之物，以免蕴热生痰、痰火壅窍引发耳疖、鼻疔、喉痈、乳蛾、口疮等疾患。宜多食绿豆、生藕、扁豆、山药、水果、蔬菜、牛奶、大豆之类甘淡清凉食物，以濡润官窍。进食必须细嚼慢咽，避免炙煿、刺、骨之物扎刺咽喉，损伤肌膜或异物存留。慎生食、倡熟煮，防邪毒侵袭咽喉。

5. 给药护理

使用滴耳或吹耳外治药前，应将外耳道清洗干净，侧卧，患耳朝上，滴入药液后，轻轻牵拉耳廓，让药液易于流入耳道内，保持体位 5 分钟。药散吹耳时，可用喷粉器将适量药散吹入耳道内，禁止将多量的或粗糙的药粉倒入外耳道，引起阻塞，妨碍脓液引流。使用滴鼻液时，宜仰卧，或在肩背下垫一小枕，使头部充分后仰，鼻孔朝上，滴入药液后，该体位保持 5～10 分钟，使药液较长时间停留在鼻腔或鼻窦内。蒸气喷雾或超声雾化吸入，应严格掌握药物的浓度和剂量，注意气量或雾量的调节，以防刺激患者咽喉，引起呛咳等不良反应。

6. 对症护理

脓耳患者宜取患侧卧位，有利于中耳的脓液引流。注意局部皮肤护理，及时清除脓液，防止脓液浸渍而导致过敏、湿疹等。鼻渊患者采取相应的引流体位，使鼻窦蓄积的脓液易于排出而减轻头痛。鼻鼽患者应避免接触能引起过敏的物质，如屋尘、花粉、真菌类，以及某些化学品，如油漆、化妆品等。鼻疾患者局部皮肤可因涕液长时间浸渍刺激，引起皮肤潮红、糜烂，要尽量保持局部皮肤干燥、清洁。若局部皮肤出现潮红，可涂抹软膏或油剂加以保护，嘱患者尽量避免擤鼻及用力拭擦局部皮肤，可将鼻涕吸入咽部后再由口吐出，以减少涕液对局部皮肤的刺激。咽喉病患者注意保持口腔及咽部清洁，勤漱口，必要时给予口腔的护理。

第二节　耳鼻喉科病证

耳鼻喉科病证包括耳科病证、鼻科病证、咽喉科病证、口齿科病证等，本节选择脓耳、鼻䘌、鼻渊、喉痹4个常见病证进行阐述。

一、脓耳

脓耳是指脓生耳底，引起鼓膜穿孔、流脓为主要表现的一种耳病，又称聍耳、底耳、耳湿、耳疳等。本病可发于任何年龄，尤其多发于小儿，因小儿的咽鼓管、峡部等发育尚未完善，邪毒容易由此侵入中耳，故易发生本病。本病可发生于任何季节，而以夏热季节发病或慢性脓耳急性发作者较多。本病可引起脓耳变症，甚者危及生命。

现代医学的急性、慢性化脓性中耳炎，或过敏性中耳炎等，在发生以脓耳为主症时，均可参照本病证进行护理。

【历史沿革】

《内经》最早论及脓耳，历代关于本病的论述，资料十分丰富。《灵枢·厥病》说："耳痛不可刺者，耳中有脓。"这是类似于急性脓耳症状的最早记述。晋代葛洪《肘后备急方》卷六首称聍耳："聍耳，耳中痛，脓血出。"隋代巢元方《诸病源候论》卷四十八说："亦令脓汁出，皆谓之聍耳，久不瘥，即变成聋也。"至此已认识到脓耳具有耳痛、耳内溢脓（或脓血）、听力减退等几个主要症状。宋代杨仁斋《仁斋直指方》创"脓耳"之名。《诸病源候论》说："耳者宗脉之所聚，肾气之所通，足少阴，肾之经也，劳伤血气，热乘虚而入于其经，邪随血气至耳，热气聚，则生脓汁，故谓之聍耳……亦有因沐浴水入耳内，而不倾泻令尽，水湿停积，搏于血气，蕴结成热，亦令脓汁出，皆谓之聍耳。"这就最早提出了脓耳的多种病因病机。元代戴元礼《证治要诀》认为："风毒攻耳致生脓者，名聍耳。"明代薛铠《保婴撮要》卷四强调，"耳者心肾之窍，肝胆之经也……肝胆主外症风热有余……或胀痛，或脓痒者，邪气客也"，因而认为脓耳属风热侵袭，病在肝胆，当指急性脓耳。同卷还载有因"肝火血燥""乳母郁怒""肝肾不足"及脾肾两虚所致脓耳的治验。总之，古代对脓耳有比较充分的论述，积累了许多宝贵的临床经验。

【病因病机】

脓耳的发生，外因多为风热湿邪侵袭，内因多属肝、胆、肾、脾等脏腑功能失调。

1.肝胆火盛，邪热外侵

风热湿邪侵袭是本病的主要外因，患者素体肝胆有热是本病的常见内因。若风热邪毒侵袭，随脉入耳，或肝胆素有郁热，复因风热邪毒引动，循经上蒸，内外热毒结聚耳窍，与气血搏结，化腐成脓，发为脓耳。此外，可因沐浴污水入耳，水湿之气内侵，湿蕴于中，郁而发热，湿热郁蒸耳窍，化生脓汁，或挖耳损伤，邪毒乘机侵袭而发病。

2.脾虚湿困，上犯耳窍

脾为后天之本，主运化，为气血生化之源，升清降浊之枢。若素体虚弱，或久病耗伤正气，或过用寒凉损伤脾胃，或饮食不节，思虑过度以致脾胃受伤，则脾虚，运化功能失调，容易致水湿之气停留，水湿不走下窍，而泛溢于耳窍以致耳内流脓，形成脓耳之症。

3.肾元亏损，邪毒停聚

肾者先天之本，耳者肾之外窍，肾气通于耳。若禀赋不足，劳伤精血，肾元亏损，耳失所养，则急性脓耳邪毒久羁，骨腐成疳；或温热病后，余邪未清而阴精已耗，相火上炎，移热于耳，久则灼腐耳骨成疳。

肾主骨，又主髓。若肾元亏损，则骨髓少，骨失于荣养，故骨质疏松脆弱，容易遭受邪毒的损伤破坏，故湿热邪毒困结耳窍，久则腐蚀骨质，以致骨腐成脓，呈污秽有臭味，骨质破坏严重者，邪毒容易内陷，形成脓耳变症。

【诊断与鉴别诊断】

（一）诊断

1.症状
以耳内流脓为主要症状。

2.病史
初发病者大多有外感病史，或有耳膜外伤史，病久者有耳内反复流脓史。

3.体征
脓液由穿孔处流出，或由穿孔处见耳膜后有脓液。

4.辅助检查
早期耳膜穿孔前，白细胞总数及中性粒细胞可增高；颞骨 X 射线片及 CT 检查有助于鉴别脓耳的类型。

（二）鉴别诊断

本病初起，病情急，有耳痛及耳部流脓症状，与耳疖、耳疮有相类似之处，但脓耳与耳疖、耳疮病变部位不同，故症状不同，可以互相鉴别。

【辨证施护】

（一）辨证要点

脓耳辨证首应审其虚实。急者多属实证，多为肝胆火热，邪毒外侵或脾虚湿困，上犯耳窍。缓者流脓日久，多属虚证，或虚实夹杂之证，多见于脾虚湿困或肾元亏损者。黄脓多为湿热，红脓多为肝胆火热，热伤血分，白脓或青脓多为脾虚；流脓黑腐者，多为肾虚。脓量多者属湿热或脾虚有湿，脓少者为热盛或肾虚虚火而致。黏稠者多属火热偏盛，热聚化生脓汁；脓稀者，多属虚。

（二）一般护理

（1）病室应保持清洁、安静、舒适，使患者有良好的休养环境，以利疾病的康复。

（2）患者应注意休息，宜取患侧卧位，有利于中耳的脓液引流。全身倦怠乏力者应卧床休息，避免过劳，并给予生活护理。为婴儿哺乳后，应竖直抱起，并轻拍背部让胃内气体排出，防止乳汁反流由咽鼓管溢入耳窍。耳膜穿孔未愈合之前，应禁忌游泳，注意防止污水进入耳内，以免加重病情。

（3）做好情志护理，病初起的患者大多比较紧张和恐惧，应多做心理疏导，使患者解除紧张的情绪。对于病程长的患者，一般都表现得比较忧虑和消极，应多向患者宣教有关本病的防治常识，使患者了解本病的预后，消除或减轻患者的忧虑，并鼓励患者积极配合治疗。

（4）饮食一般宜清淡，避免进食辛辣刺激的食物，少吃豆类、花生、禽蛋类等。中耳分泌物多时，尽量少吃海鱼、海虾等腥发之食物。

（5）使用滴耳或吹耳外治药时，应注意正确的操作方法。滴耳时宜取侧卧位，患耳朝上，滴入药液后轻轻牵拉耳廓，让药液易于流入耳道内。予药散吹耳时，可用喷粉器将适量药散吹入耳道内，禁止将多量的或粗糙的药粉倒入外耳道，引起阻塞，妨碍脓液引流。若有鼻塞者，可遵医嘱使用血管收缩剂，如1%麻黄素滴鼻液或滴鼻灵等滴鼻，以保持咽鼓管的通气、引流。使用滴鼻剂时，患者宜取仰卧头低鼻孔朝上位，以防药液流入咽部。

（6）应保持外耳道清洁，耳内流脓患者，用耳科棉签蘸3%过氧化氢清洗外耳道，及时清除分泌物，使引流通畅。耳内流脓量较多时，告知患者切勿自行用棉花或卫生纸等物堵塞外耳道，以防脓液引流不畅，并应注意局部皮肤护理，及时清除脓液，防止因脓液浸渍而导致局部过敏、湿疹等。耳痛严重时，可予穴位按摩或遵医嘱针刺治疗，选听宫、听会、翳风、曲池、合谷、足三里等穴，针刺手法宜泻法。

（7）观察并发症状，出现耳内流脓不畅，耳痛、头痛剧烈、呕吐、发热、神志不清、抽搐、项强等症状时，应严密观察，警惕脓耳变证的发生，并根据医嘱做相应的处理。若出现患侧面肌运动丧失，不能提额、皱眉，眼睑不能闭合，口歪向健侧，不能鼓腮及吹口哨等，为脓耳所致口眼㖞斜。

（三）分型护治

1.肝胆火盛，邪热外侵

临床表现：急性发作，耳痛甚剧，耳脓多而色黄稠，头痛；常伴有发热、面红目赤，小便黄赤，大便秘结；检查见鼓膜充血、穿孔，流脓较多；舌红，苔黄，脉弦数。

护治原则：清泻肝火，解毒消肿。

代表方剂：龙胆泻肝汤（《医方集解》）加减。

护理措施：

①环境要求。室温宜偏低，空气凉爽清新，忌闷热。

②起居护理。宜取患侧卧位，有利于中耳的脓液引流。经常清除积聚于耳道的脓液，使耳道干净，耳膜后的脓液能顺利流出，防止脓液污染耳壳及耳周。

③情志护理。安慰病人，解释病情，使其精神愉快，心情开朗，避免郁怒等不良情绪。

④饮食护理。宜进清热泻火食物，如银花菊花粥、荷叶粥、蒲公英粥等，忌辛辣燥火的食品。

⑤给药护理。中药汤剂宜凉服、顿服。用耳科棉签蘸3%过氧化氢清洗外耳道，取侧卧位患耳朝上，滴入药液后轻轻牵拉耳廓，让药液易于流入耳道内。

⑥对症护理。耳壳红肿糜烂，或耳后红肿疼痛者，可用金黄散等药物调敷。鼻塞者，可用1%麻黄素液等药物滴鼻。

2.脾虚湿困，上犯耳窍

临床表现：耳内流脓，量多清稀，日久不愈，听力下降；头晕头重，倦怠乏力，纳少腹胀，大便时溏，面色萎黄无华；检查见鼓膜穿孔，多呈中央性大穿孔；唇舌淡白，苔白湿润，脉缓细弱。

护治原则：健脾渗湿，补托排脓。

代表方剂：托里消毒散（《校注妇人良方》）加减。

护理措施：

①环境要求。病室应暖和，阳光充足，忌空气潮湿。

②起居护理。注意保暖，防止受凉。注意休息，睡时取患侧卧位，以利于中耳的脓液引流。

③情志护理。多向患者讲解本病的防治常识，使患者了解本病的预后，消除或减轻患者的忧虑，鼓励患者积极配合治疗。

④饮食护理。宜少量多餐，进健脾利湿之品，可进食山药扁豆薏苡仁粥，忌食肥甘厚味食物，以防聚湿困脾。少食蛋类、芋头、竹笋、豆类制品等易引起脓液增多或引发疾病的食物。

⑤给药护理。中药汤剂宜温服。

⑥对症护理。注意局部皮肤护理，及时清除脓液，防止因脓液浸渍而导致局部过敏、湿疹等。

3.肾元亏虚，邪毒停聚

临床表现：耳内流脓，日久不愈，时流时止，反复发作，混有豆渣样物，带秽臭味，耳聋；头晕眼花，腰膝酸软，失眠多梦，遗精滑泄；检查见耳膜穿孔，X射线乳突摄片可见骨质破坏；舌质红，苔薄，脉细弱。

护治原则：补肾培元，祛湿化浊。

代表方剂：肾阴虚用知柏八味丸（《医方集解》）加减；肾阳虚用肾气丸（《金匮

要略》）加减。

护理措施：

①环境要求。肾阴亏虚者可因阴虚生内热，故室温以偏凉为宜。肾阳虚者可因阳虚生内寒，故室温以偏暖为宜。

②起居护理。注意起居调摄，适时增减衣被，慎防受凉感冒而致病势加重。

③情志护理。安慰病人，解释病情，使其精神愉快，心情开朗。

④饮食护理。宜进有滋补作用的药膳，如猪肾粥（羹）、枸杞猪肾汤等。避免过于滋腻之品，以防助阴虚生内热。

⑤给药护理。中药汤剂宜饭前温服或热服。注意吹耳及滴耳的正确方法。

⑥对症护理。有头晕头痛，腰酸乏力者，如需外出就医、体格检查，或户外活动时，要有人陪伴，以防跌仆等意外的发生。

【健康指导】

（1）加强身体锻炼，增强体质，提高机体抗病力以预防本病的发生。

（2）积极防治伤风感冒、鼻炎、鼻窦炎、慢性扁桃体炎等。

（3）避免不适当的擤鼻、咽鼓管吹张术和鼻腔冲洗术，小儿哺乳时要采取适当的体位。

（4）耳膜穿孔的患者应禁忌游泳，以免水入耳中而加重病情或引起复发。

（5）掌握使用滴耳液及滴鼻液等的正确方法。

（6）指导患者用3%过氧化氢洗耳，尽量清除分泌物，使外耳道引流通畅。

（7）有耳痛及耳内分泌物等症状时，应及时就诊治疗。

二、鼻鼽

鼻鼽是以突然和反复发作的鼻痒、喷嚏、流清涕、鼻塞等为主要特征的鼻病。本病为临床常见病、多发病，无性别及年龄差异，可常年性发病，亦可呈季节性发作。

现代医学的变应性鼻炎、血管运动性鼻炎、酸性粒细胞增多性鼻炎等，在发生以突然和反复发作的鼻痒、喷嚏、流清涕、鼻塞等为主症时，均可参照本病辨证施护。

【历史沿革】

古代文献对本病论述丰富，鼻鼽之名出自《素问·脉解篇》："头痛、鼻鼽、腹肿者，阳明并于上，上者则其孙络太阴也，故头痛、鼻鼽、腹肿也。"对其病因病理的认识，《内经》认为与时令气候有关，亦与肾有关。如《素问·宣明五气篇》说："五气所病……肾为欠，为嚏。"隋代巢元方《诸病源候论》卷二十九认为，肺脏虚冷是发病的主要原因，指出："肺气通于鼻，其脏有冷，冷气入乘于鼻，故使津液不能自收。"明代《证治要诀》说："清涕者，脑冷肺寒所致。"作者认为肺脏虚冷是发病的主要原因。金代刘河间认为鼻痒、喷嚏是由于火热侵及阳明所致。《素问玄机原病式·六气为病》言："痒为火化，心火邪热干于阳明，发于鼻而痒则嚏也。"而徐春甫《古今医统》则认为："鼻鼽者，热客太阴之经也。"这就指出了邪热犯于肺经的病因病机。清代林佩琴《类证治裁》卷六认为："有流涕成鼻鼽者，肺受寒而成，宜温散，苍耳子散。"其论述与《圣济总录》"肺脏感寒"相同，还指出了辛温散寒的治则及方药。

【病因病机】

鼻鼽内因多为脏腑虚弱，卫外不固，外因多为风寒、异气之邪侵袭鼻窍而致。由于脾气、肺气虚弱，感受风寒、异气；或肾阳亏虚，肺失温煦，而导致鼻鼽的发生。

1.肺虚感寒

肺气亏虚，卫外不固，腠理疏松，营卫失调，风寒异气乘虚侵袭，宣降失调，发为鼽嚏；肺虚气弱，气不摄津，清涕下注。

2.脾气虚弱

脾虚气血生化不足，清阳不升，肺失所养，卫表不固，易感外邪侵袭；脾虚运化失职，津液壅滞于鼻。

3.肾阳亏虚

肾阳不足，肺失温煦，卫表不固，易感外邪侵袭；又肾阳不足，命门火衰，不能温化固摄水液，寒水上犯。

总之，本病多为肺、脾、肾三脏虚损，卫表不固，感受风寒异气而发病。而肺气虚弱，卫表不固，为其发病学基本环节。由于长期反复发作，气津耗伤严重，反过来又加重了脏腑的虚损，是以病程日久难愈。

【诊断与鉴别诊断】

（一）诊断

1.症状

突然和反复发作的鼻痒、喷嚏、流清涕、鼻塞等为主要特征。部分患者伴有眼痒、咽痒，或其他过敏疾病（如哮喘病）的发作。

2.病史

有反复发作的病史，可有家族史。

3.体征

鼻腔黏膜水肿苍白，鼻腔内大量清水样分泌物潴留。间歇期鼻黏膜可为苍白、淡紫、暗红或正常。

4.辅助检查

皮肤试验阳性或黏膜激发试验阳性；血清 IgE 升高。

（二）鉴别诊断

本病应与伤风鼻塞鉴别。伤风鼻塞常在受凉后起病，除有鼻塞、喷嚏、流清涕外，尚伴有恶寒发热、头身疼痛等全身外感症状；病初起，喷嚏多，鼻流清涕，随着病情发展，喷嚏减少，鼻涕由清稀转为黏稠。而鼻鼽的鼻塞、喷嚏、流清涕为突然发作，迅速消失，且无恶寒发热等全身症状。

【辨证施护】

（一）辨证要点

本病是因禀质特异，肺卫气虚，不耐风寒异气所致，为本虚标实证。鼻鼽辨证重点是辨脏腑，其发病涉及脏腑主要有肺、脾、肾。根据局部症状、体征，结合全身表现及舌脉，可以明确所属脏腑。

（二）一般护理

（1）室温宜较高，保持清洁，温暖舒适，避免接触能引起过敏的物质，如屋尘、花粉、真菌类，以及某些化学品，如油漆、化妆品等。

（2）注意保暖，因其体虚卫外不固，易受他邪侵袭，应随时给患者增添衣被。

（3）加强与患者的沟通，解释病情，讲解本病的诱发因素及注意事项，疏导患者，消除焦虑、苦恼，树立信心，正确对待疾病，保持心情舒畅，精神愉快，积极配合治疗。

（4）忌食能引起过敏的食品，如海鱼、虾、螃蟹、鸡蛋、牛奶等。禁烟、忌酒。少食寒凉、生冷食品，多食滋补性食物，如牛肉、瘦猪肉等，并配以新鲜蔬菜、水果。

（5）中药汤剂宜在饭前、空腹热服或温服，以便胃肠充分吸收药物，并有利于汤药发挥温补脏腑、祛风散寒的功效。如使用抗过敏药物时，可使患者出现困倦，应嘱其用药后注意休息，并向患者说明口服或吸入药物的方法及注意事项等，以求获得较好的疗效。注意掌握服药、滴药方法。用鼻眼净滴鼻，易致鼻膜干燥，不宜久用。使用抗过敏药物时，不宜与其他镇静催眠药物同时应用。

（6）若出现耳鸣、耳闷等不适时，可予咽鼓管通气和鼓膜按摩，以改善咽鼓管堵塞，而缓解耳鸣、耳闷等症状。若有咳嗽时，可予中药制剂，或遵医嘱以抗过敏药剂雾化吸入。若因鼻堵塞而被迫张口呼吸，引起口腔及咽喉干燥不适，可嘱患者少量多次喝水，以保持口腔及咽喉的湿润。

（7）观察并发症状，注意哮病和喘证的发生。掌握药配伍禁忌。观察用药后的效果及反应，做好记录。

（三）分型护治

1.肺虚感寒证

临床表现：阵发性鼻痒，喷嚏，流清涕，鼻塞不通，常因感受风冷异气而发；恶风寒，面白，气短，咳嗽，咯痰色白；鼻黏膜淡白水肿；舌淡，苔薄白，脉浮紧。

护治原则：补益肺气，祛散风寒。

代表方剂：玉屏风散（《世医得效方》）和苍耳子散（《济生方》）加减。

护理措施：

①环境要求。病室舒适整洁，温湿度适宜。忌异气、花粉，避免异味气体等刺激。

②起居护理。注意保暖，防止受凉。因气虚多有自汗，应注意及时更换汗湿衣物，

避免对流风直接刺激，以免受凉而导致鼻鼽症状加重。

③情志护理。安慰病人，解释病情，使其精神愉快，心情开朗。

④饮食护理。宜辛温食物，忌食生冷、油腻之品。可予糯米、生姜、葱白煮粥，热服，益气通窍。

⑤给药护理。中药汤剂温服或热服。

⑥对症护理。若鼻痒而喷嚏连作，清涕量多时，可遵医嘱予迎香、合谷、肺腧等穴位注射，或于肺腧穴拔火罐。鼻塞甚者，可用瓜蒂散装进喷粉器内吹鼻，以达到宣通鼻窍的作用。

2. 脾气虚弱证

临床表现：阵发性鼻痒，喷嚏，清涕量多，鼻胀塞较重；四肢乏力，纳差，大便溏薄；鼻黏膜淡红，水肿；舌淡或淡胖，苔白，脉细弱。

护治原则：健脾益气，固表止嚏。

代表方剂：玉屏风散（《世医得效方》）和补中益气汤（《脾胃论》）加减。

护理措施：

①环境要求。病室应避免寒冷、潮湿，避免诱发因素，避免接触可能致敏的物质。

②起居护理。多卧床休息，暂时避免剧烈运动。大便溏薄者，注意腹部保暖，保持肛周皮肤的清洁。

③情志护理。鼓励病人，增强信心，配合治疗。

④饮食护理。选食健脾益气食物，如山药莲子瘦肉汤、腐皮白果瘦肉汤等。忌食生冷瓜果、肥甘厚味及黏滞硬固食物，以免碍胃助湿。大便溏薄者，宜进食半流质饮食。

⑤给药护理。中药汤剂宜饭前温服。

⑥对症护理。鼻塞者可进行鼻部按摩，以双手鱼际部分别按摩鼻两侧，自鼻根至迎香穴，反复按摩，以局部发热、鼻塞缓解为度。

3. 肾阳亏虚证

临床表现：鼻痒不适，喷嚏频作，连连不已，清涕难敛，早晚较甚；畏寒肢冷，精神不振，小便清长；鼻黏膜苍白、水肿；舌淡，苔白，脉沉细。

护治原则：补肾益气，温阳固表。

代表方剂：金匮肾气汤（《金匮要略》）加减。

护理措施：

①环境要求。病室宜安静、舒适，温度宜偏高。

②起居护理。注意保暖，尤其在气候寒冷时进行户外活动，应穿戴足够的防寒衣物，防止寒邪侵袭。

③情志护理：关心、体谅病人，健康指导，以消除其紧张恐惧情绪；鼓励病人，增强信心，让病人配合治疗。

④饮食护理。宜多进食补肾阳之品，如猪肾粥、羊肾羹，以调整脏腑功能，改善

肾虚体质。

⑤给药护理。中药汤剂宜温服。

⑥对症护理。鼻塞严重时，宜取半卧位休息，可予艾灸，选取百会、上星、肾腧、肺腧、足三里、三阴交等穴位；亦可用芳香通窍的中药制剂，或可的松麻黄素滴鼻，以收缩鼻腔黏膜，缓解鼻堵塞。

【健康指导】

（1）加强劳动保护和个人保护，注意工作场所及家居清洁卫生，避免或减少尘埃等刺激。花粉飞散季节，患者外出应戴口罩加以防护。

（2）锻炼身体，增强体质，经常做鼻部按摩（揉按迎香穴，或鼻背两旁上下按摩）。

（3）注意生活起居有节，注意冷暖，衣着适宜，避免受凉感冒而导致鼻鼽症状加重。

（4）避免过食生冷、油腻及鱼虾等腥荤之物，忌辛辣食物，戒烟酒。平时宜适当进食温补之品。

（5）平时注意观察，寻找致病因素。若发现易发因素，应尽量去除或避免之。

三、鼻渊

鼻渊是指以鼻流浊涕、量多不止为主要特征的鼻病。本病常伴有头痛、鼻塞、嗅觉减退等症状，是鼻科的常见病、多发病之一，无季节性，儿童至老人皆可发病，以青少年为多见。鼻渊有实证与虚证之分：实证起病急，病程短；虚证病程长，缠绵难愈。

现代医学的鼻窦炎症性疾病在发生以鼻流浊涕、量多不止等为主症时，均可参照本病辨证施护。

【历史沿革】

鼻渊病名及定义最早见于《内经》。《素问·气厥论篇》曰："胆移热于脑，则辛頞鼻渊。鼻渊者，浊涕下不止也。"《素问·至真要大论篇》中，也有"少阴之复，懊热内作……甚则入肺，咳而鼻渊"的记载。继《内经》之后，历代医家对本病的论述也较多，并根据《内经》对其病机、病位、症状及"脑渗为涕"的论述，而有"脑漏""脑渗""历脑"等病名。元代朱丹溪《丹溪手镜》认为，"鼻渊乃胆移热于脑"，主张用通圣散加味治疗。明代李时珍《本草纲目》说："鼻渊流浊涕，是脑受风热。"张景岳《景岳全书》认为，"鼻渊……多因酒醴肥甘或久用热物，或火由寒郁，以致湿热上蒸，津汁溶溢而下，离经腐败"，还指出，本病"新病者多由于热，久病者未必尽为热证"，强调"此证一见即宜节戒早治，久则甚难为力也"，治疗上提出清阴火兼滋阴之法。同时，认为阳虚亦可致鼻渊；"其有漏泄既多，伤其髓海，则气虚于上，多见头脑隐痛及眩运不宁等证，此非补阳不可，宜十全大补汤、补中益气汤之类主之。"《医醇賸义》卷二曰："脑海者，鼻如渊泉，涓涓流涕，致病有三：风也、火也、寒也。"《寿世保元》卷六曰："鼻流涕，久而不愈，乃成脑漏，必因亏损元阳。"可见早期医学多从胆热论说，明清时期认识到外感风、火、寒，内伤肺、脾等均可致鼻渊，并认为鼻渊新病多为热证，久病可转为虚证，对鼻渊的认识日趋完善。

【病因病机】

鼻渊的发生外因感受风寒、风热之犯，内因脏腑功能失调，主要与肺、胃、肝、胆、脾等脏腑有关。

1.风热犯鼻

风热袭肺，或风寒化热，肺失清肃，风热上干，灼腐窦窍。

2.胆腑郁热

外感热邪或湿热之邪，内传肝胆，或胆腑积热，循经上蒸于鼻，灼腐窦窍。

3.脾胃湿热

外感热邪入里，湿热内蕴，内传阳明，或饮食不节，嗜食辛辣炙煿，致脾胃湿热，循经上蒸，灼腐窦窍。

4.肺气虚弱

素体气虚或久病耗伤肺气，肺气亏虚，失于清肃，邪毒滞留窦窍，久而不去，而成本病。

5.脾气虚弱

饮食不节，劳倦思虑太过损伤脾胃，脾胃亏虚，清阳不升，浊阴上干，久滞鼻窍为患；或脾虚生湿，湿浊上泛，浸淫鼻之窦窍，使病情更加缠绵难愈。

【诊断与鉴别诊断】

（一）诊断

1.症状

以鼻流浊涕而量多，涕从鼻腔上方向下流为特征，伴有头痛、鼻塞、嗅觉减退等症状。

2.病史

可有伤风鼻塞病史。

3.体征

鼻内肌膜红赤或淡红肿胀，眉间或颧部有压痛。

4.辅助检查

X射线照片可见鼻窦黏膜增厚、模糊；若有积脓则见窦腔密度增高，上颌窦积脓者可见液平面；急性期血液化验白细胞总数及中性粒细胞升高。

（二）鉴别诊断

1.伤风鼻塞

实证鼻渊与伤风鼻塞鉴别。伤风鼻塞多在受凉后发病，以鼻塞、流涕为主症，鼻涕量由多至少，一般两周内便可消失，有打喷嚏的特点。而鼻渊则以鼻流浊涕而量多为主症，鼻塞多为一侧性，伴有头痛、嗅觉减退等，鼻窦区有叩压痛，鼻窦 X 射线拍片可确诊。

2. 鼻窒

鼻渊与鼻窒鉴别。鼻窒以鼻塞为主要症状，呈双侧性，鼻内变化主要在下鼻甲部位。而鼻渊则以多涕、脓涕为主，可呈单侧性，伴有头痛、嗅觉减退等，鼻内变化则主要在中鼻甲附近，鼻窦区有叩压痛，鼻窦 X 射线拍片可确诊。

【辨证施护】

（一）辨证要点

本病多按病程分为急、慢鼻渊两类。急性者多属实证，起病急，病程短；慢性者多属虚证，病程长，症状时轻时重，缠绵难愈。鼻黏膜充血明显，且肿甚者，多属实证。鼻黏膜不充血，但肿胀者，多为虚证。涕液色黄浊，味腥臭，量较多者，多属鼻渊实证。若涕液如脓样，质黏稠，量较少者，多属鼻渊虚证。

（二）一般护理

（1）病室应保持清洁舒适，空气要流通清新，注意室温的调节，经常开门窗通风换气，要避免对流风直接刺激患者，防止风邪侵袭而加重病情。

（2）注意生活起居作息，保证足够的睡眠休息。加强身体锻炼，增强机体抵抗力。注意劳逸结合，避免过劳。多做低头、侧头动作，以利鼻窦内脓涕排出。保持鼻腔清洁及引流通畅，及时清除鼻腔分泌物。掌握正确擤鼻的方法：可将鼻涕由后鼻孔吸入咽部后从口吐出；或可两侧鼻孔同时开放擤出；也可按住一侧鼻孔，另一侧鼻孔开放擤出。鼻塞严重时，切忌强行用力擤鼻，以免邪毒逆入耳窍导致耳窍疾病。

（3）向患者解释本病的相关知识，鼓励患者树立战胜疾病的信心，对患者的具体问题做具体的疏导，使其解除忧虑，并且积极配合治疗。

（4）加强饮食调摄，按辨证施护原则进食对本病有辅助治疗作用的膳食。忌油腻及辛辣刺激之品。戒烟、酒等不良嗜好。

（5）鼻塞严重者，局部可使用疏风清热的中药制剂，或血管收缩剂等药物，改善通气。予中药制剂超声雾化经鼻腔吸入，应注意雾量的调节，防止雾量过大产生刺激而导致呛咳。脓涕多时予鼻腔冲洗或鼻窦负压置换疗法，清除鼻腔及窦内积存的分泌物。头痛发作时应卧床休息，可根据鼻窦的病灶采取相应的体位引流方法，使鼻窦蓄积的脓液易于排出而减轻头痛：头位直立或正坐位引流额窦；头部稍向后倾引流前筛窦；头部稍前倾引流后筛窦；头部侧转靠肩被或侧卧引流上颌窦；头俯位面向下引流蝶窦。每位置保持约 10 分钟后，再观察鼻腔的引流情况。

（6）加强鼻唇局部皮肤护理，保持局部皮肤干燥、清洁，若局部皮肤出现潮红等，可局部涂抹软膏或油剂加以保护。加强口腔的护理，可用中药银连含漱液于早中晚及进餐后漱口，保持口腔清洁。若有口齿疾病者，应及时请口腔科诊治，根除牙源性鼻窦炎的病因。

（三）分型护治

1. 风热犯鼻证

临床表现：鼻塞，嗅觉减退，鼻流黏涕，或白或黄，量多，头痛，恶寒发热，咳嗽，咽痛等；鼻黏膜充血肿胀，中鼻甲肿大，中鼻道或嗅沟有脓液；舌红，苔薄黄，脉浮数。

护治原则：疏风清热，宣肺通窍。

代表方剂：银翘散（《温病条辨》）和苍耳子散（《济生方》）加减。

护理措施：

①环境要求。病室宜凉爽，经常开门窗通风换气。但要避免对流风直接刺激病人，以防再次被风邪侵袭而加重病情。

②起居护理。衣着适宜，防止伤风受凉。

③情志护理。安慰病人，解释病情，使其精神愉快，心情开朗。

④饮食护理。宜进食疏风清热食物，多食水果、新鲜蔬菜，多饮水及饮料。忌辛辣刺激和肥腻之品。发热者可进食薄荷蒲公英粥、薏米冬瓜汤等，可助发汗解表，使热从汗出，又可清热利湿，使涕液易于排出。

⑤给药护理。中药汤剂宜饭后温服或热服。服发汗解表汤药后，卧床休息，添加衣被，以助汗出泄热。

⑥对症护理。面部压痛，甚至肿胀者可做热敷。鼻塞重者，可用鹅不食草、葱白滴鼻液滴鼻。

2. 胆腑郁热证

临床表现：鼻涕黏稠如脓，色黄，腥臭或带血丝，不易擤出，头痛较剧而持久，烦躁易怒，口苦等；鼻黏膜充血肿胀，中鼻甲肿大，中鼻道或嗅沟积脓；舌红，苔黄，脉数。

护治原则：清泄肝胆，开郁通窍。

代表方剂：龙胆泻肝汤（《医方集解》）加减。

护理措施：

①环境要求。室温宜较低，凉爽舒适，湿度相对较高，防止干燥空气对鼻、咽部造成刺激。

②起居护理。多卧床休息，暂时避免剧烈运动。

③情志护理。加强精神调摄，避免精神刺激及情绪激动，多做解释，使病人保持情绪稳定。

④饮食护理。食清肝泄热食物，多喝水或清凉饮料，以冬瓜绿豆汤等佐食，以保持二便通畅，使热邪由二便排出。忌辛辣刺激性食物。

⑤给药护理。中药汤剂宜冷服。

⑥对症护理。头痛剧烈时宜卧床休息，及时改善鼻窍通气，清除鼻窍内分泌物。

脓涕太多时，做好口腔护理，保持口鼻腔清洁干燥。

3. 脾胃湿热证

临床表现：持续性鼻塞，嗅觉消失，鼻流浊涕，色黄，量多，头胀痛，肢体困倦，脘腹胀满等；鼻腔积脓，鼻黏膜红肿，中鼻甲肿大；舌红，苔黄腻，脉滑数。

护治原则：清脾泻热，利湿祛浊。

代表方剂：甘露消毒丹（《温热经纬》）加减。

护理措施：

①环境要求。病室宜清凉干爽，忌潮湿闷热。

②起居护理。伴头昏者，注意卧床休息，避免过度劳累。

③情志护理。关心、体谅病人，消除紧张恐惧情绪，鼓励病人增强信心，配合治疗。

④饮食护理。进食具有祛湿清热功效的药膳，如薏苡仁粥，或薏苡仁山药粥等。忌食肥甘厚味及甜食，戒烟酒，以免助火生痰湿。

⑤给药护理。中药汤剂宜饭后偏凉服，以避免对胃肠产生不良刺激。

⑥对症护理。鼻塞严重时，宜取半卧位休息，可予艾灸，选取百会、上星、肾腧、肺腧、足三里、三阴交等穴位；亦可用芳香通窍的中药制剂，或可的松麻黄素滴鼻，以收缩鼻腔黏膜，缓解鼻堵塞。

4. 肺气虚弱证

临床表现：鼻流黏涕，色白或黄，或鼻塞时轻时重，嗅觉减退，每遇风冷时加重，头昏，气短乏力，咳嗽痰多；鼻黏膜淡红、肿胀，中鼻甲肿大；舌淡，苔薄白，脉弱。

护治原则：温补肺脏，疏风散寒。

代表方剂：温肺止流丹（《疡医大全》）加减。

护理措施：

①环境要求。病室宜温暖舒适。

②起居护理。注意保暖，气候寒冷时进行户外活动，应穿戴足够的防寒衣物。

③情志护理。关心劝慰，鼓励患者树立信心，保持乐观，避免忧愁悲伤情绪。

④饮食护理。宜多进食补益之品，肉类宜选牛肉、羊肉、鸡肉、鸡蛋、鲜鱼等，蔬菜宜选食芥菜、油菜、马铃薯、胡萝卜、南瓜、莲藕等，水果宜选食柑橘、桃、核桃、苹果、栗子、菠萝、葡萄等。

⑤给药护理。中药汤剂宜在饭前空腹温服或热服。

⑥对症护理。有咳嗽咳痰者，可遵医嘱服止咳祛痰中成药。若痰黏难以咳出，可予拍背助排痰。

5. 脾气虚弱证

临床表现：鼻流黏涕，色白或微黄，量多，无臭味，鼻塞较重，嗅觉明显减退；头昏头胀重，体倦，纳差，腹胀；鼻黏膜淡红，中鼻甲肿大，或息肉样变，中鼻道有分泌物；舌淡，苔白，脉缓弱。

护治原则：健脾益气，除湿化浊。

代表方剂：参苓白术散（《太平惠民和剂局方》）加减。

护理措施：

①环境要求。病室宜温暖舒适，湿度适宜。

②起居护理。注意保暖，适时增减衣被，防止受凉感冒。有头晕头胀、肢倦乏力者，应卧床休息，暂免剧烈运动。床下活动或户外活动时，应有人陪同，慎防跌仆等意外。大便溏薄者，注意腹部保暖，保持肛周皮肤的清洁。

③情志护理。安慰疏导，排除忧郁、焦虑情绪，安心养病。

④饮食护理。进食健脾益气的食物，如莲子粥、淮山药粥、薏苡仁粥、猪肚砂枳黄芪汤等。少食易发之物，如鱼、虾、螃蟹等，忌食膏粱厚味之品。

⑤给药护理。中药汤剂宜在饭前半小时热服。遵医嘱可煎取药汁趁热熏鼻，或以葱白汁滴鼻。

⑥对症护理。脓鼻涕多者，可遵医嘱予上颌窦冲洗。冲洗排清窦内积脓，注入或鼻窦灌注鱼腥草注射液等。注意局部皮肤护理，保持局部干燥、清洁。若出现潮红，可涂抹油剂，并嘱病人尽量避免擤鼻及用力拭擦，可将鼻涕吸入咽部后再由口吐出，从而减少对局部皮肤的刺激。

【健康指导】

（1）保持家居清洁及个人卫生，注意劳动保护，保持工作环境空气流通，工作环境粉尘多者，应戴口罩。

（2）若有呼吸道传染病流行时，尽量避免到公共场所，防止细菌、病毒侵袭上呼吸道而发病。

（3）加强生活起居调理，避免过度疲劳，适时增减衣被，及时治疗伤风鼻塞，以免发生实证鼻渊。

（4）锻炼身体，增强体质，预防感冒。

（5）注意安全，防止鼻窦外伤骨折等损伤，导致细菌感染。

（6）避免到不洁的水域游泳，以防污水呛入鼻腔引起鼻渊。

（7）注意擤鼻方法，鼻塞涕多者，切忌用力擤鼻，以免鼻腔分泌物通过耳咽管进入中耳，发生耳疾。

（8）积极防治牙病，可减少牙源性上颌窦炎的发病。若有邻近器官组织的炎症，或某些全身性疾病，如贫血、结核、内分泌失调，或某些急性传染病，如流感、肺炎等，应积极治疗，以防累及鼻窦。

四、喉痹

痹者，闭塞不通也。喉痹是指以咽部疼痛或干焮不适等为主要症状的急、慢性咽病。

现代医学的急、慢性咽炎在发生以咽部疼痛或干焮不适等为主症时，均可参照本病辨证施护。

【历史沿革】

喉痹一词首见于《内经》。《素问·阴阳别论篇》说："一阴一阳结，谓之喉痹。"历代医家对喉痹的认识不尽一致，包括范围甚广，归纳起来主要有两个方面的含义：一是咽喉口齿疾病的总称；二是指咽喉肿塞、水浆不得入等为主要症状的咽喉急重症。如《杂病源流犀烛》卷二十四说："喉痹，痹者，闭也，必肿甚，咽喉闭塞。"随着临床实践的深入，后世医家逐渐将喉痹作为一种独立的疾病而与喉痈、喉风、乳蛾等分开来。如《医林绳墨》卷七中说："近于上者，谓之乳蛾、飞蛾；近于下者，谓之喉痹、喉闭；近于咽嗌者，谓之喉风、缠喉风。"

【病因病机】

急喉痹多因于风邪侵袭或肺胃热盛，慢喉痹多因于肺肾阴虚、脾胃虚弱、痰凝血瘀。

1. 风邪侵袭

风寒犯于皮毛，致营卫失和，邪郁而不能外达，壅结于咽喉，而为喉痹。若寒郁化热，或外感风热犯肺，肺经风热上壅咽喉，或风热邪毒从口鼻直袭咽喉，则发为喉痹。

2. 肺胃热盛

外感失治，邪热入里，肺胃热盛，或过食辛辣炙煿、烟酒，肺胃积热，火热之邪循经上蒸咽喉，发为喉痹。

3. 肺肾阴虚

热病伤津，阴液不足，或因刺激性气体、粉尘及鼻分泌物等刺激，耗损津液，均可使肺阴受损；房劳过度，久病失养，致肾阴亏虚；肺肾亏损，津液不足，虚火上炎，循经上蒸，熏蒸咽喉而发为喉痹。

4. 脾胃虚弱

饮食不节，思虑劳累过度，或久病伤脾，致脾胃虚弱，清阳不升，咽喉失于温养，发为喉痹。

5. 痰凝血瘀

饮食不节，损伤脾胃，脾虚湿困，聚湿成痰，凝结咽喉；或喉痹反复发作，余邪滞留于咽喉，久则经脉瘀阻，壅滞咽喉而为喉痹。

【诊断与鉴别诊断】

（一）诊断

1. 症状

起病急者，多表现为咽部疼痛为主，吞咽时疼痛加重；久病者，见咽部干燥、发痒、微痛，以及灼热感、异物感、梗阻感、痰粘感等咽部不适症状。

2.病史

多有外感病史，或咽痛反复发作史。

3.体征

咽部黏膜红肿，咽后壁或有脓点；或见咽部黏膜肥厚增生，咽后壁颗粒状隆起；或咽黏膜干燥。

（二）鉴别诊断

急乳蛾与急喉痹鉴别：急乳蛾与急喉痹均有咽喉红肿疼痛症状，但急喉痹病变部位主要在咽部肌膜，故喉核无肿胀或肿胀不明显；急乳蛾病变部位主要在喉核，以喉核红肿为主，或见喉核表面有黄白色分泌物、假膜、脓点；急乳蛾者，每兼有急喉痹而见咽部肌膜有红肿，但急喉痹却不一定兼有急乳蛾，或虽有喉核轻微红肿，但咽部肌膜的红肿更甚。

【辨证施护】

（一）辨证要点

本病多按病程分为急、慢喉痹两类。一般起病较急，病程较短，咽痛较剧者，多属急喉痹。病程较长，反复发作，咽部干燥者，多属慢喉痹。急喉痹咽喉黏膜以充血、肿胀为主，而慢喉痹则咽喉黏膜肥厚，有黄白色分泌物附着，或黏膜干燥或有萎缩，或有淋巴滤泡增生。急喉痹咽痛明显，吞咽困难，多伴有恶寒、发热等症；慢喉痹以咽部不适为主，咽痛症状轻，可有咳嗽，咳痰黏稠，或呛咳无痰，口渴等。

（二）一般护理

（1）病室保持清洁卫生，消除致病诱因，避免尘埃、刺激性气体等不良刺激。注意室温及湿度的调节，防止干燥空气的刺激而加重患者咽部不适。

（2）平时不宜高声叫喊或过度用声，以避免咽喉部过度疲劳。

（3）加强情志调摄，进行心理疏导，介绍本病治疗和护理常识，使其心情舒畅。

（4）注意饮食调理，多喝水并多吃蔬菜水果等食物，保持大便通畅。忌吃煎炸及辛辣刺激的食物，戒烟禁酒，以免刺激咽部而使喉痹症状加重。

（5）保持口腔清洁，嘱患者勤漱口，可用中药制剂或生理盐水于早、晚及进食后含漱，以保持口腔和咽部清洁。

（三）分型护治

1.急喉痹

（1）风邪侵袭证

临床表现：急性发病，咽部疼痛，吞咽不利。偏于风寒者，咽痛较轻，伴恶寒发热，身痛，咳嗽；咽黏膜淡红；舌质淡，苔薄白，脉浮紧。偏于风热者，咽痛较重，口渴，发热，恶风，咽黏膜鲜红、水肿；舌尖边红，苔薄黄，脉浮数。

护治原则：偏于风寒者，宜疏风散寒，宣肺利咽。偏于风热者，宜疏风清热，消肿利咽。

代表方剂：偏于风寒者，用六味汤（《喉科指掌》）加减；偏于风热者，用疏风清热汤（《喉科指掌》）加减。

护理措施：

①环境要求。偏于风寒者，病室温度和湿度宜适当调高，以温暖舒适为宜，避免风寒之邪再度侵袭。偏于风热者，病室宜偏凉，空气流通，要避免对流风直接刺激病人，以防再次被风邪侵袭而加重病情。

②起居护理。注意保暖，衣着适宜，防止伤风受凉。

③情志护理。安慰病人，解释病情，使其精神愉快，心情开朗。

④饮食护理。宜进食疏风解表食物，多食水果、新鲜蔬菜，多饮水及饮料。忌辛辣刺激和肥腻之品，戒烟酒。

⑤给药护理。中药汤剂不宜久煎，宜饭后温服或热服。服药后，卧床休息，添加衣被，以助汗出驱邪。

（2）肺胃热盛证

临床表现：咽痛较剧，吞咽困难；发热，口渴多饮，或咳嗽，大便燥结，小便短黄；咽部充血较甚；舌红，苔黄，脉数有力。

护治原则：清热解毒，利咽消肿。

代表方剂：清咽利膈汤（《白喉全生集》）加减。

护理措施：

①环境要求。病室温度宜稍低，湿度宜稍高，室内空气清凉湿润，避免高温、干燥空气对咽部造成刺激。

②起居护理。注意休息，避免劳累。

③情志护理。疏导解释，消除患者顾虑，使其保持心情舒畅，戒焦戒躁。

④饮食护理。宜食清热降火之品，多吃蔬菜、水果，食豆腐芥菜汤、荠菜地瓜汤等。多饮水或清热饮料，如西瓜汁、苦瓜汁、绿豆汤，或菊花、金银花煎水代茶。忌肥腻、辛辣刺激、燥热上火食物。

⑤给药护理。中药汤剂宜在饭后偏凉服。用冰硼散等喷于咽喉部。

⑥对症护理。注意口腔清洁。可含服利咽消肿的含片，或中药汤剂漱口。或遵医嘱做中药蒸气或雾化吸入治疗。

⑦病情观察。观察呼吸、咽部红肿疼痛及吞咽情况，以及全身伴随症状。如出现呼吸困难或呼吸不畅，应立即报告医师，并需备急救物品，配合急救。

2. 慢喉痹

（1）肺肾阴虚证

临床表现：有反复发作史，咽喉干痛，灼热，午后较重；呛咳无痰或痰中带血，口干欲饮，饮量不多；咽部黏膜暗红，黏膜干燥或萎缩，或咽底颗粒增多；舌红少津，脉细数。

护治原则：养阴清肺，降火利咽。

代表方剂：养阴清肺汤（《重楼玉钥》）加减。

护理措施：

①环境要求。病室宜整洁，空气清爽，避免灰尘及异味气体刺激。

②起居护理。注意休息，保证足够的睡眠，不宜太晚入睡，以防虚火上炎。

③情志护理。关心、体谅病人，健康指导，使其保持良好的心态，积极配合治疗。

④饮食护理。食滋阴润燥之品，如蚝干皮蛋粥、罗汉果猪肺汤、粉葛汤等。咽干口渴者可饮甘蔗汁、山楂蜂蜜汤，或冰糖炖木瓜等。忌辛燥、煎炒类食物。

⑤给药护理。中药汤剂宜在午饭后半小时温服。

⑥对症护理。咳嗽、痰黏稠者，给予鱼腥草等中药制剂 20～30mL 蒸气喷雾或超声雾化吸入，每次 15～20 分钟，每天 1～2 次，以利咽清肺。

（2）脾胃虚弱证

临床表现：咽部梗阻不利或痰黏感，口干而不欲饮，易恶心，或呃逆反酸，神疲乏力，语声低微，大便溏薄；咽黏膜淡红微肿，咽底颗粒较多；舌苔白润，脉细弱。

护治原则：益气健脾，升清利咽。

代表方剂：补中益气汤（《脾胃论》）加减。

护理措施：

①环境要求。病室温度和湿度宜适当稍高，保持空气流通。

②起居护理。注意保暖，预防感冒，适当运动，提高身体抗病力，选择运动量较小的运动进行锻炼，如打太极拳、做健身操、慢跑、散步等。减少或避免过度发音，例如长时间讲话，可耗气伤津，因而可影响疾病的恢复。

③情志护理。耐心疏导，解除疑虑，使之配合治疗与护理。

④饮食护理。宜补肺、健脾、益气膳食，可食无花果瘦肉粥、雪耳兔肉汤、山药莲子瘦肉汤等。忌生冷、肥甘之品。

⑤给药护理。中药汤剂宜温服。

⑥对症护理。注意口腔卫生。饮食后可漱口，清洁口腔。

（3）痰凝血瘀证

临床表现：咽喉微痛不适，或异物感、痰黏感，因受凉、疲劳、多言后症状较重，咳嗽，咳痰黏稠；咽黏膜深红、肥厚，咽底颗粒增多或融合成片；舌红，或有瘀斑瘀点，苔滑腻，脉滑数。

护治原则：祛痰化瘀，散结利咽。

代表方剂：贝母瓜蒌散（《医学心悟》）加减。

护理措施：

①环境要求。病室温度、湿度适宜，保持空气流通。

②起居护理。慎起居，防止受凉，劳逸结合，注意休息，尽量减少用声，如高声呼叫或唱歌等，可使咽喉黏膜组织充血、水肿而导致喉痹症状加重。

③情志护理。解释病情，健康指导，消除其紧张焦虑情绪，使其心情开朗，积极配合治疗。

④饮食护理。食清淡化痰之品，如腐皮白果粥、冬瓜绿豆汤等。避免肥甘厚味，以免助湿生痰。忌生痰食物。

⑤给药护理。中药汤剂不宜久煎，可少量多次分服，或以药代茶饮。

⑥对症护理。咽喉疼痛不适，可予双下颌角超短波理疗，每天 2 次，每次 15～20 分钟，7 天为 1 疗程，可增加咽部组织血运，促进炎症的吸收。

【健康指导】

（1）加强体质锻炼，增强机体抵抗力。

（2）避免刺激性气体和尘埃等对咽喉的刺激。若在气候干燥的季节，外出时，宜戴口罩加以保护，防止干燥空气的刺激，或外邪侵袭而引起本病。

（3）改变不良的生活方式和习惯。宜早睡早起，保证足够的休息和睡眠。减少或避免过度讲话发音，以防咽喉黏膜组织充血、水肿。

（4）注意饮食调理，宜进食清润、易消化的食物，多喝水，多食新鲜瓜果，防止便秘。不食辛辣、炙煿之品，少食冷饮，戒烟酒。

（5）勤漱口，保持口腔及咽部清洁。

（6）积极治疗原发病灶，如鼻窦炎，改善鼻腔通气，减少分泌物，避免张口呼吸等，以利于喉痹的治疗和康复。

附录一 代表方剂汇编

一画

一贯煎（《续名医类案》）：沙参、麦冬、当归、生地、枸杞、川楝子。

二画

二至丸（《医方集解》）：女贞子、墨旱莲。

二陈平胃散（《太平惠民和剂局方》）：半夏、茯苓、陈皮、甘草、苍术、川朴。

二陈汤（《太平惠民和剂局方》）：半夏、茯苓、陈皮、炙甘草。

十枣汤（《伤寒论》）：芫花、大戟、甘遂、大枣。

十灰散（《十药神书》）：大蓟、小蓟、荷叶、侧柏、叶茅根、茜根、山栀、大黄、牡丹皮、棕榈皮。

八珍汤（《丹溪心法》）：当归、赤芍、川芎、熟地、人参、白茯苓、甘草、砂仁。

八正散（《太平惠民和剂局方》）：木通、车前子、萹蓄、瞿麦、滑石、炙甘草、大黄、山栀、灯心。

人参五味子汤（《幼幼集成》）：人参、白术、茯苓、五味子、麦冬、炙甘草。

人参乌梅汤（《温病条辨》）：人参、莲子、炙甘草、乌梅、木瓜、山药。

三画

三仁汤（《温病条辨》）：杏仁、飞滑石、白通草、白蔻仁、竹叶、厚朴、薏苡仁、半夏。

三拗汤（《太平惠民和剂局方》）：麻黄、杏仁、甘草、生姜。

三子养亲汤（《韩氏医通》）：紫苏子、白芥子、莱菔子。

大黄丹皮汤（《金匮要略》）：大黄、牡丹皮、桃仁、冬瓜仁、芒硝。

大定风珠（《温病条辨》）：芍药、阿胶、生龟板、生地、火麻仁、五味子、生牡蛎、麦冬、炙甘草、鸡子黄、生鳖甲。

太补元煎（《景岳全书》）：人参、山药（炒）、熟地黄、杜仲、枸杞、当归、山萸肉、炙甘草。

川芎茶调散（《太平惠民和剂局方》）：川芎、荆芥、薄荷、羌活、细辛、白芷、甘草、防风。

六味地黄丸（《小儿药证直决》）：熟地黄、山茱萸、山药、茯苓、泽泻、牡丹皮。

小青龙汤（《伤寒论》）：麻黄、芍药、细辛、干姜、炙甘草、桂枝、五味子、法半夏。

小青龙加石膏汤（《金匮要略》）：麻黄、桂枝、芍药、甘草、干姜、细辛、半夏、五味子、生石膏。

小半夏汤（《金匮要略》）：半夏、生姜。

小蓟饮子（《济生方》）：生地、小蓟、滑石、通草、蒲黄（炒）、藕节、当归、山栀、甘草、淡竹叶。

大青龙汤（《伤寒论》）：麻黄、桂枝、甘草、杏仁、生姜、大枣、石膏。

四画

天麻钩藤饮（《杂病证治新义》）：天麻、钩藤、生石决明、川牛膝、桑寄生、杜仲、山栀、黄芩、益母草、朱茯神、夜交藤。

无比山药丸（《太平惠民和剂局方》）：山药、肉苁蓉、熟地黄、山茱萸、茯神、菟丝子、五味子、赤石脂、巴戟天、泽泻、杜仲、牛膝。

无比山药丸（《金匮要略》）：山药、茯苓、泽泻、熟地、山茱萸、巴戟天、菟丝子、杜仲、牛膝、五味子、肉苁蓉、赤石脂。

五磨饮子（《医方集解》）：乌药、沉香、槟榔、枳实、木香。

五皮饮（《中藏经》）：桑白皮、陈皮、生姜汁、大腹皮、茯苓皮。

五味消毒饮（《医宗金鉴》）：金银花、野菊花、蒲公英、紫花地丁、紫背天葵。

五苓散（《伤寒论》）：桂枝、白术、茯苓、猪苓、泽泻。

五神汤（《外科真诠》）：茯苓、金银花、牛膝、车前子、紫花地丁。

止痛如神汤（《外科启玄》）：桃仁、皂角子、苍术、防风、黄柏、熟大黄。

止嗽散（《医学心悟》）：紫菀、百部、荆芥、桔梗、甘草、陈皮、白前。

止带方（《世补斋·不谢方》）：猪苓、茯苓、车前子、泽泻、茵陈、赤芍、牡丹皮、黄柏、栀子、牛膝。

贝母瓜蒌散（《医学心悟》）：贝母、栝蒌、花粉、茯苓、橘红、桔梗。

中满分消丸（《兰室秘藏》）：厚朴、枳实、黄连、黄芩、知母、半夏、陈皮、茯苓、猪苓、泽泻、砂仁、干姜、姜黄、人参、白术、炙甘草。

内补丸（《女科切要》）：鹿茸、肉桂、菟丝子、黄芪、白蒺藜、沙苑蒺藜、肉苁蓉、桑螵蛸、熟附子、紫菀茸。

丹参饮（《时方歌括》）：丹参、檀香、砂仁。

丹栀逍遥散（《内科摘要》）：柴胡、牡丹皮、栀子、当归、白芍、白术、茯苓、甘草、煨姜、薄荷。

少腹逐瘀汤（《医林改错》）：小茴香、干姜、延胡索、没药、当归、川芎、官桂、赤芍、蒲黄、五灵脂。

月华丸（《医学心悟》）：沙参、麦冬、天冬、生地、熟地黄、阿胶、山药、茯苓、桑叶、菊花、獭肝、百部、三七、川贝。

乌药汤（《兰室秘藏》）：乌药、香附、木香、当归、甘草。

乌头汤（《金匮要略》）：川乌、麻黄、芍药、黄芪、甘草。

化肝煎（《景岳全书》）：牡丹皮、栀子、白芍、青皮、陈皮、泽泻、土贝母。

六君子汤（《校注妇人良方》）：人参、炙甘草、茯苓、白术、陈皮、制半夏、生姜、大枣。

六磨汤（《世医得效方》）：槟榔、沉香、木香、乌药、大黄、枳壳。

六味汤（《喉科指掌》）：附子、细辛、甘草、人参、干姜、大黄。

六味地黄丸（《小儿药证直诀》）：熟地黄、酒萸肉、牡丹皮、山药、茯苓、泽泻。

五画

玉女煎（《景岳全书》）：石膏、熟地黄、麦冬、知母、牛膝。

玉屏风散（《世医得效方》）：黄芪、白术、防风。

甘露消毒丹（《温热经纬》）：飞滑石、淡黄芩、茵陈、藿香、连翘、石菖蒲、白蔻、薄荷、木通、射干、川贝夏、橘红。

甘麦大枣汤（《金匮要略》）：炙甘草、小麦、大枣。

艾附暖宫丸（《沈氏尊生书》）：黄芪、艾叶、香附、当归、川芎、白芍、官桂、地黄、续断、吴茱萸。

石韦散（《证治汇补》）：石韦、冬葵子、瞿麦、滑石、车前子。

石决明散（《普济方》）：石决明、草决明、羌活、山栀、大黄、荆芥、木贼、青葙子、芍药、麦冬。

龙胆泻肝汤（《医方集解》）：龙胆草（酒炒）、黄芩（炒）、山栀（酒炒）、泽泻、木通、车前子、当归（酒炒）、生地（酒炒）、柴胡、甘草。

龙胆泻肝汤（《外科正宗》）：胆草、柴胡、黄芩、山栀、黄连、知母。

龙胆泻肝汤（《太平惠民和剂局方》）：龙胆草、黄芩、栀子、泽泻、木通、车前子、当归、生地黄、柴胡、甘草。

左归丸（《景岳全书》）：熟地黄、山药、山茱萸、菟丝子、枸杞、川牛膝、鹿角胶、龟板胶。

右归丸（《景岳全书》）：制附子、肉桂、熟地黄、山药、山茱萸、枸杞、菟丝子、鹿角胶、当归、杜仲。

平喘固本汤（验方）党参、五味子、冬虫夏草、胡桃肉、沉香、灵磁石、脐带、苏子、款冬花、法半夏。

归脾汤（《济生方》）：白术、当归、茯苓、黄芪、龙眼肉、远志、酸枣仁、木香、炙甘草、人参。

归脾汤（《正体类要》）：白术、当归、茯苓、黄芪、远志、龙眼肉、酸枣仁、人参、木香、甘草。

四物汤（《太平惠民和剂局方》）：当归、芍药、川芎、熟地黄。

四神丸（《证治准绳》）：补骨脂、肉豆蔻、吴茱萸、五味子、生姜、大枣。

四逆散（《伤寒论》）：炙甘草、枳实、柴胡、白芍。

四妙勇安汤（《验方新编》）：金银花、玄参、当归、甘草。

四神丸（《内科摘要》）：肉豆蔻、补骨脂、五味子、吴茱萸。

生脉散（《备急千金要方》）：人参、麦冬、五味子。

生脉地黄汤（《医宗金鉴》）：人参、麦冬、五味子、地黄、山茱肉、山药、茯苓、牡丹皮、泽泻。

生化汤（《傅青主女科》）：当归、川芎、桃仁、黑姜、炙甘草。

失笑散（《太平惠民和剂局方》）：蒲黄（炒）、五灵脂。

加味麻杏石甘汤（《重订通俗伤寒论》）：蜜炙麻黄、杏仁、生石膏、生甘草、栝楼仁、竹沥、法半夏、广皮红、枳实。

加味六味地黄丸（《医宗金鉴》）：熟地黄、山茱肉、山药、茯苓、泽泻、牡丹皮、鹿茸五加皮、麝香。

加减葳蕤汤（《通俗伤寒论》）：葳蕤、葱白、桔梗、白薇、豆豉、薄荷、炙甘草、大枣。

加减泻白散（《医学发明》）：桑白皮、地骨皮、粳米、甘草、知母、黄芩、桔梗、青皮、陈皮。

加味四物汤（《金匮翼》）：白芍、当归、生地、川芎、蔓荆子、菊花、黄芩、甘草。

加味清胃散（《校注妇人良方》）：黄连（炒）、生地、牡丹皮、当归、犀角、连翘、甘草。

加味二妙散（《丹溪心法》）：黄柏、当归、苍术、牛膝、防己、萆薢、龟板。

代抵当汤（《证治准绳》）：大黄、归尾、生地、穿山甲、芒硝、桃仁、山桂。

仙方活命饮（《校注妇人良方》）：金银花、甘草、当归、赤芍、穿山甲、皂角刺、天花粉、贝母、防风、白芷、陈皮、乳香、没药。

白虎桂枝汤（《金匮要略》）：知母、石膏、甘草、粳米、桂枝。

半夏厚朴汤（《金匮要略》）：半夏、厚朴、茯苓、生姜、紫苏。

半夏白术天麻汤（《医学新悟》）：半夏、天麻、茯苓、橘红、白术、甘草。

半夏秫米汤（《内经》）：半夏、秫米。

瓜蒌牛蒡汤（《医宗金鉴》）：瓜蒌、牛蒡子、天花粉、黄芩、生栀子。

圣愈汤（《兰室秘藏》）：人参、黄芪、当归、川芎、熟地黄、生地。

六画

地榆散（《太平惠民和剂局方》）：石榴皮、莲蓬、甘草、罂粟壳。

地黄饮子（《宣明论方》）：生地、巴戟天、山茱肉、石斛、肉苁蓉、五味子、肉桂、茯苓、麦冬、炮附子、石菖蒲、远志、生姜、大枣、薄荷。

芎芷石膏汤（《医宗金鉴》）：川芎、白芷、石膏、菊花、藁本、羌活。

芍药甘草汤（《伤寒论》）：芍药、甘草。

百合固金汤（《医方集解》）：生地、熟地黄、麦冬、贝母、百合、当归、芍药、甘草、玄参、桔梗。

托里消毒散（《校注妇人良方》）：人参、黄芪、当归、川芎、芍药、白术、茯苓、金银花、白芷、甘草。

托里消毒散（《医宗金鉴》）：人参、川芎、当归、白芍、金银花、茯苓、皂角刺。

当归四逆汤（《伤寒论》）：、当归、桂枝、白芍、细辛、甘草、通草、大枣。

当归龙荟丸（《丹溪心法》）：龙胆草、当归、大栀子、黄连、黄芩、大黄、芦荟、木香、黄柏、麝香、青黛。

当归地黄饮（《景岳全书》）：山药、熟地黄、杜仲、当归、山茱萸、怀牛膝、炙甘草。

当归芍药散（《金匮要略》）：当归、芍药、川芎、茯苓、白术、泽泻。

当归饮子（《证治准绳》）：当归、生地、白芍、川芎、甘草。

防风汤（《宣明论方》）：防风、麻黄、秦艽、桂枝、葛根、当归、茯苓、甘草、生姜、大枣、杏仁、黄芩。

阳和汤（《外科全生集》）：熟地黄、鹿角胶、肉桂、麻黄、姜炭、甘草。

朱砂安神丸（《医学发明》）：朱砂、黄连、当归、生地、炙甘草。

血府逐瘀汤（《医林改错》）：桃仁、红花、当归、生地、川芎、赤芍、牛膝、桔梗、柴胡、枳壳、甘草。

竹叶黄芪汤（《医宗金鉴》）：竹叶、生地、黄芪、麦冬、甘草。

安神定志丸（《医学心悟》）：茯苓、茯神、人参、远志、石菖蒲、龙齿。

七画

麦味地黄丸（《中国药典》）：麦冬、五味子、熟地黄、山茱萸、牡丹皮、山药、茯苓、泽泻。

麦门冬汤（《金匮要略》）：麦冬、人参、半夏、甘草、粳米、大枣。

寿胎丸（《医学衷中参西录》）：菟丝子、续断、桑寄生、阿胶。

两地汤（《傅青主女科》）：生地、玄参、白芍、麦冬、阿胶、地骨皮。

杞菊地黄丸（《医级》）：枸杞、菊花、熟地黄、酒萸肉、牡丹皮、山药、茯苓、泽泻。

苍附导痰丸（《叶天士女科诊治秘方》）：茯苓、法半夏、陈皮、甘草、苍术、香附、胆南星、枳壳、生姜、神曲。

苍耳子散（《济生方》）：苍耳子、辛夷、白芷、川芎、黄芩、薄荷、贝母、淡豆豉、菊花、甘草。

苏叶黄连汤（《温热经纬》）：黄连、苏叶。

附子理中丸（《太平惠民和剂局方》）：附子、人参、白术、炮姜、炙甘草。

苏葶丸（《医宗金鉴》）：葶苈子、苏子。

苏子降气汤（《太平惠民和剂局方》）：紫苏子、半夏、当归、甘草、前胡、厚朴。

沙参麦冬汤（《温病条辨》）：沙参、麦冬、玉竹、桑叶、甘草、天花粉、生扁豆。

完带汤（《傅青主女科》）：白术、山药、人参、白芍、车前子、苍术、甘草、陈皮、黑芥穗、柴胡。

羌活胜湿汤（《内外伤辨惑论》）：羌活、独活、川芎、蔓荆子、甘草、防风、藁本。

良附丸（《良方集腋》）：高良姜、香附。

沉香散（《金匮翼》）：沉香、石韦、滑石、当归、橘皮、白芍、冬葵子、甘草、王不留行。

清咽下痰汤（《中医儿科学》）：玄参、射干、甘草、桔梗、牛蒡子、金银花、板蓝根、葶苈子、全瓜蒌、浙贝、荆芥。

补肺汤（《永类铃方》）：人参、黄芪、熟地黄、五味子、紫菀、桑白皮。

补阳还五汤（《医林改错》）：、当归尾、川芎、黄芪、桃仁、地龙、赤芍、红花。

补中益气汤（《脾胃论》）：黄芪、人参、白术、炙甘草、当归、陈皮、升麻、柴胡、生姜、大枣。

补天大造丸（《医学心悟》）：人参、白术、当归、黄芪、枣仁、远志、芍药、山药、茯苓、枸杞、熟地黄、紫河车、龟板、鹿角。

驱风散热饮子（《审视瑶函》）：连翘、牛蒡子（炒）、羌活、苏薄荷、酒大黄、赤芍、防风、当归尾、甘草、山栀仁、川芎。

八画

青竹茹汤（《普济方》）：生芦根、青竹茹、粟米、生姜。

苓桂术甘汤（《金匮要略》）：茯苓、桂枝、白术、甘草。

车前子虎潜丸（《丹溪心法》）：龟板、黄柏、知母、熟地黄、芍药、锁阳、陈皮、干姜、虎骨。

固阴煎（《景岳全书》）：人参、熟地黄、山药、山茱萸、远志、炙甘草、五味子、菟丝子、续断。

知柏地黄丸（《医宗金鉴》）：知母、黄柏、熟地黄、山萸肉、山药、茯苓、牡丹皮、泽泻。

金水六君煎（《景岳全书》）：当归、茯苓、半夏、熟地黄、陈皮、炙甘草。

金匮肾气丸（《金匮要略》）：地黄、山药、山茱萸、茯苓、牡丹皮、泽泻、桂枝、附子、牛膝。

肥儿丸《太平惠民和剂局方》神曲、黄连、肉豆蔻、使君子、麦芽（炒）、槟榔。

定喘汤 (《摄生众妙方》)：白果、麻黄、桑白皮、款冬花、半夏、杏仁、苏子、黄芩、甘草。

定痫丸 (《医学心悟》)：天麻、川贝、胆南星、半夏、陈皮、茯苓、茯神、丹参、麦冬、石菖蒲、远志全蝎、僵蚕、琥珀、辰砂。

实脾饮 (《济生方》)：厚朴、白术、木瓜、木香、草果仁、大腹子、附子、茯苓、干姜、甘草。

泻白散 (《小儿药证直诀》)：地骨皮、桑白皮、炙甘草。

泻心汤 (《金匮要略》)：大黄、黄连、黄芩。

参蛤散 (《济生方》)：人参、蛤蚧。

参附汤 (《妇人良方》)：人参、附子、生姜、大枣。

参苓白术散 (《太平惠民和剂局方》)：莲子肉、薏苡仁、缩砂仁、桔梗、白扁豆、茯苓、人参、甘草、白术、山药。

参苏饮 (《太平惠民和剂局方》)：人参、紫苏叶、葛根、前胡、法半夏、茯苓、枳壳、橘红、桔梗、甘草、木香、生姜、大枣。

参附龙牡救逆汤 (《中医儿科学》)：人参、附子、龙骨、牡蛎、白芍、炙甘草。

九画

春泽汤 (《医方集解》)：白术、桂枝、猪苓、泽泻、茯苓、人参。

茜根散 (《圣惠和剂局方》)：茜根、黄芩、阿胶、侧柏叶、生地、炙甘草。

茵陈蒿汤 (《外台秘要》)：茵陈、黄芩、栀子、升麻、大黄、龙胆草、枳实、柴胡。

茵陈五苓汤 (《金匮要略》)：茵陈、猪苓、泽泻、白术、茯苓、桂枝。

茵陈术附汤 (《医学心悟》)：茵陈、白术、附子、干姜、炙甘草、肉桂。

茵陈理中汤 (《伤寒全生集》)：茵陈、白术、人参、干姜。

荆防达表汤 (《时氏处方》)：荆芥、防风、苏叶、白芷、橘红、杏仁、赤苓、生姜、葱头、建曲 (炒)。

荆防败毒散 (《摄生众妙方》)：荆芥、防风、茯苓、独活、柴胡、前胡、川芎、枳壳、羌活、桔梗、薄荷、甘草。

荆穗四物汤 (《医宗金鉴》)：荆芥、白芍、熟地黄、当归、川芎。

厚朴麻黄汤 (《金匮要略》)：厚朴、麻黄、石膏、杏仁、半夏、五味子、干姜、细辛。

胃苓汤 (《丹溪心法》)：甘草、茯苓、苍术、陈皮、白术、肉桂、泽泻、猪苓、厚朴、生姜、大枣、芍药。

除湿胃苓汤 (《外科正宗》)：防风、苍术、白术、茯苓、陈皮、厚朴。

保真汤 (《十药神书》)：人参、黄芪、白术、茯苓、大枣、天冬、麦冬、生地、熟地黄、五味子、当归、芍药、莲须、地骨皮、柴胡、陈皮、生姜、黄柏、知母、甘草、厚朴。

保元汤（《博爱心鉴》）：黄芪、人参、甘草、肉桂、生姜。

保和丸（《丹溪心法》）：山楂、六曲、半夏、茯苓、陈皮、连翘、莱菔子。

保阴煎（《景岳全书》）：生地、熟地黄、白芍、山药、川续断、黄芩、黄柏、甘草。

香附旋复花汤（《温病条辨》）：生香附、旋复花、苏子、广皮、半夏、茯苓、薏苡仁。

香砂六君子汤（《古今名医方论》）：人参、白术、茯苓、甘草、陈皮、半夏、砂仁、木香、生姜。

香棱丸（《济生方》）：木香、丁香、京三棱、枳壳、青皮、川楝子、茴香、莪术。

胎元饮（《景岳全书》）：人参、当归、杜仲、白芍、熟地黄、白术、炙甘草、陈皮。

济生肾气丸（《济生方》）：附子、车前子、山茱萸、山药、牡丹皮、牛膝、熟地黄、肉桂、茯苓、泽泻。

活血散瘀汤（《外科正宗》）：川芎、当归、赤芍、牡丹皮、桃仁。

举元煎（《景岳全书》）：人参、黄芪、白术、升麻、甘草。

通窍活血汤（《医林改错》）：、赤芍、川芎、桃仁、红枣、红花、老葱、鲜姜（切碎）、麝香。

养阴清肺汤（《重楼玉钥》）：生地、麦冬、甘草、薄荷、玄参、贝母、牡丹皮、白芍（炒）。

宣毒发表汤（《痘疹活幼至宝》）：升麻、葛根、前胡、桔梗、枳壳、荆芥、防风、薄荷、甘草、木通、连翘、牛蒡子、杏仁、竹叶。

十画

真武汤（《伤寒论》）：炮附子、白术、茯苓、芍药、生姜。

桃核承气汤（《伤寒论》）：桃仁、大黄、桂枝、甘草、芒硝。

桃红四物汤（《医宗金鉴》）：桃仁、红花、熟地黄、当归、白芍、川芎。

桃仁红花煎（《陈素庵妇科补解》）：红花、当归、桃仁、香附、延胡索、赤芍、川芎、乳香、丹参、青皮、生地。

桂枝茯苓丸（《金匮要略》）：桂枝、茯苓、赤芍、牡丹皮、桃仁。

栝蒌薤白半秦艽鳖甲散（《卫生宝鉴》）：秦艽、鳖甲、柴胡、当归、地骨皮、青蒿、知母、乌梅。

顾步汤（《外科真诠》）：黄芪、当归、金银花、牛膝、金钗、甘草。

逐瘀止血汤（《傅青主女科》）：生地（酒炒）、大黄、赤芍、牡丹皮、当归尾、枳壳、龟版（醋炙）、桃仁（炒）。

柴胡疏肝散（《景岳全书》）：陈皮、柴胡、川芎、香附、枳壳、芍药、甘草。

柴枳半夏汤（《医学入门》）：柴胡、半夏、黄芩、瓜蒌仁、枳壳、桔梗、杏仁、青皮、甘草。

射干麻黄汤（《金匮要略》）：射干、麻黄、细辛、紫菀、款冬花、半夏、五味子、生姜、大枣。

逍遥散（《太平惠民和剂局方》）：柴胡、当归、茯苓、白芍、白术、炙甘草、煨姜、薄荷。

调经散（《太平惠民和剂局方》）：当归、肉桂、没药、琥珀、赤芍、白芍、细辛、麝香。

调肝汤（《傅青主女科》）：山药、阿胶、当归、白芍、山萸肉、巴戟、甘草。

调营饮（《证治准绳》）：莪术、川芎、当归、延胡索、赤芍、瞿麦、大黄、槟榔、陈皮、大腹皮、葶苈子、赤茯苓、桑白皮、细辛、官桂、炙甘草、生姜、大枣、白芷。

真方白丸子（《瑞竹堂方》）：半夏、白附子、天南星、天麻、川乌、全蝎、木香、枳壳。

消渴方（《丹溪心法》）：黄连末、天花粉、人乳汁、藕汁、生地汁、姜汁、蜂蜜。

酒夏汤（《金匮要略》）：栝楼实、薤白半夏、酒。

涤痰汤（《济生方》）：半夏、胆南星、橘红、枳实、茯苓、人参、石菖蒲、竹茹、甘草、生姜、大枣。

凉血地黄汤（《外科大成》）：黄柏、知母、地黄、当归、青皮、槐实。

透脓散（《外科正宗》）：黄芪、山甲、川芎、当归、皂角针。

益肾调经汤（《中医妇科治疗学》）：巴戟天、杜仲、续断、乌药、艾叶、当归、熟地黄、白芍、益母草。

都气丸（《张氏医通》）：熟地黄、山萸肉、山药、牡丹皮、茯苓、泽泻、五味子。

资生健脾丸（《全国中药成药处方集》）：党参、白扁豆、豆蔻、黄连、白术、莲子、六神曲、茯苓、广橘红、山楂肉、炙甘草、芡实、广藿香、麦芽（炒）、山药、砂仁、桔梗、薏苡仁（炒）。

调元散（《活幼新书》）：山药、人参、茯苓、茯神、白术、白芍、熟地黄、当归、黄芪、川芎、甘草、石菖蒲。

通窍活血汤（《医林改错》）：赤芍、川芎、桃仁、红花、老葱、生姜、大枣、麝香、黄酒。

桑菊饮（《温病条辨》）：桑叶、菊花、薄荷、杏仁、桔梗、甘草、连翘、芦根。

桑白皮汤（《景岳全书》）：桑白皮、半夏、苏子、杏仁、贝母、黄芩、黄连、山栀。

桑杏汤（《温病条辨》）：桑叶、豆豉、杏仁、贝母、南沙参、梨皮、山栀。

十一画

理冲汤（《医学衷中参西录》）：生黄芪、党参、白术、山药、天花粉、知母、三棱、莪术、鸡内金。

天王补心丹（《摄生秘剖》）：生地、玄参、天门、冬麦、门冬、当归身、丹参、人参、茯苓、酸枣仁、五味子、柏子仁、远志、朱砂、桔梗。

黄连阿胶汤（《伤寒论》）：黄连、黄芩、白芍、鸡子黄、阿胶。

黄连温胆汤（《六因条辨》）：半夏、陈皮、竹茹、枳实、茯苓、炙甘草、大枣、黄连。

黄芪建中汤（《金匮要略》）：黄芪、桂枝、芍药、炙甘草、饴糖、大枣、生姜。

黄土汤（《金匮要略》）：甘草、干地黄、白术、炮附子、阿胶、黄芩、灶心黄土。

黄连解毒汤（《外台秘要》）：黄连、黄芩、黄柏、栀子。

萆薢渗湿汤（《疡科心得集》）：萆薢、薏苡仁、茯苓、黄柏、泽泻、滑石、通草。

菟丝子散（《太平圣惠方》）：菟丝子、牡蛎、肉苁蓉、附子、五味子、鸡内金。

控涎丹（《三因极一病证方论》）：甘遂、紫大戟、白芥子。

银甲丸（《王渭川妇科经验选》）：金银花、连翘、升麻、红藤、蒲公英、生鳖甲、紫花地丁、生蒲黄、椿根皮、大青叶、西茵陈、琥珀木、桔梗。

银翘散（《温病条辨》）：连翘、金银花、苦桔梗、薄荷、竹叶、甘草、荆芥穗、淡豆豉、牛蒡子。

麻黄汤（《伤寒论》）：麻黄、杏仁、桂枝、炙甘草。

麻黄连翘赤小豆汤（《伤寒论》）：麻黄、杏仁、连翘、赤小豆、甘草、生姜、大枣。

麻杏石甘汤（《伤寒论》）：麻黄、杏仁、石膏、甘草。

清经散（《傅青主女科》）：牡丹皮、地骨皮、白芍、熟地黄、青蒿、茯苓、黄柏。

清解透表汤（验方《中国中医药报》）：桑叶、菊花、金银花、连翘、牛蒡子、升麻、葛根、蝉蜕、紫草、西河柳、甘草。

清咽利膈汤（《白喉全生集》）：芒硝、金银花、牛蒡子、大黄、黄连、枳实、连翘、栀子、薄荷、姜蚕、厚朴、生石膏、人中黄。

清热固经汤（《简明中医妇科学》）：生黄芩、焦栀子、生地、地骨皮、地榆、阿胶（烊化）、生藕节、陈棕炭、炙龟甲、牡蛎粉、甘草。

清热调血汤（《古今医鉴》）：牡丹皮、黄连、生地、当归、白芍、川芎、红花、桃仁、莪术、香附、延胡索。

清金化痰汤（《统旨方》）：黄芩、山栀、桔梗、甘草、贝母、知母、麦冬、桑白皮、瓜蒌仁、橘红、茯苓。

清肺饮（《证治汇补》）：茯苓、黄芩、桑白皮、麦冬、车前子、山栀、木通。

清燥救肺汤（《医门法律》）：桑叶、石膏、杏仁、甘草、麦冬、人参、阿胶、胡麻仁（炒）、枇杷叶。

清骨散（《证治准绳》）：银柴胡、胡黄连、秦艽、鳖甲、地骨皮、青蒿、知母、甘草。

清暑汤（《外科全生集》）：金银花、连翘、赤芍、甘草、泽泻。

清胃解毒汤（《痘疹传心录》）：当归、黄连、生地黄、天花粉、连翘、升麻、牡丹皮、赤芍。

羚角钩藤汤（《重订通俗伤寒论》）：羚角片、桑叶、川贝、生地、钩藤、菊花、茯神、白芍、甘草。

十二画

越婢加半夏汤（《金匮要略》）：麻黄、石膏、生姜、大枣、甘草、半夏。

越婢加术汤（《金匮要略》）：麻黄、石膏、甘草、大枣、白术、生姜。

葛根芩连汤（《伤寒论》）：葛根、黄芩、黄连、炙甘草。

葱豉桔梗汤（《通俗伤寒论》）：葱白、豆豉、薄荷、连翘、栀子、竹叶、桔梗、甘草。

萆薢分清饮（《医学心悟》）：萆薢、车前子、茯苓、莲子心、菖蒲、黄柏、丹参、白术。

黑锡丹（《太平惠民和剂局方》）：沉香、附子、葫芦巴、阳起石、茴香、肉豆蔻、金铃子、木香、肉桂、黑锡、硫黄。

痛泻要方（《景岳全书》）：白术、白芍、防风、陈皮（炒）。

滋水清肝饮（《西塘感证》）：熟地黄、当归身、白芍、枣仁、山萸肉、茯苓、山药、柴胡、山栀、牡丹皮、泽泻。

滋血汤（《证治准绳》）：人参、山药、黄芪、茯苓、川芎、当归、白芍、熟地黄。

温经汤（《金匮要略》）：人参、当归、川芎、白芍、桂枝、牡丹皮、吴茱萸、法半夏、阿胶、麦冬、生姜、甘草。

温肺止流丹（《疡医大全》）：诃子、甘草、桔梗、石首鱼脑骨、荆芥、细辛、人参。

普济消毒饮（《东垣试效方》）：黄芩、黄连、陈皮、甘草、玄参、柴胡、桔梗、连翘、板蓝根、马勃、牛蒡子、薄荷、僵蚕、升麻。

犀角散（《备急千金要方》）：犀角、黄连、升麻、山栀、茵陈。

疏凿饮子（《济生方》）：商陆、茯苓、椒目、木通、泽泻、赤小豆、大腹皮、槟榔、羌活、秦艽、生姜皮。

疏风清热汤（《喉科指掌》）：荆芥、防风、牛蒡子、金银花、连翘、桑白皮、赤芍、桔梗、天花粉、玄参、浙贝、甘草。

十三画

槐角丸（《普济本事方》）：槐角（炒）、地榆（炭）、黄芩、枳壳（炒）、当归、防风。

解语丹（《医学心悟》）：白附子、石菖蒲、远志、天麻、全蝎、羌活、南星、木香、甘草。

新加香薷饮（《温病条辨》）：香薷、金银花、鲜扁豆、厚朴、连翘。

十四画

酸枣仁汤（《金匮要略》）：酸枣仁、甘草、知母、茯苓、川芎。

膈下逐瘀汤（《医林改错》）：五灵脂、当归、川芎、桃仁、牡丹皮、赤芍、乌药、延胡索、甘草、香附、红花、枳壳。

膏淋汤（《医学衷中参西录》）：山药、芡实、龙骨、牡蛎、生地、党参、白芍。

缩泉丸（《魏氏家藏方》）：乌药、川椒、吴茱萸、益智。

十五画

增液承气汤（《温病条辨》）：玄参、麦冬、生地、大黄、芒硝。

增液汤（《温病条辨》）：玄参、麦冬、生地。

镇肝熄风汤（《医学衷中参西录》）：怀牛膝、生赭石、生龙骨、生牡蛎、生龟板、生杭芍、玄参、天门冬、川楝子、生麦芽、茵陈、甘草。

镇惊丸（《医宗金鉴》）：茯神、麦冬、辰砂、远志、石菖蒲、枣仁、牛黄、川黄连、珍珠、胆星、钩藤、天竺黄、犀角、甘草。

十六画

薏苡仁汤（《类证治裁》）：薏苡仁、苍术、羌活、独活、防风、麻黄、桂枝、制川乌、当归、川芎、甘草、生姜。

十七画

黛蛤散（《中药成方配本》）：青黛、海蛤壳。

十九画

藿香正气散（《太平惠民和剂局方》）：藿香、厚朴、苏叶、陈皮、大腹皮、白芷、茯苓、白术、半夏、桔梗、甘草、生姜、大枣。

附录二 主要参考文献

1. 谢华民，杨少雄. 中医临床护理学［M］. 第 1 版. 北京：中国中医药出版社，2004.

2. 周仲瑛. 中医内科学［M］. 第 2 版. 北京：中国中医药出版社，2007.

3. 王永炎. 中医内科学［M］. 第 5 版. 上海：上海科学技术出版社，1997.

4. 徐桂华. 内科护理学［M］. 第 1 版. 北京：中国中医药出版社，2006.

5. 王琦. 中医临床病证护理学［M］. 第 1 版. 北京：人民卫生出版社，2007.

6. 张雅丽. 中医专科专病护理［M］. 第 1 版. 上海：复旦大学出版社，2012.

7. 孙秋华，李建美. 中医护理学［M］. 第 1 版. 北京：中国中医药出版社，2007.

8. 王琦. 中医临床病证护理学［M］. 第 1 版. 北京：人民卫生出版社，2007.

9. 朱文峰. 中医内科疾病诊疗常规［M］. 第 1 版. 长沙：湖南科学技术出版社，1999.

10. 王永炎，鲁兆麟. 中医内科学［M］. 第 1 版. 北京：人民卫生出版社，2007.

11. 黄文东. 实用中医内科学［M］. 第 1 版. 上海：山海科学技术出版社，1999.

12. 孙秋华. 中医护理学［M］. 第 3 版. 北京：人民卫生出版社，2012.

13. 邓中甲. 方剂学［M］. 第 1 版. 北京：中国中医药出版社，2005.

14. 吴勉华. 中医内科学［M］. 中国中医药出版社，2012.

15. 孙秋华. 中医护理学［M］. 第 3 版. 人民卫生出版社，2012.

16. 李冀. 方剂学［M］. 第 9 版. 中国中医药出版社，2012 年.

17. 王雪文. 外科护理学［M］. 第 2 版. 北京：中国中医药出版社，2012.

18. 彭晓玲. 外科护理学［M］. 第 1 版. 北京：人民卫生出版社，2012.

19. 徐桂华，张先庚. 中医临床护理学［M］. 第 1 版. 北京：人民卫生出版社，2012.

20. 孙秋华，陈佩仪. 中医临床护理学［M］. 第 9 版. 北京：中国中医药出版社，2012.

21. 李灿东，吴承玉. 中医诊断学［M］. 第 9 版. 北京：中国中医药出版社，2012.

22. 孙广仁，郑洪新. 中医基础理论［M］. 第 9 版. 北京：中国中医药出版社，2012.

23. 张燕生，路潜. 外科护理学［M］. 第 1 版. 北京：中国中医药出版社，2006.

24. 吴阶平，裴法祖，黄家驷. 外科学［M］. 第 6 版. 北京：人民卫生出版社，2000.

25. 张玉珍. 中医妇科学［M］. 第 2 版. 北京：中国中医药出版社，2007.

26. 毕焕英. 中医妇科学［M］. 第 1 版. 成都：四川科学技术出版社，2006.

27. 田香玲. 中医临床护理学［M］. 第1版. 沈阳：辽宁科学技术出版社，1992.

28. 雷慧. 实用中医护理保健手册［M］. 第1版. 北京：中国医药科技出版社，1994.

29. 孙秋华，沈勤. 中医护理健康教育［M］. 浙江科学技术出版社，2005.

30. 王迎春. 盆腔炎的辨证施护［J］. 河南中医，2004：85 - 86.

31. 张露凡. 中医妇科与儿科护理［M］. 第1版. 北京：中国医药科技出版社，1998.

32. 夏桂成. 中医妇科理论与实践［M］. 第1版. 北京：人民卫生出版社，2004.

33. 周大桥，万力生. 中医妇科诊疗思维［M］. 第1版. 北京：人民军医出版社，2010.

34. 谈勇. 中医妇科学［M］. 第1版. 上海：上海中医药大学出版社，2006.

35. 傅友丰. 妇科护理学［M］. 第1版. 北京：学苑出版社，2007.

36. 罗颂平，谈勇. 中医妇科学［M］. 第2版. 北京：人民卫生出版社，2012.

37. 单伟颖. 妇产科护理学［M］. 第1版. 北京：人民卫生出版社，2012.

38. 顾炜萍. 慢性盆腔炎的辨证施护［J］. 亚太传统医药，2010：176 - 177.

39. 冯学斌. 儿科学［M］. 科技出版社，2007：199 - 213.

40. 俞平. 中医儿科护理学［M］. 第1版. 北京中医药大学，1996.

41. 曾庆华. 中西眼科学［M］. 第1版. 北京：中国中医药出版社，2003.

42. 田理，张燕平. 中西医临床耳鼻咽喉科学［M］. 第1版. 北京：中国医药科技出版社，2012.

43. 王德鉴. 中医耳鼻喉科学［M］. 第1版. 北京：人民卫生出版社，1987.